国家中医药管理局全国名老中医传承工作室建设资助项目

杨牧祥学术论文选

主审　于鸿玲
主编　杨牧祥　于文涛

中医古籍出版社

图书在版编目（CIP）数据

杨牧祥学术论文选/杨牧祥，于文涛　主编. —北京：中医古籍出版社，2016. 7
ISBN 978 - 7 - 5152 - 1125 - 1

Ⅰ.①杨…　Ⅱ.①杨…②于…　Ⅲ.① - 中医学 - 临床医学 - 经验 - 中国 - 文集　Ⅳ.①
R249. 7 - 53

中国版本图书馆 CIP 数据核字（2016）第 093455 号

杨牧祥学术论文选

杨牧祥　于文涛　主编

责任编辑　孙志波
封面设计　韩博玥
出版发行　中医古籍出版社
社　　址　北京东直门内南小街 16 号（100700）
印　　刷　三河市华东印刷有限公司
开　　本　850×1168　1/16
印　　张　23
字　　数　680 千字
版　　次　2016 年 7 月第 1 版　2016 年 7 月第 1 次印刷
印　　数　0001 ~1500 册
标准书号　ISBN 978 - 7 - 5152 - 1125 - 1
定　　价　72.00 元

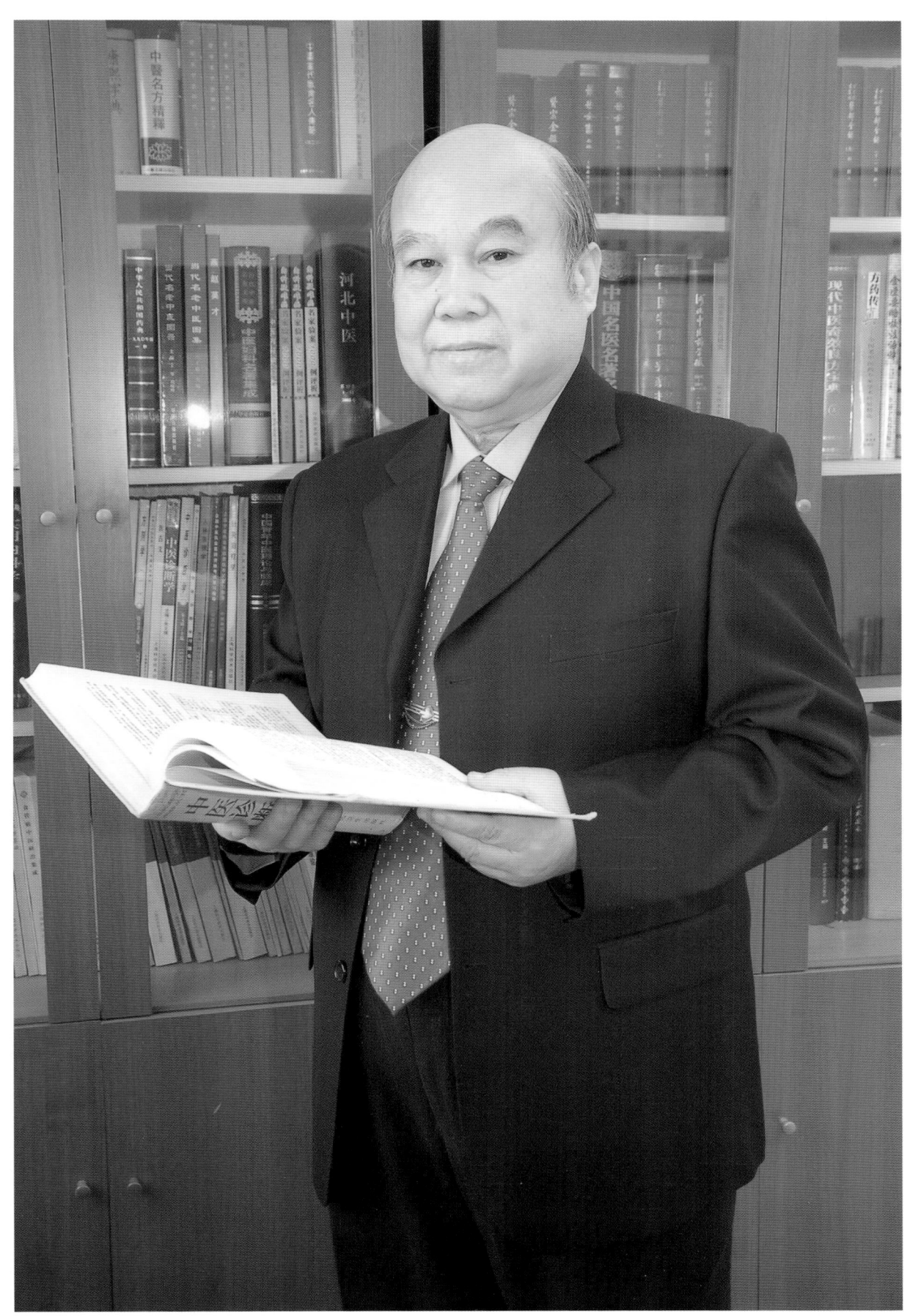

杨牧祥教授近照

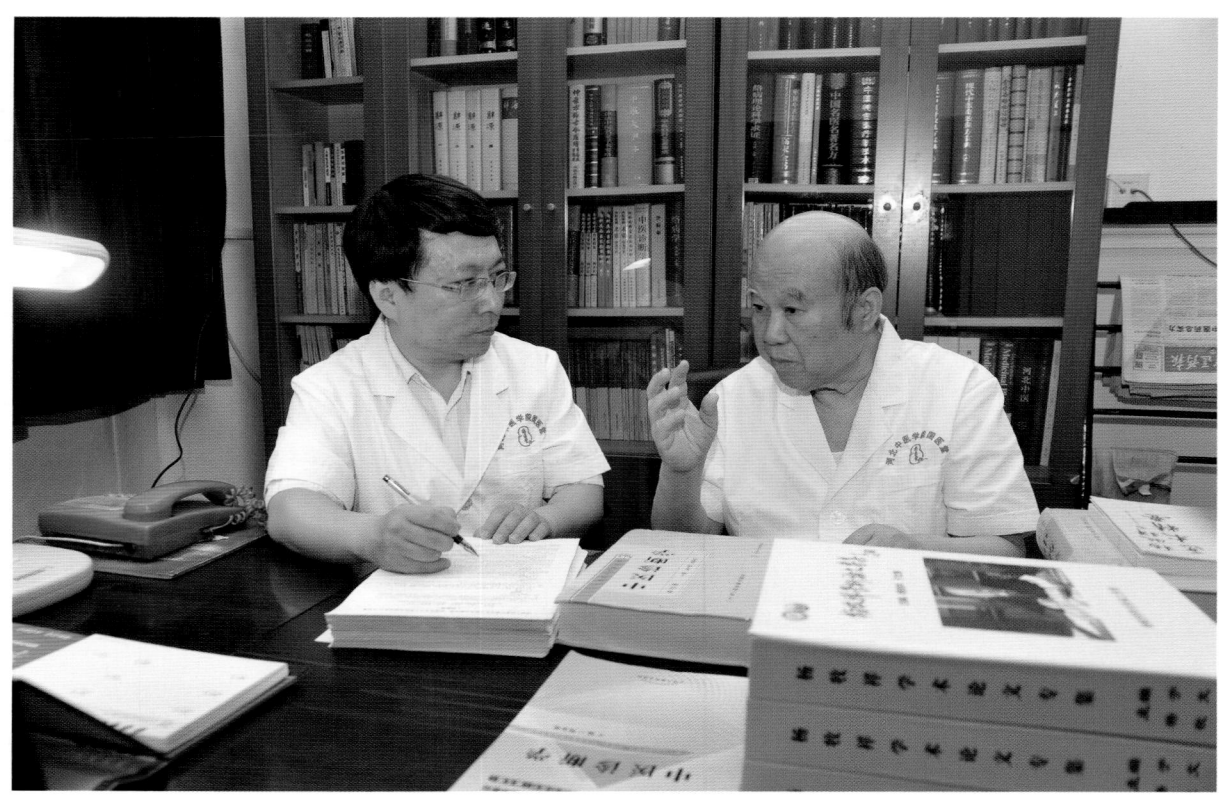

杨牧祥教授指导学术继承人于文涛修改书稿

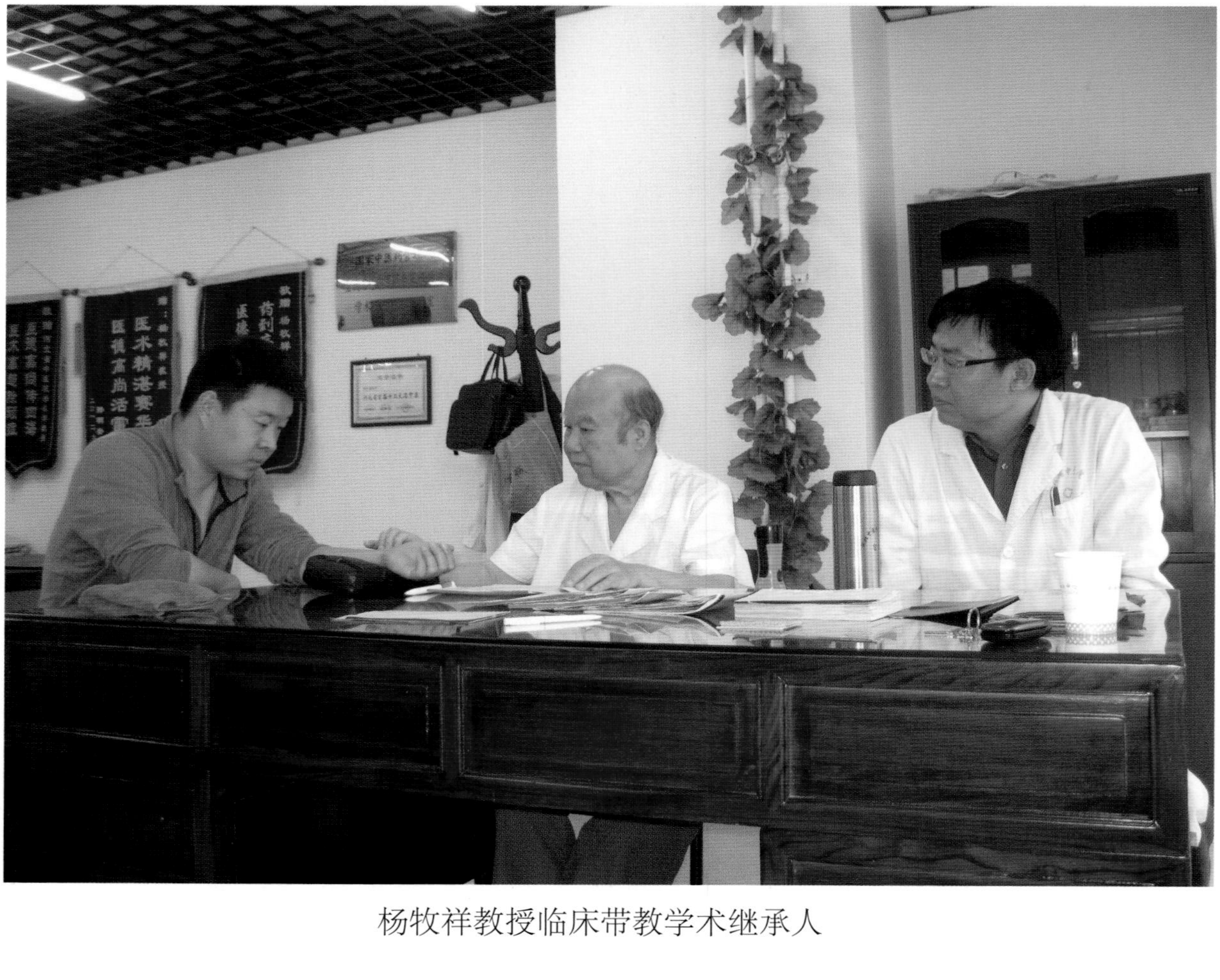

杨牧祥教授临床带教学术继承人

段　序

中医药是中华民族的瑰宝，中医药的发展离不开传承与创新。既要将老中医药专家的学术思想和临床经验传承下去，又要遵循中医药的发展规律，运用中医药科研方法加以创新，指导临床实践，提升中医药服务能力。

杨牧祥教授从事中医药临床、教学、科研工作五十余载，享受国务院特殊津贴，是第二、三、四、五批全国老中医药专家学术经验继承指导老师，河北省首届十二大名中医。杨老虽然年逾古稀，仍坚持临床工作，救治病患，积累了丰富的临证经验；坚持临床带教，提携后进，培养了一大批优秀的中医药人才；坚持科研创新，获得多项中医药研究成果，为河北省中医药传承创新和人才培养做出了突出贡献。杨老将多年来在中医药学术思想、临证经验、临床研究、教学研究等方面撰写发表的代表性论文整理成册，公开出版，无私地将其宝贵的学术思想和临床经验传于后人，体现了他对中医药事业的热爱和奉献。有感于此，欣然为序。

寄望广大中医药工作者加强对老中医药专家学术思想的学习整理，推动中医药的继承创新，为中医药事业的发展做出更大的贡献。

河北省中医药管理局局长

段云波

2015 年 5 月 23 日

孔　序

　　杨牧祥老先生是我校资深教授、博士生导师，也是我非常敬重的一位专家学者。他从事中医药高等教育五十余载，始终以中医药事业发展为己任，为人师表，诲人不倦，敬业奉献，甘为人梯，培养了大批优秀中医药人才。他潜心治学，对中医药理论研究深入，见解独到，为中医药的传承创新做出了重要贡献。他坚持理论研究与临床实践紧密结合，辨证论治，济世救人，堪称大医。多年来，荣获享受国务院特殊津贴专家、全国优秀科技工作者、河北省首届十二大名中医等荣誉称号。今虽年逾古稀，仍康健如昔，临床带教严谨认真，著书立说笔耕不辍，为中医药事业发展倾尽心血。

　　《杨牧祥学术论文选》是杨牧祥教授几十年中医药理论研究和临床经验的精华和集成。本书的出版发行，对于传承学术、启迪后人，均具有重要的价值和意义。开卷而读，掩卷而思，慨然有感，故爱以之序。

河北中医学院院长、教授

孔祥骊

2015 年 5 月 23 日

编 写 说 明

　　1962 年吾毕业于天津中医学院，留校任教，从此踏上继承和探索中医药学宝库之路，转瞬已五十余载。历经着学院搬迁和西医院校的几度分合。回首一路足迹，深深浅浅饱经沧桑苦乐。吾才疏学浅，但知使命在肩，任重道远，尚能自律，自强不息，努力拼搏。幸得学生和学术继承人方朝义、王占波、田元祥、于文涛、张一昕、王少贤、苏凤哲、李进龙、田义龙、吴中秋、胡金宽、武常生等鼎力相助，共同夜以继日地努力工作，数十年来完成科研课题 30 余项，公开发表学术论文230 篇，曾获省部级科技进步二等奖 2 项，三等奖 11 项，省部级教学成果一等奖 1 项，三等奖 1项。学生现皆为各学科的带头人，吾深感欣慰。因本书字幅所限，仅选录 109 篇论文，以飨读者。

　　全书内容分为四个部分。

　　第一部分：理论探讨篇。整理部分早期理论探讨学术论文 8 篇，包括论脉 3 篇，论温病护阴 2篇，论脏腑 1 篇，论汗 1 篇，论病机 1 篇，基本阐发了本人对上述有关理论的见解。

　　第二部分：实验与临床研究篇。该部分记录了本人临床经验和独创方药的临床与实验研究成果：所做课题 12 项，发表科研论文 175 篇，其中 113 篇刊载于中国科学引文数据库来源期刊、中文核心期刊和中国科技核心期刊，47 篇被其他研究者公开发表的科研论文作为参考文献引用 113 次。因本书字幅所限，仅选录 72 篇，以展示其应用现代科技手段和方法在探索发扬祖国医学之途所做的努力和成果，亦充分论证了中医辨证论治的科学性和所创验方的有效性。

　　第三部分：临证经验拾遗篇。该部分选取了学术继承人整理的临床经验论文 18 篇，初步展示了本人临证用药特点和辨证施治经验。

　　第四部分：教学研究篇。该部分总结教学经验内容，涉及教学内容和方法改革、教材建设等，包括教学科研课题 3 项，发表论文 11 篇，获省部级教学成果一等奖 1 项，三等奖 1 项，省科技进步二等奖 1 项。

　　本书由传承弟子于文涛博士、教授协助编写。在本书编写过程中，于鸿玲教授、主任医师、享受国务院特殊津贴专家曾参与修改及审订，河北省中医药管理局局长段云波，河北中医学院院长、教授孔祥骊欣然作序，著名书法家马英杰教授为本书封面题字，值此，一并予以最诚挚的谢意！

杨 牧 祥

2015 年 5 月 25 日

内 容 简 介

　　杨牧祥教授为全国名老中医、全国优秀科技工作者、享受国务院特殊津贴专家。他从事医教研五十余载，完成科研课题 30 余项，公开发表学术论文 230 篇，获省部级科技进步奖及教学成果奖 15 项。本书选取其公开发表的学术论文 109 篇，分为理论探讨篇、实验与临床研究篇、临证经验拾遗篇、教学研究篇等四个部分，客观地反映了他在医疗、教学和科研工作中取得的显著成就，可资中医临床、教学、科研人员参考借鉴。

医 家 简 介

杨牧祥，男，1940年2月24日出生，汉族，天津市人，中国共产党党员。1962年毕业于天津中医学院（现天津中医药大学）。现为河北中医学院教授、主任医师、博士生导师。享受国务院特殊津贴专家，全国优秀科技工作者，河北省省管优秀专家，全国名老中医，河北省首届十二大名中医，曾为国家级科技成果鉴定评审专家，中华中医药学会科学技术奖评审专家，中华中医药学会第四、五届理事会理事，全国首届中医诊断学教学研究会副主任委员，河北省中医药学会第四、五届理事会副会长，河北省中医药学会中医诊断学专业委员会首届主任委员，现为名誉主任委员，《河北中医》杂志第四、五届编辑委员会副主任委员，《疑难病杂志》第一、二届编辑委员会副总编辑等。

杨教授在大学学习期间，杨牧祥品学兼优，毕业后留校任教，在伤寒温病教研室从师温病大家屠延寿教授，为其以后的学术继承与发展奠定了坚实的基础。1970年1月，随学校搬迁石家庄，与河北医学院合并成立河北新医大学，至1983年12月，在河北新医大学中医系先后任中医诊断学教研室主任、讲师、副教授。1984年1月，随中医系从河北新医大学分出，恢复河北中医学院，先后任教务处处长，中医诊断学教研室主任、教授、主任医师。1995年5月随河北中医学院再度与河北医学院合校成立河北医科大学，任中医诊断学教研室主任、教授、主任医师、博士生导师。2006年4月由于年龄因素退休，但因工作需要单位予以返聘。2013年9月随中医学院从河北医科大学再次分出，河北中医学院重新恢复独立建制，目前主要从事杨牧祥学术经验传承工作室建设和临床带教，总结临床经验，著书立说，培养高层次学术继承人。

学校几度分合，杨教授坚守岗位五十余年如一日，治学严谨，勤于笔耕，教书育人，诲人不倦。五十余年来培养了数以万计的本、专科毕业生及百余名西医学习中医班的高级人才。近年培养国内外博士、硕士研究生数十名。他的"问引深，理必据，践应理，讲求趣"十二字教学法，形成了独特而卓有成效的教学风格，深受广大师生好评。在教学改革中，杨牧祥1993年被国家中医药管理局科技教育司聘为国家规划教材《中医诊断学》副主编，并为中医药学高级丛书《中医诊断学》、普通高等教育中医药规划教材学习指导丛书《中医诊断学学习指导》、全国中医院校各科课程习题集《中医诊断学习题集》三部相关教学参考书副主编。1994年被国家教委高等教育司聘为建设国家试题库（"九五"国家重点科技攻关课题）《中医诊断学》命审题组副组长。为全国中医教材改革和建设做出了贡献。身为教研室主任，杨教授带领全室教师，率先建立了中医诊断学实验室，通过实验教学手段，有效地调动了学生的学习积极性，促进了学生自学能力和思维能力的培养，使本学科得到快速发展。在历次省、校各级教学检查评估中，受到专家组的高度评价和赞誉。河北中医学院《中医诊断学》1997年被确立为河北医科大学重点学科，2002年被评为"河北省首批精品课程"，中医诊断学教研室被国家中医药管理局批准为《中医诊断学》重点学科协作建设单位；河北中医学院2003年获得中医诊断学博士学位授予权，成为河北省中医学专业唯一的博士学位授权学科，填补了河北省中医专业培养高层次人才学科的空白。五十余年来，杨牧祥为河北省中医学术发展和人才培养呕心沥血，做出了突出贡献。

在临床医疗工作中，杨牧祥坚持理论研究与临床实践的紧密结合，坚持中医传统理论与现代科学实验研究的紧密结合，坚持中医辨证论治与现代诊断技术的紧密结合，临证治愈率高。例如将中医痰瘀互结理论创造性地应用于慢性支气管炎、支气管哮喘、高脂血症、脑动脉粥样硬化、脑梗死、血管性痴呆等疾病的治疗中，皆获显著疗效，深受广大患者好评，省内外前来就诊患者络绎不绝。2004年5月中央电视台4频道"中华医药"栏目对其进行了专题采访和报道。2008年杨牧祥被河北省卫生厅、河北省人事厅、河北省中医药管理局授予"河北省首届十二大名中医"荣誉称号。自 1997 年至今杨牧祥被国家卫生部、人事部、中医药管理局遴选为全国名老中医药专家学术经验继承工作第二、三、四、五批指导老师，培养出的学生已成为教授、主任医师、博士等，并成为各自岗位的骨干或学科带头人。2008 年杨牧祥经国家中医药管理局评为"全国老中医药专家学术经验继承工作优秀指导老师"。

在科研工作中，杨教授坚持古为今用、洋为中用，在秉承中医传统理论和实践经验的基础上，吸纳现代医学思想和科学技能，以开拓创新精神，努力推进中医药学术发展，成绩显著。他率领课题组先后承担各项科研课题并荣获科研奖励 30 余项，其中省部级奖励一等奖、二等奖、三等奖 15 项；发表学术论文 200 余篇，其中 113 篇刊载于中国科学引文数据库来源期刊、中文核心期刊和中国科技核心期刊，47 篇被其他研究者公开发表的学术论文作为参考文献引用 113 次。主编和参编出版医学著作 52 部。

因其医、教、研业绩显著，杨教授 1992 年被国务院批准为享受政府特殊津贴专家，1995 年被河北省委、省政府批准为省管优秀专家，2001 年被评为河北省优秀科技工作者，2004 年荣获"全国优秀科技工作者"称号，2001 年被评为河北省优秀教师，2006 年荣获"河北省教学名师奖"，2013 年 1 月被国家中医药管理局遴选为全国中医药传承博士后合作导师，并接受王国强局长等领导授牌。

面对各种荣誉和奖励，年逾古稀的杨牧祥教授并不懈怠，他常以"老牛亦解韶光贵，不待扬鞭自奋蹄"自勉，经常工作至深夜，寒暑不辍，风雨无阻。他常说："吾生有涯，而知无涯，我最大的愿望就是在有生之年为中医事业的发展尽一份绵薄之力。"他的这种敬业奉献精神深深感染着后学，成为广大中医工作者学习的楷模。

学术继承人：方朝义 王占波 于文涛
2015 年 5 月 25 日

目 录

第一部分 理论探讨篇

一、概　述

　　该部分选取了早期公开发表的学术探讨论文 8 篇，反映了杨牧祥对有关中医理论的心得体会。

　　在论温病治疗两篇论文中，从温病的发病特点出发，分析了护阴理论在温病治疗中的运用，提出在温病卫气营血各阶段的治疗中，虽然有八法之不同，但护阴是治疗温病的重要法则。

　　在脏腑论文中，对三焦形质之争提出自己的观点。

　　在病机论文中，根据个人临床实践体会，对"病机十九条"进行了分析和阐发，并对多条经文提出不同见解。

　　在论汗一文中，指出自汗非皆为阳虚，阐发了不同疾病自汗病因证治。

　　在论脉 3 篇论文中，结合临床医案阐述了寸关尺分候脏腑的价值；辨析促、结、代脉脉象之异同；结合教学和临床体会，指出数脉至数及病证的准确表述。

二、入选论文

［1］杨牧祥. 温病护阴理论的运用［J］. 河南中医, 1982 (2): 18.

［2］杨牧祥, 于鸿玲. 护阴是治疗温病的重要法则［J］. 河北医学院学报, 1981, 2 (3): 144 – 146.

［3］杨牧祥. 我对"三焦"之浅见［J］. 河北中医, 1980 (1): 13 – 16.

［4］杨牧祥. "病机十九条"解析［J］. 河北中医, 1982 (2): 1 – 5.

［5］杨牧祥, 方朝义. 自汗刍议［J］. 天津中医学院学报, 1996, 15 (2): 1 – 2.

［6］杨牧祥. 浅谈寸口诊法［J］. 河北中医, 1983, 5 (3): 2 – 4.

［7］杨牧祥. 促结代脉脉象辨析［J］. 河北中医, 1987, 9 (3): 34 – 36.

［8］杨牧祥. 数脉刍言［J］. 河北中医, 1987, 9 (4): 38.

温病护阴理论的运用

杨牧祥，于鸿玲

（河北医学院中医基础教研组　050091）

　　温热之邪，从口鼻而入，首先犯肺，灼伤肺津，所以温病初起，邪在肺卫，即见口渴。温病中期，邪传气分，邪热炽盛，胃阴受伤，则见烦渴喜饮。温病后期，传营入血，则出现伤营耗血或损伤真阴之候。因温为阳邪，最易伤阴。在整个发病过程中，邪正的斗争，形成了阴液损伤—阳必亢盛，邪热更炽—更耗津液的恶性循环因果关系。因此津液的盛衰，决定了邪正斗争的胜负，直接关系疾病的预后。"留一分津液，便有一分生机。"所以在温病发展的各阶段治疗都应以清热护阴为第一要法。

　　护阴是指保护津液和救阴。护阴保津的治法很多，基本可分为两类：一是清热或泻热，以祛邪为主；二是滋阴增液，以扶正为主。前者适用于热盛津伤（主要矛盾是热盛），后者适用于津亏热盛或余热未熄（主要矛盾是津亏）。临床根据不同阶段的病情变化，应各有侧重。一般来说，温病初起，邪在卫分，宜用辛凉解表，使温热之邪得以清散的意义在于疏风清热以护阴，以免化燥伤津。清·戴北山说"时疫发汗必兼辛凉辛寒以救阴"，阐明了辛凉解表治疗温病的意义在于疏风清热以护阴，发汗是使风热之邪有出路，但应掌握不可发汗太过，以免伤津耗液。若温病邪传气分，热邪炽盛者，则可用辛寒或苦寒清气以保津。但应注意，热象虽盛而表邪未尽者，不可早投清气之剂，以免有凉遏热邪伤津之弊。若气分邪热不解，郁结阳明，邪热更盛，津液大量耗伤时，不必待阳明燥结已成，再去攻下，可急投大承气釜底抽薪、急下存阴之效。所以有"温病下不嫌早"之说。因温病采用下法的目的是下其郁热，并非专在结粪，热邪得下，不再灼津，津液自复，则疾病向愈。如应下失下，就可出现邪热更炽，伤阴愈甚的局面。但是如果掌握时机不当，妄用攻下，也会伤津耗液，使正虚邪陷，病势转重。若气分邪热未尽，营分之热已盛，因而形成气营两燔，则应采用气营两清以护阴的原则。在气分热邪已而初入营分之时，也不可单用清营滋阴之剂。因清营之品，多有滋腻阴柔之性，会使热邪壅滞，甚至引邪内陷，津液更伤。所以应在清营养阴之中合以轻清透泄之品，以收透营转气，使邪热从气分而解之效。若营分邪热内陷血分，不仅伤阴并且动血，而发斑疹、吐衄等，此时应急投凉血清热、养阴祛瘀之剂以护阴。

　　温病邪热已退或衰其大半，若出现津液不足或津枯液涸之象，即可应用滋阴法，以便达到生津养液、滋阴润燥、清除余热之目的。临床常用甘寒生津或咸寒增液两法。前者适用于气分邪热渐解，胃阴已伤；后者适用于温病热邪久留，虽渐退而未熄，肾阴虚衰如热邪灼伤胃肾之阴而邪热已退，也可甘寒与咸寒并用。此外，滋阴法也可与其他治法配合运用，临床中常用的有滋阴解表、滋阴清热、滋阴通下、滋肾熄风等。例如素体阴虚，温病初起，可用滋阴解表以资发汗之源，达到解表而不伤正，育阴而不滞邪的目的。

　　采用滋阴法，掌握时机很重要。如温病邪热亢盛，便不可早投滋阴之剂，因滋阴之品性多腻滞，有留恋热邪的弊病，故清代吴鞠通有"壮火尚盛者，不得用定风珠、复脉"之告诫。即使邪热亢盛而兼阴液不足时，也不可纯用滋阴，而应在清热之中配合滋阴，另有湿温证湿热未尽者，更不可妄用滋阴，否则有留恋湿邪，使湿热锢结难解之弊。滋阴法虽然是护阴的重要治法之一，但绝不可理解为护阴就是滋阴。单讲滋阴法，是属于补法的范围，不仅应用于温病，而且还用于杂证。温病的滋阴与杂证不同，其目的并非在滋补阴血，而是在于生津滋液，使津液得复以制胜邪热。叶天士说得好："救阴不在血，而在津与汗。"

　　综上所述，伤阴是温病发病过程中的基本特点，而护阴则是治疗温病的重要原则。此外，温病后期虽然也有亡阳之变，但温病的阳虚与伤寒不同，它是热病的变证，仍以阴亏为本治疗，虽当急投回阳救逆之剂，但也要在回阳之中，佐以滋阴之品，应掌握"回阳治其标，护阴顾其本"的原则。

【本文发表于：河南中医，1982（2）：18】

护阴是治疗温病的重要法则

杨牧祥，于鸿玲

（河北医学院中医基础教研组　050091）

温病是多种急性热病的总称。它具有发病急、变化多、传变速、初起即见热象偏盛而多有口渴的特点。在病变过程中，由于热盛而容易伤津化燥，发展到后期则多出现阴枯液涸之象，甚至危及生命。所以《素问·玉版论要》说"病温虚甚死"（虚甚，是指阴精衰竭）。

因津液之盛衰与温病的预后有着极为密切的关系，所以在温病卫气营血各阶段的治疗中，虽然有解表、清气、化湿、通下、清营、凉血、开窍、熄风等不同治法，但应时刻顾其津液。可谓护阴是治疗温病的重要法则。

1　温病护阴理论的产生

探索温病护阴理论的产生，要从《内经》"阴阳交"说起。《素问·评热病论》说"有病温者，汗出辄复热，而脉躁疾，不为汗衰，狂言，不能食，病名为何？……病名阴阳交，交者死也"。经文中所论"阴阳交"是指温病汗出后热邪不随汗解，反而伤津，热势更张，而深入阴分，使阴精虚衰，精不能胜邪，所表现的汗后仍有发热，脉躁乱而迅疾，谵语等重证。在这种情况下，如果病人又不能进饮食，使精气得不到补充，致阴精渐趋衰竭，邪热独盛不减，必然会危及生命。古人对"阴阳交"的病位虽然没有明确论述，但根据它的主要证候表现，可属后世温病学中的邪热深入营血，或邪热内陷心包的危候。"阴阳交"所以危重，就是因邪热炽盛而阴精衰竭，精不胜邪的缘故。从而启示后世医家对温病的治疗，注意保津护液，为温病护阴理论奠定了基础。

2　温病护阴理论的发展

继《内经》之后，历代医家对温病护阴理论都很重视。并在《内经》的基础上，不断发展且有更精辟的论述。例如汉代张仲景在《伤寒论》第六条说"若发汗已，身灼热者名风温"。指出温病误汗后的演变。从而告诫后世，当伏温外发时，应清泄里热，切不可误用辛温发汗重伤其阴，给温病清热护阴之法，进一步奠定了理论基础。他还创立了白虎汤、承气汤、黄连阿胶汤等方剂，运用于温病发病的不同阶段。如在温病邪热炽盛或里热内结时，采用白虎汤或承气汤，以便达到清热保津或泻热存阴之目的。当温病热邪未清，气阴两伤之时，则用白虎加人参汤或竹叶石膏汤，以收清热益气生津之效。在温病发展到末期阴液已伤而壮火尚炽时，宜用黄连阿胶汤以清热育阴。以上诸方组成虽然不同，但都体现了顾护阴液的宗旨，并已成为后世温病学的主要方剂。

金元时代主火派刘完素，对火热病机有很深的研究。在温病治疗上也有较丰富的经验。刘氏认为表证固应汗解，但在外感初起，多为"怫热郁结"，辛温之药虽能发表祛邪，但因病本属热，若用热药解表，其结果会出现表虽解而热不去，以致留热伤阴，使热邪转甚，因此，不如用辛凉解表妥当。凡表证已解而里热郁结，只要有可下之证，就应急用下法，可用大承气汤或三一承气汤（大黄、芒硝、枳实、厚朴、甘草）下其里热，以救其阴。刘氏所论的辛凉解表和泻热存阴等法，是治疗温病的主要方法，为明清时代温病学派开辟了研究的途径，并促进祖国医学理论和临床医学的不断发展和提高。

明代赵献可指出，温病口渴是由肾水亏损、水不上奉所致：不恶寒属表无寒邪，里有郁热之象。所以在治疗上，他主张用六味地黄丸以滋肾水，并加柴胡疏散郁火。对赵氏的这一观点，清代徐大椿曾提出"渴者多属阳明，何以知其必肾干也"的反问。显然口渴在温病初起或阳明气分热盛时即可出现，并非都属肾水亏损所致。在治疗上也不是只采用六味地黄丸滋阴、柴胡疏散郁热所能取效的。但若是明确温病末期伤及下焦肾阴，采用六味地黄丸还是可以的。所以赵氏的这个观点虽有欠妥之处，但对后世治疗温病，注意护阴和运用滋阴之法，也具有一定的指导意义。

明末喻嘉言认为伤寒或温病的危候，都是因正虚邪盛所致。至于温病多由真阴被热邪久耗，以致不可制阳而成燎原不熄的局面。并指出"温病之人邪退而阴气犹存一线者方可得生"。喻氏将温病的护阴问题与抢救生命紧紧联系在一起，突出地阐明了温病护阴的重要性，对后世治疗温病的护阴原则，确有很大启发。

清代叶天士对温热病的研究极深，无论在阐发病机或是探讨辨证方面，都有卓著成就。他在《外感温热篇》中指出温病是温热之邪侵袭人体，因此，热变迅速而易伤津液。尤其是当风热之邪得不到及时辛凉透解的时候，则风火交炽，势必耗劫津液，使口鼻清窍因缺乏津液的濡养而出现干燥之象。这是温邪伤津最显著的证候表现，叶氏就抓住这一特点，作为温病化燥伤津的辨证要点。

当温邪不能从外解而又未入营，始终流连在气分的时候，叶氏主张可使其战汗以促进病邪外解。在治法上，突出强调"法宜益胃"。这里的"益胃"并不是指补益胃气，其目的在于益汗之源，也就是以轻清之品，清气生津，宣展气机，使腠开汗出，热随汗泄。

当温热之邪由阳明胃热陷入营血而致发斑后，一般说热势应随斑出透解而减，若斑出而热仍不减者，是胃阴虚衰，不能制胜余热的缘故。在治法上，叶氏认为仍需用甘寒之品补益胃津，以获扶正祛邪之效。

总之，叶氏对温病的治疗，虽然也是遵循《内经》中借助阴精以制胜邪热的理论观点，但在具体运用上，颇有发挥，把清热保津作为治疗温病的第一要法，对后世温病学的发展具有深远的影响。

清代吴鞠通认为，温热之邪亢盛，必先伤津灼液，治疗温热之病，宜用辛凉、甘寒诸法，而不能采用辛温之法。并进一步指出，在辛凉、甘寒的运用中，要注意掌握轻重浅深的准则。因辛有散的作用，过用则会散而不收，耗伤津液；凉则多苦，过甚则燥而津涸甘、寒过用都有壅遏留恋病邪之弊病。所以他具体地提出清络、清营、育阴等治法，特别在育阴的治法中，他创立了加减复脉汤（炙甘草、地黄、白芍、麦冬、阿胶、麻仁）为温病末期肝肾阴伤的治疗主方。加减的原则是：若见有大便溏者，则用一甲复脉汤，即加减复脉汤去麻仁，加牡蛎，以养而涩之；若水不涵木，虚风内动，手足蠕动者，则用二甲复脉汤，即加减复脉汤加生牡蛎、生鳖甲，以养而镇之；若肾阴虚衰而不能上济心火，心中憺憺大动者，则用三甲复脉汤，即二甲复脉汤加生龟板，以滋而济之。三甲复脉汤养阴则同，而又有涩、镇、济之分别。同一加减复脉汤，由于麻仁、牡蛎、鳖甲、龟板四味药物的增减，就有不同的作用，可谓随证化裁巧妙，对后世温病育阴治法的运用有很大的启发。

3 温病护阴理论的运用

温热之邪，从口鼻而入，首先犯肺，灼伤肺津，所以温病初起，邪在肺卫，即见口渴。温病中期，邪传气分，邪热炽盛，胃阴受伤，则见烦渴冷饮。温病后期，传营入血，则出现伤营耗血或损伤真阴之候。因温为阳邪，最易伤阴，在整个发病过程中，邪正的斗争，形成了阴液损伤—阳必亢盛，邪热更炽—更耗津液的恶性因果关系。可见津液的盛衰，决定了邪正斗争的胜负，直接关系到疾病的预后，所以常说"留得一分津液，便有一分生机"。因此在温病各阶段的治疗中，应以清热护阴为第一要法。

护阴是指保护津液和救阴。护阴保津的治法很多，基本可分为两类：一是用清热或泻热之法，以祛邪为主；二是用滋阴增液之法，以扶正为主。前者适用于热盛津伤，主要矛盾是热盛；后者适用于津亏热盛或余热未熄，主要矛盾是津亏。临床根据不同阶段的病情变化，应各有侧重。

一般来说，温病初起，邪在卫分，宜用辛凉解表，使温热之邪得到清散，以免化燥伤津。如代北山说："温证发汗必兼辛凉辛寒以救阴。"阐明了辛凉解表治疗温病的意义在于疏风清热以护阴，发汗是使风热之邪有出路，但应掌握不可发汗太过，以免伤津耗液。若温病邪传气分，热邪炽盛者，可用苦寒或辛寒清气以保津。但应注意，热象虽盛而表邪未尽者，不可早投清气之剂，以免有凉遏热邪伤津之弊。若气分邪热不解，郁结阳明，邪热更盛，津液大量耗伤时，不必待阳明燥结已成，再去攻下，可急投大承气汤以收釜底抽薪，急下存阴之效。所以有"温病下不嫌早"之说。因温病采用下法之目的是下其郁热，而并非专在结粪，热邪得下，不再灼津，津液自复则疾病向愈。如应下失下，就可出现邪热更炽、伤阴愈甚的局面。但是如果掌握时机不对而妄用攻下，也会伤津耗液，使正虚邪陷，病势转重。若气分邪热未尽，营分之热已盛，因而形成气营两燔，则应采用气营两清以护阴的原则。即使气分邪热已尽而初入营分之时，也不可单用清营滋阴之剂，因清营之品，多有滋腻阴柔之性，会使热邪壅滞，甚至引邪内陷，更伤津液。所以应在清营养阴之中合以轻清透泄之品，以收透营转气，使邪热从气分而解之效。若营分邪热内陷血分，不仅伤阴耗血，并且动血而发斑疹、吐衄等，此时应急投凉血清热、养阴祛瘀之剂以护阴。

温病邪热已退或衰其大半，如果出现津液不足或津枯液涸之象，即可应用滋阴法，以便达到生津养液、滋阴润燥、清除余热之目的。临床常用甘寒生津和咸寒增液之法。前者适用于气分邪热渐解，但胃阴已伤；后者适用于温病热邪久留，虽渐退而未熄，肾阴已亏。若热邪灼伤胃肾之阴而邪热已退的，也可甘寒与咸寒并用。此外，滋阴法也可与其他治法配合运用，临床中常用的有滋阴解表、滋阴清热、滋阴通下、滋阴熄风等。例如素体阴虚，温病初起，可用滋阴解表，滋阴以资发汗之源，达到解表而不伤正、育阴而不滞邪之目的。

采用滋阴法，掌握时机很重要。如温病邪热亢盛，便不可早投滋阴之剂，因滋阴之品，性多腻滞，有留恋热邪的弊病。故吴氏有"壮火尚盛者，不得用定风珠、复脉"之告诫。即使邪热炽盛而兼阴液不足时，也不可纯用滋阴，而应在清热之中配合滋阴。还有湿温证湿热未尽者，更不可妄用滋阴，否则有留恋湿邪，使湿热锢结难解之弊。

滋阴法虽然是护阴的重要治法之一，但绝不可理解护阴就是滋阴。单讲滋阴法，是属于补法的范围，不仅应用于温病，而且还用于杂证。温病滋阴与杂证不同，其目的并非在滋补阴血，而是在于生津滋液，使津液得复以制胜邪热。叶天士说得好："救阴不在血，而在津与汗。"

综上所述，伤阴是温病发病中的基本特点，而护阴则是治疗温病的重要原则。此外，温病后期虽然也有亡阳之变，但温病的阳虚与伤寒不同，它是热病的变证，仍以阴亏为本。治疗虽当急投回阳救逆之剂，但也要在回阳之中，佐以敛阳滋阴之品，应掌握"回阳治其标、护阴顾其本"的原则。

【本文发表于：河北中医，1981，3（4）：2-4】

我对"三焦"之浅见

杨牧祥，于鸿玲

（河北医学院中医基础教研组　050091）

三焦属六府之一，是祖国医学中特有的名称，最早载于《内经》，如《素问·五藏别论》云："夫胃、大肠、小肠、三焦、膀胱，此五者……名曰传化之府。"但《内经》中对它的形态没有明确的论述，《难经》则提出三焦是"有名无形"的。从此以后，关于三焦是否有形，成为历代医家争论最多的问题之一。

1　三焦有形说

明代李中梓在《医宗必读》中云："肌肤之内，脏腑之外为三焦也。"陈无择在所著《三因极一病证方论》云："三焦者，有脂膜如掌大。"明代张景岳在《景岳全书》中云："三焦者，确有一府，盖脏腑之外，躯体之内，包罗诸脏，一腔之大腑也。"明代医家虞抟在《医学正传》中云："三焦者指腔子而言……总名三焦，其体有脂膜在腔子之内，包罗乎五脏六腑之外也。"明代名医张景岳在《类经》中云："三焦者，曰中渎之府，是孤之府，分明确有一府。盖即脏腑之外，躯壳之内，包罗诸藏一腔之大府也……而亦有大府之形。"清代医家唐容川在其《血证论》中称三焦："即人身上下内外相连之油膜也。"明代日本医家滕万卿在《难经古义》中云："盖三焦者，虽非正府，然诸府非借其气，则不能以为出纳运化之用焉，唯其非正府，故熏肓膜之内，游行脏腑之间，宛如外廓。"现代还有以《灵枢·论勇》云："勇士者……三焦理横。""怯士者……其焦理纵。"及仲景《金匮要略》云"腠者，是三焦通会元真之处，为气血所注"等论述为据，认为三焦不仅限于胸腹，而是遍及全身豁谷之间。

2　三焦无形说

《中藏经》云："三焦通，则内外左右上下皆通。……又名玉海、水道。上则曰三管，中则名霍乱，下则曰走哺，名虽三而归一，有其名而无形者也。"唐代医家杨玄操在《难经注》中云："三焦有位而无形，心主有名而无藏。"明代医家孙一奎在《医旨绪余》中云："三焦为决渎之官，膀胱之用也，又为肾间原气之使，以其无形，故附膀胱而言之。"还有王叔和、孙思邈等医家也都认为三焦是无形的。

关于三焦是否有形，自古至今三焦之争皆从典籍分析，没有现代科学论证。三焦既然首见于《内经》，若探讨三焦形态，亦必须从其本源开始，分析研究《内经》中的有关记载。在《内经》中虽没有将三焦形态明确指出，但也未提出三焦是无形之论。可是从《灵枢·营卫生会》中对三焦部位分界的讨论，和《灵枢·本藏》所云："六府亦有大小、长短、厚薄、结直、缓急。"等文分析，看来三焦是有形的。此外，三焦既然为六府之一，并有生理功能，当然必有它的物质基础。然而《内经》中为什么未能确切说明其形态实质呢？这点后世医家张景岳等有所论述。如张景岳在《景岳全书》中云："是盖谓之探囊以计物，而忘其囊之为物耳，遂成后世纷纷无所凭据。"此说虽是分析推测之谈，但也有一定的道理。张景岳等医家对三焦形体的认识是"包罗于诸脏腑之外的一大囊"。这一大囊自舌下并咽往下布于胸中，连于肺、心，贯膈而并于胃，下别回肠，连肾而通于膀胱，联络于胸腹腔各脏器之间，与诸脏腑发生着直接联系。

《内经》虽没有明确三焦具体形质，但论述了它的生理、病理。《难经》首启三焦无形之说，但又予以划界，并述其生理功能，没有形质的生理功能岂能存在？难免有自否之嫌，故三焦应是有形的。结合现代医学分析认识三焦的形态实质，可能指胸腹膜和脏膜，并包括韧带、肠系膜、网膜与膜内的血管、神经、淋巴等。而它的生理功能显然是部分神经、血管、淋巴及其所联系的有关脏腑功能的综合体现。这同祖国医学中"心藏神"的心脏概念，除了代表解剖学上的实体外，还包括了部分神经系统，尤其是脑的生理功能一样，是祖国医学脏腑理论与现代医学对脏器认识的不同之处。一个中医脏腑的功能，可能包括几个西医脏器的功能；一个西医脏器的功能，也可能分散在几个中医脏腑的功能之中。这对研究探讨和发展三焦形体学说是十分有益的。《内经》是祖国医学理论的渊源，在对三焦形态实质的探讨上，应以《内经》为基础，以中医藏象理论为说理工具，参照历代医家的不同观点，结合现代医学，大胆探索，以便在继承发扬祖国医学方面有所前进。

【本文发表于：河北中医，1980（1）：13－16】

"病机十九条"解析

杨牧祥

（河北医学院中医基础教研组　050091）

十九条病机原文，见于《素问·至真要大论》，后世叫作"病机十九条"。历代医家对"病机十九条"是相当重视的，各有不同程度的研究和发挥。如金元时期的刘完素，他曾依据"病机十九条"参考了王冰的注释，撰写《素问玄机原病式》，书中尤其对火热病机做了较多的阐发，并创造性地补充了属燥病机一条。明代张景岳对"病机十九条"也做出较为详细的分析。北京中医学院任应秋教授编著《病机十九条临证分析》一书，对"病机十九条"又做了进一步的发挥。个人通过学习"病机十九条"，并参考历代一些医家论点，结合临床中的点滴体会，对"病机十九条"加以分析，不当之处，请同道们指正。

1　诸风掉眩，皆属于肝

风，指内风而言。掉，指肢体震颤、动摇不定而言。眩，指眩晕而言。两目视物发黑叫眩，两目视物旋转叫晕，由于这两种症状往往同时出现，所以眩晕经常并称。本条指出许多肢体震摇不定、眩晕的病证，其病理机制大多与肝有关。因为肝主藏血、主筋、开窍于目，其经脉上巅络脑。当肝血亏损，或燥热太盛，灼伤肝阴时，都可使筋膜和两目失养，症见肢体颤抖、抽搐、两目视物不清或视物旋转等，这种因肝脏功能失调而产生的内风病证，也称为"肝风内动"。临床上，由肝血或肝阴亏损所致者为虚证，又叫"虚风内动"，多见于大汗、大吐、大泄、大出血，或久病伤阴，肝肾亏损的病人。其中因贫血、失血引起的，叫"血虚生风"；由阴液亏损引起的，叫"液燥生风"。此外，由阳热太甚，伤及肝阴而致风动者，多属实证，多见于热病的极期，叫"热极生风"或"热盛风动"。无论是虚还是实，其病机都在肝，所以此条以"诸风"概之各种内风，以"掉眩"描述其主要症状，以"皆属于肝"四字，强调病机的关键所在。

然而，震颤、眩晕之症，并非都因于内风。如《伤寒论》载"心下悸，头眩，身瞤动，振振欲擗地者，真武汤主之"的掉眩证，则是因脾肾阳虚水邪泛滥所致。此外，气血两虚，或痰湿内盛等，均可引起眩晕，即所谓"无虚不作眩""无痰不作眩"，都不属于本条之例。可见，"病机十九条"中的"诸""皆"二字，并非是指"所有的"和"都"而言，而是"大多数""一般"或某一限定情况的概念。

2　诸寒收引，皆属于肾

诸寒，指内寒、外寒两方面。收引，即收缩引急，指经脉拘急挛缩，多伴有疼痛的症状。本条指出因寒（主要指阳虚内寒）而致的筋脉拘急、关节屈伸不利等症，大多与肾有关。由于肢体的活动主要依赖筋骨肌肉等组织的作用，所以当肾阳虚衰，不能蒸精化气温煦经脉、筋骨、皮肉，阳气不畅，营卫凝聚时，则可见肢体挛急，关节屈伸不利等症。如《伤寒论》少阴病的"恶寒而蜷卧"，就属于"诸寒收引，皆属于肾"之类。

本条"诸"字所概括的外寒收引证与肾有关是从卫阳本源于肾，是肾中阳气所化的角度来讲，肾阳虚损则卫阳不固也易感寒邪，当寒邪入里凝滞气血，筋骨失养时，故可见"收引"证。但这种"收引"证，仍属阳虚的内寒证，只不过是在病因上又感外寒，此类便与肾有关。至于无明显阳虚的外寒证，如《伤寒论》中麻黄汤证，以及内科杂病的寒痹，虽然也会出现骨节疼痛、拘急屈伸不利等症，但其病机则与肾无关。这里的"诸"字，便有限定情况的概念。

3　诸气膹郁，皆属于肺

膹，是指呼吸气急。郁，是指胸部病闷。诸气，有两种注释：①上焦的气机病变。②各种气机方面的病变。从肺为"气之主""肺气降则诸气皆降"的生理作用分析，当任何一种致病因素，如风寒袭肺，或痰热郁肺，皆可使肺的气机失于肃降，故出现"膹郁"的病证。但临床上，真气耗损，肾不纳气而气逆于上，脾失健运，湿邪塞滞而气机郁结等，均可导致"膹郁"之证。因此，本条"诸气"做上焦的气机病变注释为宜。

4 诸湿肿满，皆属于脾

诸湿，统言内湿、外湿。肿，指皮肤、四肢浮肿。满，指脘腹胀满。肿与满有的并见，有的单独出现。本条指出因湿所致的浮肿、脘腹胀满，大多与脾有关。由于脾有运化水谷和运化水湿的功能，所以，脾失健运不仅会使水谷停滞，出现脘腹胀满，而且还会引起水湿内停的各种病变。如湿聚成痰，则为胸部痞闷；蕴结于中焦，则为脘腹胀满；外溢于肌肤，则为水肿等。从发病的原因上，无论是内湿，还是外湿所致"肿满"其病机都在脾。外湿固然先伤皮肉，但日久亦内伤脾阳，即"湿困脾阳"。从临证来看，虽有湿盛困脾者，多属实证，脾失健运者，多属虚证之别，但其病机也都在脾。所以张景岳说得好："诸湿肿满等症，虚实皆属于脾。"还须说明，肿满之证，并非皆属于脾。如肺气失宣的风水证、肾阳虚衰的阴水证、热邪所致的"诸腹胀大"、寒邪引起的浮肿等等，与本条的病机不同。因此，理解此条病机应着眼于"湿"字，不是因此而致的胀满当然不属于脾。

5 诸痛痒疮，皆属于心

古代的"疮"字是广义的，包括痈、疽、疔、疖等外科病，以及一些皮肤病，如疥疮、黄水疮、粟疮等在内，此条指疮疡而言。本条指出一些疼痛瘙痒的疮疡，大多与心有关。这里"心"字有火热和血的含义，因为心属火，主血脉，心火偏盛极易导致血分有热。若血分热毒壅盛而聚于局部，甚至腐蚀血肉，则可形成疮疡。另外，疮疡热毒炽盛，还可内攻于心，出现神昏谵语、心神受扰的病变。临床治疗此类疮疡，都以清心火、凉血解毒而取效。所以刘完素把本条加一"火"字，成为"诸痛痒疮，皆属于心火"，更为清楚了。至于其他病因所生的疮疡，如外感六淫邪毒、脾胃湿热等，其病机与此不同，当须认真辨证论治。

6 诸痿喘呕，皆属于上

诸痿，统言肺痿和足痿。上，主要是强调病变的机理在肺。本条指出一些肺痿、足痿、气喘及呕吐等病证，病机多在上焦。肺病是肺脏的病变，多因肺热伤津、肺失滋养而形成，无疑病机在上。然而，足痿的原因很多，如湿热浸淫、气血两虚、肝肾阴亏等等皆是，其病机并非在上。固然此条所论痿证是肺热津伤、筋脉失养所致，其病机在上，但不能概括其他痿证的病机。

喘证虽有寒、热、虚、实之分，但其病机主要在于肺失肃降。呕吐一般多因胃气上逆所致，但也有因肺失肃降而影响胃失和降所引起的。前者只呕吐而不兼喘咳，病机在中焦（胃），后者则喘呕并见，病机在上焦（肺）。如小儿顿咳时的呕吐，就是因肺失肃降所引起，欲止呕必先治肺，使肺气肃降，胃气随之和降，喘呕自愈，这就是喘呕皆属上的道理。还须指出，喘证并非都属于肺，如命门火衰、肾不纳气所致的喘证，则不属于上，而属于下，治疗应以补肾纳气为主，否则单纯治肺不能取效。

7 诸厥固泄，皆属于下

厥，是指气上逆而阴阳失调，轻则四肢厥冷，重则不省人事。固，是指大、小便不通。泄，是指大便泄泻、小便失禁。下，是指下焦，包括肝、肾、小肠、大肠、膀胱等。本条指出一些厥证、二便不通或失禁的病证，其病机大多在下焦。如寒厥证手足厥冷，是因肾阳虚衰所致，煎厥、薄厥的发病也与肝肾有关。但须说明，临床所见，厥证病机并非都属于下，如痰厥则在上属心肺，食厥、蛔厥则在中属胃。

肾司二便，尿液的储藏和排泄虽在膀胱，但又必赖于肾的气化作用。当肾阳虚衰，气化不利时，可出现小便频数，或小便失禁，或小便癃闭等症。此外，肾脏的盛衰对大便的排泄也有影响，临床上既有肾阴亏损所致的便秘，又有肾阳不足所致的泄泻。由于大便的排泄与大肠有直接的关系，故大肠传导失常，可见泄泻或便秘。但临床实践证明，"固泄"非都属于下，如肺失肃降既可引起小便不利，又可导致大便秘结。至于脾虚所致的泄泻，或胃热引起的便秘就更为多见了。

8　诸禁鼓慄，如丧神守，皆属于火

禁，是口噤不开，牙关紧闭。鼓，是鼓颔，即上、下牙相叩。慄，是战栗，即身体战抖。如丧神守，是神志烦乱不安的样子，属于神志失常的表现。口噤不开，鼓颔战抖，常见于温病火邪内攻，邪正交争于里的真热假寒证。由于火邪内扰心神，故见心神烦乱，甚至昏迷。临床上，外感寒邪，阳虚阴盛，亦可导致鼓颔战栗，但其神志清醒，常伴有面色㿠白、畏寒肢冷等症。由此可见"如丧神守"四字，是辨别"诸禁鼓慄"属火的关键。

9　诸热瞀瘛，皆属于火

瞀，是指心中昏乱，神志不清。瘛，是指抽掣。本条指出一些高热、神昏、四肢抽搐的病证，多由火邪所引起。火与热同属阳邪，但火重热轻，故火邪致病多有高热。火邪扰心，则出现心中昏乱，神志不清。火邪灼津，筋脉失养，则可见四肢抽搐。验之于临床，如急惊风及温病心营热盛，引动肝风等，均可出现高热、神昏、抽搐之症，都属于诸热瞀瘛，皆属于火之类。高热、瞀、瘛虽然都是火邪致病的特点，但是构成火邪致病的关键在高热，因此只有瞀、瘛而无高热，就不能说明是火邪致病。如慢惊风虽有瞀、瘛，但无高热就不属火，而属虚寒所致。

10　诸躁狂越，皆属于火

躁，是指躁动不安。狂越，指举动异常，属于精神失常的病态，如登高而歌、弃衣而走、妄言叫骂、不避亲疏。火为阳邪，阳主躁动。火邪盛于外，则可出现肢体躁扰不宁，火邪盛于内则可见神志不安，甚至发狂。故本条曰"诸躁狂越，皆属于火"。火邪所致的"诸躁狂越"有两种情况：一是外感六淫，邪郁化火，火邪炽盛，内外皆成一派火热征象，如高热、口渴、小便黄赤、大便秘等。病人"躁"的表现仅限于烦躁不宁，肢体躁动不安，神昏谵语，极少出现"狂越"。二是七情内伤，五志化火，痰火郁结，蔽塞心窍，神志被扰，可出现无热而躁狂，临床多见于精神失常的病人。两种情况致病程度虽有不同，但治疗时都将从清热泻火着手。当然，躁狂证也并非都属火，像那种"欲坐井中，但欲饮水不欲入口"的阴躁证，则不属火而属于虚寒所致，当须认真辨证，不可一见躁动不安就一概以"火"论治。

11　诸病胕肿，疼酸惊骇，皆属于火

胕肿，是足背肿，也有注皮肤肿。本条指出足背或某一局部红肿、疼痛而惊骇不安的病证，多为火邪致病。由于火邪内郁，局部血络不通，热毒壅盛，腐蚀血肉，使之红肿疼痛比较剧烈，当按触患处时，则突然惊叫，好像受惊一样。或在睡眠时突然疼醒，或梦中疼痛惊呼等。我认为理解本条"胕肿"，应是泛指因毒火壅盛而致的一些下肢痛、疔、疖、丹毒之类外科病证。在治疗都应以清热泻火、凉血解毒之法。

12　诸逆冲上，皆属于火

逆，凡是机能本来向下的，因病反而向上的叫逆，如胃气上逆。冲上，是突然向上冲，如呃逆、呕吐之类。临床上气机上冲的病证很多，如有呕吐、呃逆、哕、噫等等。各病的病因、症状都有寒、热、虚、实之分，本条所论属火邪致病的冲逆证，病人多伴有口渴、口干、口苦、苔黄、脉数等热证表现。另外，从呕吐的时间及呕吐物的气味，或哕、呃、噫的声音等方面都可作为鉴别依据。如《金匮要略》说"食已即吐者，大黄甘草汤主之"。这种食后即吐的病证就是胃火上冲所致。又如呃逆一证，属火邪致病者呃声高而有力，乍发乍止或连续不断，伴有发热、口渴、便秘、苔黄、脉数等，治疗以清火降逆之法。对呃逆寒热之辨，张石顽曾说："凡声之有力而连续者，虽

有手足厥逆，大便必坚，定属火热，下之则愈，万举万全，若胃中无实火，何以激搏其声逆而上冲乎？"此言有利于我们理解火邪所致冲逆证的特点。

13　诸呕吐酸，暴注下迫，皆属于热

暴注，是指突然发生泄泻，好像喷射水一样。下迫，是指里急后重而言。急迫欲便，腹中急痛，叫作里急；肛门重坠，努责不爽，称为后重。本条指出呕吐吞酸、急暴腹泻、里急后重的病证，多由热邪所致。临床上，属热的呕吐吞酸，呕出物有酸腐味，多伴有烦热、口渴、口臭等症；属热的泄泻，排泄物多呈深黄色水糜样，或夹有黏液，伴有肛门灼热、腹中急痛等。所以古人有"暴泻非阴，久泻非阳"的经验总结。"诸呕吐酸"与"暴注下迫"虽可并发，但单独出现的更为多见。暴注下迫，确实多属于热，而呕吐吞酸，则并非都属于热，当需注意辨证论治。

14　诸胀腹大，皆属于热

临床上，全身性肿胀和腹满胀大的病证原因很复杂，本条所论与热邪有关，是从热盛充形，即《素问·阴阳应象大论》所说"热胜则肿"而立论。热邪郁结于胃肠，则可出现胀满腹大。实践中由风、寒、湿邪所致全身肿胀和气血、食、寒凝滞聚积而成腹满胀大的病证并不少见，如《内经》说："藏寒生满病。"就是指因寒所致的胀满，所以诸胀腹大不能一概而言之属热。

15　诸病有声，鼓之如鼓，皆属于热

本条指出一些腹胀肠鸣，叩之如鼓的病证，大多与热邪有关。常因饮食不节或过食肥甘，使胃肠积热，气机壅滞，传化失常所致。但临床上并非都属热，如因寒邪侵入胃肠，脾阳受伤，运化失常，寒邪留滞中焦，使气机阻滞，导致肠鸣腹胀的，亦常可见到，故须辨证论治。

本条与前条皆有腹胀，均属胃肠专化失常的病变，病因同属热邪所致，但两者的区别上要在于前条是胀而无声，为中实之证。后条是胀而有声，偏重气胀之证。

16　诸转反戾，水液浑浊，皆属于热

17　诸病水液，澄彻清冷，皆属于寒

转，指左右扭转。反，指角弓反张。戾，指身体曲俯。转、反、戾虽然症状不同，但均属筋脉拘急的病变。水液，狭义讲指小便，广义讲是指一切排出物，如痰、涕、呕吐物、疮疡的脓液等等。澄澈清冷，是形容水液稀薄清冷，与属热的水液浑浊相对而言。

第十六条指出筋脉拘急而有小便浑浊的病证，多因热邪所致。因热邪最易灼伤津液，使筋膜失于濡养，故可引起转、反、戾。然而，热邪伤津不是"诸转反戾"的唯一原因，如风、寒、暑、湿、燥、火，以及血虚液燥等等，都可致筋脉拘急的病变。故在"病机十九条"就有"诸暴强直，皆属于风""诸寒收引，皆属于肾""诸痉项强，皆属于湿"等论述。何以知其因热呢？本条在"诸转反戾"后边有"水液浑浊"一句，是作为区别于其他各条、强调因热邪致病的关键。因为"水液浑浊"是热邪熏蒸的表现，临床可见小便浑浊、色黄赤或伴有尿道灼热。

由于寒邪易伤人体阳气，致使温煦作用失常，可出现吐泻物或其他排出物稀薄清冷，故第十七条说"诸病水液，澄澈清冷，皆属于寒"。如大便清稀，多属寒泻，小便清白，多是寒证，口吐清水，多见于胃寒证，鼻流清涕、咳吐痰稀，多为寒邪犯肺等等。

以上两条是从人体排出水液的清浊状态来分析寒热的病机，为辨证论治提供了重要的依据。

18　诸暴强直，皆属于风

本条指出一些突然发生的肢体强直病证，大多与风邪有关。在《素问·阴阳应象大论》载有"风伤筋"。风邪侵伤筋膜，使其强劲失柔而影响束骨、利关节，故可见肢体强直、关节屈伸不利等症。由于风邪善行而数变，伤人之后发病急速，所以本条以"暴"字，突出了外风的特点。

19　诸痉项强，皆属于湿

痉，指痉病而言，痉病以项背强急、口噤、四肢抽搐为主症。痉病的原因很多，如外感六淫、

内伤阴亏血虚及误汗、误下伤津等等。本条所论因湿致痉，大多兼风夹热，即由风湿或湿热壅滞于经络，气血运行受阻，筋脉失于濡养拘急而发痉。因风湿所致的痉病，除有项背强急、口噤等痉病特征外，伴有恶寒发热、肢体酸重疼痛等外感症状，治疗以祛风除湿为主。至于湿热所致痉病的证治，正如薛生白在《湿热病篇》说："湿热证，三四日即口噤，四肢牵引拘急，甚则角弓反张，此湿热侵入经络脉隧中。宜鲜地龙、秦艽、威灵仙、滑石苍耳子、丝瓜藤、海风藤、酒炒黄连等味。"这是后世治疗痉病的方法之一。

以上两条虽都有强直病证，但致病的原因不同。前条属风，发病急暴，变化较速，常伴有发热恶风等风邪致病的特点。本条属湿，发病较缓，病程较长，多伴有胸脘痞闷、肢体酸重、舌苔白腻等湿邪致病的特点。此外，临床实践证明，凡属痉病，无论外感、内伤都有津液或精血不足的一面，如果津液或精血不亏，虽有风、寒、湿、热等致病因素的侵袭，也不一定发生痉病。由此可见，阴虚血少、筋脉失养是痉病的重要机制。

总而言之，"病机十九条"体现了中医辨证的基本原则，对临床具有一定的指导意义。但是疾病的原因是多样的，疾病的变化是复杂的，所以"病机十九条"不能概括一切疾病的病机，而仅能作为中医临床分析证候，探求病机的借鉴。在学习过程中，要认真领会其精神实质，才能灵活运用，否则过于拘泥，把它当作教条，便违背了中医"辨证求因""审因论治"的基本精神。

参考文献

[1] 任应秋. 病机临证分析 [M]. 上海：上海科学技术出版社，1963：5，33，34.

[2] 南京中医学院内经教研组. 内经教学参考资料 [M]. 北京：人民卫生出版社，1959：266－280.

[3] 中医研究院中医研究生班. 《黄帝内经注评》上册·《素问》部分（内部资料）[M]. 1980.

[4] 清·王士雄. 温热经纬 [M]. 北京：人民卫生出版社，1963：88.

【本文发表于：河北医学院学报，1982，3（2）：109－113】

自 汗 刍 议

杨牧祥，方朝义

（河北中医学院 050091）

汗，系五液之一，为体内津液的代谢产物，在调节机体阴阳平衡、维持正常生理功能方面起着重要作用。同时，机体内部阴阳盛衰的变化，以及邪气的影响，又可导致病理性汗出。临床上，常据汗出的部位、汗出的时间、汗量的多少以及汗液的颜色等而有不同名称。考文献所论自汗一症，对其表现特征认识不一，且致病机制多唯阳虚，执此两端，当谈浅见。

1 自汗的概念

自汗一词，出于《伤寒论》中，该书多处记载"自汗出"一症，如太阳病篇第 53 条："病常自汗出者，此为荣气和，荣气和者外不谐，以卫气不共荣气谐和故尔。"等等。这些论述，只及自汗之机，未详其征。至宋代，陈无择在《三因极一病证方论》中才明确指出："无问昏醒，浸浸自出者，名曰自汗。"即是从汗出时间和特征上明言自汗之状。自汗发展至今，已见几多描述，如"自汗，是指病人日间汗出，活动尤甚""白昼非因运动、日晒、厚衣等原因而常自汗出，且身无寒热而易汗出颇多者，称自汗""自汗属证名，其义有二：一为发热汗出，即《伤寒论》太阳病篇所言；一为清醒时不因劳动而常自出汗""醒后出汗，名曰自汗"，并明确其特点为"天亮出汗"等等。笔者认为，正确理解自汗概念，应明确三个问题。

1.1 自汗以病状而立，非病证范围所定

自汗始自《伤寒论》"病常自汗出"。成无己《伤寒明理论》中释道："伤寒自汗，何以明之？自汗者，谓不因发散而自然汗出者是也。"道出自汗概念之原意。当然此类自汗多与发热恶寒同见，应属外感病范畴。而后朱肱在《类证活人书》中指出："伤寒……自汗者九证。卫不和自汗，伤风自汗，风温自汗，中湿自汗，中暑自汗，阳明病自汗，亡阳自汗，柔痉自汗，霍乱自汗。"文中所言各病自汗，病因虽然复杂，亦多由邪干所致。今人所述自汗，则多内伤而成。从临床实践来看，无论外感、内伤皆可见自汗之症，因此自汗概念是从病状而立，非病证范围所定。

1.2 明确自汗无时间特征

有将自汗的时间限定在"日间"者，旨在与盗汗之睡时（多为夜间）汗出相区别。从病理角度看，自汗的出现，与体表卫气的功能状态紧密相关。无论何因，不拘昼夜寤寐，若津液妄泄，浸浸而出者，当为自汗，多是卫气不能密守其表之故。盗汗又称"寝汗"，则不拘昼夜，但分寤寐，是指入睡后汗出，醒后即止，多属虚劳之症，尤以阴虚多见。李中梓在《医宗必读》一书中，做了高度概括："睡则汗出，醒则倏收，曰盗汗；不分寤寐，不因劳动自然汗出曰自汗。"

1.3 排除生理性汗出

《灵枢·五癃津液别》曾云："天暑衣厚则腠理开，故汗出。"此属生理之汗。其他如剧烈运动，进食辛辣热饮等而汗者，皆属此类。如陈无择明训："若其饮食劳役，负重涉远，登顿疾走，因动汗出，非自汗也。"

此外，自汗与绝汗、战汗三者特征虽有相似之处，但"绝汗"表现气绝者，汗出如珠，着身不流；气散者，汗出如油，冷汗不止，为阴阳离绝之象，并常伴有神志不清等症状，多见于危重病证。而"战汗"突然出现战栗，继而全身汗出，是邪气相争的表现，正气胜；战汗之后，病转痊愈；正气衰，战汗后，气随汗脱，病转虚脱亡阳之危症。三者迥然有别。

2 自汗的因证

世人多执"自汗主阳虚"之说，但临床所见，自汗非皆为阳虚，亦有因气虚、血虚、阴虚、营

卫失和、肝气郁滞、热郁、湿阻、痰浊、瘀血等因素而引起者，可见于伤风、中暑、伤寒、温病、柔痉、霍乱等多种疾病中。临床上，不同疾病，不同原因所致自汗的兼症表现亦不同，大致有以下各类：

2.1 气虚自汗

因于卫气不足，肌表不密，症见自汗常作，动则益甚，倦怠乏力，易于感冒，舌淡苔白，脉缓弱。

2.2 阳虚自汗

因于阳虚表疏，腠理不固，津液外泄。病人时时汗出，气短，动则尤甚，畏寒肢冷，面色㿠白，神倦乏力，舌淡胖嫩，脉沉细。

2.3 血虚自汗

实多为血虚之体气亦不足，肌表不密使然。症见自汗，面色淡白或萎黄，心悸眩晕，唇舌色淡，脉细弱。

2.4 阴虚自汗

由阴虚热扰，蒸津外泄所致。症见自汗，口咽干燥，五心烦热，两颧发红，兼有少眠易惊，舌红少苔，脉细数。此外，更有气、阴两虚之证，常见自汗阵作，汗前自感心烦不宁，面部烘热，随即汗出，舌淡少苔，脉细。

2.5 营卫不和自汗

由营卫失调，津液不守而泄。病人头痛发热，汗出恶风，鼻鸣干呕，苔薄白，脉浮缓。

2.6 肝气郁滞自汗

因肝失疏泄，气机郁滞，津不常运而成，病人汗出同时，多伴有精神抑郁，眩晕头胀，两胁、少腹或乳房胀痛，苔薄白，脉弦。

2.7 热郁阳明自汗

因于热邪蒸迫，津液外泄。病人烦躁不宁，口渴多饮，周身汗出如洗，舌苔黄厚，脉洪数。

2.8 痰浊自汗

多因痰浊内阻，阳气不通，津运失常所致。症见自汗头晕，胸闷恶心，呕吐痰涎，苔白腻，脉滑。

2.9 湿郁自汗

湿郁三焦者，兼见胸闷脘腹痞满，恶心吐涎，食少便溏，小便时清时黄，苔白腻，脉缓；湿郁肌腠者，汗前肌肉酸困。汗后疲乏畏风，或兼肢体困重，脉浮缓；湿热郁蒸者，汗出浸衣，头昏口苦，不欲饮食，胸闷不适，舌苔黄腻，脉濡数。

2.10 血瘀自汗

因瘀血内阻，以致阴阳失调，腠理疏松而引起。患者必见舌有瘀斑或瘀点，脉细涩等瘀血之象。王清任曾谓："有用补气、固表、滋阴、降火、服之不效，而反加重者，不知血瘀亦令自汗、盗汗。"即指此而论。

3 自汗的治法

上述自汗因证，以正"阳虚自汗，阴虚盗汗"之偏，重映中医"不唯所病，随证施治"的诊治思维。临床上，气虚者，宜益气固表，代表方玉屏风散。阳虚者，宜温阳固表，代表方黄芪附汤。血虚者，宜滋补阴血为主，方以四物汤加黄芪。阴虚者，宜滋阴止汗，代表方为当归六黄汤。若属气阴两虚自汗，则宜益气补阴敛汗，代表方如固气填精汤。营卫不和自汗，宜调和营卫，方宜桂枝汤加味。肝气郁滞自汗，宜疏肝解郁，代表方有逍遥散加味。热郁阳明自汗，宜清热益气生津，代表方用白虎加人参汤。痰浊自汗，当以理气降痰汤调中化痰为治。湿郁三焦者，宜清胃醒脾利湿，方用藿朴夏苓汤加味。湿郁肌腠者，宜益气祛风，健脾利湿，方以防己黄芪汤加味。湿热郁蒸者，又当清热利湿，宜畅湿浊，方选三仁汤或白虎加术汤。血瘀自汗则选血府逐瘀汤，活血化瘀为治。

本文复习了自汗方面的有关文献，并验之于临床，对其概念、因证及治法提出了点滴肤浅见解，以供同道研讨之参考，不妥之处，敬祈指正。

【本文发表于：天津中医学院学报，1996，15（2）：1-2】

浅谈寸口诊法

杨牧祥

（河北医学院中医诊断教研组　050091）

脉诊是四诊之一，几千年来从临床实践中积累了极其丰富的经验，并经历代医家不断研究而发展成为系统的理论。有三部九候诊法、三部诊法和独取寸口诊法等。在祖国医学的诊断方法及理论体系中，占有重要的地位。本文仅就独取寸口诊法的原理、由来以及寸关尺三部分候脏腑等问题论述如下。

1　独取寸口原理

独取寸口的切脉方法，最早载于《内经》。《素问·五藏别论》说："气口何以独为五藏主？胃者，水谷之海，六府之大源也。五味入口，藏于胃，以养五藏气，气口亦太阴也，是以五藏六府之气味，皆出于胃，变见于气。"（气口即为寸口，也叫脉口）经文通过阐述寸口脉与肺胃之间密切的生理关系，来说明独取寸口诊察五脏六腑病变的道理。《难经》在《内经》的基础上，进一步阐述独取寸口的原理。《难经·一难》说："寸口者，脉之大会，手太阴之动脉也。……寸口者，五脏六腑之所终始，故法取于寸口也。"阐明寸口脉属手太阴肺经之脉，而肺朝百脉，全身气血循行流经肺脏，汇聚于寸口，故五脏六腑发病，则可影响肺经而反映于寸口。因此，独取寸口便可测候脏腑病变。此外，又因寸口部动脉明显，便于切诊，而其他各部动脉在解剖位置上，存在着不易显示或切按不便等缺欠。我国古代长期受封建礼教的束缚，尤其对女病人诊病，医生更不便采用三部九候等诊脉法。而独取寸口既能解决问题，又简便易行，故切脉自《难经》时代至今，都以独取寸口为主。东汉张仲景虽然在《伤寒论》自序说："观今之医……按寸不及尺，握手不及足，人迎、趺阳，三部不参；动数发息，不满五十。……夫欲视死别生，实为难矣！"但是在《伤寒论》全书中，亦大多是采取寸口诊法。根据文献记载的分析和现代的实际应用情况来看，古今多数医生临床上，只有在摸不到患者寸口脉时，才配合诊察人迎、趺阳、太谿等处脉搏，以决死生。

2　寸关尺三部定位的由来

寸口脉寸关尺三部定位，是始于《内经》还是始于《难经》？从古至今，有所分歧。其分歧大多是从《素问·脉要精微论》"尺内两傍，则季胁也，尺外以候肾，尺里以候腹。中附上，左外以候肝，内以候鬲；右外以候胃，内以候脾。上附上，右外以候肺，内以候胸中；左外以候心，内以候膻中"的论述所引起。有三种不同意见：马莳、张景岳等认为这是指寸口脉寸关尺诊脉法。如张景岳说："按本篇首言尺内，次言中附上而为关，又次言上附上而为寸。"王冰、丹波元简等认为这是指尺肤诊察法。如王冰注："尺内，谓尺泽之内也，此即诊尺肤之部位。"时逸人认为这是指全身诊察法。如他曾说："考《内经》原意，系全身诊察法，所谓尺内两傍，则季胁也。尺为臂肘弯部位，身躯两旁，当两臂肘弯处，即为季胁。其余则以尺肘部为基准，说明诸内脏邻近之部位，以分别诊察之，词意非常明显，毋庸怀疑。"以上三种意见，我认为第一种观点较妥。因为《内经》这段经文还明确指出，左以候心、肝、肾，右以候肺、脾、肾，这不仅有寸关尺三部的含义，而且也为后世寸关尺三部分候脏腑的学说奠定了理论基础，所以说寸口脉寸关尺三部定位始于《内经》。后来《难经》在此基础上，虽然提出寸关尺这个名称，但书中并没有具体指出"关"的部位。如《难经·二难》说："从关至尺是尺内，阴之所治也从关至鱼际是寸口内，阳之所治也。故分寸为尺。分尺为寸，故阴得尺内一寸，阳得寸内九分、尺寸终始一寸九分，故曰尺寸也。"本难虽已指出，关前一寸内的九分为寸部，关后一尺内的一寸为尺部。但"寸九分"的脉位是尺寸的部位，而"关"只不过是一个分界线而已。直至晋代王叔和把高骨（桡骨茎突）定关部，才明确指出"关"

的部位。如《脉经·分别三关境界脉候所主第三》说："从鱼际至高骨，却行一寸，其中名曰寸口，从寸至尺名曰尺泽，故曰尺寸，寸后尺前名曰关。"

据此可见，寸关尺三部定位渊源于《内经》，发展于《难经》，而完善于《脉经》。

3　有关寸关尺分候脏腑的学说

寸关尺三部分候脏腑的学说，出自于《内经》，后世医家以《内经》为理论根据而略有变更，其著称的有《难经》、王叔和《脉经》、张介宾《景岳全书》、李中梓《医宗必读》、李时珍《濒湖脉学》、吴谦《医宗金鉴》等等。

现将寸关尺三部分候脏腑的几种学说列表比较如下。

学说	寸		关		尺	
	左	右	左	右	左	右
内经	心	肺	肝	脾	肾	肾
	膻中	胸中	膈	胃	腹中	腹中
难经	心	肺	肝	脾	肾	肾
	小肠	大肠	胆	胃	膀胱	命门
脉经	心	肺	肝	脾	肾	肾
	小肠	大肠	胆	胃	膀胱	三焦
景岳全书	心	肺	肝	脾	肾	肾
	心包络	膻中	胆	胃	膀胱、小肠	三焦、命门、小肠
医宗必读	心	肺	肝	脾	肾	肾
	膻中	胸中	膈	胃	膀胱、小肠	大肠
濒湖脉学	心	肺	肝	脾	肾	肾
	膻中	胸中	胆	胃	膀胱、小肠	大肠
医宗金鉴	心	肺	肝	脾	肾	肾
	膻中	胸中	膈、胆	胃	膀胱、小肠	大肠

从上表可以看出，寸关尺三部分候五脏基本一致，唯对肾和命门分别列在左右两尺部，意见不一。而对六腑的分歧较大，其分歧在大小肠及三焦。如《难经》把肾和命门分别列在左右两尺部，是根据"左肾属水，右肾属火"等理论而确定。但明代李中梓则有不同的观点，如他曾在《诊家正眼》说："《刊误》以两尺候肾，深合经旨。《难经》《脉诀》俱以左尺候肾水，右尺候命门相火，误矣……独不思脉之应于指下者，为有经络，循经朝于寸口，详考《内经》并无命门之经络也。既无经络，何以应诊而可列之右尺乎？"此言不仅在理论上有一定的道理，验之于临床，无论是肾阴虚或肾阳虚（又称命门火衰）两尺部皆可见细脉，故应以两尺候肾。《难经》以小肠、大肠配心、肺列在左右两寸部，是根据"心与小肠相表里""肺与大肠相表里"的学说而立论。《景岳全书》把三焦列在右尺部，是根据"三焦属相火，火归火位"之说而来。但李中梓反对上述各家的排列。如他曾在《医宗必读》说："夫寸主上焦以候胸中，关主中焦以候膈中，尺主下焦以候腹中。此人身之定位，古今之通论也。大小肠皆在下焦腹中，伪诀越中焦而候之寸上，有是理乎？"我认为李氏的看法较妥，因为《素问·脉要精微论》载有：胸、膈、腹三字，以分上、中、下来配寸、关、尺三部，而大小肠皆在腹中，故应列在尺部。至于大小肠是列在左尺，还是配于右尺，有两种看法。如李时珍把小肠列在左尺，大肠配于右尺，是根据心列在左寸，肺配于右寸，取脏腑相合，上下分属之意。与此相反，张介宾则把小肠列在右尺，大肠配于左尺，是根据左肾属水，右肾属火，小肠属火，大肠属金，取火归火位、金水相从之意。以上两种学说，虽各有道理，但现代一般是采取第一种学说，因为它比较符合临床。三焦，乃指上焦、中焦、下焦而言，显然应分别列在寸、关、尺各部。但一些认为三焦无形的医家，则主张寸口各部没有必要列上三焦。

总之，关于寸关尺分候脏腑的学说，历代医家亦互有歧异。现在临床上通用的，一般是遵循李时珍的学说。此外，还须指出，六脉分候脏腑，是根据脏腑之气，而不是根据脏腑之脉出于何部所确定的。所以，李时珍说："两手六部皆肺经之脉，特取此以候五脏六腑之气耳，非五脏六腑所属之处也。"

4　寸关尺分候脏腑的临床价值

脉象的变化，是脏腑病变的反映。寸关尺分候脏腑的学说在临床上有其一定的价值。自古以来，医家们就运用这一学说来分析病因、判断病情和推断预后。《伤寒论·太阳病篇》指出："心下痞，按之濡，其脉关上浮者，大黄黄连泻心汤主之。"《金匮要略》论衄血说："尺脉浮，目睛晕黄，衄未止。"关脉主候脾胃，心下痞，其部位在胃脘，脉证合参则知邪热在胃。尺脉候肾，肾寓相火。尺脉浮为肾虚火浮，目睛晕黄为肝有郁热。肝肾阴虚火旺，势必迫上升，故推测出衄血未止。《濒湖脉学》说："寸微气促或心惊，关脉微时胀满形。尺部见之精血弱，恶寒消瘅痛呻吟。"肺气不足而喘促，心阳不敛而惊悸，则寸部脉微。脾胃虚损，运化失常而胀满，则关部脉微。肾阳不足而身寒、腹痛，精血亏损而消渴，则尺部脉微。寸关尺分候脏腑的理论在指导临床实践方面，其例证举不胜举。清代吴鞠通医案："乙丑闰六月初六日，孙X，四十五岁，头痛，左关独高（浮），责之少阳内风掀动，最有损一目之弊。若以为外感风寒，则远其矣。议清少阳胆络法。再此症除左关独高，余脉皆缓，所谓通体皆寒，一隅偏热，故先清一隅之热。羚羊角2钱，丹皮1钱5分，菊花1钱5分，苦桔梗2钱，生甘草1钱，薄荷6分，刺蒺藜1钱，桑叶1钱5分，鲜荷叶（去蒂）半张，钩藤钩1钱。"本方加减（略），连服四日，诸症俱减。《清宫医案》记载："光绪三十三年正月初十日，庄守和、张仲元、姚宝生请得皇太后脉息左关稍弦，右寸关滑而稍数，肺胃稍有郁热，谨拟轻扬宜郁之法调理。霜桑叶2钱，甘菊1钱5分，广橘红8分，连翘1钱，焦三仙各1钱5分，引用鲜芦根2支切碎。"本方加减（略），连服五日，病愈。近代名医丁甘仁医案："沈左，年逾古稀，气阴早衰于未病之先，旧有头痛目疾。今日陡然跌仆成中，舌强不语，人事不省，左手不用，舌质灰红，脉象尺部沉弱，寸关弦滑而数，按之而劲。良由水亏不能涵木，内风上旋，挟素蕴之痰热，蒙蔽清窍，堵塞神明出入之路，致不省人事；痰热阻于廉泉，为舌强不语；风邪横窜经，则左手足不用。金匮云：风中于经，即重不胜；风中于腑，即不识人。此中经中腑之重症也。急拟育阴熄风，开窍涤痰。麦冬3钱，元参2钱，羚羊片8分先煎汁冲，半夏2钱，川贝2钱，天竺黄1钱半，天麻8分，陈胆星8分，竹茹1钱半，枳实1钱，瓜蒌4钱，嫩钩钩3钱后入，竹沥1两冲，生姜汁2滴冲。至宝丹一粒去壳研末化服。"本方加减（略），四诊后病情好转。

以上三案，孙X案头痛，脉浮独显于左关，余脉皆缓。左关候胆，故诊为少阳头痛，清少阳胆热而收效。清宫案脉象右寸关滑数。右寸候肺，右关候胃，滑数主热，故诊为肺胃郁热，拟轻宣郁热之法而获愈。沈X案中风，脉象尺部沉弱，寸关弦滑而数。尺候肾，寸候心和肺，关候肝胆与脾胃，弦脉主肝风，滑数主痰热，故诊为水不涵木，肝风内动，痰热上扰之证。投育阴熄风、涤痰开窍之剂而收转危为安之效。

个人体会：高血压病人，属水不涵木，肝阳偏亢者，常见两尺脉细，左关独弦。肝郁气滞者，六脉皆弦，而关部更为显著。脾胃虚弱者，脉缓无力，右关尤虚。肾虚病人，脉多沉细，两尺尤弱。可见寸关尺三部分候脏腑的学说，在中医临床辨证论治过程中，确实具有一定的实用价值。当然，由于历史条件的限制，这一学说并不是完美无缺的，还有待于现代医家在临床上不断地实践、认识、再实践、再认识，使之在理论上得以充实和完善。

【本文发表于：河北中医，1983，5（3）：2-4】

促结代脉脉象辨析

杨牧祥

（河北中医学院　050091）

　　脉象的变化，是脏腑病变的客观反映。自古以来，医家们就重视脉诊，脉诊成为中医临床分析病因、判断病情和推断预后的重要依据之一。但脉诊在发展过程中，由于医者切脉体会不同，对某些脉象含义的论述亦各有不同。所以，很有必要对各种病脉，尤其是认识不一致的病脉加以探讨。现根据各家论述，并结合教学与临床的点滴体会，仅就促、结、代三脉的脉象略述个人一孔之见，以期同道斧正。

1　促脉

　　关于促脉的含义，古代中医文献所论颇不一致。如晋·王叔和的《脉经·脉形状指下秘诀第一》中载："促脉来去数，时一止复来。"即指脉之来去急数，时有一止，一止即来（停跳时间暂）。明·李时珍力倡王氏之说，他曾在《濒湖脉学》中讲道："促脉，来去数，时一止复来，如蹶之趣，徐疾不常。"此段描述说明促脉速度较快，搏动之中时有歇止，止后即复，搏动如前。好似急速行走的人偶然跌倒一样，呈现快而突停的特点。文中"徐疾不常"乃指脉搏间歇极不规律，并非指脉搏的跳动有快慢不均之意。但详考《内经》所论，促脉并无歇止的含义，如《素问·平人气象论》载有："寸口脉中手促上击者，曰肩背痛。"此促，系指脉来洪大急数搏指，为阳盛火炽的病理反映。由于人身以背为阳，阳火太过，故肩背痛。所以，日本大西葆光《脉原》说："促者，数也，急也。"从《伤寒论·辨脉法》所载，虽有"脉来数，时一止复来者，名曰促脉"，但纵观仲景论促脉之四条，均无停止之意。如《伤寒论·辨太阳病脉证并治上》曰："太阳病，下之后，脉促胸满者，桂枝去芍药汤主之。"又和《伤寒论·辨太阳病脉证并治中》云："太阳病，桂枝证，医反下之，利遂不止，脉促者表未解也。"两条皆指表证误下之后，邪气未尽传里，正气犹有余力鼓邪外出，故文中的"脉促"应理解为脉势急促，并无歇止之意。验之于临床，当患者泻下之后，很少呈现"脉来急数，一止复来"的脉象。当然病情是复杂的，亦有患者因峻下之后，顿时正气大伤，气血运行失常而呈现促脉的。不过多为暂时现象，倘若停服下药，则促脉可自行消失。另《伤寒论·辨太阳病脉证并治下》说："太阳病，下之其脉促，不结胸者，此为欲解也。"这里的脉促，按《医宗金鉴》所注："脉促当是脉浮，始与不结胸为欲解之文义相属。"这是因为误下邪陷，当致结胸，若反不结胸，其脉浮，是里和而不受邪，正气尚充，有抗邪外出之势。故"脉促当是脉浮"或脉促以"急促"之意解，则比较妥当。再有《伤寒论·辨厥阴病脉证并治中》载："伤寒脉促，手足厥逆者，可灸之。"本条"脉促"是指脉来急促无力，此乃虚阳上奔的病理反映。诚如钱天来所说："非结促之促，乃短促之促，阴邪太盛，孤阳不守，故脉作虚数而短促。"据此可见，《伤寒论》所论促脉亦无停止之意，与《内经》中所载促脉的含义相同。但从后世脉学发展来看，沿传至今，促脉多遵循王氏《脉经》所论"脉来去数，时一止复来"的观点。

2　结脉

　　结脉出自《内经》，如《素问·平人气象论》载："结而横，有积矣。"《灵枢·终始》又载有："六经之脉不结动也。"根据后世医家的注释和分析，《内经》中所言结脉之象已蕴时有歇止之意。前文"结而横"是指脉盛有力，挺然指下，时有一止之象，是胃中有积滞的病理反映。后言"六经之脉不结动也"，即指六经之脉，既无结涩不足，亦无动疾有余，是平人之脉。再阅《难经·十八难》所载："结者，脉来无常数，时一止，名曰结也。"若视《难经》是为《内经》解难而著，当然更可理解《内经》中"结脉"是指时有歇止的脉象而言。

继《内经》之后，多数医家则突出了结脉时有歇止的特点，但在脉象的描述上却略有分歧。概括有三种情况：一是脉来小数，时一止复来。如孙思邈曰："脉来动而中止，按之小数，中能还者，举指则动，名曰结。"二是脉来迟缓，时一止复来。如《脉经·脉形状指下秘诀第一》云："结脉，往来缓，时一止，复来。"《诊家正眼》也载有："结之为义，迟滞中时见一止也。"三是脉来不拘至数，时而一止。如明·张介宾云："脉来忽止，止而复起，总谓之结。"日本丹波元简《脉学辑要》也曾引王士亨"结脉之状，大小不定，往来不拘数至，时一止"等。从上述三种情况来看，分歧之处在"至数"。而结脉应以在迟中一止为准，才较为确切。若以数中止歇未定，将与促脉无别，不仅理论概念不清，也势必造成临床实践中的谬误。

3　代脉

代脉亦出于《内经》。但详考所论，其脉义不一。如《灵枢·根结》曰："五十动而不一代者，五藏皆受气；四十动一代者，一藏无气，三十动一代者，二藏无气……"《素问·脉要精微论》载："代则气衰。"这两段经文中之代皆指至数而言，是"止"之意。然而《素问·宣明五气》所云："五藏应象：肝脉弦，心脉钩，脾脉代，肺脉毛，肾脉石，是谓五藏之脉。"又如《灵枢·邪气藏府病形》所载："色青者，其脉弦也；赤者，其脉钩也；黄者，其脉代也；白者，其脉毛；黑者，其脉石。"上述两段经文皆指脏气之常候，非"代"为"止"意。另《素问·平人气象论》载有："长夏胃微软弱曰平，弱多胃少曰脾病，但代无胃曰死。"文中"但代无胃曰死"是指软弱之极而无胃气的脉象，谓之死脉，亦非"代"为"止"意。所以，明·张介宾云："代更代之意，谓平脉之中，而忽见软弱，或乍数乍疏，或断而复起，均名为代。而代本不一，各有深意。如五十动而不一代者，乃至数之代，即根结篇所云者是也；若脉本平匀，而忽强忽弱者，乃形体之代，即平人气象论所云者是也；又若脾主四季，而随时更代者，乃气候之代，即宣明五气篇所云是也。凡脉无定候，更变不常，则均谓之代。"

历考《内经》之后文献中所论代脉，大多指至数之代。并至仲景之下，别代于结、促二脉，始以动而中止，不能自述，为代脉之专称。如《伤寒论》载："脉来动而中止因而复动者名曰代，阴也。"《脉经·脉形状指下秘诀第一》云"代脉，来数中止，不能自还，脉至还如尺，良久方来"等。综合以上观点，可见代脉搏动之中而间歇，间歇时间较长，止后又复搏动如前。所谓"不能自还"，应理解为与促、结二脉相对而言。促、结之止，中有还意，即一止之后，继以极快的搏动来补偿前一歇止；而代之歇止，一止之后，继来无以补偿前一歇止之搏动，故谓不能自还。时珍之后，李中梓不仅继承了前人的精华，而且又有新的发展，他精辟地指出："代脉之止，止有常数。"这不仅使代脉在理论上得以完善，而且在实践上也将代脉与促、结二脉做了鲜明的分界。

总之，促、结、代三者，虽皆属脉搏节律异常，中有歇止的脉象，颇相类似，但又有严格区别，不容混淆。

【本文发表于：河北中医，1987，9（3）：34－36】

数 脉 刍 言

杨牧祥

（河北中医学院　050091）

数脉，早在《内经》中就有记载。《素问·奇病论》曾云"尺脉数甚""脉至如数"等等。其后《伤寒论》《金匮要略》对数脉的运用尤为广泛，并常以脉证结合作为辨证论治的依据。如《金匮要略·肺痿肺痈咳嗽上气病脉证治》载："咳而胸满，振寒脉数，咽干不渴，时出浊唾腥臭，久久吐脓如米粥者，为肺痈，桔梗汤主之。"但详考历代医家对数脉至数的描述，还不够确切，对其所主寒证，亦有必要加以探讨。因此，个人根据古典医籍的记载，结合教学和临床中的肤浅体会，拟对数脉试析一二，以期对数脉的研究和临床有所裨益。

1　数脉至数应以五六至为准

数乃"快"之意。《素问·生气通天论》对数脉的描述是"脉流薄疾"。此虽说明数脉搏动的频率快于平脉，但尚未指出具体至数。若从《素问·平人气象论》"人一呼脉再动，一吸脉亦再动，呼吸定息脉五动，闰以太息，命曰平人"的论述来分析，说明四至是平人之脉，闰以太息脉五动，好似年历中的闰月，为特殊情况，仍属平人脉象。所以，一息脉来五至以上，则应视为数脉。这对后世医家对数脉至数的确定，具有一定的意义。然而，综观各家之见略有差异，尤对脉搏概数，缺乏标准化。如《脉经·脉形指下秘决》云："数脉去来促急，一息六七至。"《诊家正眼》谓："数脉属阳象为太过，一息六至，往来越度。"《景岳全书》中载："数脉一息五至六至以上。"近来一些中医院校编著的《中医诊断学》试用教材，对于数脉的论述，大多遵循此说，如云"数脉一息脉来五至以上"，或云"数脉一息脉来六至以上"。这样描述数脉的至数虽无大误，但不够规范。因为一息脉来七至、八至，乃至九至、十至，都可以说是"一息脉来五至或六至以上"。然而若一息脉来七八至，则已超越了数脉的限阈，便应定为疾脉。《诊家正眼》云："疾为疾急，数之至极，七至八至，脉流搏疾。"倘概之曰，一息脉来六至以上为数脉，则将使数脉与疾脉无别，混淆难分，这不仅使二脉的含义概念不清，甚至还有可能造成临床中的谬误。临床实践证明，健康成人每分钟脉搏速率一般为70次左右，而数脉虽以速率快于平脉为特点，客观标准明显，但单位时间内的至数应有严格规定，即一息脉来五六至，按分钟为单位计算为90～120次。这样确定数脉至数，比较妥当，一般应视为病脉。至于儿童则当别论，因小儿为"纯阳之体"，脉率一息五至或六至，应以平脉而论。

2　数脉主病并非皆属热证

《难经·九难》云："数则为热，迟则为寒。"于是为举世所宗，如浮数主表热，沉数主里热，数而有力主实热，数而无力主虚热，滑数主痰热等。然并非见数脉皆属热证，验之临床，确有寒热之迥异。如《伤寒论·辨太阳病脉证并治中》所载："病人脉数，数为热，当消谷引食，脉乃数也。"倘若病人胃热亢盛，则当消谷引食，然此数，非胃热炽盛而数，乃误汗之后阳气衰微，胃气空虚，由虚阳外越所致。因胃中虚寒，非唯不能消谷，甚至不能受纳，故反有呕吐之见证，此即数脉主寒之例。盖自余临证以来，真阳垂绝之候，脉见沉细而数，确屡见不鲜。其机理，多由心阳大衰，心气虚馁，勉力鼓搏所致。此外，暴惊卒恐、妇人妊娠，以及心脏衰弱等皆见数脉。《伤寒论》还曾以脉的静、数来推测病邪进退，如云："伤寒一日，太阳受之，脉若静者，为不传，颇欲吐，若烦，脉数急者，为传也。"（《伤寒论·辨太阳病脉证并治上》）因此，临证之时，切不可一见数脉，便概之为热病来论治，一念之差，生死反掌，故当详辨。

【本文发表于：河北中医，1987，9（4）：38】

第二部分 实验与临床研究篇

该部分所做课题 12 项，发表论文 175 篇，因内容较多，仅选取 72 篇编辑在册，并分为 5 个专题选录。

专题一 肺病研究

一、概 述

该部分包括 3 个课题 38 篇论文，其中"肺气虚血瘀证实验与临床研究"7 篇、"咳喘宁胶囊治疗慢性支气管炎实验与临床研究"13 篇、"咳喘宁治疗支气管哮喘作用机制研究"18 篇。选入本节论文 19 篇。

本人率课题组通过烟熏法建立肺气虚证大鼠模型，观察模型大鼠多个指标变化。结果显示，大鼠在"肺气虚"状态下，肺组织出现"瘀血与缺血并存"的病理改变，并伴有血清免疫球蛋白 IgM、IgG 均明显降低。临床观察亦发现，慢性咳喘病肺气虚证患者有免疫力低下和全身微循环、气管微血管血流呈现"瘀滞"状态。根据上述研究，本人在国内首次提出，慢性咳喘病"肺气虚证"患者从微观辩证角度看实质为"肺气虚血瘀证"的学术观点，并指出对慢性支气管炎、支气管哮喘的治疗应从微观病理变化着眼，不必拘泥于有无血瘀之征象，将补气活血化瘀法贯穿于上述两病治疗的始终。该研究 1998 年获河北省科技进步三等奖。

在咳喘宁胶囊治疗慢性支气管炎研究方面，实验研究以桂龙咳喘宁做对照，分别检测慢性支气管炎模型大鼠肺组织及血清多个指标的变化，结果表明，咳喘宁方可显著降低大鼠炎症细胞因子含量，提高机体抗氧化损伤能力，并具有显著的镇咳、祛痰和抗炎作用。临床研究以桂龙咳喘宁为对照药，对 124 例慢性支气管炎迁延期患者进行多中心、临床随机对照观察，结果表明，咳喘宁方治疗慢性支气管炎 64 例，能有效改善患者的肺功能，显著提高机体免疫功能状态，总有效率为 100%，控制显效率可达 87.9%，明显优于桂龙咳喘宁对照组（控制显效率 67.8%，总有效率 93.2%）。该研究 2002 年获河北省科技进步三等奖。

在咳喘宁方治疗支气管哮喘研究方面，实验研究观察了该药对支气管哮喘大鼠气道形态学、肺泡灌洗液多个指标的影响。结果表明，咳喘宁能显著减少哮喘炎性介质的分泌，抑制炎症蛋白基因的转录，调整凋亡相关基因的表达，促进 EOS 凋亡，抑制气道重塑。临床研究对 298 例支气管哮喘患者进行多中心、随机对照观察，结果表明，咳喘宁治疗 152 例，可显著减轻患者哮喘症状，提高肺功能，减少嗜酸性粒细胞计数，临床总有效率为 98.6%，明显优于桂龙咳喘宁胶囊对照组（146 例，临床总有效率为 89.0%）。本项研究 2009 年获河北省科技进步三等奖。

上述研究共发表论文 38 篇，获得省科技进步三等奖 3 项，在国内引起了较大反响。

二、入选论文

[1] 杨牧祥，李澎涛，韩淑芬，等. 实验性"肺气虚证"肺组织病理学研究 [J]. 河北医科大学学报，1996，17（6）：344 – 345.

[2] 杨牧祥，杨宝元，田元祥，等. 补气方、活血方、补气活血方对肺气虚证患者血液流变学的影响 [J]. 中国中医基础医学杂志，1997，3（6）：42 – 44.

[3] 杨牧祥，李澎涛，田元祥，等. 补气活血类组方对实验性肺气虚证大鼠血液流变学的影响 [J]. 中国中医基础医学杂志，1997，3（5）：36 – 38.

[4] 杨牧祥，李澎涛，方朝义，等. 对"肺气虚证"大鼠肺组织及支气管 NOS 的检测 [J]. 中医杂志，1999，40（2）：107 – 108.

[5] 杨牧祥，方朝义，杨宝元，等. 咳喘宁胶囊对慢性支气管炎大鼠血清、肺组织及支气管肺泡灌洗液 GSH 和 GSH – PX 活性的影响 [J]. 中国中医药信息杂志，2001，8（12）：41 – 43.

[6] 杨牧祥，方朝义，朱孝轩，等. 咳喘宁胶囊对慢性支气管炎大鼠血清、肺组织及支气管肺泡灌洗液 IL – 8 含量的影响 [J]. 中国全科医学，2001，4（12）：957 – 959.

[7] 杨牧祥，方朝义，杨宝元，等. 咳喘宁胶囊对慢性支气管炎患者肺功能和免疫功能影响的研究 [J]. 河北中医，2001，23（12）：885 – 887.

[8] 杨牧祥，方朝义，谷振勇，等. 咳喘宁胶囊对慢性支气管炎大鼠血清、肺组织及支气管肺泡灌洗液 SOD、CAT 活性及 MDA 含量的影响 [J]. 中国中医基础医学杂志，2002，8（1）：14 – 18.

[9] 方朝义，杨牧祥，谷振勇，等. 咳喘宁胶囊对慢性支气管炎大鼠血清、肺组织及支气管肺泡灌洗液 ET – 1 和 NO 含量的影响 [J]. 中国中医基础医学杂志，2002，8（1）：19 – 22.

[10] 杨牧祥，方朝义，杨宝元，等. 咳喘宁胶囊对慢性支气管炎患者血液流变学的影响 [J]. 中国全科医学，2002，5（1）：31 – 32.

[11] 杨牧祥，方朝义，曹刚，等. 咳喘宁胶囊对慢性支气管炎大鼠血清、肺组织及支气管肺泡灌洗液中血栓素 B_2 及 6 – 酮 – 前列腺素 $F_{1\alpha}$ 含量的影响 [J]. 中国医药学报，2002，17（1）：23 – 26.

[12] 杨牧祥，方朝义，杨宝元，等. 咳喘宁胶囊治疗慢性支气管炎 124 例临床观察 [J]. 临床荟萃，2002，17（2）：95 – 96.

[13] 杨牧祥，于文涛，徐华洲，等. 咳喘宁对支气管哮喘大鼠肺组织 MMP – 9mRNA 表达的影响 [J]. 中药新药与临床药理，2008，19（5）：332 – 336.

[14] 杨牧祥，于文涛，徐华洲，等. 咳喘宁对支气管哮喘大鼠气道重塑及肺组织Ⅲ型胶原含量的影响 [J]. 中国中西医结合急救，2008，15（2）：89 – 91.

[15] 杨牧祥，于文涛，杨洁文，等. 咳喘宁对支气管哮喘患者肺功能的影响 [J]. 医药月刊，2008，5（6）：385 – 387.

[16] 杨牧祥，王鑫国，于文涛，等. 咳喘宁治疗支气管哮喘的药效学研究 [J]. 光明中医，2008，23（8）：1072 – 1073.

[17] 杨牧祥，于文涛，徐华洲，等. 咳喘宁对支气管哮喘大鼠肺组织 NF – κB 表达的影响 [J]. 中华中医药杂志，2008，23（9）：827 – 829.

[18] 杨牧祥，苏凤哲，于文涛，等. 咳喘宁对支气管哮喘大鼠肺组织转化生长因子 – β_1 表达的影响 [J]. 中国中医基础医学杂志，2008，14（11）：835 – 836.

[19] 杨牧祥，于文涛，杨洁文，等. 自制中药治疗支气管哮喘的临床疗效观察 [J]. 中国全科医学，2008，11（12B）：2268 – 2269.

实验性"肺气虚证"肺组织病理学研究

杨牧祥，李澎涛，韩树芬，方朝义，刘淑君，王占波，田元祥

（河北中医学院中医诊断教研室 050091）

在"肺气虚证"实验研究中，有关数据表明，"肺气虚证"动物模型存在着明显的血液流变学改变，并认为是"血瘀"之征[1]，也有人建议将其作为"肺气虚证"的客观诊断指标[2]。但从目前研究现状来看，尚未见肺气虚证涉及瘀血病理变化的报道。本课题旨在通过肺组织的病理学观察，进一步证实肺气虚证出现血液流变学改变的病理学基础，并力求进一步揭示"肺气虚证"的实质。

1　材料与方法

1.1　实验动物

健康 SD 大鼠 30 只，由河北省实验动物中心提供，体重（200 ± 20）g，雌雄各半，随机分为两组，对照组 12 只，实验组 18 只。

1.2　模型的建立

实验组采用《医学动物实验方法》[3]慢性支气管炎动物模型和《实用中医证候动物模型学》[4]"烟熏法肺气虚证动物模型"复制方法，复制 SD 大鼠"肺气虚证"模型。将实验组 18 只大鼠按组别分置于特制的 1cm³ 的烟室中，用刨花、锯末、烟叶各 30 ~ 50g，另加雄黄 5 ~ 10g（为每组用量），点燃熏烟，每日 2 次，每次 30min。对照组则置于正常无烟环境中饲养。30d 后进行检测。

1.3　检测方法

开胸摘取右侧肺脏与支气管，生理盐水冲洗，10% 甲醛固定。取含三级小支气管的肺叶修成 4mm × 4mm × 6mm 的组织块，逐级酒精脱水，石蜡包埋，切片及 HE 染色，观察肺与支气管的组织形态。

2　结果

2.1　症状表现

实验组大鼠烟熏 12d 后开始出现呼吸困难、哮鸣、咳嗽，并有较多分泌物自口鼻流出。饮食无明显变化，肛门未见黏液或稀便附着，粪便质地也无明显变化。对照组则始终未见阳性症状。

2.2　体重变化

对照组增加（48.6 ± 9.35）g，实验组增加（27.4 ± 8.24）g，两组比较，体重变化差异有显著性意义（$P < 0.05$），并见体瘦毛枯等。

2.3　肺组织的病理学改变

对照组支气管黏膜结构和肺组织结构清晰，支气管黏膜上皮排列整齐，纤毛明显可见，肺泡壁明显增厚，肺泡腔干净、匀称。实验组支气管腔扩张，黏膜上皮坏死脱落，纤毛脱失，黏膜下及管壁组织疏松、水肿，可见大量炎细胞浸润；肺泡壁明显增厚，血管扩张充血，大量炎细胞浸润。部分肺泡腔内可见炎细胞渗出及水肿液。

上述切片结果表明，"肺气虚证"大鼠肺组织存在"血瘀"之象及其他病理改变。

3　讨论

本实验采用 SD 大鼠，根据《医学动物实验方法》慢性支气管炎动物模型和《实用中医证候动物模型学》"烟熏法肺气虚证动物模型"的方法复制，12d 后实验组大鼠出现症状和体征改变，并通过大鼠肺组织的病理切片证实，本实验动物模型是成功的。

"肺气虚证"大鼠肺组织的病理学改变说明，在肺气虚的状态下，无论是在小支气管黏膜下，

还是在肺泡组织间，均有显著的小静脉扩张。多数腔内有红细胞聚集，组织间隙有慢性炎性细胞浸润，而且肺组织中血管分布变少，呈现瘀血与缺血区并存的现象。从"肺气虚证"肺组织出现"瘀血与缺血并存"的机理分析，根据中医"气非血不和，血非气不运"的相关理论，气虚或气滞均可导致血行瘀滞，血行瘀滞也必然影响气的生成和功能的发挥，两者互为因果。本实验以烟雾刺激致大鼠的缺氧状态，使大鼠对"自然之清气"吸入不足，以致宗气合成减少，影响其"走息道行呼吸、贯心脉行气血"的能力，进而出现"血行瘀滞"之象。这与祖国医籍中记载的"肺者，气之本""诸气者，皆属于肺""肺朝百脉""助心以行血"的理论相吻合。

有关炎细胞的浸润现象说明，无论气虚还是气滞，皆可影响气的推动和防御作用的发挥，造成局部组织细胞的炎性浸润，这是本组临床采用补气法或补气活血化瘀法治疗慢性支气管炎的理论基础。

参考文献

[1] 王元勋. 肺气虚实验研究 Ⅱ——血液流变学变化 [J]. 甘肃中医学院学报，1993，10 (4)：36.

[2] 梁茂新. 对血瘀证和活血化瘀法研究现状的剖析 [J]. 中国医药学报，1992，7 (5)：8.

[3] 施新猷. 医学动物实验方法 [M]. 北京：人民卫生出版社，1980：224.

[4] 陈小野. 实用中医证候动物模型学 [M]. 北京：北京医科大学、中国协和医科大学联合出版社，1993：314.

【本文发表于：河北医科大学学报，1996，17 (6)：344－345】

补气方、活血方、补气活血方对肺气虚证患者
血液流变学的影响

杨牧祥[1]，杨宝元[2]，田元祥[1]，陈丽茹[3]，方朝义[1]，艾发元[2]，善友琴[3]，张景媛[3]

（1 河北医科大学中医学院　050091；2 河北省唐山市卫生学校附属医院　063000；
3 河北省秦皇岛市中医院　066000）

动物实验证实，实验性肺气虚证存在血瘀状态[1,2]，补气活血方对实验性 SD 大鼠肺气虚证疗效优于补气方和活血方[3]，在上述研究的基础上，将该方药运用于临床，并比较了补气方、活血方、补气活血方对肺气虚证患者血液流变学的影响，以进一步证实肺气虚证存在血瘀状态，和补气活血方对临床肺气虚证的治疗作用。现报告如下。

1　资料与方法

1.1　肺气虚证诊断标准

以《中医虚证辨证参考标准》[4]确定。

1.2　病例选择标准

病例来自住院或门诊患者，选择标准为：①符合肺气虚证诊断标准；②中医辨证无其他兼证。

1.3　一般资料

1.3.1　健康对照组　均为健康人员，经体检排除心、肺、肝、肾等脏器疾患，胸透、血压正常，无异常病证表现者。其中男性 20 例，女性 20 例，年龄为 15～85 岁，平均年龄（63.6±14）岁。

1.3.2　肺气虚组　120 例患者包括慢性支气管炎 91 例（其中合并肺气肿 52 例，肺心病 39 例），支气管哮喘 29 例。将患者随机分为 3 组：①补气方组：40 例，男性 19 例，女性 21 例，年龄 16～82 岁，平均年龄（58.2±13.0）岁，连续发作病程 6 个月至 30 年，平均病程（13.1±9.7）年；②活血方组：40 例，男性 20 例，女性 20 例，年龄 33～82 岁，平均年龄（62.0±12.5）岁，连续发作病程 7 个月至 40 年，平均病程（11.3±10.5）年；③补气活血方组：40 例，男性 18 例，女性 22 例，年龄 34～84 岁，平均年龄（65.5±15.1）岁，连续发作病程 6 个月至 40 年，平均病程（0.5±9.5）年。

1.4　组方及给药方法

给药及观察采用双盲法，由主治医师以上人员负责。补气方组、活血方组、补气活血方组分别口服补气方、活血方、补气活血方。补气方：党参 15g，炙黄芪 15g，炒白术 10g，山药 15g，炙甘草 10g，款冬花 10g，紫菀 10g，炙麻黄 9g，杏仁 9g；活血方：赤芍 10g，桃仁 10g，三棱 9g，莪术 9g，丹参 10g，款冬花 10g，紫菀 10g，炙麻黄 9g，杏仁 9g；补气活血方：党参 15g，炙黄芪 15g，炒白术 10g，山药 15g，炙甘草 10g，赤芍 10g，桃仁 10g，三棱 9g，莪术 9g，丹参 10g，款冬花 10g，紫菀 10g，麻黄 9g，杏仁 9g。每组药物用 4 倍于药量的水浸泡 1h 后，文火煎煮 40min，过滤。药渣再加水 3 倍煎煮 30min，过滤，两次滤液合并，浓缩至 400ml。补气方、活血方、补气活血方每 100ml 含生药依次为 25.75g、21.50g、37.50g。每次口服 200ml，每日 2 次，8 周为 1 个疗程。治疗前和疗程结束后检测各项指标。

1.5　血液流变学指标测定

用 8804 型血液流变仪（北京普利生集团产品）测定全血低切黏度（$10S^{-1}$）、全血高切黏度（$100S^{-1}$）、血浆高切黏度、红细胞刚性指数（IR），红胞聚集指数（RCI），红细胞压积（HCT）的值。

1.6 统计学处理

采用方差分析、Dunnett 检验和配对设计的 t 检验方法。

2 结果

补气方、活血方、补气活血方对临床肺气虚证患者血液流变学的影响结果（表1，表2）。

表1 肺气虚三方组治疗前后血液流变学的变化（$\bar{x} \pm s$）

组别	例数(n)		全血黏度	血浆高切黏度	IR	RCI	HCT
		高切 100S^{-1}	低切 10S^{-1}				
补气方组	440	治疗前 4.989±0.80	8.46±2.05	1.90±0.39	6.924±1.137	3.43±0.95	0.49±0.05
		治疗后 4.48±0.99	7.56±1.98	1.68±0.20	5.883±1.985	2.79±0.67	0.44±0.08
		t值 2.484	2.016	3.175	2.878	3.482	3.345
		P值 <0.05	<0.05	<0.01	<0.01	<0.01	<0.01
活血方组	440	治疗前 5.15±0.92	8.58±1.48	1.87±0.20	6.853±0.774	3.59±0.88	0.48±0.04
		治疗后 4.63±1.23	7.71±1.85	1.74±0.25	6.705±0.861	2.96±0.79	0.44±0.10
		t值 2.141	2.320	2.965	0.808	3.369	2.164
		P值 <0.05	<0.05	<0.01	>0.05	<0.01	<0.05
补气活血方组	440	治疗前 5.35±0.89	9.52±2.86	1.96±0.23	7.031±1.204	3.78±0.53	0.48±0.05
		治疗后 4.05±0.75	6.61±1.50	1.63±0.18	4.014±1.275	2.26±0.45	0.42±0.07
		t值 7.064	5.669	30.274	10.881	13.827	4.59
		P值 <0.001	<0.001	<0.001	<0.001	<0.001	<0.001

由表1可见，三个处方组的患者治疗前后绝大多数血液流变学指标均有明显降低（只有活血方治疗组患者的 IR 值未见降低）。其中补气活血方对各指标均有极显著降低作用（$P < 0.001$）。

表2 四组血液流变学变测量结果（$\bar{x} \pm s$）

组别	例数(n)		全血黏度						血浆高切黏度
			高切 100S^{-1}	q值	P值	低切 10S^{-1}	q值	P值	
健康对照组	40		4.12±0.47	—	—	6.85±1.06	—	—	1.60±0.15
肺气虚组									
补气方组	40	治疗前	4.98±0.80	4.87	<0.01	8.46±2.05	3.36	<0.01	1.90±0.39
		治疗后	4.48±0.99	1.78	>0.05	7.56±1.98	1.94	>0.05	1.68±0.20
活血方组	40	治疗前	5.15±0.92	5.83	<0.01	8.58±1.48	3.91	<0.01	1.87±0.12
		治疗后	4.63±1.23	2.52	<0.05	7.71±1.85	2.35	<0.05	1.74±0.25
补气活血方组	40	治疗前	5.35±0.89	6.96	<0.01	9.52±1.86	6.03	<0.01	1.96±0.23
		治疗后	4.05±0.75	0.35	>0.05	6.61±1.50	0.66	>0.05	1.63±0.18
F值	—	治疗前	18.77	—	—	12.52	—	—	16.82
		治疗后	3.82	—	—	4.28	—	—	3.82
P值	—	治疗前	<0.01	<0.01	<0.01	<0.01	<0.01	<0.01	<0.01
		治疗后	<0.05	<0.05	<0.05	<0.05	<0.05	<0.05	<0.05

续上表

q'值	P值	IR	q'值	P值	RCI	q'值	P值	HCT	q'值	P值
—	—	4.537±1.758	—	—	2.43±0.86	—	—	0.40±0.05	—	—
5.46	<0.01	6.924±1.137	88.42	<0.01	3.43±0.95	3.41	<0.01	0.49±0.05	8.44	<0.01
11.80	>0.05	5.883±1.985	33.93	<0.01	2.79±0.67	2.27	<0.01	0.44±0.08	—	—
44.91	<0.01	6.853±0.774	88.17	<0.01	3.59±0.88	3.96	<0.01	0.48±0.04	7.50	<0.01
33.16	<0.01	6.705±0.861	66.33	<0.01	2.96±0.79	3.34	<0.01	0.44±0.10	—	—
66.55	>0.05	7.031±1.204	88.80	>0.05	3.78±0.53	4.60	>0.05	0.48±0.05	7.50	<0.01
00.68	—	4.014±1.275	11.53	—	2.26±0.45	1.07	—	0.42±0.07	—	—
		35.92			21.51			30.92		
		25.82			8.20			2.46		
		<0.01			<0.01			<0.01		
		<0.01			<0.01			>0.05		

由表 2 可知，治疗前各组全血高切黏度、全血低切黏度、血浆高切黏度、IR、RCI、HCT 与健康对照组相比均明显异常（$P < 0.01$），与文献一致[2]，提示肺气虚证患者确实存在血液流变学异常变化。三方组治疗后与健康对照组比较：补气活血方组各指标均未见统计学差异（$P > 0.05$）；补气方组 IR、RCI 差异有显著性意义（$P < 0.01$ 和 $P < 0.05$），其余指标未见统计学差异（$P > 0.05$）；活血方组除 HCT 外（$P > 0.05$），其余指标差异均有显著性意义（$P < 0.01$ 或 $P < 0.05$）。三方组治疗后与健康对照组比较结果说明补气活血方能使各指标降低至正常，补气方和活血方仅能使部分指标降低至正常，提示补气活血方优于补气方和活血方。

3 讨论

3.1 补气方组、活血方组、补气活血方组、健康对照组的可比性

本组临床病例研究，采用《中医虚证辨证参考标准》之肺气虚证诊断标准，120 例患者按随机化原则分为补气方组、活血方组、补气活血方组，其平均病程无统计学差异（F 值为 1.90，$P > 0.05$），治疗前各指标值经方差分析三方组间无统学差异（P 值均大于 0.05），其与健康对照组四个组的平均年龄无统计学差异（F 值为 2.05，$P > 0.05$），具有可比性。

3.2 临床肺气虚证患者血液流变学显著异常，血液流变学各指标有着不同的临床意义

全血高切黏度、全血低切黏度、血浆高切黏度反映了血液黏度情况，全血低切黏度、RCI 反映了红细胞聚集情况，全血高切黏度、IR 反映了红细胞变形能力，HCT 反映了红细胞浓度情况。以往动物实验已经证实肺气虚证血液流变学的全血黏度、血浆比黏度、RCI、IR、红细胞电泳（EFT）时间、HCT 等指标明显异常[3]。本研究肺气虚证患者血液流变学的全血高切黏度、全血低切黏度、血浆高切黏度、IR、RCI、HCT 均显著性增高，提示血液存在高黏、高浓、高聚流变特性，红细胞变形能力减弱。进一步证实肺气虚证存在血瘀状态。

3.3 补气方、活血方、补气活血方对肺气虚证患者血液流变学的影响及机理

以往动物实验已经证实补气活血方、补气方和活血方均能够降低红细胞聚集性、血液黏度和红细胞压积，抑制血液的高聚、高黏状态，前两方还能增强红细胞变形能力，改善微循环，活血方对此则无显著影响，并且在作用强度上，补气活血方显著优于补气方和活血方[3]。本研究通过临床验证，进一步证实了该结果，补气活血方能使各指标恢复到正常水平，补气方和活血方则仅能使部分指标恢复。分析补气活血方主要通过抑制血液高黏、高浓、高聚，降低红细胞刚性，增强红细胞变形能力，改善微循环而达到上述效果，这与中医理论"肺主气""气行则血行""气虚则血瘀"是一致的。该方既能补肺气之不足，又能通血之瘀滞，故能最有效地促进气血运行，加强整体机能调

整，取得良好的治疗效果。本次研究结果对临床肺气虚证的治疗具有重要参考价值和临床实践意义。

参考文献

［1］杨牧祥，等．实验性"肺气虚证"肺组织病理学研究［J］．河北医科大学学报，1996，11（6）：344.

［2］杨牧祥，等．实验性 SD 大鼠"肺气虚证"血液流变学改变和免疫功能状态研究［J］．河北中医，1996，18（5）：42.

［3］杨牧祥，等．补气方、活血方、补气活血方对实验性肺气虚证大鼠血液流变学的影响［J］．中国中医基础医学杂志，1997，3（5）.

［4］沈自尹，等．中医医虚证辨证参考标准［J］．中西医结合杂志，1986，6（10）：598.

【本文发表于：中国中医基础医学杂志，1997，3（6）：42－44】

补气活血类组方对实验性肺气虚证大鼠血液流变学的影响

杨牧祥，李澎涛，田元祥，韩树芬，王占波，方朝义，王文智，曹刚，田义龙

（河北医科大学中医学院　050091）

以往研究表明，实验性肺气虚证存在着严重的血瘀状态[1,2]。本研究以实验性肺气虚证动物模型为基础，观察补气方、活血方和补气活血方等对实验动物血液流变学的全血黏度、血浆比黏度、红细胞聚集指数、红细胞刚性指数、红细胞电泳时间、红细胞压积等指标的影响，以期对补气活血三方治疗肺气虚证提供理论依据。现将结果报告如下。

1　材料和方法

1.1　动物及分组

选用河北省实验动物中心提供的健康 SD 大鼠 56 只，体重 200g 左右，雌雄各半。实验前在实验环境中饲养 1 周。将大鼠按体重随机分成 7 组，每组 8 只，分别为正常对照Ⅰ组、Ⅱ组，模型对照Ⅰ组、Ⅱ组，补气方组、活血方组、补气活血方组。

1.2　药物与制备

中药由石家庄市乐仁堂药店提供。①补气方：党参 15g，黄芪 10g，白术 10g，山药 10g，炙甘草 10g，款冬花 10g，紫菀 10g，麻黄 9g，杏仁 9g。②活血方：赤芍 10g，桃仁 10g，三棱 9g，莪术 9g，丹参 10g，款冬花 10g，紫菀 10g，麻黄 9g，杏仁 9g。③补气活血方：党参 10g，黄芪 10g，白术 10g，山药 10g，炙甘草 10g，赤芍 10g，桃仁 10g，三棱 9g，莪术 9g，丹参 10g，款冬花 10g，紫菀 10g，麻黄 9g，杏仁 9g。药液制备：每组药物用 8 倍于药量的水浸泡 1h 后，煎煮 40min，过滤。药渣再加水 6 倍煎 30min，过滤，两次滤液合并，再过滤后浓缩至 60ml。补气方每毫升药液含生物 1.7g，活血方每毫升药液含生药 1.43g，补气活血方每毫升药液含生药 2.5g。

1.3　仪器

XX‐N1 型锥板式黏度计，SA‐B 型调恒压力毛细管黏度计，SA‐B 显微镜红细胞电泳仪（江西省新元技术开发公司生产）。

1.4　动物模型制备

除正常对照Ⅰ组，Ⅱ组外，余各组均造模型，采用《医学动物实验方法》[3]慢性支气管炎动物模型和《实用中医证候动物模型学》[4]"烟熏法肺气虚证动物模型"方法复制肺气虚证模型。将大鼠按组别分置于特制的 1m³ 烟室中，用刨花、锯末、烟叶各 30～50g，另每组加雄黄 5～10g，点燃熏烟，每次 30min，每日 2 次，时间固定。正常对照组置无烟环境中饲养。30d 后，断头处死正常对照Ⅰ组、模型对照Ⅱ组，取肺脏、支气管做病理切片，观察造模型情况，确认模型成功后投药。正常对照Ⅱ组、模型对照Ⅱ组灌胃生理盐水（1ml/100g 体重），余各组按规定剂量灌胃给药（1ml/100g 体重），每日 1 次，10d 后断头取血，肝素（40IU/ml）抗凝，测定各项血液流变学指标。并取肺脏与支气管做病理切片，观察其病理改变。

1.5　显著性检验

用 Newman‐Keuls 检验方法处理数据。

2　观察指标与结果

2.1　**一般情况**　模型与实验各组大鼠造模第 12d 开始鼻部分泌物较多，出现咳嗽、哮鸣、呼吸困难等，饮食无明显变化，肛门未见黏液及稀便附着，粪便质地亦无明显变化，正常对照组始终未见阳性症状。

2.2　**全血黏度（$\acute{\eta}$）测定**　　使用XX－N1型锥板式黏度计，检测肝素抗凝全血200、40、10S^{-1} 剪切速率时的全血表现黏度值（mPa·s），测试温度为恒温37℃。（表1）

表1　大鼠 $\eta_\alpha 10$、$\eta_\alpha 40$、$\eta_\alpha 200$ 的组间比较（$\bar{x} \pm s$，mPa·s）

组别	例数（n）	剂量（k/kg）	$\eta_\alpha 10$	$\eta_\alpha 40$	$\eta_\alpha 200$
补气组	8	17	14.969 ± 0.422	8.838 ± 0.192	5.887 ± 0.167
活血组	8	14.3	16.724 ± 1.170	10.071 ± 0.733	6.052 ± 0.573
补气活血组	8	25	12.151 ± 0.740	7.819 ± 0.567	5.258 ± 0.088
模型对照组	8	—	19.141 ± 1.532	10.997 ± 0.840	6.420 ± 0.336
正常对照组	8	—	11.980 ± 1.397	7.728 ± 0.296	5.155 ± 0.569

由表1可见，在 $\eta_\alpha 10$ 和 $\eta_\alpha 40$ 两值，模型对照组明显高于正常对照组。两者相比差异有显著性意义（$P < 0.01$）。而补气活血组、补气组和活血组分别与模型对照组相比，均呈现显著统计学差异（$P < 0.01$）的降低。三方治疗组比较，补气活血组分别与补气组、活血组相比，差异均有显著性意义（$P < 0.01$），补气组与活血组的差异亦有统计学意义（$P < 0.01$ 或 $P < 0.05$），表明三方均能降低模型大鼠的 $\eta_\alpha 10$ 和 $\eta_\alpha 40$ 值，但其作用按补气活血方、补气方、活血方依次逐减。在 $\eta_\alpha 200$ 模型对照组与正常对照组相比差异有统计学意义（$P < 0.01$）。补气活血组、补气组与模型对照组相比差异有显著性意义（$P < 0.01$ 或 $P < 0.05$），两治疗组比较差异也有统计学意义（$P < 0.01$），提示两方对模型大鼠的 $\eta_\alpha 200$ 均有降低作用，但补气活血方优于补气方。活血组与模型对照组相比差异无统计学意义（$P > 0.05$），显示该方对模型大鼠的 $\eta_\alpha 200$ 无明显降低作用。

2.3　**红细胞聚集指数（RCI）测定**
以全血黏度高低切速之比值 $\eta_\alpha 10 / \eta_\alpha 200$ 求得。（表2）

表2　大鼠 RCI、血浆比黏度的组间比较（$\bar{x} \pm s$）

组别	例数 （n）	剂量 （g/kg）	RCI	血浆比黏度
补气组	8	17	2.54 ± 0.11	1.659 ± 0.031
活血组	8	14.3	2.63 ± 0.23	1.698 ± 0.067
补气活血组	8	25	2.23 ± 0.11	1.573 ± 0.053
模型对照组	8	—	2.91 ± 0.09	1.801 ± 0.042
正常对照组	8	—	2.19 ± 0.08	1.540 ± 0.075

由表2可知，模型对照组 RCI 值显著高于正常对照组（$P < 0.01$）。补气活血组、补气组、活血组分别与模型对照组相比差异均有显著性意义（$P < 0.01$），补气活血组分别与补气组、活血组比较，差异均有显著性意义（$P < 0.01$），但后两组的差异无统计学意义（$P > 0.05$）。该结果显示三方对模型大鼠的 RCI 均有降低作用，补气活血方优于补气方和活血方。

2.4　**血浆比黏度测定**
使用 SA－B 型调恒压力毛细管黏度计，测试温度为恒温37℃。（表2）在表2中的血浆比黏度显示模型对照组与正常对照组相比差异有显著性意义（$P < 0.01$），模型大鼠的血浆比黏度高于正常大鼠。补气活血组、补气组、活血组与模型对照组相比差异均有显著性意义（$P < 0.01$）。补气活血组分别与补气组、活血组相比差异均有显著性意义（$P < 0.01$），但后两组相比差异未见统计学意义

（$P > 0.05$）。说明三方对模型大鼠的血浆比黏度均有降低作用，补气活血方要优于补气方和活血方，后两者作用相似。

2.5　红细胞刚性指数（IR）测定

使用仪器及测试温度同 2.4。（见表 3）

表 3　各组大鼠 IR、EFT 时间、HCT 的变化（$\bar{x} \pm s$）

组别	例数（n）	剂量（g/kg）	IR	EFT 时间	HCT（%）
补气组	8	17	9.288 ± 0.316	13.50 ± 1.36	50.36 ± 0.92
活血组	8	14.3	9.664 ± 0.991	14.04 ± 1.54	53.23 ± 0.73
补气活血组	8	25	8.093 ± 0.167	11.44 ± 1.39	48.01 ± 0.55
模型对照组	8	—	10.209 ± 1.156	16.43 ± 0.95	55.67 ± 0.86
正常对照组	8	—	8.058 ± 0.568	11.22 ± 0.57	47.66 ± 0.68

由表 3 可见，模型对照组 IR 值与正常对照组相比差异呈有统计学（$P < 0.05$）的升高。补气活血组、补气组分别与模型对照组相比差异有显著性意义（分别为 $P < 0.01$ 和 $P < 0.05$），并且，前两组间差异亦有统计学意义（$P < 0.05$）。提示补气活血方、补气方对模型大鼠的 IR 值均有降低作用，而且补气活血方效果优于补气方。而活血组与模型对照组相比差异无显著性意义（$P > 0.05$）。

2.6　红细胞电泳（EFT）时间测定

使用 SA－B 显微镜红细胞电泳仪，测试温度为恒温 37℃。（表 3）由表 3 结果可知，模型对照组与正常组、对照组相比差异有显著性意义（$P < 0.01$），前者高于后者。补气活血组、补气组、活血组分别与模型对照组相比差异均有显著性意义（$P < 0.01$）。治疗组间比较，补气活血组与补气组、活血组相比差异均有显著性意义（$P < 0.01$），而后两组相比未见明显差异（$P > 0.01$）。显示两方对模型大鼠的 EFT 时间均有缩短作用，而补气活血方优于补气方和活血方，补气方和活血方的作用相似。

2.7　红细胞压积（HCT）测定

采用 Wintrobe 压积管测定法，相对离心力 2260g 以上，水平离心机离心 30min，取出读数，比较各组红细胞占全血的百分率（%）。（表 3）该结果表明各治疗方对模型大鼠的 HCT 均有降低作用，其作用强度为补气活血方、补气方、活血方依次减弱。

3　讨论

3.1　成功复制实验性肺气虚证模型

本实验采用《医学动物实验方法》慢性支气管炎动物模型和《实用中医证候动物模型学》"烟熏法肺气虚证动物模型"方法复制，12d 后模型组大鼠出现症状和体征改变。并且大鼠肺组织病理切片亦证实，支气管管腔扩张，黏膜上皮坏死脱落，纤毛脱失，黏膜下及管壁组织疏松、水肿，可见大量炎细胞浸润，肺间质增生，血管明显扩张充血，大量炎细胞浸润，肺泡腔内可见炎细胞渗出及渗出液，多数腔内有红细胞聚集，与文献一致[5,6]，证明本实验动物模型复制成功。有关详细的病理变化结果将另有专篇报道。

3.2　补气活血方、补气方、活血方与血液流变学的关系

血液流变学各项指标有着不同的临床意义。$\eta_\alpha 10$、$\eta_\alpha 40$、$\eta_\alpha 200$ 血浆比黏度反映了血液黏度情况，$\eta_\alpha 10$ RCI、EFT 时间反映了红细胞聚集情况，$\eta_\alpha 200$ IR 反映了红细胞变形能力，HCT 反映了红细胞的浓度情况。在肺气虚状态下，实验动物模型存在着严重的血瘀状态，且血液流变学改变异常显著[1,2]。本实验表 1~3 结果表明，模型对照组与正常对照组相比 η_α RCI、血浆比黏度、IR、EFT 时间、HCT 差异均有显著性意义（$P < 0.01$ 或 $P < 0.05$），显示模型大鼠血液流变学改变明显异常，

呈现高聚、高黏状态，再次论证了中医气血相关理论中"气虚则血瘀"的病理机制，以及"肺主气、朝百脉"等生理功能的科学性。本实验比较了补气方、活血方、补气活血方对肺气虚证大鼠血液流变学的影响。结果表明，补气活血方、补气方均能明显降低模型大鼠的 $\eta_\alpha 10$、$\eta_\alpha 40$、$\eta_\alpha 200$ RCI、血浆比黏度 IR、EFT 时间、HCT，但两组在作用强度上差异有显著性意义，补气活血组显著优于补气组。而活血方仅能降低模型大鼠的 $\eta_\alpha 10$、$\eta_\alpha 40$ RCI、血浆比黏度、EFT 时间、HCT，其对 $\eta_\alpha 200$ IR 则未见明显降低作用。综合全部实验结果发现，补气活血方、补气方和活血方均能够降低红细胞聚集性、血液黏度和红细胞压积，即抑制血液的高聚、高黏状态。但前两方还能够减低红细胞刚性，增强红细胞变形能力，改善微循环，而活血方对此则无显著影响。从而出现在抑制该模型血液高黏、高聚状态的作用上，补气活血方显著优于补气方或活血方。此结果说明：①活血减低血液的高聚、高黏；②补气不仅抑制血液的高黏、高聚，更可加强和改善血液循环；③补气与活血同用则相得益彰，既减低高黏、高聚，又增强了血液运行的动力，而显示最佳效果。虽然在以往的研究中有气虚致血液高黏、高聚改变的报道[7]，但从本实验三方治疗组血液流变学变化结果比较，可以认定对肺气虚证状态下的血瘀病机，只有在补益肺气的基础上，辅以活血化瘀之法，方可最有效地促进气血运行，改善组织器官的供血供氧从而加强了整体机能的调整，也有益于肺气的充实。该项研究证实了中医理论气对血的推动作用、生化作用的科学性。

参考文献

［1］杨牧祥，等. 实验性 SD 大鼠"肺气虚证"微血管状态研究［J］. 河北中医学院学报，1996，11（3）：1-2.

［2］杨牧祥，等. 实验性 SD 大鼠"肺气虚证"血液流变学改变和免疫功能状态研究［J］. 河北中医，1996，18（5）：42-43.

［3］施新猷. 医学动物实验方法（第1版）［M］. 北京：人民卫生出版社，1980：224.

［4］陈小野. 实验中医证候动物模型学（第1版）［M］. 北京：北京医科大学、中国协和医科大学联合出版社，1993：314.

［5］杨牧祥，等. 实验性"肺气虚证"肺组织病理学研究［J］. 河北医科大学学报，1996，11（6）：344-345.

［6］彭国瑞，等. "肺气虚"型慢性支气管炎动物模型的实验研究［J］. 北京实验动物科学与管理，1994，11（3）：31-33.

［7］王元勋，等. 肺气虚实验研究Ⅱ——血液流变学变化［J］. 甘肃中医学院学报，1993，10（4）：36.

【本文发表于：中国中医基础医学杂志，1997，3（5）：36-38】

对"肺气虚证"大鼠肺组织及支气管 NOS 的检测

杨牧祥，李澎涛，方朝义，田元祥，韩树芬，同利琪

（河北医科大学中医学院　050091）

一氧化氮（NO）是兼具细胞内和细胞间的信使及神经递质作用的气体物质。最初发现由血管内皮细胞产生，具有可靠的舒张血管作用。一氧化氮合酶（NOS）是 NO 生物合成的关键因素。在以往肺组织微循环及病理形态学研究中表明，"肺气虚证"大鼠呈现肺泡缺血区和血管扩张瘀滞区相间、血流缓慢呈团块状等"瘀血"现象[1,2]。为进一步探讨"肺气虚证"上述变化的形成机理，我们采用还原型辅酶Ⅰ（NADPH）硫辛酰胺脱氢酶组织化学方法对 NOS 在实验性"肺气虚证"大鼠肺部组织的表达特征进行了检测。

1　材料与方法

1.1　实验动物

健康 SD 大鼠 30 只，由河北省实验动物中心提供，体重 200g 左右，雌雄各半。随机分为对照组 12 只和模型组 18 只。

1.2　模型的建立

模型组采用《实用中医证候动物模型学》[3]"烟熏法肺气虚证动物模型"复制方法，复制 SD 大鼠"肺气虚证"模型。将模型组 18 只大鼠置于特制的 $1m^3$ 的烟室中，用刨花、锯末、烟叶各 30 ~50g，另加雄黄 5~10g，点燃熏烟，每日 2 次，每次 30min。对照组则置于正常无烟环境中饲养。两组于 30d 后进行检测。

1.3　检测方法

动物断头，开胸摘取动物右侧肺脏及支气管、气管，修成约 $2mm \times 2mm \times 2mm$ 的小块，生理盐水快速冲洗，迅即入 4% 多聚甲醛磷酸缓冲液（4℃）中固定 24 小时。之后入 30% 蔗糖磷酸缓冲液（4℃），冰箱过夜，20μm 冰冻切片裱于洁净载玻片上。参照 Grozdanovc 等[4]和 Schere – Single 等[5]的方法进行。将制备好的组织切片平置，将反应液［用 0.1mol/LPB（pH 8.0）配制，内含 3g/L TritonX – 100，0.1g/L NADPH，0.5g/L 硝基四唑氮蓝（NBT）］滴加于切片上，37℃，60min。再加 0.01mol/L PBS 振荡洗涤 3 次，每次 10min。中性红复染分色，脱水，透明，DPX 封固。Olympus 显微镜观察和照相。

2　结果

2.1　症状观

模型组大鼠烟熏 12d 后开始出现呼吸困难、哮鸣、咳嗽，并有较多分泌物自口鼻流出，饮食无明显变化，肛门未见黏液或稀便附着，粪便质地也无明显变化。对照组则始终未见任何症状。

2.2　体重变化

至观察结束时，对照组增加（48.6 ±9.35）g，模型组增加（27.4 ±8.24）g，两组比较，体重变化差异有显著性意义（$P < 0.001$），模型组并见体瘦毛枯等。

2.3　NOS 分布

光镜明视野下可见 NOS 阳性反应产物呈均质蓝色沉淀。在正常大鼠肺脏间质少见 NOS 阳性反应部位，极少的散在颗粒仅见于小支气管附近的间质淋巴细胞中；支气管纤毛上皮细胞及小动脉内膜呈现稀疏蓝色颗粒反应。"肺气虚证"大鼠肺脏间质可见较多的巨噬细胞呈现密集阳性反应，小支气管周围的黏液腺反应强烈；支气管纤毛上皮细胞及小动脉、小静脉内膜出现浓重的蓝色反应。

3　讨论

本实验采用 SD 大鼠，根据《实用中医证候动物模型学》"烟熏法肺气虚证动物模型"的方法复制，模型组大鼠出现典型"肺气虚"的症状和体征改变，并通过肺组织病理切片证实[1]，本实验动物模型是成功的。

关于"肺气虚证"大鼠肺组织 NOS 的表达特征及意义，目前已有大量实验和临床研究证实，NO 具有扩张血管作用。其对血管平滑肌的作用，一般认为是 NO 从血管内皮细胞释放后，凭借其亲脂性特点迅速扩散到血管平滑肌中，并激活鸟苷酸环化酶（GC），激活的 GC 使 cGMP 大量产生，最终导致舒血管效应。已有报道据此原理，将 NO 用于治疗成人呼吸窘迫综合征，可降低肺动脉压并改善氧气运输。

NOS 至少有两类，原生酶主要位于内皮细胞、血小板、脑细胞等处，细胞效应为松弛平滑肌、抑制血小板聚集和神经传导。诱生酶主要位于巨噬细胞、中性粒细胞、肿瘤细胞等处，由其催化生成的 NO 具有细胞毒性作用，参与介导免疫应答反应，能杀死细菌、肿瘤细胞等，可能 NO 的某些细胞毒性作用构成体内非特异性宿主防御反应的组成部分。

本实验首次检测了肺组织中的 NOS 的表达特性。在正常肺组织中，小支气管附近的间质偶可见呈阳性反应的淋巴细胞，支气管纤毛上皮细胞及血管内皮呈弱阳性反应，这可能与支持肺的免疫防御反应及一般代谢变化有关。在"肺气虚证"大鼠肺组织中 NOS 阳性反应显著增强。其中，巨噬细胞阳性反应数增多，反映了在"肺气虚证"状态下巨噬细胞免疫活性中 NO 的重要介导作用；而小支气管黏膜、黏液腺及血管的增强反应提示肺脏在有毒气体损害及缺氧状态下的代谢增强特性，黏液腺分泌增多的机理中可能有 NO 的参与，小支气管纤毛上皮细胞反应增强或许有利于黏膜上皮的修复。而血管内皮反应增强，NO 合成增多所产生的舒血管效应，是改善肺组织缺血缺氧状态的积极反应。但是，持续刺激导致的严重损害，可能使得这种反应具有不均匀性，形成血管缺血与扩张相间的征象，导致了血管扩张瘀滞的"瘀血"状态了，从而影响肺间质及小支气管的营养供应，使病损迁延难愈。

综上所述，可以认为"肺气虚证"大鼠肺组织 NOS 的表达特征从一个侧面反映了"肺气虚证"中机体正邪抗争的内在机制。NOS 表达增强，NO 合成增多，是一种"肺气"抗御外邪的积极反应。但是，由于外邪的持续侵害，终致"肺气"虚乏，在肺组织供血状态上表现为 NO 扩张血管作用减低所导致的肺泡缺血区和血管扩张瘀滞区相间、血流缓慢的"瘀血"征象，是形成"气虚血瘀"的病理机制。

参考文献

[1] 杨牧祥，李澎涛，韩树芬，等．实验性"肺气虚证"肺组织病理学研究 [J]．河北医科大学学报，1996，17（5）：344．

[2] 杨牧祥，李澎涛，方朝义，等．实验性 SD 大鼠"肺气虚证"血液流变学改变和免疫功能状态研究 [J]．河北中医，1996，18（5）：42．

[3] 陈小野．实用中医证候动物模型学 [M]．北京：北京医科大学、中国协和医科大学联合出版社，1993：314．

[4] Grozdanovic Z，Baumgarten HG，Bruning G. Histochemistry of NADPH–iaphorase，a marker for neuronal nitric oxide synthase，in the peripheral autonomic nervous system of the mouse. Neuroscience. 1992，48（1）：225．

[5] Scherer–Singler U，Vincent SR，Kimura H，etal. Demonstration of a unique population of neurons with NADPH–diaphorase histochemistry. J NeurosciMethods，1983，9（3）：229．

【本文发表于：中医杂志，1999，40（2）：107－108】

咳喘宁胶囊对慢性支气管炎大鼠血清、肺组织及支气管肺泡灌洗液 GSH 和 GSH-Px 活性的影响

杨牧祥，方朝义，杨宝元，艾发元，曹刚，李华

（河北医科大学中医学院　050091）

咳喘宁胶囊系经多年临床观察筛选出的治疗慢性支气管炎（以下简称"慢支"）的效方，但其治疗作用机制尚不十分清楚。研究结果表明，氧自由基反应和脂质过氧化反应在慢性支气管炎的形成和发展中具有重要作用。本文通过研究咳喘宁胶囊对慢性支气管炎大鼠血清、肺组织及 BALF 中 GSH 和 GSH-Px 活性的影响，探讨其作用机制。

1　实验材料

1.1　药物

咳喘宁胶囊（每粒 0.5g，1g 胶囊相当于原药材 32.4g）由炙麻黄、炒杏仁、紫菀、款冬花、五味子、百部、地龙、炙黄芪、太子参、桃仁、丹参、淫羊藿等药物组成，采用水提醇沉法，制成胶囊。实验时，用蒸馏水将咳喘宁胶囊配制成所需浓度的混悬液。桂龙咳喘宁胶囊：厦门桂龙药业有限公司出品，批号：20001221。实验时用蒸馏水配制成浓度为 0.09g/ml 的混悬液。

1.2　动物

健康 SD 大鼠 40 只，体重（200±20）g，雌雄各半，由河北省实验动物中心提供。

2　实验方法

2.1　大鼠慢性支气管炎模型的复制

实验前 1 周将 SD 大鼠置于实验环境中喂养，室温 11~17℃。造模各组参照《医学动物实验方法》[2]，采用改良烟熏法复制慢性支气管炎动物模型。将造模各组共 32 只大鼠置于特制的 1m³ 的烟室中，用刨花、锯末、烟叶各 50g，点燃熏烟，每日 2 次，每次 30min，持续 30d。正常对照组则置于正常无烟环境中饲养。

2.2　实验分组

将 SD 大鼠随机分为 5 组，每组 8 只，雌雄各半。①正常对照组：灌服生理盐水 10ml/kg，每日 1 次；②模型对照组：灌服生理盐水 10ml/kg，每日 1 次；③咳喘宁高剂量组：每日用药剂量 1.8g/kg（相当于临床成人用药量的 28.2 倍），以 0.18g/ml 的咳喘宁混悬液，每日 1 次灌胃；④咳喘宁低剂量组：每日用药剂量 0.9g/kg（相当于临床成人用药量的 14.1 倍），以 0.09g/ml 的咳喘宁混悬液，每日 1 次灌胃；⑤桂龙咳喘宁组（阳性对照组）：每日用药剂量 0.9g/kg（相当于临床成人用药量的 14.1 倍），以 0.09g/ml 的咳喘宁混悬液，每日 1 次灌胃。5 组均于造模结束后第 2 天起连续灌胃生理盐水或药物 21d。

2.3　检测方法

治疗灌药 3 周结束后第 2 天，断头取血，立即以 3500r/min 离心 5min，取血清，-20℃ 冻存待检。

肺组织匀浆的制备：将肺组织用冰生理盐水冲洗，滤纸吸湿后，称取湿重 0.3g 左右，加入预冷的生理盐水，用电动匀浆器制成 10% 的肺组织匀浆，4℃ 6000r/min 离心 5min，提取上清液，-20℃ 冻存待检。

BALF 的制备：取右侧肺组织行支气管肺泡灌洗，用 0.9% 氯化钠溶液洗去表面血渍，用 4℃ 0.9% 氯化钠溶液反复灌洗 4 次，每次灌洗量为 4ml，回收量 >90%，4℃ 1500r/min 离心 5min，提取上清液，-20℃ 冻存待检。

IL-8 测定试剂盒由解放军总医院科技开发中心放免所提供。采用放射免疫法，严格按试剂盒说明书检测。为了避免灌洗液稀释对测定结果的影响，组织匀浆和 BALF 中所测物质含量均以实测值与总蛋白比值表示。

取左侧肺脏中部组织 0.5cm × 0.5cm，用 10% 甲醛溶液固定，组织切片用 HE 染色，光镜观察肺与支气管的组织形态变化。

GSH 和 GSH-Px 测定试剂盒由南京建成生物工程研究所提供。采用比色分析法，严格按试剂盒说明书检测。为了避免灌洗液稀释对测定结果的影响，组织匀浆和 BALF 中所测物质含量均以实测值与总蛋白比值表示。

2.4 统计学处理

数据用均数 ± 标准差（$\bar{x} \pm s$）表示，采用方差分析和 q 检验。

3 结果（表1、表2）

表1　5 组大鼠血清、肺组织及 BALF 中 GSH-Px 活性测定结果比较（$\bar{x} \pm s$，n = 8）

组别	血清（mg/L）	肺组织（mg/gPr）	BALF（mg/gPr）
正常组	323.21 ± 23.15	6.47 ± 0.38	267.81 ± 0.55
模型组	234.28 ± 16.63▲	5.82 ± 0.07▲	224.68 ± 16.87▲
咳低组	266.23 ± 32.07*	6.08 ± 0.10*	240.20 ± 7.98*
咳高组	314.61 ± 12.86**△△#	6.42 ± 0.18**△△#	258.58 ± 16.29***△△#
桂龙组	272.75 ± 28.97*	6.09 ± 0.12*	240.56 ± 13.20*

注：与正常组比较，▲$P < 0.01$；与模型组比较，*$P < 0.05$，**$P < 0.01$；与咳低组比较，$P < 0.05$，△△$P < 0.01$；与桂龙组比较，#$P < 0.01$（下同）

表2　5 组大鼠血清、肺组织及 BALF 中 GSH-Px 活性测定结果比较（$\bar{x} \pm s$，n = 8）

组别	血清（mg/L）	肺组织（mg/gPr）	BALF（mg/gPr）
正常组	479.19 ± 16.52	0.88 ± 0.02	85.38 ± 5.35
模型组	425.72 ± 17.61▲	0.72 ± 0.01▲	53.65 ± 2.97▲
咳低组	447.02 ± 7.17*	0.75 ± 0.05*	61.30 ± 4.91*
咳高祖	476.26 ± 22.13**△△#	0.88 ± 0.03**△△#	83.68 ± 7.63**△△#
桂龙组	448.18 ± 5.01*	0.76 ± 0.04*	61.94 ± 4.74*

4 讨论

研究发现，慢性支气管炎动物模型在免疫功能低下的同时，尚广泛存在着显著的"血瘀"病理改变[3,4]。在"微观状态"下，慢性支气管炎患者亦存在典型的"血瘀"微观改变[5]。本研究参照《医学动物实验方法》中"慢性支气管炎动物模型的复制"方法，用改良烟熏法复制慢性支气管炎大鼠模型，其组织病理学改变与文献报道相近[6]。

已知纸烟烟雾中含有大量的自由基，可刺激肺泡巨噬细胞、中性粒细胞产生过多的氧自由基，活性氧自由基又可与生物膜中的多个小饱和脂肪酸发生脂质过氧化反应，对组织细胞产生较大的破坏作用[7]。吸烟是形成慢性支气管炎的重要因素之一，氧化与抗氧化失衡对其发生、发展有一定的影响[8]。

　　GSH 是一种低分子清除剂，可自行或经 GSH‑Px 催化，清除自由基。正常情况下，肺内氧化系统与抗氧化系统处于动态平衡之中，GSH‑Px 特异性地催化 GSH 对过氧化氢（H_2O_2）的还原反应，可以起到保护细胞膜结构和功能完整的作用，属于体内较为主要的抗氧化酶之一。抗脂质过氧化作用酶系保护系统主要成分为 GSH‑Px、SOD 和 MDA。GSH‑Px 能消除 H_2O_2 活性的降低可导致氧自由基的产生与清除失去平衡。因此，检测慢性支气管炎时体内 GSH 和 GSH‑Px 活性，并外源性地用药物予以干预，对于研究慢性支气管炎的发病机制以及咳喘宁胶囊的治疗作用，具有重要意义。

　　本项研究显示，慢性支气管炎模型大鼠血清、肺组织及 BALF 中 GSH 和 GSH‑Px 活性均较正常组明显降低（$P < 0.01$），表明模型组大鼠由于缺氧和慢性炎症，细胞处于激活状态，耗氧量明显增加，体内产生大量自由基，脂质过氧化反应增强。而肺部慢性炎症又使得机体抵抗力降低，抗自由基能力减弱，不能产生足够的 GSH 和 GSH‑Px。GSH 和 GSH‑Px 活性显著下降，促使细胞坏死和组织损伤。这可能是慢性支气管炎病证由实转虚，最后出现慢性虚证病理损害的原因。

　　经用药治疗，咳高组、咳低组及桂龙组动物血清、肺组织及 BALF 中 GSH 和 GSH‑Px 含量均显著高于模型组（$P < 0.05$ 或 $P < 0.01$），说明治疗各组药物均能增强 GSH 和 GSH‑Px 活性。

参考文献

［1］刘丽华，王玉宏，程保平，等. 慢性支气管炎、慢性阻塞性肺气肿及肺源性心脏病急性发作期血清过氧化脂质检测的意义［J］. 安徽医学，1994，15（2）：5.

［2］施新猷. 医学动物实验方法［M］. 北京：人民卫生出版社，1986：223.

［3］杨牧祥，李澎涛，韩树芬，等. 实验性"肺气虚证"肺组织病理学研究［J］. 河北医科大学学报，1996，11（6）：344.

［4］杨牧祥，李澎涛，方朝义，等. 对"肺气虚证"大鼠肺组织及支气管 NOS 的检测［J］. 中医杂志，1999，40（2）：107.

［5］杨牧祥，杨宝元，田元祥，等. 补气方、活血方、补气活血方对肺气虚证患者血液流变学的影响［J］. 中国中医基础医学杂志，1997，3（6）：42.

［6］任勃，陶庆丰，马淑扬，等. 慢性支气管炎动物模型的复制及病理形态学观察［J］. 天津医药，1995，23（2）：102.

［7］赵玉霞，于润江. 吸烟对脂质过氧化抗氧化系统及抗胰蛋白酶的影响［J］. 中华结核和呼吸杂志，1998，21（4）：218.

［8］杨岚，梁一木，陈明霞，等. 氧化与抗氧化失衡对慢性阻塞性肺病患者外周血淋巴细胞线粒体膜磷脂改变的研究［J］. 陕西医学杂志，1998，27（10）：589.

【本文发表于：中国中医药信息杂志，2001，8（12）：41‑43】

咳喘宁胶囊对慢性支气管炎大鼠血清、肺组织及支气管肺泡灌洗液 IL－8 含量的影响

杨牧祥[1]，方朝义[1]，朱孝轩[2]，曹刚[1]，李国明[1]，李华[1]

（1 河北医科大学中医学院　050091；2 邯郸医学高等专科学校　056029）

咳喘宁胶囊系经多年临床实践筛选出的治疗慢性支气管炎（Chronicbronchitis）的验方。IL－8 是参与炎症反应的主要细胞因子之一，在慢性阻塞性肺病（COPD）的发病过程中起着关键作用[1]。为了进一步探讨咳喘宁胶囊对慢性支气管炎的作用机制，我们观察了其对慢性支气管炎大鼠血清、肺组织及 BALF 中 IL－8 含量的影响。

1　材料与方法

1.1　一般资料

1.1.1　药物　咳喘宁胶囊：每粒 0.5g，1g 胶囊相当于原药材 32.4g，由炙麻黄、炒杏仁、紫菀、款冬花、五味子、百部、地龙、炙黄芪、太子参、桃仁、丹参、淫羊藿等药物组成，采用水提醇沉法，制成胶囊。实验时，用蒸馏水将咳喘宁胶囊配制成所需浓度的混悬液。

桂龙咳喘宁胶囊：厦门桂龙药业有限公司出品，批号：20001221。实验时用蒸馏水配制成浓度为 0.09g/ml 的混悬液。

1.1.2　动物　健康 SD 大鼠 40 只，体重（200 ± 20）g，雌雄各半，由河北省实验动物中心提供。

1.2　实验方法

1.2.1　大鼠慢性支气管炎模型的复制　实验前 1 周将 SD 大鼠置于实验环境中喂养，室温 11 ～ 17℃。造模各组参照《医学动物实验方法》[2]，采用改良烟熏法复制慢性支气管炎动物模型。将造模各组共 32 只大鼠置于特制的 1m³ 的烟室中，用刨花、锯末、烟叶各 50g，点燃熏烟，每日 2 次，每次 30min，持续 30d。正常对照组则置于正常无烟环境中饲养。

1.2.2　实验分组　将 SD 大鼠随机分为 5 组，每组 8 只，雌雄各半。①正常对照组：灌服 0.9% 氯化钠溶液 10ml/kg，每日 1 次；②模型对照组：灌服 0.9% 氯化钠溶液 10ml/kg，每日 1 次；③咳喘宁高剂量组：每日用药剂量 1.8g/kg（相当于临床成人用药量的 28.2 倍），以 0.18g/ml 的咳喘宁混悬液，每日 1 次灌胃；④咳喘宁低剂量组：每日用药剂量 0.9g/kg（相当于临床成人用药量的 14.1 倍），以 0.09g/ml 的咳喘宁混悬液，每日 1 次灌胃；⑤桂龙咳喘宁组（阳性对照组）：每日用药剂量 0.8g/kg（相当于临床成人用药量的 14.1 倍），以 0.09g/ml 的咳喘宁混悬液，每日 1 次灌胃。5 组均于造模结束后第 2 天起连续灌胃 0.9% 氯化钠溶液或药物 21d。

1.2.3　检测方法　治疗灌药 3 周结束后第 2 天，断头取血，立即以 3500r/min 离心 5min，取血清，－20℃ 冻存待检。

肺组织匀浆的制备：将肺组织用冰 0.9% 氯化钠溶液冲洗，滤纸吸湿后，称取湿重 0.3g 左右，加入预冷的生理盐水，用电动匀浆器制成 10% 的肺组织匀浆，4℃ 600g/min 离心 5min，提取上清液，－20℃ 冻存待检。

BALF 的制备：取右侧肺组织行支气管肺泡灌洗，用生理盐水洗去表面血渍，用 4℃ 生理盐水反复灌洗 4 次，每次灌洗量为 4ml，回收量 > 90%，4℃ 1500r/min 离心 5min，提取上清液，－20℃ 冻存待检。取左侧肺脏中部组织 0.5cm × 0.5cm，用 10% 甲醛溶液固定，组织切片用 HE 染色，光镜观察肺与支气管的组织形态变化。

IL－8 测定试剂盒由解放军总医院科技开发中心放免所提供。采用比色分析法，严格按试剂盒

说明书检测。为了避免灌洗液稀释对测定结果的影响，组织匀浆和 BALF 中所测物质含量均以实测值与总蛋白比值表示。

1.2.4　统计学处理　数据用均数 ± 标准差（$\bar{x} \pm s$）表示，采用方差分析和 q 检验。

2　结果

咳喘宁胶囊对慢性支气管炎大鼠血清、肺组织及 BALF 中 IL－8 含量的影响（表 1、表 2）。

表 1　5 组大鼠血清、肺组织及 BALF 中 IL－8 含量测定结果比较

组别	n	血清	肺组织	BALF
		（ng/L）	（ng/mg·Pro）	（ng/mg·Pro）
正常组	8	0.60 ± 0.11	1.25 ± 0.08	0.39 ± 0.09
模型组	8	1.01 ± 0.24	1.65 ± 0.12	0.62 ± 0.06
咳低组	8	0.81 ± 0.08	1.38 ± 0.04	0.52 ± 0.10
咳高祖	8	0.61 ± 0.05	1.26 ± 0.06	0.39 ± 0.08
桂龙组	8	0.81 ± 0.12	1.37 ± 0.08	0.50 ± 0.10
F 值		10.58	34.03	10.28
P 值		< 0.01	< 0.01	< 0.01

表 2　大鼠血清、肺组织及 BALF 中 IL－8 含量多组间的两两比较（q 检验）

组间比较	血清	肺组织	BALF
	q 值 P 值	q 值 P 值	q 值 P 值
正常组—模型组	7.81 < 0.01	14.51 < 0.01	7.64 < 0.01
正常组—咳低组	4.03 < 0.05	4.69 < 0.05	4.31 < 0.05
正常组—咳高组	0.10 > 0.05	0.49 > 0.05	0.06 > 0.05
正常组—桂龙组	3.90 < 0.05	4.38 < 0.05	3.58 < 0.05
模型组—咳低组	3.79 < 0.05	9.82 < 0.01	3.33 < 0.05
模型组—咳高组	7.72 < 0.01	14.02 < 0.01	7.58 < 0.01
模型组—桂龙组	3.91 < 0.05	10.18 < 0.01	4.06 < 0.05
咳低组—咳高组	3.93 < 0.05	4.20 < 0.05	4.25 < 0.05
咳低组—桂龙组	0.12 > 0.05	0.31 > 0.05	0.73 > 0.05
咳高组—桂龙组	3.80 < 0.05	3.89 < 0.01	3.52 < 0.05

结果显示，模型组大鼠血清、肺组织及 BALF 中 IL－8 含量均较正常组明显升高（$P < 0.01$）；经治疗用药，治疗各组血清、肺组织及 BALF 中 IL－8 含量均低于模型组（$P < 0.05$ 或 $P < 0.01$）；咳高组血清、肺组织及 BALF 中 IL－8 含量均低于桂龙组与咳低组（$P < 0.05$），桂龙组与咳低组之间未见统计学差异（$P > 0.05$）。

3　讨论

本实验采用改良烟熏法复制大鼠慢性支气管炎模型，在造模过程中，SD 大鼠出现咳嗽、哮鸣、呼吸困难、呼吸道分泌物增多，以及体瘦、毛枯易脱、蜷卧少动等改变。光镜下可见模型组大鼠各组支气管有不同程度的慢性炎细胞（淋巴细胞、浆细胞和单核细胞），以及少量中性粒细胞浸润。

黏膜上皮细胞严重受损（呈现为纤毛倒伏、粘连），杯状细胞增多，肺泡隔增宽，有炎细胞浸润及毛细血管扩张、充血，肺边缘可见支气管扩张。其组织病理学改变与文献报道相近[3]。

慢性支气管炎多为咳嗽、咯痰久延不愈，损伤肺气，使脏腑机能减退，而表现为邪减脏虚之候；或为先有脏虚，而后外邪侵袭，形成本虚标实之象，致使病情缠绵，脏腑机能一时难以复原，病邪亦退之不净，最终形成所谓慢性虚性病理损害。已知慢性气管炎动物模型在免疫功能低下的同时，存在着显著的"血瘀"病理改变[4,5]。临床观察慢性支气管炎患者亦存在典型的"血瘀"的微观改变[6]。根据祖国医学对慢性支气管炎的传统认识和现代研究结果，我们制订了补气活血祛瘀、宣肺止咳平喘为慢性支气管炎治疗大法，研制成咳喘宁胶囊运用于临床。为了进一步探讨其作用机制，同时开展了慢性支气管炎动物实验系列研究。

咳喘宁胶囊由炙麻黄、炒杏仁、紫菀、款冬花、五味子、百部、地龙、炙黄芪、太子参、桃仁、丹参、淫羊藿等药物组成。炙麻黄降肺中逆气与杏仁相合，用为宣肺止咳平喘要药。紫菀、款冬花、百部三味，皆具"温而不燥，润而不腻"之性，功擅温润肺气，止咳化痰，为治疗久咳久喘之良药。五味子敛肺滋肾，宜于久咳虚喘者。地龙通经活络，止咳平喘，可显著舒张支气管，有良好的解痉、平喘、排痰作用。黄芪补气固表，太子参补肺益气，养阴生津，辅佐黄芪，以复肺脏宣肃之职。桃仁活血化瘀，可祛肺络瘀血，止咳平喘。丹参功擅祛瘀活血，可增进肺泡毛细血管网的气体弥散，改善血液循环和肺的排泄功能，使痰液更容易排出。研究表明，丹参能够刺激肺泡巨噬细胞分泌细胞因子，参与机体的免疫调节作用；淫羊藿祛痰止咳，且能补肾纳气，以利肺之肃降。诸药合用，共收补气活血祛痰、宣肺止咳平喘之效。

慢性支气管炎大鼠血清、肺组织及支气管肺泡灌洗液（BALF）中含有大量脂质过氧化物丙二醛（MDA），而肺脏局部形成的大量氧自由基代谢产物可通过激活核因子 κB（NF-κB）导致 TNF、IL-1β、IL-8 等多种急性炎性反应蛋白转录介导增加[8]。IL-8 是近年来发现的一种对炎性细胞具有趋化作用的细胞因子，在炎症反应及变态反应中具有重要的调节作用。可引起多种炎性细胞的趋化和活化，其对机体的作用是双向的，小剂量时在防御感染和调节免疫反应方面起重要作用，但过量的 IL-8 又能诱发炎症反应和组织损伤。研究表明，吸烟大鼠的血液和肺组织中 IL-8 含量均明显增高，提示 IL-8 参与了吸烟所引起的大鼠肺损伤过程[9]。研究结果显示，采用改良烟熏法复制的慢性支气管炎动物模型，模型组大鼠血清、肺组织及 BALF 中 IL-8 含量均较正常组明显升高（$P < 0.01$），表明在慢性支气管炎发生发展过程中，IL-8 作为一种重要的中性粒细胞趋化因子，通过趋化激活嗜酸性粒细胞、嗜碱性粒细胞和 T 淋巴细胞，诱导白细胞表达黏附分子，从而有利于炎性细胞在气道的聚集和浸润，使气道内炎症形成[10]，在慢性支气管炎发病中有重要作用。经治疗用药，治疗各组血清、肺组织及 BALF 中 IL-8 含量均低于模型组（$P < 0.05$ 或 $P < 0.01$），说明咳喘宁低、高剂量及桂龙咳喘宁均能通过降低 IL-8，以减少炎性细胞的趋化和炎性因子的释放，进而控制慢性支气管炎病情的发展。另外，用药结果还显示，咳高组血清、肺组织及 BALF 中 IL-8 含量均低于桂龙组与咳低组（$P < 0.05$），但桂龙组与咳低组之间未见明显差异（$P > 0.05$），高、低剂量间具有一定量效关系。

综上所述，经动物实验证实，IL-8 对慢性支气管炎的形成和发展过程产生重要影响，咳喘宁胶囊可有效抑制 IL-8 的生成，控制慢性炎症反应。这一结论，将为临床应用咳喘宁胶囊提供更充分的实验依据。

参考文献

[1] 佟飞，王保法. 白介素-8 与慢性阻塞性肺病 [J]. 国外医学·呼吸分册，1999，19（2）：79-81.

[2] 施新猷. 医学动物实验方法 [M]. 北京：人民卫生出版社，1986：223-225.

[3] 任勃，陶庆丰，马淑扬，等. 慢性支气管炎动物模型的复制及病理形态学观察 [J]. 天津医药，1995，23（2）：102-103.

［4］杨牧祥，李澎涛，韩树芬，等. 实验性"肺气虚证"肺组织病理学研究［J］. 河北医科大学学报，1996，11（6）：344 – 345.

［5］杨牧祥，李澎涛，方朝义，等对"肺气虚证"大鼠肺组织及支气管 NOS 的检测［J］. 中医杂志，1999，40（2）：107 – 108.

［6］杨牧祥，杨宝元，田元祥，等. 补气方、活血方、补气活血方对肺气虚证患者血液流变学的影响［J］. 中国中医基础医学杂志，1997，3（6）：42 – 44.

［7］苗戎，陈静，高岚. 丹参对肺泡巨噬细胞分泌功能的影响［J］. 天津中医学院学报，1998，17（1）：38 – 39.

［8］Barnes PJ, Karin M. Nuclearfactor – κB – APivotal transcription factor in chronic inflammatory diseases. NewEng J Med，1997，336：1066 – 1071.

［9］庞宝森，王辰，翁心值，等. β – 胡萝卜素对吸烟所致大鼠支气管炎的保护作用［J］. 中华医学杂志，2000，80（3）：233 – 234.

［10］徐青，彭东信，刘作志. 白细胞介素 – 8 在慢性阻塞性肺病患者中的变化及其临床意义［J］. 临床内科杂志，1999，16（4）：220 – 221.

【本文发表于：中国全科医学，2001，4（12）：957 – 959】

咳喘宁胶囊对慢性支气管炎患者肺功能和免疫功能影响的研究

杨牧祥[1]，方朝义[1]，杨宝元[2]，蔚德敏[2]，王树满[2]，李华[1]

（1 河北医科大学中医学院　050091；2 河北省唐山卫生学校附属医院　063000）

咳喘宁胶囊由炙麻黄、炒杏仁、紫菀、款冬花、五味子、百部、地龙、炙黄芪、太子参、桃仁、丹参、淫羊藿等药物组成，具有补气活血化瘀、化痰止咳平喘等功效，是临床治疗慢性支气管炎（以下简称"慢支"）的经验方[1]。1996 年 10 月至 2001 年 10 月，我们观察了咳喘宁胶囊对 64 例慢性支气管炎迁延期患者肺功能及免疫功能的影响，现报告如下。

1　一般资料

108 例慢性支气管炎患者均符合中华人民共和国卫生部药政局制定的《中药治疗慢性支气管炎的临床研究指导原则》[2]中的有关诊断标准。全部病例均为同期门诊或住院患者，随机分为咳喘宁胶囊治疗组（治疗组）和桂龙咳喘宁胶囊对照组（对照组）。治疗组 64 例，其中男 35 例，女 29 例；年龄最大者 77 岁，最小者 23 岁，平均年龄（51.4±6.8）岁；病程最长者 26 年，最短者 4 年，平均病程（9.7±3.1）年；单纯型 37 例，喘息型 27 例。对照组 44 例，其中男 27 例，女 17 例；年龄最大者 80 岁，最小者 22 岁，平均年龄（55.6±4.7）岁；病程最长者 28 年，最短者 5 年，平均病程（10.5±4.6）年；单纯型 26 例，喘息型 18 例。两组病例基本情况差异无显著性意义（$P > 0.05$），具有可比性。

2　治疗方法

2.1　治疗组

口服咳喘宁胶囊（采用水提醇沉法，制成胶囊。每粒 0.5g，每克胶囊相当于生药 32.4g），每次 5 粒，每日 3 次。

2.2　对照组

口服桂龙咳喘宁胶囊（山西桂龙医药有限公司制造，厦门桂龙药业有限公司出品），每次 5 粒，每日 3 次。

2.3　疗程

两组均以 12 周为 1 个疗程。治疗前及疗程结束后检测肺功能和免疫功能各项指标。

3　疗效观察

3.1　指标检测

肺功能采用 AS500 型肺功能检查仪［日本 MINATO（美能）公司产品］，检测指标有用力肺活量（FVC）、用力肺活量占预计值百分比（FVC%）、第 1 秒时间肺活量（FEV_1）、第 1 秒时间肺活量占预计值百分比（FEV_1%）、第 1 秒时间肺活量占用力肺活量比值与相应预计值百分比（FEV_1/FVC%）、用力肺活量占预计值百分比。免疫功能采用 7020 型生化分析检测仪（日本日立公司产品），检测血清 IgA、IgG、IgM。

3.2　统计方法

数据用均数±标准差（$\bar{x} \pm s$）表示。两组治疗前后自身对比采用配对 t 检验，两组间比较采用成组设计的 t 检验。

3.3　结果

3.3.1　组治疗前后肺功能测定结果比较（表 1）

表 1　两组治疗前后肺功能测定结果比较（$\bar{x} \pm s$）

项目	治疗组（n = 64）		对照组（n = 44）	
	治疗前	治疗后	治疗前	治疗后
FVC（L）	2.05 ± 0.59	2.47 ± 0.43 *△	2.02 ± 0.48	2.26 ± 0.56 *▲
FVC%	66.22 ± 6.45	70.85 ± 4.87 *△	65.04 ± 5.33	69.31 ± 4.36 *
FEV_1（L）	1.04 ± 0.19	1.27 ± 0.17 *△	1.04 ± 0.17	1.26 ± 0.22 *△
FEV_1	50.75 ± 2..64	58.44 ± 6.13 *△	50.49 ± 2.17	58.30 ± 5.24 *▲
FEV_1/FVC%	60.09 ± 6.27	67.75 ± 4.24 *△	59.99 ± 3.66	67.43 ± 4.00 *▲

注：与本组治疗前比较，$\triangle P < 0.01$，$\blacktriangle P < 0.05$；两组治疗后比较，$*P$ 均 < 0.05

表 1 结果显示，治疗组治疗前后及对照组治疗前后对肺功能各项指标 FVC、FVC%、FEV_1、FEV_1% 及 FEV_1/FVC% 的影响，差异均有显著性意义（$P < 0.05$ 或 $P < 0.01$）。两组治疗后比较，各指标之间差异均无显著性意义（$P > 0.05$）。

3.3.2　两组治疗前后血清免疫球蛋白测定结果比较（表 2）

表 2　两组治疗前后体液免疫测定结果比较（g/L, $\bar{x} \pm s$）

项目	治疗组（n = 64）		对照组（n = 44）	
	治疗前	治疗后	治疗前	治疗后
IgA	1.56 ± 0.54	1.66 ± 0.59 *☆	1.56 ± 0.55	1.74 ± 0.65 *☆
IgG	10.90 ± 2.11	11.96 ± 2.13 *△	10.08 ± 1.75	11.95 ± 2.13 *△
IgM	1.05 ± 0.33	1.35 ± 0.41 *△	1.07 ± 0.34	1.32 ± 0.43 *△

注：与本组治疗前比较，$\triangle P < 0.01$，$☆P > 0.05$；两组治疗后比较，$*P > 0.05$

表 2 结果显示，治疗组治疗前后及对照组治疗前后 IgG 和 IgM 均有明显升高（$P < 0.01$），两组对 IgA 的影响差异未见显著性意义（$P > 0.05$）。两组治疗后比较，各观察指标之间差异均无显著性意义（$P > 0.05$）。

4　讨论

慢性支气管炎属于气管、支气管黏膜及其周围组织的慢性非特异性炎症，临床以咳嗽、咯痰或伴有喘息及反复发作的慢性过程为特征，是一种严重危害人们身心健康的常见病、多发病。在我国，发病率约为 3.82%，老年人约为 15%，有些地区甚至高达 20% ~ 30%。近年随着人口的高龄化与大气的污染，其发病趋于增多，严重影响着人们的劳动能力和生活质量。慢性支气管炎的发病机制目前尚未完全阐明，临床亦缺乏安全高效的治疗药物。中医认为慢性支气管炎多为咳嗽、咯痰久延不愈，损伤肺气，使脏腑机能减退，表现为邪减脏虚之候；或先有脏虚，而后外邪侵袭，形成本虚标实之象，导致病情缠绵日久，脏腑机能一时难以复原，病邪亦退之不净，最终形成所谓慢性虚性病理损害。

咳喘宁胶囊方中麻黄之水或乙醇提取物能抑制过敏介质的释放，有一定免疫抑制作用，在免疫溶血试验中，呈现明显的抗补体作用；杏仁含苦杏仁苷，具有免疫促进作用；紫菀与款冬花均可温润肺气，化痰止咳，紫菀重在祛痰，款冬花功擅止咳，故两药常合用；五味子可敛肺滋阴，多用于久咳虚喘者；百部润肺止咳，对肺炎双球菌、金黄色葡萄球菌具有抑制作用；地龙咸寒入肺，通经活络，止咳平喘；黄芪、太子参补肺益气生津，改善机体营养状况，提高机体免疫力；桃仁活血化瘀，可祛肺络瘀血，止咳平喘；丹参功擅活血祛瘀，可以增进肺泡毛细血管网的气体弥散，改善血液循环和肺的排泄功能，使痰液更易排出；淫羊藿祛痰止咳，且能补肾纳气，利于肺气之肃降[3]。

临床观察，咳喘宁胶囊可以有效控制慢性支气管炎患者出现的咳、痰、喘、哮鸣音等临床表现，总有效率达100%。本研究运用咳喘宁胶囊治疗慢性支气管炎迁延期64例，肺功能各指标FVC、FVC%、FEV_1、FEV_1%及FEV_1/FVC%与治疗前相比，均有不同程度改善（$P < 0.01$）。血清免疫球蛋白指标除IgA外（可能与血清型IgA在血中含量较少有关[4]），IgG、IgM亦有明显升高（$P < 0.01$）。说明咳喘宁胶囊不仅能较好地改善慢性支气管炎患者出现的咳、痰、喘、哮鸣音等临床表现，而且对患者的肺功能及免疫功能状态亦有调节作用。

咳喘宁胶囊为纯中药制剂，组方严谨，配伍合理。临床观察，咳喘宁胶囊可通过改善机体肺功能及免疫功能状态，对慢性支气管炎患者产生治疗作用。

参考文献

［1］杨牧祥，方朝义，杨宝元，等，咳喘宁胶囊对慢性支气管炎患者血液流变学的影响［J］.临床荟萃，2002，17（2）：4－5.

［2］中华人民共和国卫生部. 中药新药临床研究指导原则（第一辑）［S］.1993：1－4.

［3］上海中医学院方药教研组主编. 中药临床手册［M］. 上海：上海人民出版社，1977：15－24.

［4］杨牧祥，李澎涛，方朝义，等. 实验性SD大鼠"肺气虚证"血液流变学改变和免疫功能状态研究［J］. 河北中医，1996，18（5）：42－44.

【本文发表于：河北中医，2001，23（12）：885－887】

咳喘宁胶囊对慢性支气管炎大鼠血清、肺组织及
支气管肺泡灌洗液 SOD、CAT 活性及 MDA 含量的影响

杨牧祥[1]，方朝义[1]，谷振勇[2]，杨宝元[3]，艾发元[3]
（1 河北医科大学中医学院，石家庄　050091；2 河北医科大学基础医学院，
石家庄　050017；3 唐山市卫生学校附属医院，唐山　063000）

咳喘宁胶囊系经多年临床观察筛选出的治疗慢性支气管炎（chronic bronchitis）的效方，但其治疗作用机制尚不十分清楚。研究结果表明，体内氧化—抗氧化平衡失调对慢性支气管炎的形成和发展具有一定的作用[1]。本文通过研究咳喘宁胶囊对慢性支气管炎大鼠血清、肺组织及 BALE 中 SOD、CAT 活性及 MDA 含量的影响，探讨其对慢性支气管炎治疗作用的内在机制。

1　材料与方法

1.1　材料

1.1.1　药物　咳喘宁胶囊（每粒 0.5g，生药 32.4g）：由炙麻黄、炒杏仁、紫菀、款冬花、五味子、百部、地龙、炙黄芪、太子参、桃仁、丹参、淫羊藿等药物组成，采用水提醇沉法，制成胶囊。实验时，用蒸馏水将咳喘宁胶囊配制成所需浓度的混悬液。

桂龙咳喘宁胶囊：厦门桂龙药业有限公司出品，批号：20001221。实验时用蒸馏水配制成浓度 0.09g/ml 的混悬液。

1.1.2　动物　健康 SD 大鼠 40 只，体重（200 ± 20）g，雌雄各半，由河北省实验动物中心提供。

1.2　方法

1.2.1　大鼠慢性支气管炎模型的复制　实验前 1 周将 SD 大鼠置于实验环境中喂养，室温 11 ~ 17℃。造模各组参照《医学动物实验方法》[2]，采用改良烟熏法复制慢性支气管炎动物模型。将造模各组共 32 只大鼠置于特制的 1m³ 的烟室中，用刨花、锯末、烟叶各 50g，点燃熏烟，每日 2 次，每次 30min，持续 30d。正常对照组则置于正常无烟环境中饲养。

1.2.2　实验分组　将 SD 大鼠随机分为 5 组，每组 8 只，雌雄各半。（1）正常对照组：灌服生理盐水 10ml/kg，每日 1 次；（2）模型对照组：灌服生理盐水 10ml/kg，每日 1 次；（3）咳喘宁高剂量组：每日用药剂量 1.8g/kg（相当于临床成人用药量的 28.2 倍），以 0.18g/ml 的咳喘宁混悬液，每日 1 次灌胃；（4）咳喘宁低剂量组：每日用药剂量 0.9g/kg（相当于临床成人用药量的 14.1 倍），以 0.09g/ml 的咳喘宁混悬液，每日 1 次灌胃；（5）桂龙咳喘宁组（阳性对照用药）：每日用药剂量 0.9g/kg（相当于临床成人用药量的 14.1 倍），以 0.09g/ml 的咳喘宁混悬液，每日 1 次灌胃。5 组均于造模结束后第 2 天起连续灌胃生理盐水或药物 21d。

1.2.3　检测方法　治疗灌药 3 周结束后第 2 天，断头取血，立即以 3500r/min 离心 5min，取血清，-20℃冻存待检。

肺组织匀浆的制备：将肺组织用冰生理盐水冲洗，滤纸吸湿后，称取湿重 0.3g 左右，加入预冷的生理盐水，用电动匀浆器制成 10% 的肺组织匀浆，4℃ 6000r/min 离心 5min，提取上清液，-20℃冻存待检。

BALF 的制备：取右侧肺组织行支气管肺泡灌洗，用生理盐水洗去表面血渍，用 4℃生理盐水反复灌洗 4 次，每次灌洗量为 4ml，回收量 > 90%，4℃ 1500r/min 离心 5min，提取上清液，-20℃冻存待检。取左侧肺脏中部组织 0.5cm × 0.5cm，用 10% 甲醛溶液固定，组织切片用 HE 染色，光镜观察肺与支气管的组织形态变化。

　　SOD、CAT 及 MDA 测定试剂盒由南京建成生物工程研究所提供。SOD 采用黄嘌呤氧化酶法，CAT 采用可见光法，MDA 采用硫代巴比妥酸（TBA）比色分析法。严格按试剂盒说明书检测。为了避免灌洗液稀释对测定结果的影响，组织匀浆和 BALE 中所测物质含量均以实测值与总蛋白比值表示。

　　1.2.4　统计学处理　数据用均数 ± 标准差（$\bar{x} \pm s$）表示，采用方差分析和 q 检验。

2　结果

2.1　咳喘宁胶囊对慢性支气管炎大鼠血清、肺组织及 BALE 中 SOD 活性的影响

　　结果显示，模型组大鼠血清、肺组织及 BALF 中 SOD 含量均较正常组明显降低（$P < 0.01$）。经治疗用药，治疗各组血清、肺组织及 BALF 中 SOD 含量均高于模型组（$P < 0.05$ 或 $P < 0.01$）；咳高组血清、肺组织及 BALE 中 SOD 含量均高于桂龙组与咳低组（$P < 0.01$），而桂龙组与咳低组之间未见明显差异（$P > 0.05$）。（表 1）

2.2　咳喘宁胶囊对慢性支气管炎大鼠血清、肺组织及 BALF 中 CAT 活性的影响

　　结果显示，模型组大鼠血清、肺组织及 BALF 中 CAT 含量均较正常组明显降低（$P < 0.01$）。经治疗用药，治疗各组血清、肺组织及 BALE 中 CAT 含量均高于模型组（$P < 0.05$ 或 $P < 0.01$）；咳高组血清、肺组织及 BALF 中 CAT 含量均高于桂龙组与咳低组（$P < 0.05$ 或 $P < 0.01$），而桂龙组与咳低组之间未见明显差异（$P > 0.05$）。（表 2）

表 1　5 组大鼠血清、肺组织及 BALF 中 SOD 活性测定结果比较

组别	n	血清（NU/ml）	肺组织（v/mg·Pro）	BALF（v/mg·Pro）
正常组	8	382.66 ± 29.24	6.41 ± 0.28	34.06 ± 3.79
模型组	8	289.84 ± 15.98▲	5.00 ± 0.41▲	20.18 ± 2.11▲
咳低组	8	320.48 ± 20.66*	5.51 ± 0.25**	28.55 ± 3.06**
咳高组	8	376.23 ± 28.41**△#	6.36 ± 0.34**△#	33.69 ± 3.13**△#
桂龙组	8	319.66 ± 20.36	5.40 ± 0.27	29.12 ± 3.02**

　　注：与正常组比较：▲$P < 0.01$；与模型组比较：*$P < 0.05$，*$P < 0.01$；与咳低组比较：△$P < 0.01$；与桂龙组比较，#$P < 0.01$

表 2　5 组大鼠血清、肺组织及 BALF 中 CAT 活性测定结果比较

组别	n	血清（U/ml）	肺组织（v/mg·Pro）	BALF（v/mg·Pro）
正常组	8	4.19 ± 0.07	0.15 ± 0.02	24.77 ± 0.62
模型组	8	3.22 ± 0.09▲	0.08 ± 0.01▲	18.89 ± 0.98▲
咳低组	8	3.46 ± 0.18*	0.11 ± 0.03*	20.49 ± 1.40*
咳高组	8	4.06 ± 0.23**△△##	0.14 ± 0.02**△#	23.73 ± 1.98**△△##
桂龙组	8	3.47 ± 0.28*	0.11 ± 0.04*	20.79 ± 1.72*

　　注：与正常组比较：▲$P < 0.01$；与模型组比较：*$P < 0.05$，**$P < 0.01$；与咳低组比较：△$P < 0.05$，△△$P < 0.01$；与桂龙组比较：#$P < 0.05$，##$P < 0.01$

2.3　咳喘宁胶囊对慢性支气管炎大鼠血清、肺组织及 BALE 中 MDA 含量的影响

　　结果显示，模型组大鼠血清、肺组织及 BALF 中 MDA 含量均较正常组明显升高（$P < 0.01$）。经治疗用药，治疗各组血清、肺组织及 BALF 中 MDA 含量均低于模型组（$P < 0.05$ 或 $P < 0.01$）；咳高组血清、肺组织及 BALF 中 MDA 含量均低于桂龙组与咳低组（$P < 0.05$ 或 $P < 0.01$），而桂龙组与咳低组之间未见明显差异（$P > 0.05$）。（表 3）

3　讨论

3.1　咳喘宁胶囊组方依据

慢性支气管炎多为咳嗽、咯痰久延不愈，损伤肺气，使脏腑机能减退，表现为邪减脏虚之候；或先有脏虚，而后外邪侵袭，形成本虚标实之象，导致病情缠绵日久，脏腑机能一时难以复原，病邪亦退之不净，最终形成所谓慢性虚性病理损害。以往研究表明，慢性支气管炎动物模型在免疫功能低下的同时，存在着显著的"血瘀"病理改变[3,4]。临床观察慢性支气管炎患者亦存在典型的"血瘀"微观改变[5]。

表3　5组大鼠血清、肺组织及 BALF 中 MDA 含量测定结果比较

组别	n	血清（nmol/ml）	肺组织（ng/mg·Pro）	BALF（ng/mg·Pro）
正常组	8	2.61 ± 0.24	0.76 ± 0.07	3.33 ± 0.29
模型组	8	3.63 ± 0.30▲	1.23 ± 0.07▲	4.28 ± 0.18▲
咳低组	8	3.15 ± 0.36***	0.97 ± 0.24**	3.84 ± 0.43**
咳高组	8	2.66 ± 0.39**△##	0.77 ± 0.07**△##	3.36 ± 0.49**△##
桂龙组	8	3.15 ± 0.32*	0.95 ± 0.17**	3.80 ± 0.33*

注：与正常组比较：▲$P < 0.01$；与模型组比较：*$P < 0.05$，**$P < 0.01$；与咳低组比较：△$P < 0.05$；与桂龙组比较：#$P < 0.05$，##$P < 0.01$

根据中医学对慢性支气管炎的传统认识和现代研究结果，我们制定了补气活血祛瘀、宣肺止咳平喘为慢性支气管炎治疗大法，研制成咳喘宁胶囊运用于临床。为了进一步探讨其作用机制，同时开展了慢性支气管炎动物实验系列研究。咳喘宁胶囊由炙麻黄、炒杏仁、紫菀、款冬花、五味子、百部、地龙、炙黄芪、太子参、桃仁、丹参、淫羊藿等组成。炙麻黄降肺中逆气，与杏仁相合，为宣肺止咳平喘要药。现代药理研究结果表明，麻黄具有中枢性镇咳作用，支气管痉挛时作用尤著。杏仁含苦杏仁苷，止咳平喘效佳。紫菀与款冬花均可温润肺气，化痰止咳。紫菀重在祛痰，款冬花功擅止咳，故两药常合用。五味子可敛肺滋阴，多用于久咳虚喘者。百部润肺止咳，对肺炎双球菌、金黄色葡萄球菌具有抑制作用。地龙咸寒入肺，通经活络，止咳平喘。黄芪、太子参补肺益气，养阴生津，改善机体营养状况，提高机体免疫力，以复肺脏宣肃之职。桃仁活血化瘀，可祛肺络瘀血，止咳平喘。丹参功擅祛瘀活血，可以增进肺泡毛细血管网的气体弥散，改善血液循环和肺的排泄功能，使痰液更易排出。淫羊藿祛痰止咳，且能补肾纳气，以利肺气之肃降。诸药合用，共收宣肺止咳平喘、补气活血祛瘀之效。

3.2　慢性支气管炎大鼠模型一般病态表现和支气管及肺组织病理变化

本实验采用改良烟熏法复制大鼠慢性支气管炎模型，在造模过程中，大鼠出现咳嗽、哮鸣、呼吸困难、呼吸道分泌物增多，以及体瘦、毛枯易脱、蜷卧少动等改变。光镜下可见模型组大鼠各级支气管有不同程度的慢性炎细胞（淋巴细胞、浆细胞和单核细胞），以及少量中性粒细胞浸润。黏膜上皮细胞严重受损（呈现为纤毛倒伏、粘连），杯状细胞增多，肺泡隔增宽，有炎细胞浸润及毛细血管扩张、充血，肺边缘可见支气管扩张。其组织病理学改变与文献报道相近[6]，表明慢性支气管炎模型复制成功。

3.3　咳喘宁胶囊可显著提高大鼠抗氧化损伤能力

正常生理情况下，机体内存在着由完整的酶和非酶物质组成的抗氧化系统，它与体内不断产生的活性氧保持着动态平衡，使组织免受损伤。氧自由基与炎症发生有着密切关系。已知烟雾中所含有的大量的自由基，可刺激肺泡巨噬细胞、中性粒细胞产生过多的氧自由基，活性氧自由基又可与生物膜中的多价不饱和脂肪酸发生脂质过氧化反应，对组织细胞产生较大的破坏作用[7]。氧化与抗氧化失衡对慢性支气管炎的发生、发展有一定的影响，常被认为是慢性阻塞性肺病的发病机理之一[8]。自由基造成生物体系损伤的重要因素是产生脂质过氧化物，其中最主要的是 MDA，SOD 是广泛存在于需氧代谢细胞中的一种自由基清除剂，在自由基的产生与清除平衡中起着重要作用。CAT 属于机体抗氧化系统中酶系统的重要组成之一，在清除自由基的过程中，与 SOD 具有协同作用。因而 CAT 含量的多少，同样可以作为衡量机体抗氧化能力大小的重要因素。正常情况下，肺内

氧化与抗氧化系统趋于动态平衡中，SOD 催化超氧阴离子（O_2^-）歧化反应生成 H_2O_2。CAT 存在于细胞的过氧化体中，主要功能是清除 H_2O_2，可促使 H_2O_2 转变成 H_2O 和 O_2，保护机体组织免受损害。肺脏局部的炎症反应可导致自由基生成增多，从而使脂质过氧化作用增加，在造成损伤的同时又进一步引起自由基反应播散，反过来加重炎症反应和肺损伤，这种病理变化常被认为是慢性支气管炎患者肺脏局部炎症持续不愈的原因之一[8]。因此，测试 MDA 含量可以反映慢性支气管炎状态下机体脂质过氧化的程度，间接接地反映出细胞损伤的程度；而测试 SOD 和 CAT 则可了解其维持机体自由基产生和清除间动态平衡的能力。

本研究显示，采用烟熏法复制的大鼠慢性支气管炎动物模型，其血清、肺组织及 BALF 中 MDA 含量均较正常组明显升高，血清、肺组织及 BALF 中 SOD，CAT 含量均较正常组明显降低（$P < 0.01$），表明模型组大鼠炎症细胞处于激活状态，耗氧量明显增加，体内产生大量自由基，脂质过氧化反应增强，致使其反应产物 MDA 增多；而肺部慢性炎症又使得机体抵抗力降低，抗自由基能力减弱，不能产生足够的 SOD 和 CAT。MDA 含量增多，SOD、CAT 活性下降，意味着机体进入失代偿状态。通过模型组与正常组的结果比较显示，抗氧化能力下降是慢性支气管炎的一个重要发病机制。经用药治疗，咳高组、咳低组及桂龙组动物血清、肺组织及 BALF 中 MDA 含量均低于模型组（$P < 0.05$ 或 $P < 0.01$），显示出治疗各组药物均能抑制脂质过氧化反应，抑制血清、肺组织及 BALF 中 MDA 含量的升高。咳高组、咳低组及桂龙组动物血清、肺组织及 BALF 中 SOD、CAT 含量均高于模型组（$P < 0.05$ 或 $P < 0.01$），说明治疗各组药物均能增强 SOD、CAT 的活性，提高机体抗氧化损伤能力。从实验结果尚可看出，用药物对慢性支气管炎大鼠进行干预，对于抑制血清、肺组织及 BALF 中 MDA 含量的升高，咳高组优于桂龙组与咳低组（$P < 0.05$ 或 $P < 0.01$），而桂龙组与咳低组之间差异无显著性意义。对于提高血清、肺组织及 BALF 中 SOD、CAT 活性，咳高组亦明显优于桂龙组与咳低组（$P < 0.05$ 或 $P < 0.01$），而桂龙组与咳低组之间差异无显著性意义。

综上所述，经动物实验证实，慢性支气管炎时，SOD、CAT 活性显著下降，提示血清和肺内 CAT 缺乏，抗氧化能力下降，可能是慢性支气管炎的重要发病机制之一。咳喘宁胶囊能显著提高大鼠 SOD、CAT 活性，降低氧自由基代谢产物 MDA 的含量。说明该药物具有清除机体自由基、增强抗氧化能力的作用，可以调节和改善自由基代谢平衡。此可作为咳喘宁胶囊治疗慢性支气管炎的作用机制之一。

参考文献

［1］刘丽华，王玉宏，程保平，等. 慢性支气管炎、慢性阻塞性肺气肿及肺源性心脏病急性发作期血清过氧化脂质检测的意义［J］. 安徽医学，1994，15（2）：5－6.

［2］施新猷主编. 医学动物实验方法［M］. 北京：人民卫生出版社，1986：223－225.

［3］杨牧祥，李澎涛，韩树芬，等. 实验性"肺气虚证"肺组织病理学研究［J］. 河北医科大学学报，1996，11（6）：344－345.

［4］杨牧祥，李澎涛，方朝义，等. 对"肺气虚证"大鼠肺组织及支气管 NOS 的检测［J］. 中医杂志，1999，40（2）：107－108.

［5］杨牧祥，杨宝元，田元祥，等. 补气方、活血方、补气活血方对肺气虚证患者血液流变学的影响［J］. 中国中医基础医学杂志，1997，3（6）：42－44.

［6］任勃，陶庆丰，马淑扬，等. 慢性支气管炎动物模型的复制及病理形态学观察［J］. 天津医药，1995，23（2）：102－103.

［7］赵玉霞，于润江. 吸烟对脂质过氧化抗氧化系统及抗胰蛋白酶的影响［J］. 中华结核和呼吸杂志，1998，21（4）：218－220.

［8］杨岚，梁一木，陈明霞，等. 氧化与抗氧化失衡对慢性阻塞性肺病患者外周血淋巴细胞线粒体膜磷脂改变的研究［J］. 中西医学杂志，1998，27（10）：589－592.

【本文发表于：中国中医基础医学杂志，2002，8（1）：14－18】

咳喘宁胶囊对慢性支气管炎大鼠血清、肺组织及 支气管肺泡灌洗液 ET-1 和 NO 含量的影响

方朝义，杨牧祥，谷振勇，曹刚

（河北医科大学中医学院　050091）

　　咳喘宁胶囊系经多年临床观察筛选出的治疗慢性支气管炎的效方，但其作用机制尚待深入探讨。研究表明，ET-1 在肺血管收缩、气道平滑肌痉挛、气道和肺血管平滑肌增生等病理发展过程中起重要作用[1]，NO 的合成和释放减少亦是形成慢性阻塞性肺病（COPD）的重要因素之一[2]。为了进一步揭示咳喘宁胶囊对慢性支气管炎的作用机制，我们观察了其对慢性支气管炎大鼠血清、肺组织及 BALF 中 ET-1、NO 含量的影响。

1　材料与方法

1.1　材料

1.1.1　药物　咳喘宁胶囊：咳喘宁胶囊［每粒 0.5g，φ（生药）=32.4g/g］由炙麻黄、炒杏仁、紫菀、款冬花、五味子、百部、地龙、炙黄芪、太子参、桃仁、丹参、淫羊藿等药物组成，采用水提醇沉法，制成胶囊。实验时，用蒸馏水将咳喘宁胶囊配制成所需浓度的混悬液。

　　桂龙咳喘宁胶囊：厦门桂龙药业有限公司出品，批号：20001221。实验时用蒸馏水配制成浓度为 0.09g/ml 的混悬液。

1.1.2　动物　健康 SD 大鼠 40 只，体重（200±20）g，雌雄各半，由河北省实验动物中心提供。

1.2　实验方法

1.2.1　大鼠慢性支气管炎模型的复制　实验前 1 周将 SD 大鼠置于实验环境中喂养，室温 11~17℃。造模各组参照《医学动物实验方法》[3]，采用改良烟熏法复制慢性支气管炎动物模型。将造模各组共 32 只大鼠置于特制的 1m³ 的烟室中，用刨花、锯末、烟叶各 50g，点燃熏烟，每日 2 次，每次 30min，持续 30d。正常对照组则置于正常无烟环境中饲养。

1.2.2　实验分组　将 SD 大鼠随机分为 5 组，每组 8 只，雌雄各半。①正常对照组：灌服生理盐水 10ml/kg，每日 1 次；②模型对照组：灌服生理盐水 10ml/kg，每日 1 次；③咳喘宁高剂量组：每日用药剂量 1.8g/kg（相当于临床成人用药量的 28.2 倍），以 0.18g/ml 的咳喘宁混悬液，每日 1 次灌胃；④咳喘宁低剂量组：每日用药剂量 0.9g/kg（相当于临床成人用药量的 14.1 倍），以 0.09g/ml 的咳喘宁混悬液，每日 1 次灌胃；⑤桂龙咳喘宁组（阳性对照组）：每日用药剂量 0.8g/kg（相当于临床成人用药量的 14.1 倍），以 0.09g/ml 的咳喘宁混悬液，每日 1 次灌胃。5 组均于造模结束后第 2 天起连续灌胃生理盐水或药物 21d。

1.2.3　检测方法　治疗灌药 3 周结束后第 2 天，断头取血，立即以 3500r/min 离心 5min，取血清，-20℃冻存待检。

　　肺组织匀浆的制备：将肺组织用冰 0.9%氯化钠溶液冲洗，滤纸吸湿后，称取湿重 0.3g 左右，加入预冷的生理盐水，用电动匀浆器制成 10% 的肺组织匀浆，4℃ 600g/min 离心 5min，提取上清液，-20℃冻存待检。

　　BALF 的制备：取右侧肺组织行支气管肺泡灌洗，用生理盐水洗去表面血渍，用 4℃生理盐水反复灌洗 4 次，每次灌洗量为 4ml，回收量>90%，4℃ 1500r/min 离心 5min，提取上清液，-20℃冻存待检。取左侧肺脏中部组织 0.5cm×0.5cm，用 10% 甲醛溶液固定，组织切片用 HE 染色，光镜观察肺与支气管的组织形态变化。

ET－1 与 NO 测定试剂盒由解放军总医院科技开发中心放免所和南京建成生物工程研究所提供。ET－1 采用免疫放射法，NO 采用硝酸还原酶法，严格按试剂盒说明书检测。为了避免灌洗液稀释对测定结果的影响，组织匀浆和 BALF 中所测物质含量均以实测值与总蛋白比值表示。

1.2.4 统计学处理 数据用均数 ± 标准差（$\bar{x} \pm s$）表示，采用方差分析和 q 检验。

2 结果

2.1 咳喘宁胶囊对慢性支气管炎大鼠血清、肺组织及 BALF 中 ET－1 含量的影响

结果显示，模型组大鼠血清、肺组织及 BALF 中 ET－1 含量均较正常组明显升高（$P < 0.01$）；经治疗用药，咳高组、桂龙组血清、肺组织及 BALF 中 ET－1 含量与模型组比较均有明显降低（$P < 0.05$ 或 $P < 0.01$）；咳低组血清中 ET－1 含量亦低于模型组（$P < 0.05$）；咳高组血清和组织中 ET－1 含量明显低于桂龙组（$P < 0.05$ 或 $P < 0.01$），咳高组对大鼠血清、肺组织及 BALE 中 ET－1 含量的影响与咳低组比较差异均有显著性意义（$P < 0.01$），桂龙组与咳低组对肺组织和 BALE 中 ET－1 含量的影响差异亦有显著性意义（$P < 0.01$）（表1）。

2.2 咳喘宁胶囊对慢性支气管炎大鼠血清、肺组织及 BALF 中 NO 含量的影响

结果显示，模型组大鼠血清、肺组织及 BALF 中 NO 含量均较正常组明显降低（$P < 0.01$）；经治疗用药，治疗各组血清、肺组织及 BALF 中 NO 含量均高于模型组（$P < 0.05$ 或 $P < 0.01$）；咳高组血清、肺组织及 BALF，中 NO 含量均高于桂龙组与咳低组（$P < 0.05$ 或 $P < 0.01$），而桂龙组与咳低组相比无统计学意义（$P > 0.05$）（表2）。

表1 5 组大鼠血清、肺组织及 BALF 中 ET－1 含量测定结果比较

组别	n	血清 (pg/ml)	肺组织 (pg/mg·Pro)	BALF (pg/mg·Pro)
正常组	8	131.59 ± 15.31	7.03 ± 0.95	3.63 ± 1.33
模型组	8	213.84 ± 23.96▲	14.88 ± 3.35▲	9.54 ± 1.54▲
咳低组	8	191.33 ± 16.00*	13.08 ± 2.18	8.19 ± 1.89
咳高组	8	131.65 ± 27.29**△##	7.06 ± 1.17**△##	3.64 ± 0.36**△
桂龙组	8	186.26 ± 17.37*	9.59 ± 0.96*△	4.57 ± 1.33**△

注：与正常组比较：▲$P < 0.01$；与模型组比较：*$P < 0.05$，**$P < 0.01$；与咳低组比较：△$P < 0.05$；与桂龙组比较：#$P < 0.05$，##$P < 0.01$

表2 5 组大鼠血清、肺组织及 BALF 中 NO 含量测定结果比较

组别	n	血清 (nmol/ml)	肺组织 (ng/mg·Pro)	BALF (ng/mg·Pro)
正常组	8	38.88 ± 6.66	0.21 ± 0.02	26.76 ± 1.79
模型组	8	22.13 ± 2.53▲	0.14 ± 0.02▲	20.40 ± 1.98▲
咳低组	8	29.00 ± 4.90*	0.18 ± 0.02*	22.64 ± 0.79*
咳高组	8	38.75 ± 6.41**△##	0.21 ± 0.03**△#	26.65 ± 2.93**△##
桂龙组	8	28.00 ± 6.85*	0.17 ± 0.01**	22.73 ± 1.17*

注：与正常组比较：▲$P < 0.01$；与模型组比较：*$P < 0.05$，**$P < 0.01$；与咳低组比较：△$P < 0.05$；与桂龙组比较：#$P < 0.05$，##$P < 0.01$

3 讨论

本实验采用改良烟熏法复制大鼠慢性支气管炎模型，根据大鼠一般病态表现和组织病理观察，证实模型复制成功[4]，其组织病理学改变与文献报道相近[5]。

慢性支气管炎多为咳嗽、咯痰久延不愈，损伤肺气，使脏腑机能减退，而表现为邪减脏虚之候；或为先有脏虚，而后外邪侵袭，形成本虚标实之象，致使病情缠绵，脏腑机能一时难以复原，病邪亦退之不净，最终形成所谓慢性虚性病理损害。已知慢性支气管炎动物模型在免疫功能低下的同时，存在着显著的"血瘀"病理改变[6,7]。临床观察慢性支气管炎患者亦存在典型的"血瘀"微观改变[8]。

根据中医学对慢性支气管炎的传统认识和现代研究结果，我们制订了补气活血祛瘀、宣肺止咳平喘为其治疗大法，研制成咳喘宁胶囊运用于临床。为了进一步探讨其作用机制，同时开展了慢性支气管炎动物实验系列研究。

咳喘宁胶囊由炙麻黄、炒杏仁、紫菀、款冬花、五味子、百部、地龙、炙黄芪、太子参、桃仁、丹参、淫羊藿等药物组成。炙麻黄与杏仁降肺中逆气，为宣肺止咳平喘要药。紫菀、款冬花、百部三味，皆具"温而不燥，润而不腻"之性，功擅温润肺气、止咳化痰，为治疗久咳久喘之良药。五味子敛肺滋肾，宜于久咳虚喘者。地龙通经活络，止咳平喘，可显著舒张支气管，有良好的解痉、平喘、排痰作用。黄芪补气固表，太子参补肺益气，养阴生津，辅佐黄芪，以复肺脏宣肃之职。桃仁活血化瘀，可祛肺络瘀血，止咳平喘。丹参功擅祛瘀活血，可增进肺泡毛细血管网的气体弥散，改善血液循环和肺的排泄功能，使痰液更容易排出。淫羊藿祛痰止咳，且能补肾纳气，以利肺之肃降。诸药合用，共收补气活血祛痰、宣肺止咳平喘之效。

ET-1和NO是由气道和肺的上皮、内皮细胞以及炎症细胞包括肺泡巨噬细胞等合成和释放的一对相互拮抗的生物活性因子。ET-1是目前已知最强的气管和支气管平滑肌收缩物质。生理状态下，ET-1能被迅速降解，以防止肺支气管的过度收缩。但在病理状态下，ET-1合成释放过多，既能引起支气管平滑肌的痉挛，又可通过释放多种炎性介质，促进白细胞黏附和平滑肌的增生引起气道炎症。NO是由气道和肺的上皮、内皮细胞以及炎症细胞包括肺泡巨噬细胞等合成和释放的生物活性因子，与多种呼吸疾病及其他疾病的发生和发展关系密切。NO作为介质、信使或细胞调节因子，具有舒张血管、抑制血管平滑肌增殖和血小板黏附等重要作用，参与机体的许多生物活动和病理过程。因此，观察慢性支气管炎时ET-1和NO含量的变化，并进一步研究咳喘宁胶囊对ET-1与NO合成与释放的影响，具有重要的意义。

本项研究结果显示，采用改良烟熏法复制的慢性支气管炎大鼠血清、肺组织及BALF中ET-1含量均较正常对照组明显升高（$P<0.01$），NO含量则明显低于正常对照组（$P<0.01$）。表明在慢性支气管炎发生发展过程中，气道炎症促使血管内皮细胞和气道上皮细胞释放ET-1，ET-1过多合成，又进一步加重了气道的炎症反应和组织损伤，而NO释放减少，又使得其舒张支气管和肺血管平滑肌的因素以及对血管平滑肌增殖的抑制作用减弱，从而导致慢性炎症的出现。

经治疗用药，咳高组、桂龙组血清、肺组织及BALF中ET-1含量与模型组比较均有明显降低（$P<0.05$ 或 $P<0.01$），咳低组血清中ET-1含量低于模型组（$P<0.05$），说明各治疗组尤其是对血清中ET-1的释放均有抑制作用。咳高组对大鼠血清、肺组织及BALF中ET-1含量的影响与桂龙组（BALF除外）及咳低组比较均有统计学差异（$P<0.05$ 或 $P<0.01$），咳喘宁高、低剂量之间，具有很好的量效关系。经治疗用药，咳高组、咳低组及桂龙组动物血清、肺组织及BALE中NO含量均高于模型组（$P<0.05$ 或 $P<0.01$），显示出治疗各组药物均能提高NO的含量，改善机体功能状态。从实验结果尚可看出，用药物对慢性支气管炎大鼠进行干预，对于提高血清、肺组织及BALF中NO活性，咳高组明显优于桂龙组与咳低组（$P<0.05$ 或 $P<0.01$）；而桂龙组与咳低组之间差异无显著性意义（$P>0.05$）。

　　综上所述，经动物实验证实，在慢性支气管炎时，血液和肺组织局部合成与释放的 ET－1 明显增多，并可能由此加重气道的炎症反应和组织损伤。而 NO 合成不足亦对慢性支气管炎的形成和发展具有重要影响作用。中药咳喘宁胶囊可通过有效抑制 ET－1 的产生，显著提高 NO 含量，控制肺脏慢性炎症，以达补气活血祛瘀、宣肺止咳平喘之用。

参考文献

［1］陈玲，罗文侗. 慢性阻塞性肺病血浆内皮素－1 含量的动态变化［J］. 中华内科杂志，1996，35（1）：51－52.

［2］庞宝森，王辰，翁心植，等. β－胡萝卜素对吸烟所致大鼠支气管炎的保护作用［J］. 中华医学杂志，2000，80（3）：233－234.

［3］施新猷. 医学动物实验方法［M］. 北京：人民卫生出版社，1986：223－225.

［4］杨牧祥，方朝义，谷振勇，等. 咳喘宁胶囊对慢性支气管炎大鼠血清、肺组织及支气管肺泡灌洗液 SOD、CAT 活性及 MDA 含量的影响［J］.（另文发表）

［5］任勃，陶庆丰，马淑扬，等. 慢性支气管炎动物模型的复制及病理形态学观察［J］. 天津医药，1995，23（2）：102－103.

［6］杨牧祥，李澎涛，韩树芬，等. 实验性"肺气虚证"肺组织病理学研究［J］. 河北医科大学学报，1996，11（6）：344－345.

［7］杨牧祥，李澎涛，方朝义，等. 对"肺气虚证"大鼠肺组织及支气管 NOS 的检测［J］. 中医杂志，1999，40（2）：107－108.

［8］杨牧祥，杨宝元，田元祥，等. 补气方、活血方、补气活血方对肺气虚证患者血液流变学的影响［J］. 中国中医基础医学杂志，1997，3（6）：42－44.

【本文发表于：中国中医基础医学杂志，2002，8（1）：19－22】

咳喘宁胶囊对慢性支气管炎患者血液流变学的影响

杨牧祥[1]，方朝义[1]，杨宝元[2]，王树满[2]，蔚德敏[2]，李华[1]

（1 河北医科大学中医学院　050091；2 唐山卫校附属医院　063000）

　　慢性支气管炎（下简称"慢支"）属于气管、支气管黏膜及其周围组织的慢性非特异性炎症，临床以咳嗽、咯痰或伴有喘息及反复发作的慢性过程为特征，是一种严重危害人们身心健康的常见病、多发病。在我国发病率约为 3.82%，老年人约为 15%，有些地区甚至高达 20% ~ 30%。近年随着人口的高龄化与大气的污染，慢性支气管炎的发病趋于增多，严重影响着人们的劳动能力和生活质量。近年来，我们以补气活血化瘀、化痰止咳平喘为法，研制成咳喘宁胶囊，并经临床证实其对慢性支气管炎具有良好的疗效。本文旨在通过观察咳喘宁胶囊对慢性支气管炎患者血液流变学的影响，探讨其治疗作用机制。

1　资料与方法

1.1　一般资料

　　108 例均为同期门诊或住院的慢性支气管炎患者，均符合中华人民共和国卫生部药政局制定的《中药治疗慢性支气管炎的临床研究指导原则》[1] 中的有关诊断标准。随机分为咳喘宁胶囊治疗组（治疗组）和桂龙咳喘宁胶囊对照组（对照组）。治疗组 64 例，男 35 例，女 29 例；年龄最大 77 岁，最小 23 岁，平均（51.4 ±6.8）岁；病程最长 26 年，最短 4 年，平均（9.7 ±3.1）年；单纯型 37 例，喘息型 27 例。对照组 44 例，男 27 例，女 17 例；年龄最大 80 岁，最小 22 岁，平均（55.6 ±4.7）岁；病程最长 28 年，最短 5 年，平均（10.5 ±4.6）年；单纯型 26 例，喘息型 18 例。两组病例基本情况差异无显著性意义（$P > 0.05$），具有可比性。

1.2　治疗方法

　　1.2.1　治疗组　口服咳喘宁胶囊，主要由炙麻黄、炒杏仁、紫菀、款冬花、五味子、百部、地龙、炙黄芪、太子参、桃仁、丹参、淫羊藿等药物组成，采用水提醇沉法，制成胶囊。每粒 0.5g，每克胶囊相当于生药 32.4g，5 粒/次，3 次/天。

　　1.2.2　对照组　口服桂龙咳喘宁胶囊（山西桂龙医药有限公司制造，厦门桂龙药业有限公司出品），5 粒/次，3 次/天。均以 12 周为 1 个疗程。治疗前及疗程结束后空腹抽取静脉血检测各项观察指标。

1.3　血液流变学指标检测

　　采用 LBY – N6A 型血流变检查仪（北京普利生公司产品），测定全血高切黏度（$150S^{-1}$）、全血低切黏度（$10S^{-1}$）、血浆黏度（$120S^{-1}$）、红细胞压积、全血还原黏度（高切、低切）、红细胞聚集指数。

1.4　统计方法

　　数据用均数 ± 标准差（$\bar{x} \pm s$）表示。两组治疗前后自身对比采用配对 t 检验，两组间比较采用成组设计的 t 检验。

2　结果

　　两组治疗前后血液流变学指标变化比较：结果显示，治疗组、对照组治疗前后全血高切黏度、全血低切黏度、血浆黏度、红细胞压积、全血还原高切黏度、全血还原低切黏度、红细胞聚集指数测定结果比较，差异均有显著性意义（$P < 0.05$ 或 $P < 0.01$）。两组比较，在全血高切黏度、全血低切黏度、血浆黏度、红细胞压积改善的程度方面差异有显著性意义（$P < 0.05$），而对全血还原高切黏度、全血还原低切黏度、红细胞聚集指数的改善程度差异无显著性意义（$P > 0.05$）（表 1）。

表 1　两组治疗前后血液流变学测定结果比较（$\bar{x} \pm s$）

参数	治疗组（n = 64）				对照组（n = 44）				两组比较	
	治疗前	治疗后	t 值	P 值	治疗前	治疗后	t 值	P 值	t 值*	P 值*
全血黏度高切（mpa·s）	5.63 ± 1.36	4.12 ± 0.32	8.47	<0.01	5.62 ± 0.96	4.60 ± 0.43	6.77	<0.01	1.99	<0.05
全血黏度低切（mpa·s）	11.34 ± 1.14	9.64 ± 0.82	8.57	<0.01	11.30 ± 0.87	10.15 ± 0.69	7.90	<0.01	2.07	<0.05
血浆黏度（mpa·s）	2.18 ± 0.64	1.54 ± 0.21	8.47	<0.01	2.19 ± 0.62	1.79 ± 0.36	4.79	<0.01	1.99	<0.05
红细胞压积（%）	51.30 ± 1.88	45.12 ± 5.92	7.57	<0.01	51.01 ± 1.29	47.23 ± 2.50	8.53	<0.01	2.28	<0.05
全血还原黏度高切（mpa·s）	9.96 ± 2.30	8.82 ± 1.54	2.93	<0.01	9.87 ± 2.11	8.76 ± 1.53	2.31	<0.05	0.04	>0.05
全血还原黏度低切（mpa·s）	26.08 ± 3.89	24.28 ± 3.84	2.36	<0.05	2.66 ± 2.36	24.82 ± 2.46	2.78	<0.05	0.62	>0.05
红细胞聚集指数	2.64 ± 0.57	2.47 ± 0.49	2.38	<0.05	26.01 ± 3.31	2.55 ± 0.42	2.33	<0.05	0.72	>0.05

注：＊两组治疗后比较

3　讨论

慢性支气管炎的发病机制目前尚未完全阐明，临床亦缺乏安全高效的治疗药物。本病属中医"咳嗽""喘证""痰饮""肺胀"等范畴。一般认为，其病因病机与外邪侵袭及肺、脾、肾等的功能失调有关。外感六淫邪气，多从皮毛或口鼻而入，使肺气郁遏，气机阻滞，肺气失宣，发为咳喘、咯痰等症，此乃标实之证。内脏失调，病位常在肺、脾、肾之间相移。如肺脏自戕，久咳伤肺，肺气壅逆，功能减退，肺气失宣，津液不布，聚为痰浊，病见咳嗽、咯痰；或为脾气亏虚，土不生金，肺气亦衰；肾气不足，气失摄纳，肺失清肃等，均可导致本病发作。研究表明，慢性支气管炎患者在微观状态下，存在典型的"血瘀"征象[2]。本病多为咳嗽、咯痰久延不愈，损伤肺气，使脏腑机能减退，表现为邪减脏虚之候；或先有脏虚，而后外邪侵袭，形成本虚标实之象，导致病情缠绵日久，脏腑机能一时难以复原，病邪亦退之不净，最终形成所谓慢性虚性病理损害。

动物实验结果表明，实验性 SD 大鼠慢性支气管炎模型在免疫功能低下的同时，存在着显著的"血瘀"、病理改变[3,4]。临床观察慢性支气管炎患者亦存在典型的"血瘀"之象[4]。这种改变主要表现为微循环障碍和血液流变学指标异常。高切黏度主要反映红细胞的变形性。慢性支气管炎时，机体缺氧可引起无氧代谢增加，使 ATP 生成减少等均可影响红细胞的变形能力，使高切增高。低切黏度主要受红细胞聚集性的影响。低切和聚集指数增高，除与压积增高有关以外，还与红细胞的聚集性增加有关。红细胞压积是影响血液黏度最重要的因素，黏度随压积呈指数增长。慢性支气管炎时的缺氧状态可引起红细胞代偿性增多，此时虽可增加携氧能力，但血液黏度随压积的增加而呈指数增高。当压积增加到一定临界值后，红细胞的增多则导致血液黏度增高。

根据祖国医学对慢性支气管炎的传统认识和现代研究成果，我们以补气活血祛瘀、化痰止咳平喘为法，研制成咳喘宁胶囊，临床用来治疗慢性支气管炎。本方中，炙麻黄降肺中逆气，与杏仁相合，为宣肺止咳平喘要药。现代药理研究结果表明，麻黄具有中枢性镇咳作用，支气管痉挛时作用尤著。杏仁含苦杏仁苷，止咳平喘效佳。紫菀与款冬花均可温润肺气，化痰止咳。紫菀重在祛痰，款冬花功擅止咳，故两药常合用。五味子可敛肺滋阴，多用于久咳虚喘者。百部润肺止咳，对肺炎双球菌、金黄色葡萄球菌具有抑制作用。地龙咸寒入肺，通经活络，止咳平喘。黄芪、太子参补肺益气，养阴生津，改善机体营养状况，提高机体免疫力，以复肺脏宣肃之职。桃仁活血化瘀，可祛肺络瘀血，止咳平喘。丹参功擅祛瘀活血，可以增进肺泡毛细血管网的气体弥散，改善血液循环和肺的排泄功能，使痰液更易排出。淫羊藿祛痰止咳，且能补肾纳气，以利肺气之肃降。诸药合用，共收宣肺止咳平喘、补气活血祛瘀之效。研究结果表明，咳喘宁胶囊能显著降低慢性支气管炎患者全血黏度（高切、低切）、血浆黏度、红细胞压积、全血还原黏度（高切、低切）、红细胞聚集指数，改善机体血液"浓"（红细胞增多）、"黏"（血液黏度增高）、"聚"（聚集指数增高）的状态。治疗结果还表明，咳喘宁胶囊对全血黏度（高切、低切）、血浆黏度、红细胞压积改善的程度优于对照组（$P < 0.05$），而对全血还原黏度（高切、低切）、红细胞聚集指数的改善程度差异无显著性意义（$P > 0.05$）。提示咳喘宁胶囊在改善机体"血瘀"状况方面具有较好疗效，故对慢性支气管炎产生较好地治疗作用。

参考文献

［1］中华人民共和国卫生部制定发布. 中药新药临床研究指导原则［S］（第一辑）. 1993：1 - 4.

［2］杨牧祥，李澎涛，方朝义，等. 实验性 SD 大鼠"肺气虚证"血液流变学改变和免疫功能状态研究［J］. 河北中医，1996，18（5）：42 - 43.

［3］杨牧祥，李澎涛，韩树芬，等. 实验性"肺气虚证"肺组织病理学研究［J］. 河北医科大学学报，1996，11（6）：344 - 345.

［4］杨牧祥，杨宝元，田元祥，等. 补气方、活血方、补气活血方对肺气虚证患者血液流变学的影响［J］. 中医基础医学杂志，1997，3（6）：42 - 44.

【本文发表于：中国全科医学，2002，5（1）：31 - 32】

咳喘宁胶囊对慢性支气管炎大鼠血浆、肺组织及支气管肺泡灌洗液中血栓素 B_2 及 6 – 酮 – 前列腺素 $F_{1\alpha}$ 含量的影响

杨牧祥[1]，方朝义[1]，曹刚[1]，杨宝元[2]，朱孝轩[3]，李华[1]

（1 河北医科大学中医学院　　050091；2 唐山市卫生学校附属医院　　063000；
3 邯郸医学高等专科学校　　056029）

咳喘宁胶囊系经多年临床筛选出的治疗慢性支气管炎的效方，但其作用机制尚不十分清楚。研究表明，肺泡巨噬细胞因子 TXB_2 和 6 – keto – $PGF_{1\alpha}$ 对慢性支气管炎的发病具有重要影响[1]。通过药物调节其分泌与释放，则成为慢性支气管炎治疗的有效途径之一。本研究旨在通过咳喘宁胶囊对慢性支气管炎大鼠血清、肺组织及 BALF 中 TXB_2 和 6 – keto – $PGF_{1\alpha}$ 含量变化的影响，探讨其治疗慢性支气管炎的作用机制。

1　材料与方法

1.1　材料

1.1.1　药物　咳喘宁胶囊：咳喘宁胶囊（每粒 0.5g，每克胶囊相当于生药 32.4g）：由炙麻黄、炒杏仁、紫菀、款冬花、五味子、百部、地龙、炙黄芪、太子参、桃仁、丹参、淫羊藿等药物组成，采用水提醇沉法，制成胶囊。实验时，用蒸馏水将咳喘宁胶囊配制成所需浓度的混悬液。

桂龙咳喘宁胶囊：厦门桂龙药业有限公司出品，批号：20001221。实验时用蒸馏水配制成浓度为 0.09g/ml 的混悬液。

1.1.2　动物　健康 SD 大鼠 40 只，体重（200 ± 20）g，雌雄各半，由河北省实验动物中心提供。

1.2　方法

1.2.1　大鼠慢性支气管炎模型的复制　实验前 1 周将 SD 大鼠置于实验环境中喂养，室温 11 ~ 17℃。造模各组参照《医学动物实验方法》[2]，采用改良烟熏法复制慢性支气管炎动物模型。将造模各组共 32 只大鼠置于特制的 $1m^3$ 的烟室中，用刨花、锯末、烟叶各 50g，点燃熏烟，每日 2 次，每次 30min，持续 30d。正常对照组则置于正常无烟环境中饲养。

1.2.2　实验分组　将 SD 大鼠随机分为 5 组，每组 8 只，雌雄各半。①正常对照组：灌服生理盐水 10ml/kg，每日 1 次；②模型对照组：；灌服生理盐水 10ml/kg，每日 1 次；③咳喘宁高剂量组：每日用药剂量 1.8g/kg（相当于临床成人用药量的 28.2 倍），以 0.18g/ml 的咳喘宁混悬液，每日 1 次灌胃；④咳喘宁低剂量组：每日用药剂量 0.9g/kg（相当于临床成人用药量的 14.1 倍），以 0.09g/ml 的咳喘宁混悬液，每日 1 次灌胃；⑤桂龙咳喘宁组（阳性对照组）：每日用药剂量 0.8g/kg（相当于临床成人用药量的 14.1 倍），以 0.09g/ml 的咳喘宁混悬液，每日 1 次灌胃。5 组均于造模结束后第 2 天起连续灌胃生理盐水或药物 21d。

1.2.3　检测方法　治疗灌药 3 周结束后第 2 天，断头取血，立即以 3500r/min 离心 5min，取血清，–20℃冻存待检。

肺组织匀浆的制备：将肺组织用冰 0.9% 氯化钠溶液冲洗，滤纸吸湿后，称取湿重 0.3g 左右，加入预冷的生理盐水，用电动匀浆器制成 10% 的肺组织匀浆，4℃ 600g/min 离心 5min，提取上清液，–20℃冻存待检。

BALF 的制备：取右侧肺组织行支气管肺泡灌洗，用生理盐水洗去表面血渍，用 4℃ 生理盐水反复灌洗 4 次，每次灌洗量为 4ml，回收量 > 90%，4℃ 1500r/min 离心 5min，提取上清液，–

20℃冻存待检。取左侧肺脏中部组织 0.5cm×0.5cm，用 10% 甲醛溶液固定，组织切片用 HE 染色，光镜观察肺与支气管的组织形态变化。

　　TXB_2 和 $6-keto-PGF_{1\alpha}$ 测定试剂盒由解放军总医院科技开发中心放免所提供。采用免疫放射法，严格按试剂盒说明书检测。为了避免灌洗液稀释对测定结果的影响，组织匀浆和 BALF 中所测物质含量均以实测值与总蛋白比值表示。

　　1.2.4　统计学处理　数据用均数 ± 标准差（$\bar{x} \pm s$）表示，采用方差分析和 q 检验。

2　结果

2.1　咳喘宁胶囊对慢性支气管炎大鼠血清 TXB_2 和 $6-keto-PGF_{1\alpha}$ 含量变化的影响（表1）

　　结果显示，模型组大鼠血清 TXB_2 和 $6-keto-PGF_{1\alpha}$ 含量及 $TXB_2/6-keto-PGF_{1\alpha}$ 均显著高于正常组（$P<0.01$）；经治疗用药，咳高组与桂龙组血清 TXB_2 和 $6-keto-PGF_{1\alpha}$ 含量及 $TXB_2/6-keto-PGF_{1\alpha}$ 均低于模型组（$P<0.05$ 或 $P<0.01$），而咳低组未见明显降低（$P>0.05$）；咳高组血清 TXB_2 和 $6-keto-PGF_{1\alpha}$ 含量低于桂龙组与咳低组（$P<0.05$ 或 $P<0.01$），桂龙组对 TXB_2 和 $6-keto-PGF_{1\alpha}$ 含量及 $TXB_2/6-keto-PGF_{1\alpha}$ 的影响与咳低组相比差异有显著性意义（$P<0.05$ 或 $P<0.01$）。

表1　5组大鼠血清 TXB_2 和 $6-keto-PGF_{1\alpha}$ 含量及其比值变化（$\bar{x}s$）

组别	n	TXB_2（pg/ml）	$6-keto-PGF_{1\alpha}$（pg/ml）	$TXB_2/6-keto-PGF_{1\alpha}$
正常组	8	492.49 ± 27.09	643.33 ± 47.46	0.77 ± 0.06
模型组	8	779.33 ± 54.77▲	778.11 ± 78.69▲	1.01 ± 0.12▲
咳低组	8	746.08 ± 80.29	761.07 ± 76.78	1.00 ± 0.22
咳高组	8	508.44 ± 43.16 ＊＊△△##	643.43 ± 44.52 ＊＊△△#	0.79 ± 0.06 ＊＊△△##
桂龙组	8	585.99 ± 54.15 ＊＊△△	705.39 ± 55.41 ＊△	0.77 ± 0.11 ＊△

　　注：与正常组比较：▲$P<0.01$；与模型组比较：＊$P<0.05$，＊＊$P<0.01$；与咳低组比较：△$P<0.05$，△△$P<0.01$；与桂龙组比较：#$P<0.05$，##$P<0.01$

2.2　咳喘宁胶囊对慢性支气管炎大鼠肺组织 TXB_2 和 $6-keto-PGF_{1\alpha}$ 含量变化的影响（表2）

　　结果显示，模型组大鼠肺组织 TXB_2 和 $6-keto-PGF_{1\alpha}$ 含量及 $TXB_2/6-keto-PGF_{1\alpha}$ 均较正常组明显升高（$P<0.01$）；经治疗用药，咳高组与桂龙组肺组织 TXB_2 和 $6-keto-PGF_{1\alpha}$ 及 $TXB_2/6-keto-PGF_{1\alpha}$ 均低于模型组（$P<0.05$ 或 $P<0.01$），咳低组则未见明显改变（$P>0.05$）。三治疗组间比较：咳高组优于桂龙组与咳低组（$P<0.05$ 或 $P<0.01$）；桂龙组优于咳低组（$P<0.05$ 或 $P<0.01$）。

表2　5组大鼠血清 TXB_2 和 $6-keto-PGF_{1\alpha}$ 含量及其比值变化（$\bar{x} \pm s$）

组别	n	TXB_2（pg/mg·Pro）	$6-keto-PGF_{1\alpha}$（pg/mg·Pro）	$TXB_2/6-keto-PGF_{1\alpha}$
正常组	8	29.01 ± 8.10	46.10 ± 2.16	0.63 ± 0.17
模型组	8	71.96 ± 9.19▲	69.66 ± 5.10▲	1.04 ± 0.16▲
咳低组	8	65.26 ± 9.27	65.31 ± 6.80	1.00 ± 0.14
咳高组	8	30.53 ± 5.88 ＊＊△△##	47.74 ± 4.65 ＊＊△△#	0.63 ± 0.14 ＊＊△△#
桂龙组	8	49.99 ± 5.61 ＊＊△△	59.98 ± 3.77 ＊△	0.84 ± 0.13 ＊△

　　注：与正常组比较：▲$P<0.01$；与模型组比较：＊$P<0.05$，＊＊$P<0.01$；与咳低组比较：△$P<0.05$，△△$P<0.01$；与桂龙组比较：#$P<0.05$，##$P<0.01$

2.3　咳喘宁胶囊对慢性支气管炎大鼠 BALF 中 TXB_2 和 $6-keto-PGF_{1\alpha}$ 含量变化的影响（表3）

结果显示，模型组大鼠 BALF 中 TXB_2 和 $6-keto-PGF_{1\alpha}$ 含量及 $TXB_2/6-keto-PGF_{1\alpha}$ 均较正常组明显升高（$P<0.01$）。经治疗用药，咳高组与桂龙组 BALF 中 TXB_2 和 $6-keto-PGF_{1\alpha}$ 含量及 $TXB_2/6-keto-PGF_{1\alpha}$ 均低于模型组（$P<0.05$ 或 $P<0.01$）。三治疗组间比较：咳高组优于桂龙组与咳低组（$P<0.01$）；桂龙组优于咳低组（$P<0.05$ 或 $P<0.01$）。

3　讨论

本实验采用改良烟熏法复制大鼠慢性支气管炎模型，根据大鼠一般病态表现和组织病理观察，证实模型复制成功[3]，其组织病理学改变与文献报道相近[4]。

慢性支气管炎多为咳嗽、咯痰久延不愈，损伤肺气，使脏腑机能减退，而表现为邪减脏虚之候；或为先有脏虚，而后外邪侵袭，形成本虚标实之象，致使病情缠绵，脏腑机能一时难以复原，病邪亦退之不净，最终形成所谓慢性虚性病理损害。已知慢性支气管炎动物模型在免疫功能低下的同时，存在着显著的"血瘀"病理改变[5,6]。临床观察慢性支气管炎患者亦存在典型的"血瘀"微观改变[7]。根据祖国医学对慢性支气管炎的传统认识和现代研究结果，我们制订了补气活血祛瘀、宣肺止咳平喘为其治疗大法，研制成咳喘宁胶囊运用于临床。为了进一步探讨其作用机制，同时开展了慢性支气管炎动物实验系列研究。

血栓素 A_2（TXA_2）主要是由血小板微粒体合成并释放的一种具有强烈促进血管收缩和血小板聚集的生物活性物质。其生物半衰期约 30min，而迅速代谢为无活性的 TXA_2。前列环素（PGI_2）是由血管壁内皮细胞合成和释放的一种抗血小板聚集和舒张血管的生物活性物质，生物半衰期约 3min，迅速代谢生产为 TXB_2 和 $6-keto-PGF_{1\alpha}$。在正常生理状态下相对平衡，以保持机体内环境的稳定。由于某些病理因素引起 TXA_2 和 PGI_2 平衡失调所出现的血小板聚集、血管痉挛收缩、血栓形成或微循环障碍等，常被认为是临床血瘀证发生发展的重要原因[8]。由于 TXA_2 和 PGI_2 的不稳定性，目前难以直接测定，故国内外均以测定 TXB_2 和 $6-keto-PGF_{1\alpha}$ 作为判断其浓度的指标。TXB_2 和 $6-keto-PGF_{1\alpha}$ 是由肺泡巨噬细胞分泌的重要细胞因子，这些炎症介质在呼吸道的过度表达，必将介导一系列呼吸道损伤过程。本项研究结果显示，采用改良烟熏法复制的大鼠慢性支气管炎模型，其血清、肺组织及 BALF 中 TXB_2 和 $6-keto-PGF_{1\alpha}$ 及其比值均较正常组明显升高（$P<0.01$），这一结果与李建强等所得结论基本一致[1]。说明 TXB_2 和 $6-keto-PGF_{1\alpha}$ 的过度表达，$TXB_2/6-keto-PGF_{1\alpha}$ 平衡破坏，介导了慢性支气管炎呼吸道损伤过程。慢性支气管炎时，肺泡巨噬细胞呈激活状态，TXB_2 和 $6-keto-PGF_{1\alpha}$ 过多释放，促进了局部免疫炎症反应。这些反应持续存在对于呼吸道的免疫防御系统必然造成一定程度的慢性损害，进而使得病情缠绵难愈，与模型组相比较，咳高组和桂龙组血清、肺组织及 BALF 中 TXB_2 和 $6-keto-PGF_{1\alpha}$ 含量及其比值均有明显降低（$P<0.05$ 或 $P<0.01$），而咳低组疗效则不明显。咳高组对 TXB_2 和 $6-keto-PGF_{1\alpha}$ 的影响优于桂龙组（$P<0.05$ 或 $P<0.01$），以上说明各治疗组可通过影响 TXB_2 和 $6-keto-PGF_{1\alpha}$，这些参与周围循环与局部炎症反应的细胞因子，对肺脏慢性炎症反应产生抑制作用，而咳高组作用更加明显。

综上所述，经动物实验证实，TXB_2 和 $6-keto-PGF_{1\alpha}$ 合成与释放增多对慢性支气管炎的形成和发展具有重要影响。咳喘宁胶囊可显著降低 TXB_2 和 $6-keto-PGF_{1\alpha}$ 含量，使其达到血管和支气管平滑肌正常收缩与舒张所需的相应浓度，恢复机体和肺组织的正常功能状态。

参考文献

[1] 李建强 . 3 种肺泡巨噬细胞因子对慢性支气管炎发病的影响 [J]. 中国老年病杂志，1998，18（1）：22.

[2] 施新猷 . 医学动物实验方法 [M]. 北京：人民卫生出版社，1986：223-225.

[3] 杨牧祥，方朝义，谷振勇，等 . 咳喘宁胶囊对慢性支气管炎大鼠血清、肺组织及支气管肺泡灌洗液 SOD、CAT 活性及 MDA 含量的影响 [J]. （另文发表）

［4］任勃，陶庆丰，马淑扬，等. 慢性支气管炎动物模型的复制及病理形态学观察［J］. 天津医药，1995，23（2）：102－103.

［5］杨牧祥，李澎涛，韩树芬，等. 实验性"肺气虚证"肺组织病理学研究［J］. 河北医科大学学报，1996，11（6）：344－345.

［6］杨牧祥，李澎涛，方朝义，等. 对"肺气虚证"大鼠肺组织及支气管 NOS 的检测［J］. 中医杂志，1999，40（2）：107－108.

［7］杨牧祥，杨宝元，田元祥，等. 补气方、活血方、补气活血方对肺气虚证患者液流变学的影响［J］. 中国中医基础医学杂志，1997，3（6）：42－44.

［8］鄢毅. 血瘀证目征机理研究［J］. 中国中西医结合杂志，1990，16（4）：213.

【本文发表于：中国医药学报，2002，17（1）：23－26】

咳喘宁胶囊治疗慢性支气管炎 124 例临床观察

杨牧祥[1]，方朝义[1]，杨宝元[2]，艾发元[3]，王树满[2]，李同振[3]

（1 河北医科大学中医学院　050091；2 唐山卫校附属医院　063000；

3 新乐市中医院　050700）

慢性支气管炎（以下简称"慢支"）是一种严重危害人们身心健康的常见病、多发病。在我国发病率约为 3.82%，老年人约为 15%，有些地区高达 20% ~ 30%。近年来，随着人口的高龄化与大气污染程度的增加，慢性支气管炎的发病趋于增多，严重影响着人们的劳动能力和生活质量。近 5 年来，本课题组以补气活血化瘀、化痰止咳平喘为法，研制成咳喘宁胶囊，临床治疗慢性支气管炎迁延期 124 例，取得满意疗效。现将结果报告如下。

1　临床资料

1.1　病例选择

183 例患者均来自于河北医科大学中医学院、唐山卫校附属医院及新乐市中医院诊治的慢性支气管炎门诊或住院患者，并排除其他呼吸道疾病。分为咳喘宁胶囊治疗组（下称"治疗组"）和桂龙咳喘宁对照组（下称"对照组"）。治疗组 124 例，其中男 66 例，女 58 例；年龄最大者 78 岁，最小者 24 岁，平均年龄（52.8 ± 7.7）岁；病程最长者 28 年，最短者 3 年，平均病程（11.7 ± 3.8）年；单纯型 80 例，喘息型 44 例。对照组 59 例，其中男 34 例，女 25 例；年龄最大者 81 岁，最小者 23 岁，平均年龄（53.4 ± 6.9）岁；病程最长者 31 年，最短者 4 年，平均病程（12.1 ± 4.4）年；单纯型 41 例，喘息型 18 例。两组病例基本情况差异无显著性意义，具有可比性。

1.2　诊断标准

按照中华人民共和国卫生部制定的《中药新药治疗慢性支气管炎的临床研究指导原则》[1]中有关诊断标准进行诊断。

1.2.1　纳入标准　临床上以咳嗽、咳痰为主要症状或伴有喘息，每年发病持续 3 个月，并连续 2 年或以上。

1.2.2　排除标准　具有咳嗽、咳痰、喘息症状的其他疾病（如肺结核、尘肺、肺脓肿、支气管哮喘、支气管扩张、心脏病、心功能不全、慢性鼻咽疾病等）。

1.3　病情判断标准（参照文献[1]拟定）

1.3.1　咳嗽　轻度（+）：白天间断咳嗽，不影响正常生活和工作。中度（++）：症状介于轻度（+）及重度（+++）之间。重度（+++）：昼夜咳嗽频繁或阵咳，影响休息和睡眠。

1.3.2　咳痰　少（+）：昼夜咳痰 10 ~ 50ml，或夜间及清晨咳痰 5 ~ 25ml。中（++）：昼夜咳痰 51 ~ 100ml，或夜间及清晨咳痰 26 ~ 50ml。多（+++）：昼夜咳痰 100ml 以上，或夜间及清晨咳痰 50ml 以上。

1.3.3　喘息　轻度（+）：喘息偶有发作，程度轻，不影响睡眠或活动。中度（++）：病情介于轻度（+）及重度（+++）之间。重度（+++）：喘息明显，不能平卧，影响睡眠及活动。

1.3.4　哮鸣音　少（+）：偶闻，或在咳嗽、深快呼吸后出现。中（++）：散在。多（+++）：满布。

1.3.5　实验室检查　进行 X 线、肺功能及其他实验检查，作为病情判断的参考指标。

2　治疗方法

治疗组口服咳喘宁胶囊（主要由炙麻黄、炒杏仁、紫菀、款冬花、五味子、百部、地龙、炙黄芪、太子参、桃仁、丹参、淫羊藿等药物组成，采用水提醇沉法，制成胶囊。每粒 0.5g，每克胶囊相当于生药 32.4g），每次 5 粒，每日 3 次。对照组口服桂龙咳喘宁胶囊（厦门桂龙药业有限公司出品），每次 5 粒，每日 3 次。均以 12 周为 1 个疗程。

3 疗效观察

3.1 疗效判定标准根据文献[1]拟定

3.1.1 单项症状疗效判断 临床控制：咳、痰、喘症状基本消失，肺部哮鸣音轻度者。显效：咳、痰、喘症状明显好转，肺部哮鸣音明显减轻。有效：咳、痰、喘症状明显好转，肺部哮鸣音减轻。无效：咳、痰、喘症状及哮鸣音无改变，或减轻不明显，以及症状及哮鸣音加重者。

3.1.2 慢性迁延期疗效判断 至少经过一个冬春观察。

3.1.2.1 单纯型 以咳嗽、咳痰两项变化情况为病情疗效判定标准。临床控制：咳嗽、咳痰基本好转，病情不足轻度；显效：咳嗽、咳痰均达到显效标准，或其中 1 项达到临床控制标准，另 1 项为显效或有效；有效：咳嗽、咳痰 1 项达到有效以上，另 1 项为无效；无效：咳嗽、咳痰均无改变，或未达到有效标准，以及咳嗽、咳痰均较前加重者。

3.1.2.2 喘息型 以咳、痰、喘、哮鸣音 4 项指标变化情况为疗效判定标准。临床控制：咳、痰、喘、哮鸣音 4 项中 3 项达到临床控制，另 1 项达到显效。显效：咳、痰、喘、哮鸣音 4 项中 3 项达到显效，另 1 项达到有效；或 2 项临床控制，2 项显效或有效；或 1 项临床控制，2 项显效，1 项有效。有效：咳、痰、喘、哮鸣音 4 项中 1 项达到临床控制，另 1 项达到显效或有效；或 2 项达到显效；或 1 项显效，另 2 项达到有效；或有 3 ~ 4 项好转。无效：咳、痰、喘、哮鸣音 4 项均无效，或仅 1 项好转；以及 4 项中有 1 项或 1 项以上加重，其余各项亦无好转者。

3.2 统计学方法

根据所得资料的类型，采用秩和检验。

4 治疗结果（表 1）

表 1 两组临床疗效比较（例，%）

组别	例数	临床控制	显效	有效	无效
治疗组	124	53(42.7)	56(45.2)	15(12.1)	0(0)
对照组	59	22(37.3)	18(30.5)	15(25.4)	4(6.8)

注：经秩和检验，$\mu = 2.01$，$P < 0.05$

5 讨论

慢性支气管炎为临床常见呼吸道疾病，具有病情反复、经久难愈的特点，目前尚缺乏特效治疗药物。中医认为本病多为咳嗽、咳痰久延不愈，损伤肺气，使脏腑机能减退，表现为邪减脏虚之候；或先有脏虚，而后外邪侵袭，形成本虚标实之象，导致病情缠绵日久，脏腑机能一时难以复原，病邪亦退之不净，最终形成所谓慢性虚性病理损害。

以往研究表明，慢性支气管炎动物模型在免疫功能低下的同时，存在着显著的"血瘀"病理改变[2,3]。临床观察慢性支气管炎患者亦存在典型的"血瘀"微观改变[4]。根据祖国医学对慢性支气管炎的传统认识和现代研究结果，我们制订补气活血祛瘀、化瘀止咳平喘为慢性支气管炎治疗大法，研制成咳喘宁胶囊运用于临床。

咳喘宁胶囊由炙麻黄、炒杏仁、紫菀、款冬花、五味子、百部、地龙、炙黄芪、太子参、桃仁、丹参、淫羊藿等组成。炙麻黄降肺中逆气，与杏仁相合，为宣肺止咳平喘要药。现代药理研究结果表明，麻黄具有中枢性镇咳作用，支气管痉挛时作用尤著。杏仁含苦杏仁苷，止咳平喘效佳。

紫菀与款冬花均可温润肺气，化痰止咳。紫菀重在祛痰，款冬花功擅止咳，故两药常合用。五味子可敛肺滋阴，多用于久咳虚喘者。百部润肺止咳，对肺炎双球菌、金黄色葡萄球菌具有抑制作用。地龙咸寒入肺，通经活络，止咳平喘。黄芪、太子参补肺益气，养阴生津，改善机体营养状况，提高机体免疫力，以复肺脏宣肃之职。桃仁活血化瘀，可祛肺络瘀血，止咳平喘。丹参功擅祛瘀活血，可以增进肺泡毛细血管网的气体弥散，改善血液循环和肺的排泄功能，使痰液更易排出。淫羊藿祛痰止咳，且能补肾纳气，以利肺气之肃降。

治疗结果表明，治疗组疗效优于对照组（$P < 0.05$），提示咳喘宁胶囊可通过补气活血祛瘀、化痰止咳平喘，对慢性支气管炎产生显著疗效。

参考文献

[1] 中华人民共和国卫生部制定发布. 中药新药临床指导原则［S］（第一辑）. 1993：1 - 4.

[2] 杨牧祥，李澎涛，韩树芬，等. 实验性"肺气虚证"肺组织病理学研究［J］. 河北医科大学学报，1996，11（6）：344 - 345.

[3] 杨牧祥，李澎涛，方朝义，等. 对"肺气虚证"大鼠肺组织及支气管 NOS 的检测［J］. 中医杂志，1999，40（2）：107 - 108.

[4] 杨牧祥，杨宝元，田元祥，等. 补气方、活血方、补气活血方对肺气虚证患者液流变学的影响［J］. 中国中医基础医学杂志，1997，3（6）：42 - 44.

【本文发表于：临床荟萃，2002，17（2）：95 - 96】

咳喘宁对支气管哮喘大鼠肺组织 MMP-9mRNA 表达的影响

杨牧祥[1]，于文涛[1]，徐华洲[1]，段旭东[2]，杨洁文[3]

（1 河北医科大学中医学院　石家庄　050091；2 河北医科大学第二医院
石家庄　050000；3 河北邯郸市中医院　邯郸市　056001）

支气管哮喘为临床常见病、多发病，目前缺乏理想的治疗药物。研究表明[1]，基质金属蛋白酶-9（matrix metalloproteinase 9，MMP-9）参与了支气管哮喘炎症形成和气道重塑的病理过程，但既往研究多采用免疫组化法观察 MMP-9 的变化，从转录水平研究 MMP-9mRNA 表达变化的报道较少。咳喘宁是根据中医理论及多年临床观察自拟的临床效方，前期研究表明[2]，该方药可降低支气管哮喘模型大鼠肺组织 MMP-9 含量，为了进一步阐明其治疗支气管哮喘的作用机理，课题组采用 RT-PCR 法观察了该药对支气管哮喘大鼠肺组织 MMP-9mRNA 表达的影响，报道如下。

1　材料与方法

1.1　动物

清洁级 SD 大鼠 40 只，雌雄各半，体重（180～200）g，由华中科技大学同济医学院实验动物学部提供，动物合格证号：SCXK（鄂）2004-007。

1.2　药物

咳喘宁：由炙麻黄、炒杏仁、紫菀、款冬花、五味子、炙百部、地龙、炙黄芪、太子参、桃仁、丹参、淫羊藿等中药组成，使用前水煎分别浓缩成含量为 2.7g 生药/ml（高剂量组）和 1.35g 生药/ml（低剂量组）的混悬液。桂龙咳喘宁胶囊：山西桂龙医药有限公司生产，批准文号：国药准字 Z20053135，生产批号：050706，0.3g/粒，使用前用生理盐水溶解成浓度为 0.041g/ml 的混悬液。

1.3　试剂及仪器

卵蛋白：美国 Sigma 公司生产；氢氧化铝：天津市化学试剂三厂生产，分析纯；Trizol：Invitrogen 公司；DEPC：Sigma 公司；DNA Marker：TaKaRa 公司；RT 反应体系、PCR 反应体系：北京赛百盛基因技术有限公司。主要仪器：美国 PE9600 型 PCR 扩增仪，北京六一电泳仪及电泳槽，法国 BIO-PROFIF 凝胶图像分析系统，北京鼎国紫外透射仪，彩云 JWC-201D 型超声物化器，TP1020 徕卡生物组织自动脱水机，EG1140 徕卡石蜡包埋机，RM2050 石蜡切片机等。

1.4　分组及给药

动物随机分为 5 组，即正常组、模型组、咳喘宁高剂量组（简称高剂量组）、咳喘宁低剂量组（简称低剂量组）、桂龙咳喘宁胶囊对照组（简称桂龙咳喘宁组），每组 8 只。各治疗组均从第 1 次哮喘激发开始（造模第 3 周）至处死前每天灌胃给药，剂量见表 1，正常组、模型组予 0.5% 的羧甲基纤维素钠液灌胃，1 日 1 次，连续 4 周。

1.5　模型建立

参考文献[3]，除正常组外，各组大鼠腹腔内注射 10% 卵蛋白和 10% 氢氧化铝混合液 1ml，致敏后第 15 天用 1% 卵蛋白喷雾激发大鼠哮喘发作，隔日一次，每次 20min，共激发 4 周。以大鼠出现呼吸加快、口唇发绀、腹肌痉挛、点头呼吸及站立不稳等表现为激发成功。正常对照组以生理盐水代替卵蛋白进行腹腔注射及雾化吸入。

1.6　检测指标及方法

动物麻醉完全后，取右肺中叶 4% 多聚甲醛固定，脱水、包埋、切片，分别做 HE 染色；取右肺近肺门处约 100mg，放入 Eppendorf 管，投入液氮罐，采用 RT-PCR 检测 MMP-9mRNA 表达。

1.6.1 HE 染色 光镜下观察 HE 染色，并参照文献[4]测量大鼠气道壁的面积，并用气管内周长进行标准化。采用 NYD1000 型图像分析软件测定完整支气管管腔的内周长（Pi）、管壁面积（WA）、支气管平滑肌的面积，用 Pi 进行标准化，分别以 WA/Pi、支气管平滑肌的面积/Pi 表示支气管管壁厚度、支气管平滑肌厚度；同时测定每高倍视野（400 倍）的嗜酸性粒细胞、淋巴细胞数。

1.6.2 RT - PCR 检测 MMP - 9mRNA 表达

1.6.2.1 总 RNA 的提取 取肺组织 50～100mg，放入匀浆器内，加入适量的 Trizol 用匀浆器匀浆，直至匀浆液呈无颗粒透明状，然后转移至新的离心管中，室温静置 5min，4℃ 12000rpm 离心 5min，小心吸取上清液于另一离心管，加入 1/5 体积的氯仿，震荡混匀后室温静置 5min，4℃ 12000rpm 离心 15min。转移上层水相到另一新离心管中，加入等体积的异丙醇，充分混匀后室温静置 10min，然后 4℃ 12000rpm 离心 10min，RNA 形成白色的小团沉淀在离心管的底部和侧面，弃上清，加入 75% 的乙醇 1ml，4℃ 1200rpm 离心 5min，尽量弃上清，漂洗 2～3 次 RNA 沉淀。最后，在无菌工作台中干燥 RNA 沉淀 5～10min，加入 DEPC 处理的 50μl 双蒸馏水，55～60℃ 温育 10min 使 RNA 充分溶解，取少许溶解的 RNA，用 TE Buffer 稀释后于紫外分光光度计 260 和 280nm 处读取 A 值，A260/A280 = 1.8～2.0 间方可使用，总 RNA 浓度 = A260 × 稀释倍数 ×0.04（μg/μl），用前调整为 1μg/μl。

1.6.2.2 逆转录反应 取总 RNA 2μg，加入 RT 反应体系（含 M - MLV Buffer，dNTPs，Oligo dT Primer，M - MLV Rtase，Rnase Inhibitor 等）管中，并用 DEPC 处理水补足到 50μl 反应液体积，震荡混匀后短暂离心，加少许矿物油于 PCR 仪 42℃ 60min（cDNA 合成），94℃ 5min（逆转录酶失活）。-20℃ 保存备用。

1.6.2.3 PCR 反应 ①PCR 扩增引物：引物由北京赛百盛基因技术有限公司合成。MMP - 9 引物序列为：上游：5′- TCGGTAT TGGAAGTTCTCGAATCACGGAGG - 3′，下游：5′- GGCACTG-CAGGAGGTCATAGGTCACGTA - 3′，扩增片段为 502bp；IL - 4 引物序列为：上游：5′- TGAT-GGGTCTCAGCCCCCACCTTGC - 3′，下游：5′- CTTTCAGTGTTGTGAGCGTGGACTC - 3′，扩增片段为 378bp；β - actin 引物序列为：上游：5′- CGTTGACATCCG TAAAGAC - 3′，下游：5′-CTGGAAGGT-GGACAGTGAG -3′，扩增片段为 202bp。

②PCR 反应体系：50μl 反应体系含 Taq DNA 聚合酶，dNTPs，上样染料，稳定剂，反应缓冲液，逆转录反应产物，上下游引物等。震荡混匀后短暂离心，加少许矿物油于 PCR 仪扩增。

③PCR 反应条件：MMP - 9：94℃ 4min，94℃ 45s，60℃ 1min，72℃ 1min ×30 个循环，延伸 72℃ 10min；β - actin：94℃ 4min，94℃ 45s，55℃ 1min，72℃ 1min × 30 个循环，延伸 72℃ 10min。

1.6.2.4 半定量分析 取每个标本的扩增产物 6μl 于 1% 的含 GV 核酸染料的琼脂糖凝胶电泳，以 DNA Marker（DL2000）作为标准分子量标记，电泳后于紫外透射仪观察，并用数码相机照相，输入微机应用法国 VL 公司 BIO - PROFIF 凝胶图像分析系统 Bio - 1D + + 分析软件对目的电泳条带进行分析，以相应的内参电泳条带作为参照，结果以两者之积分吸光度的比值表示。即 MMP - 9 的基因表达量 = MMP - 9 基因的密度 / β - actin 基因的密度。

1.7 统计分析

采用 SPSS 11.5 软件进行统计处理，统计方法用单因素方差分析。

2 结果

2.1 各组大鼠支气管—肺病理组织学的观察及定量分析

正常组大鼠肺组织偶见炎细胞浸润，管壁完整，黏膜未见充血水肿，管壁和平滑肌厚度正常；与正常组比较，模型组大鼠可见支气管壁及血管、支气管周围有大量嗜酸性粒细胞、淋巴细胞等炎性细胞浸润（$P < 0.01$），支气管黏膜水肿、增厚、上皮脱落、微血管渗漏、管腔内分泌物增多，基层细胞增生、平滑肌增厚（$P < 0.01$），肺泡间隔变宽；与模型组比较，各治疗组嗜酸性粒细胞、淋巴细胞等炎性细胞浸润明显减少（$P < 0.01$），肺组织充血、水肿现象减轻，管壁和平滑肌厚度明显减少（$P < 0.01$），肺泡腔较宽，肺泡间隔较窄；高低剂量组病理组织学指标改善优于桂龙咳喘宁组（$P < 0.05$ 或 $P < 0.01$）（表1）。

2.2 各组大鼠肺组织 MMP – 9mRNA 表达量比较

哮喘模型组肺组织 MMP – 9 mRNA 表达较正常组明显增高（$P < 0.01$），与模型组比较，各用药组肺组织 MMP – 9 mRNA 的表达明显降低（$P < 0.05$ 或 $P < 0.01$），咳喘宁高低剂量组 MMP – 9 mRNA 表达含量明显低于桂龙咳喘宁对照组（$P < 0.05$ 或 $P < 0.01$）（表2）。

表1　各组大鼠病理组织学指标的比较（$\bar{x} \pm s$）

组别	剂量（g/kg）	n	支气管数	支气管管壁厚度(%)	支气管平滑肌厚度(%)	嗜酸性粒细胞（个/HP）	淋巴细胞（个/HP）
正常组	—	8	24	2.52 ± 1.07*	1.17 ± 0.86*	4.38 ± 1.76*	10.06 ± 4.05*
模型组	—	8	24	7.64 ± 1.91	4.02 ± 1.49	33.13 ± 8.93	59.62 ± 16.06
高剂量组	27.0	8	24	4.12 ± 1.51*△△	2.05 ± 1.04*△△	13.29 ± 6.62*△△	18.65 ± 9.25*△△
低剂量组	13.5	8	24	4.49 ± 1.62*△△	2.22 ± 1.08*△	14.63 ± 4.86*△	21.93 ± 7.29*△△
桂龙咳喘宁组	0.41	8	24	5.69 ± 1.64*	2.95 ± 0.94*	18.25 ± 5.47*	31.75 ± 9.62*

注：与模型组比较，*$P < 0.01$；与桂龙咳喘宁组比较，△$P < 0.05$，△△$P < 0.01$

表2　各组大鼠肺组织 MMP – 9mRNA 表达量的比较（$\bar{x} \pm s$,%）

组别	剂量(g/kg)	n	MMP – 9 mRNA 表达量
正常组	—	8	17.60 ± 9.40*
模型组	—	8	89.75 ± 7.91
高剂量组	27.0	8	47.12 ± 13.56*△△
低剂量组	13.5	8	59.34 ± 11.76*△
桂龙咳喘宁组	0.41	8	75.65 ± 10.54*

注：与模型组比较，*$P < 0.01$；与桂龙咳喘宁组比较，△$P < 0.05$，△△$P < 0.01$

3　讨论

3.1　组方依据

支气管哮喘属于中医"哮病"范畴，中医学认为本病的发生大多由于宿痰伏肺，每因外感、饮食、情志、劳倦等诱因引触，以致痰阻气道，肺失宣肃，气道痉挛所致。若本病反复发作，日久损伤肺肾，以致肺肾气虚，气虚则推运血行无力，气血瘀滞，因此肺肾气虚、痰阻血瘀、肺失宣肃为本病的主要病机。课题组根据多年临床观察，筛选炙麻黄、炒杏仁、紫菀、款冬花、五味子、炙百部、地龙、炙黄芪、太子参、桃仁、丹参、淫羊藿等药物组成咳喘宁方。方中炙麻黄开宣肺气，杏仁降气平喘，两药相合，一升一降，共为宣降肺气、止咳平喘要药。现代药理研究结果表明[5]，麻黄具有显著抑制支气管痉挛作用。杏仁含苦杏仁苷，止咳平喘效佳。紫菀与款冬花均可润肺降气，化痰止咳。紫菀长于化痰，款冬花功擅止咳，故两药常相须为用，而为化痰止咳的良药。五味子敛肺滋肾，适用于咳喘日久。百部润肺降逆止咳，对金黄色葡萄球菌具有抑制作用[5]。地龙咸寒入肺，通经活络，止咳平喘。炙黄芪、太子参补益脾肺之气，养阴生津，提高机体免疫力，以复肺脏宣肃之功。桃仁活血化瘀，可祛肺络瘀血，止咳平喘。丹参功擅活血祛瘀，可以增进肺泡毛细血管网的气体弥散，改善血液循环和肺的宣肃功能，使痰液更易排出[5]。淫羊藿补肾纳气，以利肺气之肃降。诸药合用，标本兼治，共奏补气活血祛瘀、化痰止咳平喘之功效。

3.2 咳喘宁降低肺组织 MMP-9 mRNA 的表达，抑制气道炎症和气道重塑

支气管哮喘是一种由多种细胞特别是肥大细胞、嗜酸性细胞和 T 淋巴细胞参与的气道慢性炎症[6]。本病反复发作，可导致气道重塑，致使病情顽固难愈。气道重塑又称气道重建，是引起患者气道高反应性，肺功能进行性损害的主要原因，并可导致顽固性哮喘[7]。其主要病理表现为气道上皮下纤维化，细胞外基质沉积，平滑肌细胞增生、肥大，尤以气道壁和平滑肌增厚是气道重塑的重要特征。

近年来研究表明[1]，MMP 及其基质金属蛋白酶组织抑制剂（TIMP）水平的异常升高在哮喘气道炎症的形成和气道重塑中发挥重要作用，两者比例失调与哮喘患者气道壁重塑严重程度密切相关。在发生支气管哮喘时，肺组织 MMP-9 的异常升高，可过度降解胶原和弹性蛋白，从而有利于炎性细胞穿过基底膜和细胞外基质，浸润气管壁，促进气道炎症和高反应性的发生，同时 MMP-9 可降解生长因子前体的某些肽段而使其成为具有活性的生长因子，促进上皮下成纤维细胞的增殖、活化，导致胶原纤维大量增生，促进气道重塑的形成[8]。哮喘患者痰液和血清中均可见 MMP-9 的浓度增加，气道活检组织表达 MMP-9mRNA 及其活性升高[9]。说明 MMP-9 的含量及其表达量的升高与哮喘气道炎症和气道重塑密切相关。

本研究发现，哮喘模型组肺组织 MMP-9 mRNA 表达较正常组明显增高，说明 MMP-9 参与了支气管哮喘的发病及气道炎症；与模型组比较，咳喘宁高低剂量组肺组织 MMP-9 mRNA 的表达明显降低（$P < 0.05$），说明咳喘宁可从转录水平降低肺组织 MMP-9 mRNA 的表达，抑制气道炎症和气道重塑。

参考文献

[1] 李锋，刘荣玉. 基质金属蛋白酶-9 与支气管哮喘 [J]. 国外医学·呼吸系统分册，2004，24（5）：343-345.

[2] 段旭东，杨牧祥，于文涛，等. 咳喘宁对支气管哮喘大鼠气道重塑及 MMP-9、TIMP-1 的影响 [J]. 中国老年学杂志，2007，27（15）：1450-1452.

[3] 王文建，王莉，杨西华，等. 川芎嗪对大鼠支气管哮喘模型气道重塑的影响及机制 [J]. 中华结核和呼吸杂志，2004，27（12）：833-837.

[4] 吴巧珍，殷凯生，王祥. 咪喹莫特对支气管哮喘大鼠辅助性 T 淋巴细胞亚群的作用 [J]. 中华结核和呼吸杂志，2004，27（5）：355-357.

[5] 高学敏. 中药学 [M]. 北京：中国医药科技出版社，1990：39，270，228.

[6] 陈灏珠. 实用内科学 [J]. （第 10 版）北京：人民卫生出版社，1999：1397.

[7] 梁瑛，姚天樵，张蔚，等. 哮喘与慢性支气管炎气道炎症的临床病理对比性研究 [J]. 中华结核和呼吸杂志，1998，21（11）：668.

[8] 王璞，赵云峰，罗永艾. 母牛分枝杆菌菌苗对哮喘豚鼠肺组织 Eotaxin mRNA 表达的影响 [J]. 中国老年学杂志，2005，25（12）：1506-1508.

[9] Belleguic C, Corbel M, Germain N, et al. Increased release of matrix metalloproteinase-9 in the plasma of acute severe asthmatic patient. Clin Exp Allergy, 2002, 32 (2): 217-22.

【本文发表于：中药新药与临床药理，2008，19（5）：332-336】

咳喘宁对支气管哮喘大鼠气道重塑及肺组织Ⅲ型胶原含量的影响

杨牧祥[1]，于文涛[1]，徐华洲[1]，段旭东[2]，王晓红[2]，王香婷[1]

（1 河北医科大学中医学院 050091；2 河北医科大学第二医院 050000）

支气管哮喘是一种由多种细胞特别是肥大细胞、嗜酸性细胞和 T 淋巴细胞参与的慢性气道炎症[1]。本病反复发作，可导致气道重塑，致使病情顽固难愈。气道重塑又称气道重建，是引起患者气道高反应性，肺功能进行性损害的主要原因，并可导致顽固性哮喘[2]。咳喘宁是课题组根据中医理论及多年临床观察自拟的临床效方，前期研究表明[3,4]，该方药对喘息型支气管炎患者和模型大鼠具有显著的平喘止咳作用，为了阐明其治疗支气管哮喘的作用机理，课题组观察了该药对支气管哮喘大鼠肺组织Ⅲ型胶原含量和病理组织学的影响，报道如下。

1 材料与方法

1.1 动物

清洁级 SD 大鼠 40 只，雌雄各半，鼠龄 40 天，体重 180～200g，由华中科技大学同济医学院实验动物学部提供，动物合格证号：SCXK（鄂）2004－007。

1.2 药物

咳喘宁：由炙麻黄、炒杏仁、紫菀、款冬花、五味子、炙百部、地龙、炙黄芪、太子参、桃仁、丹参、淫羊藿等中药组成，使用前水煎分别浓缩成含量为 2.7g 生药/ml（高剂量组）和 1.35g 生药/ml（低剂量组）的混悬液。桂龙咳喘宁胶囊：山西桂龙医药有限公司生产，批准文号：国药准字 Z20053135，生产批号：050706，0.3g/粒，使用前用生理盐水溶解成浓度为 0.041g/ml 的混悬液。

1.3 试剂及仪器

卵蛋白：美国 Sigma 公司生产。氢氧化铝：天津市化学试剂三厂生产，分析纯。Ⅲ型胶原放免分析试剂盒：北京北方生物技术研究所产品。彩色图像分析仪：武汉同济医科大学千屏影像科技公司生产。BH－2 光学显微镜：Olympus 公司生产。彩云 JWC－201D 型超声物化器：鞍山市同信医用仪器厂生产。

1.4 分组及给药

动物随机分为 5 组，即正常组、模型组、咳喘宁高剂量组（简称高剂量组）、咳喘宁低剂量组（简称低剂量组）、桂龙咳喘宁胶囊对照组（简称桂龙咳喘宁组），每组 8 只。各治疗组均从第 1 次哮喘激发开始（造模第 3 周）至处死前每天灌胃给药，剂量见表 1，正常组、模型组予 0.5% 的羧甲基纤维素钠液灌胃，1 日 1 次，连续 4 周。

1.5 模型建立

参考文献[5]，除正常组外，各组大鼠腹腔内注射 10% 卵蛋白和 10% 氢氧化铝混合液 1ml，致敏后第 15 天用 1% 卵蛋白喷雾激发大鼠哮喘发作，隔日一次，每次 20min，共激发 4 周。以大鼠出现呼吸加快、口唇发绀、腹肌痉挛、点头呼吸及站立不稳等表现为激发成功。正常对照组以生理盐水代替卵蛋白进行腹腔注射及雾化吸入。

1.6 指标检测及方法

1.6.1 气道形态学观察 麻醉完全后，取右肺中叶 4% 多聚甲醛固定，脱水、包埋、切片，HE 染色观察，并参照文献[6]测量大鼠气道壁的面积，并用气管内周长进行标准化。采用 NYD1000 型图像分析软件测定完整支气管管腔的内周长（Pi）、管壁面积（WA）、支气管平滑肌的面积，用

Pi 进行标准化，分别以 WA/Pi、支气管平滑肌的面积/Pi 表示支气管管壁厚度、支气管平滑肌厚度。

1.6.2　肺组织Ⅲ型胶原含量检测　取剩余右肺匀浆，采用放免法检测肺组织Ⅲ型胶原含量。

1.7　统计分析

采用 SPSS 11.5 软件进行统计处理，统计方法用单因素方差分析和 q 检验。

2　结果

2.1　各组大鼠气道形态学参数的比较

与正常组比较，模型组大鼠支气管管壁和平滑肌厚度明显增加（$P < 0.01$）；与模型组比较，各治疗组均可显著降低支气管管壁和平滑肌厚度（$P < 0.01$）；且高、低剂量组优于桂龙咳喘宁组（$P < 0.05$ 或 $P < 0.01$）（表1）。

2.2　各组大鼠肺组织Ⅲ型胶原含量的比较

与正常组比较，模型组大鼠肺组织Ⅲ型胶原含量明显升高（$P < 0.01$）；与模型组比较，各治疗组均可显著降低肺组织Ⅲ型胶原含量（$P < 0.01$）；在降低Ⅲ型胶原含量方面，高、低剂量组优于桂龙咳喘宁组（$P < 0.05$）（表1）。

表1　各组大鼠气道形态学参数和肺组织Ⅲ型胶原含量的比较（$\bar{x} \pm s$）

组别	剂量（g/kg）	动物数	支气管数	支气管管壁厚度（%）	支气管平滑肌厚度（%）	Ⅲ型胶原（μg/g）
正常组	—	8	24	2.52 ± 1.07 *	1.17 ± 0.86 *	0.85 ± 0.30 *
模型组	—	8	24	7.64 ± 1.91	4.02 ± 1.49	2.67 ± 0.48
高剂量组	27.0	8	24	4.12 ± 1.51 *△△	2.05 ± 1.04 *△△	1.26 ± 0.27 *△
低剂量组	13.5	8	24	4.49 ± 1.62 *△△	2.22 ± 1.08 *△	1.30 ± 0.44 *△
桂龙咳喘宁组	0.41	8	24	5.69 ± 1.64 *	2.95 ± 0.94 *	1.72 ± 0.40 *

注：与模型组比较，* $P < 0.01$；与桂龙咳喘宁组比较，△ $P < 0.05$，△△ $P < 0.01$

3　讨论

3.1　组方依据

支气管哮喘属于中医"哮病"范畴，中医学认为本病的发生多因宿痰伏肺，感邪引触，痰随气升，气因痰阻，痰气壅塞气道，肺气宣肃失常所致。若本病反复发作，日久损伤肺肾，以致肺肾气虚，气虚而推运血行无力，气血瘀滞，因此肺肾气虚，痰阻血瘀为本病的主要病机，课题组根据多年临床观察，筛选炙麻黄、炒杏仁、紫菀、款冬花、五味子、炙百部、地龙、炙黄芪、太子参、桃仁、丹参、淫羊藿等药物组成咳喘宁方。方中炙麻黄开宣肺气，杏仁降气平喘，两药相合，一升一降，共为宣降肺气，止咳平喘要药；现代药理研究结果表明[7]：麻黄具有显著抑制支气管痉挛作用。杏仁含苦杏仁苷，止咳平喘效佳。紫菀与款冬花均可润肺降气，化痰止咳。紫菀重在祛痰，款冬花功擅止咳，故两药常配合使用。五味子可敛肺滋阴，多用于久咳虚喘者。百部润肺降逆止咳，对金黄色葡萄球菌具有抑制作用[7]。地龙咸寒入肺，通经活络，止咳平喘。炙黄芪、太子参益肺生津，提高机体免疫力，以复肺脏宣肃之功。桃仁活血化瘀，可祛肺络瘀血，止咳平喘。丹参功擅祛瘀活血，可以增进肺泡毛细血管网的气体弥散，改善血液循环和肺的宣肃功能，使痰液更易排出[7]。淫羊藿补肾纳气，以利肺气之肃降。诸药合用，共奏补气活血祛瘀、化痰止咳平喘之功效。

3.2　咳喘宁可降低支气管哮喘大鼠肺组织Ⅲ型胶原含量，抑制气道重塑等病理过程

支气管哮喘反复发作，可导致气道重塑，致使病情顽固难愈。气道重塑又称气道重建，是引起患者气道高反应性，肺功能进行性损害的主要原因，并可导致顽固性哮喘[2]。采用啮齿类动物卵蛋

白腹腔注射并吸入激发法，可模拟哮喘发作和气道重塑的发病过程[8]。其主要病理表现为气道上皮下纤维化，细胞外基质沉积，平滑肌细胞增生、肥大，尤以气道壁和平滑肌增厚是气道重塑的重要特征。近年来研究表明，Ⅲ型胶原是肺内细胞外基质中胶原的主要成分，由肺成纤维细胞等间质细胞以Ⅲ型前胶原（PCⅢ）的形式合成并分泌到细胞外，前胶原分解后形成胶原分子、氨基端前胶原肽（PNP）和羧基端前胶原肽（PCP），胶原积聚是肺间质纤维化的一个重要特征[9]。在哮喘气道重建过程中，Ⅲ型、Ⅴ型胶原的增生成为细胞外基质沉积的主要病理基础，Ⅴ型胶原成分增生主要表现为小支气管基底膜显著增厚，Ⅲ型胶原可致黏膜下层显著增生[10]。免疫组化分析表明，胶原的沉积导致上皮下纤维化，增厚的基底膜主要由Ⅲ、Ⅴ型胶原、少量Ⅰ型胶原及纤维连接蛋白组成，因此气道壁Ⅲ型、Ⅴ型胶原的增多可作为气道重塑的标志[11]。

本研究显示，咳喘宁可通过降低肺组织Ⅲ型胶原含量，抑制支气管哮喘大鼠气道壁增厚，平滑肌增生肥大，减缓支气管哮喘大鼠气道重塑过程。

参考文献

[1] 陈灏珠. 实用内科学［M］.（第10版）. 北京：人民卫生出版社，1999：1397.

[2] 梁瑛、姚天樵、张蔚，等. 哮喘与慢性支气管炎气道炎症的临床病理对比性研究［J］. 中华结核和呼吸杂志，1998，21（11）：668.

[3] 杨牧祥、方朝义、杨宝元，等. 咳喘宁胶囊治疗慢性支气管炎124例临床观察［J］. 临床荟萃，2002，17（2）：95-96.

[4] 杨牧祥、方朝义、李英敏，等. 咳喘宁胶囊对慢性支气管炎大鼠支气管及肺组织形态学的影响［J］. 河北中医药学报，2002，17（1）：1-4.

[5] 王文建、王莉、杨西华，等. 川芎嗪对大鼠支气管哮喘模型气道重塑的影响及机制［J］. 中华结核和呼吸杂志，2004，27（12）：833-837.

[6] 吴巧珍、殷凯生、王祥. 咪喹莫特对支气管哮喘大鼠辅助性T淋巴细胞亚群的作用［J］. 中华结核和呼吸杂志，2004，27（5）：355-357.

[7] 高学敏. 中药学［M］. 北京：中国医药科技出版社，1990：39，270，228.

[8] 张在其、梁仁、黄建明，等. 小青龙汤对哮喘小鼠肺组织Th1、Th2作用的实验研究［J］. 中国中西医结合急救杂志，2004，11（6）：368-371.

[9] 贾静、刘晓民、张健鹏. 甲基泼尼松龙干预对急性肺损伤大鼠Ⅲ型前胶原的影响［J］. 中国危重病急救医学，2006，18（8）：459-460.

[10] 张韶君、杜永成、许建英. 致敏大鼠成肌纤维细胞与Ⅲ型、Ⅴ型胶原表达关系的研究［J］. 山西医科大学学报，2003，34（2）：111-112.

[11] 杨莉、王文建、李海浪. 川芎嗪对哮喘大鼠气道壁胶原合成的影响［J］. 江苏医药杂志，2003，29（11）：818-819.

【本文发表于：中国中西医结合急救，2008，15（2）：89-91】

咳喘宁对支气管哮喘患者肺功能的影响

杨牧祥[1]，于文涛[1]，杨洁文[2]，赵自冰[2]，王秉岳[3]，冀绪[4]，

（1 河北医科大学中医学院　050091；2 河北省邯郸市中医院　056009；
3 河北省行唐县中医院　050600；4 河北省新乐市中医院　050700）

支气管哮喘是由嗜酸性粒细胞、肥大细胞和淋巴细胞等多种炎症细胞参与的慢性气道炎症[1]。随着近年来部分地区空气污染的加重，本病发病有日益增长的趋势，目前尚缺乏理想的治疗药物。咳喘宁是根据中医理论及多年临床观察研制的治疗支气管哮喘的有效方药，为了进一步验证该药的临床疗效，课题组进行了随机临床对照观察，现报道如下。

1　临床资料

1.1　一般资料

全部病例均符合病例选择标准，按入院先后顺序采用随机数字表法分为两组，治疗结束后，除去脱落病例，有效病例 298 例。治疗组 152 例，其中男 80 例，女 72 例；平均年龄（44.8 ± 17.61）岁，病程 2~34 年；对照组 146 例，其中男 78 例，女 68 例；平均年龄（43.7 ± 15.57）岁，病程 1~32 年。两组患者性别、年龄、病情程度以及西药常规治疗等方面，经统计学处理差异无显著性意义（$P > 0.05$），具有可比性。

1.2　诊断标准

参照 2002 年中华医学会呼吸病学分会哮喘学组修订的有关诊断标准[2]。诊断要点如下：（1）反复发作喘息、气急、胸闷或咳嗽，多与接触变应原，冷空气，物理、化学性刺激，病毒性上呼吸道感染，运动等有关。（2）发作时在双肺可闻及散在或弥漫性，以呼气相为主的哮鸣音，呼气相延长。（3）上述症状可经治疗缓解或自行缓解。（4）除外其他疾病所引起的喘息、气急、胸闷和咳嗽。（5）临床表现不典型者（如无明显喘息或体征）应至少具备以下一项试验阳性：①支气管激发试验或运动试验阳性；②支气管扩张试验阳性，即一秒钟用力呼气容积（FEV_1）增加 15% 以上，且 FEV_1 增加绝对值 >200ml；③最大呼气流量（PEF）日内变异率或昼夜波动率≥20%。符合（1）~（4）条或者（4）（5）条者，可以诊断为支气管哮喘。

1.3　分期

根据临床表现哮喘可分为急性发作期、慢性持续期、缓解期。慢性持续期是在相当长的时间内，每周均不同频率和不同程度地出现症状；缓解期系指经过治疗或未经治疗症状、体征消失、肺功能恢复到急性发作前水平，并维持 4 周以上。本项研究选取急性发作期和慢性持续期患者。

1.4　纳入病例标准

①符合上述诊断标准。②签署知情同意书。

1.5　排除病例标准

①80 岁以上，妊娠或哺乳期妇女，对本药过敏者。②合并有肝、肾、造血系统和内分泌系统等严重原发性疾病，精神病患者。③合并呼吸衰竭和心脏衰竭患者。④除外哮喘持续状态等危重型哮喘及其他心肺疾患引发的哮喘。⑤凡不符合纳入标准，未按规定用药，无法判断疗效或资料不全等影响疗效或安全性判断者。

2　研究方法

2.1　治疗方法

治疗组：口服咳喘宁，咳喘宁由炙麻黄、炒杏仁、紫菀、款冬花、五味子、百部、地龙、炙黄芪、太子参、桃仁、丹参、淫羊藿等药物组成，采用自动煎药机水煎包装，200ml/次，2 次/日。对

照组：口服桂龙咳喘宁胶囊，由山西桂龙医药有限公司生产，5 粒/次，3 次/日。两组均配合氨茶碱、β_2 受体激动剂、抗胆碱等西医常规治疗药物，有肺部感染者采用抗生素治疗，治疗用药 4 周后检测指标。

2.2 观察项目

2.2.1 两组患者症状评分比较 参考文献[3]，白天喘息症状评分：0 分 = 白天无症状。1 分 = 白天有一次短暂的症状。2 分 = 白天有两次或两次以上短暂的症状。3 分 = 白天大部分时间有症状，但不影响日常活动。4 分 = 白天大部分时间有症状，且影响日常活动。5 分 = 症状严重，不能工作和进行日常活动。夜间喘息症状评分：0 分 = 夜间无症状。1 分 = 夜间憋醒 1 次或早晨被憋醒。2 分 = 夜间憋醒 2 次或两次以上（包括早晨被憋醒）。3 分 = 夜间多次被憋醒，大部分时间不能入睡。4 分 = 症状严重，根本无法入睡。

2.2.2 两组患者肺功能比较 采用日本 chest 公司生产的 298 型肺功能仪检测两组患者肺功能，主要包括用力肺活量（FVC）、1 秒用力呼气容量（FEV_1）、最大呼气峰流速（PEF）。

2.2.3 两组患者临床疗效比较 根据临床疗效判定标准，比较两组临床总有效率。总有效率 = （治愈例数 + 显效例数）/总例数

2.3 疗效判定标准

参照文献制定疗效判定标准[2]。临床控制：哮喘症状完全缓解，即使偶有轻度发作不需用药即可缓解。FEV_1（或 PEF）增加量 > 35%，或治疗后 FEV_1（PEF）≥80% 预计值。PEF 昼夜波动率 < 20%。显效：哮喘发作较治疗前明显减轻，FEV_1（或 PEF）增加量范围 25%～35%，或治疗后 FEV_1（PEF）达到预计值的 60%～79%，PEF 昼夜波动率 < 20%，仍需用糖皮质激素或支气管扩张剂。好转：哮喘症状有所减轻，FEV_1（或 PEF）增加量 15%～24%，仍需用糖皮质激素和（或）支气管扩张剂。无效：临床症状和 FEV_1（或 PEF）测定值无改善或反而加重。

2.4 统计方法

采用 SPSS 13.0 for Windows 统计软件，计量资料用 t 检验，计数资料用 χ^2 检验。

3 结 果

3.1 两组患者症状评分比较（表1）

与治疗前比较，治疗后两组白天及夜间哮喘症状评分均明显下降，具有统计学意义（$P < 0.01$），治疗组治疗后白天及夜间哮喘症状评分低于对照组（$P < 0.05$）。

表1 两组患者症状评分比较（$\bar{x} \pm s$）

组 别	n	白天哮喘症状评分		夜间哮喘症状评分	
		治疗前	治疗后	治疗前	治疗后
治疗组	152	3.84 ± 0.94	1.28 ± 0.45 *△	2.73 ± 0.62	1.08 ± 0.27 *△
对照组	146	3.72 ± 0.61	1.92 ± 0.57 *	2.61 ± 0.54	1.54 ± 0.24 *

注：与本组治疗前比较，∗$P < 0.01$；与对照组治疗后比较，△$P < 0.01$

3.2 两组患者肺功能比较（表2）

表2 两组患者肺功能比较（$\bar{x} \pm s$）

组 别	n	FVC(L)		FEV_1(L)		PEF(L/S)	
		治疗前	治疗后	治疗前	治疗后	治疗前	治疗后
治疗组	152	2.53 ± 0.94	3.08 ± 0.95 *△	1.85 ± 0.92	2.48 ± 0.77 *△	2.27 ± 0.82	3.12 ± 0.97 *△
对照组	146	2.56 ± 0.71	2.82 ± 0.87 *	1.82 ± 0.84	2.27 ± 0.85 *	2.29 ± 0.74	2.86 ± 0.73 *

注：与本组治疗前比较，∗$P < 0.01$；与对照组治疗后比较，△$P < 0.01$

与治疗前比较，治疗后两组 FVC、FEV_1、PEF 均明显提高，具有统计学意义（$P < 0.01$），治疗组治疗后 FVC、FEV_1、PEF 均高于对照组（$P < 0.01$）。

3.3　两组患者临床疗效比较（表3）

与对照组比较，治疗组临床总有效率为 98.6%，明显优于对照组 89.0%，具有统计学意义（$P < 0.01$）

表3　两组患者临床疗效比较（例,%）

组　别	n	临床控制	显效	好转	无效	总有效率
治疗组	152	59	52	39	2	98.6*
对照组	146	28	40	62	16	89.0

与对照组比较，*$P < 0.01$

4　讨论

支气管哮喘属于中医"哮病"范畴，中医学认为本病的发生多因宿痰伏肺，感邪引触，痰随气升，气因痰阻，痰气壅塞气道，肺气宣肃失常所致。若本病反复发作，日久损伤肺肾，以致肺肾气虚，气虚而推运血行无力，气血瘀滞，因此肺肾气虚，痰阻血瘀为本病的主要病机。课题组根据多年临床观察，筛选炙麻黄、炒杏仁、紫菀、款冬花、五味子、炙百部、地龙、炙黄芪、太子参、桃仁、丹参、淫羊藿等药物组成咳喘宁方。方中炙麻黄开宣肺气，杏仁降气平喘，两药相合，共为宣发肃降肺气、止咳平喘要药。现代药理研究结果表明[4]，麻黄具有显著抑制支气管痉挛作用。杏仁含苦杏仁苷，止咳平喘效佳。紫菀与款冬花均可润肺降气，化痰止咳。紫菀重在祛痰，款冬花功擅止咳，故两药常配合使用。五味子可敛肺滋阴，多用于久咳虚喘者。百部润肺降逆止咳，对金黄色葡萄球菌具有抑制作用[4]。地龙咸寒入肺，通经活络，止咳平喘。炙黄芪、太子参补气健脾益肺，提高机体免疫力，以复肺宣肃之力。桃仁活血化瘀，可祛肺络瘀血，止咳平喘。丹参功擅祛瘀活血，可以增进肺泡毛细血管网的气体弥散，改善血液循环和肺的宣肃功能，使痰液更易排出[4]。淫羊藿补肾纳气，以利肺气之肃降。诸药合用，共奏补气活血祛瘀、化痰止咳平喘之功效。

肺功能检查对评价呼吸功能基本状况具有重要意义，FVC、FEV_1、PEF 是反映肺通气功能的重要指标。FVC 是指深吸气至肺总量位后以最大力量、最快的速度所能呼出的全部气量；FEV_1 是指最大吸气至肺总量位后，开始呼气第一秒钟内的呼出气量；PEF 是指用力肺活量测定过程中，呼气流速最快时的瞬时流速，亦称峰值呼气流速，三者都可从不同侧面反映呼吸肌的力量和气道有无阻塞[5]。在支气管哮喘患者由于气管痉挛，通气障碍，而三项指标出现不同程度下降。

本研究显示，与治疗前相比，咳喘宁可降低哮喘症状评分，改善肺通气功能，总有效率优于对照组桂龙咳喘宁胶囊。

参考文献

［1］陈灏珠. 实用内科学（第10版）［M］. 北京：人民卫生出版社，1999：693 – 694.

［2］支气管哮喘诊断标准、临床分期和严重程度分级［J］. 疑难病杂志，2006，5（3）：180.

［3］朱凤磊. 喘安治疗30例支气管哮喘临床观察［J］. 中华实用中西医杂志，2004，4（17）：1284 – 1286.

［4］高学敏. 中药学［M］. 北京：中国医药科技出版社，1990：39，270，228.

［5］陈文彬，潘祥林. 诊断学（第6版）［M］. 北京：人民卫生出版社，2004：555 – 558.

【本文发表于：医药月刊，2008，5（6）：385 – 387】

咳喘宁治疗支气管哮喘的药效学研究

杨牧祥，王鑫国，于文涛，徐华洲

（河北医科大学中医学院　石家庄　050091）

支气管哮喘为临床常见病、多发病，目前缺乏理想的治疗药物。咳喘宁是课题组根据中医理论及多年临床观察研制的治疗支气管哮喘的有效方药。前期研究表明[1]，该药可显著降低支气管哮喘模型大鼠肺组织的炎性介质含量，具有改善肺病理组织学、抑制气道重塑的作用，为了进一步验证其疗效，课题组对该药进行了药效学研究，现报道如下。

1　材料与方法

1.1　动物

昆明种小鼠，体重 18～22g，雌雄各半；幼年豚鼠，体重 150～250g，雌雄各半。以上动物均由河北省实验动物中心提供。

1.2　药物

咳喘宁：由炙麻黄、炒杏仁、紫菀、款冬花、五味子、炙百部、地龙、炙黄芪、太子参、桃仁、丹参、淫羊藿等中药组成，使用前水煎浓缩成不同浓度的混悬液。桂龙咳喘宁胶囊：山西桂龙医药有限公司生产，批准文号：国药准字 Z20053135，生产批号：050706，0.3g/粒，使用前用生理盐水溶解成浓度为 0.041g/ml 的混悬液。

1.3　试剂

浓氨水，由石家庄市试剂厂生产；磷酸组胺，由上海华联制药有限公司生产。

1.4　仪器

彩云 JWC–201D 型超声物化器，722 型分光光度计（上海第三分析仪器厂生产）等。

2　方法

2.1　咳喘宁对哮喘豚鼠模型的影响

动物筛选：将豚鼠置于一个 1.5L 的玻璃容器内，连接超声雾化器，气雾发生浓度调节至最大，并持续雾化喷入 1% 的磷酸组胺溶液，观察豚鼠的引喘潜伏期（即从喷雾开始到哮喘发作，呼吸极度困难，直到抽搐跌倒的时间），一般不超过 150s，超过 150s 者可认为不敏感，不予选用实验。预选过的豚鼠随机分为模型组、咳喘宁高剂量组、咳喘宁低剂量组、桂龙咳喘宁对照组，每组 8 只，除模型组外其余 3 组分别灌胃给药，给药剂量见表 1，每日 1 次，连续 3 日，于末次给药后 30min，分别放入喷雾装置内，按预选时的同样条件喷入 1% 的磷酸组胺，记录引喘潜伏期。

2.2　咳喘宁对浓氨水致咳小鼠的影响

取健康小鼠 40 只，随机分为模型组、咳喘宁高剂量组、咳喘宁低剂量组、桂龙咳喘宁对照组，每组 10 只，除模型组外其余 3 组分别灌胃给药，给药剂量见表 2，每日 1 次，连续 3 日，于末次给药后 30min，置小鼠于一个 1.5L 的玻璃容器内，连接超声雾化器，气雾发生浓度调节至最大，并持续雾化喷入浓氨水 2min，通气雾开始同时计时，观察自喷雾开始至小鼠出现咳嗽的时间（潜伏期）及 1min 平均咳嗽次数。

2.3　咳喘宁对小鼠酚红排泌的影响

取健康小鼠 40 只，分组及给药方法同 2.2，于末次给药后 30min，各鼠腹腔注射酚红溶液 12.5ml/kg，30min 后将小鼠处死，剥离气管，每鼠剪取软骨环下至气管分叉处相同长度气管段，放入 2ml 生理盐水中，加 0.1ml 1mol/L NaOH 放置 20min，于 722 型分光光度计 546nm 处比色，测定酚红排泌量（OD 值）。

3　结果

3.1　咳喘宁对豚鼠哮喘模型的影响

与模型组比较，各治疗组引喘潜伏期明显延长（$P<0.05$ 或 $P<0.01$）；高剂量组长于桂龙咳喘宁组（$P>0.05$）（表1）。

表1　咳喘宁对豚鼠哮喘模型的影响（$\bar{x}\pm S$）

组别	剂量(g/kg)	n	引喘潜伏期(S)
模型组	—	8	55.02±5.41
高剂量组	23.4	8	88.39±6.69 ** △
低剂量组	11.7	8	71.22±4.83 **
桂龙咳喘宁组	0.36	8	67.40±4.07 *

注：与模型组比较，* $P<0.05$，** $P<0.01$；与桂龙咳喘宁组比较，△ $P<0.05$

3.2　咳喘宁对浓氨水致咳小鼠的影响

与模型组比较，各治疗组致咳潜伏期明显延长，咳嗽次数明显减少（$P<0.05$ 或 $P<0.01$）；高剂量组致咳潜伏期长于桂龙咳喘宁组（$P>0.05$）（表2）。

表2　咳喘宁对浓氨水致咳小鼠的影响（$\bar{x}\pm S$）

组别	剂量(g/kg)	n	致咳潜伏期(S)	咳嗽次数(次/min)
模型组	—	10	61.93±14.11	25.02±4.41
高剂量组	37.8	10	99.38±14.88 ** △	20.39±3.69 *
低剂量组	18.9	10	83.64±16.49 **	21.22±4.83 *
桂龙咳喘宁组	0.58	10	75.96±14.37 *	22.40±5.07 *

注：与模型组比较，* $P<0.05$，** $P<0.01$；与桂龙咳喘宁组比较，△ $P<0.05$

3.3　咳喘宁对小鼠酚红排泌的影响

与模型组比较，各治疗组酚红排泌量明显增加（$P<0.05$ 或 $P<0.01$），高剂量组酚红排泌量多于桂龙咳喘宁组（$P>0.05$）（表3）。

表3　咳喘宁对小鼠酚红排泌量的影响（$\bar{x}\pm S$）

组别	剂量(g/kg)	n	酚红排泌量(OD)
模型组	—	10	0.053±0.004
高剂量组	37.8	10	0.098±0.011 ** △
低剂量组	18.9	10	0.078±0.012 *
桂龙咳喘宁组	0.58	10	0.075±0.015 *

注：与模型组比较，* $P<0.05$，** $P<0.01$；与桂龙咳喘宁组比较，△ $P<0.05$

4　讨论

支气管哮喘属于中医"哮病"范畴，中医学认为本病的发生大多由于宿痰伏肺，每因外感、饮食、情志、劳倦等诱因引触，以致痰阻气道，肺失宣肃，气道痉挛所致。若本病反复发作，日久损伤肺肾，以致肺肾气虚，气虚则推运血行无力，气血瘀滞，因此肺肾气虚、痰阻血瘀、肺失宣肃为本病的主要病机。课题组根据多年临床观察，筛选炙麻黄、炒杏仁、紫菀、款冬花、五味子、炙百部、地龙、炙黄芪、太子参、桃仁、丹参、淫羊藿等药物组成咳喘宁方。方中炙麻黄开宣肺气，杏仁降气平喘，两药相合，一升一降，共为宣降肺气、止咳平喘要药。现代药理研究结果表明[2]，麻黄具有显著抑制支气管痉挛作用。杏仁含苦杏仁苷，止咳平喘效佳。紫菀与款冬花均可润肺降气，化痰止咳。紫菀长于化痰，款冬花功擅止咳，故两药常相须为用，而为化痰止咳的良药。五味子敛肺滋肾，适用于咳喘日久。百部润肺降逆止咳，对金黄色葡萄球菌具有抑制作用[2]。地龙咸寒入肺，通经活络，止咳平喘。炙黄芪、太子参补益脾肺之气，养阴生津，提高机体免疫力，以复肺脏宣肃之功。桃仁活血化瘀，可祛肺络瘀血，止咳平喘。丹参功擅活血祛瘀，可以增进肺泡毛细血管网的气体弥散，改善血液循环和肺的宣肃功能，使痰液更易排出[2]。淫羊藿补肾纳气，以利肺气之肃降。诸药合用，标本兼治，共奏补气活血祛瘀、化痰止咳平喘之功效。

支气管哮喘是一种由多种细胞特别是肥大细胞、嗜酸性粒细胞和 T 淋巴细胞参与的慢性气道炎症[3]。临床可见喘息、咳嗽、咳痰等症状，组胺引喘试验、氨水致咳试验以及气管酚红排泌试验是评价药物平喘、止咳、祛痰作用的常用药理学实验方法[4]。本研究显示，咳喘宁可显著延长组胺导致的豚鼠引喘潜伏期和浓氨水导致的小鼠咳嗽潜伏期，减少咳嗽次数，增加小鼠气管内酚红排泌量，说明咳喘宁具有显著的平喘、止咳、祛痰的作用，且呈量效关系。

参考文献

［1］王晓红，杨牧祥，于文涛，等. 咳喘宁对支气管哮喘大鼠肺组织一氧化氮和内皮素－1 含量的影响［J］. 中华中医药杂志，2007，22（1）：12－15.

［2］高学敏. 中药学［M］. 北京：中国医药科技出版社，1990：39，270，228.

［3］陈灏珠. 实用内科学（第 10 版）［M］. 北京：人民卫生出版社，1999：1397.

［4］徐叔云，卞如濂，陈修. 药理实验方法学（第 2 版）［M］. 北京：人民卫生出版社，1991：719，1165，1167，1231.

【本文发表于：光明中医，2008，23（8）：1072－1073】

咳喘宁对支气管哮喘大鼠肺组织 NF-κB 表达的影响

杨牧祥[1]，于文涛[1]，徐华洲[1]，王晓红[2]，杨洁文[3]

（1 河北医科大学中医学院　050091；2 河北医科大学第二医院　050000；

3 邯郸市中医院　056001）

支气管哮喘是由嗜酸性粒细胞、肥大细胞和淋巴细胞等多种炎症细胞参与的慢性气道炎症。近年来本病的发病有日益增长的趋势，目前缺乏理想的治疗药物。咳喘宁为课题组经多年临床观察筛选的效方，为进一步阐明其作用机制，课题组观察了该药对支气管哮喘大鼠肺组织核因子-κB（nuclear factor κB，NF-κB）表达和病理组织学的影响，报道如下。

1 材料与方法

1.1 动物

二级 SD 大鼠 40 只，40~45 日龄，雌雄各半，体重 180~200g，由华中科技大学同济医学院实验动物学部提供，动物合格证号：SCXK（鄂）2004-007。

1.2 药物

咳喘宁：由炙麻黄、炒杏仁、紫菀、款冬花、五味子、炙百部、地龙、炙黄芪、太子参、桃仁、丹参、淫羊藿等中药组成，使用前水煎分别浓缩成含量为 2.7g 生药/ml（高剂量组）和 1.35g 生药/ml（低剂量组）的混悬液。桂龙咳喘宁胶囊：山西桂龙医药有限公司生产，批准文号：国药准字 Z20053135，生产批号：050706，0.3g/粒，使用前用生理盐水溶解成浓度为 0.041g/ml 的混悬液。

1.3 试剂及仪器

卵蛋白：美国 Sigma 公司生产。氢氧化铝：天津市化学试剂三厂生产，分析纯。NF-κB 抗体、SABC 试剂盒、DAB 显色试剂盒均购于武汉博士德生物工程有公司，批号：070412。主要仪器：彩云 JWC-201D 型超声物化器：鞍山市同信医用仪器厂生产，批号：051204；EG1140 徕卡石蜡包埋机，RM2050 石蜡切片机，郑州长城仪器厂生产，批号：040915。

1.4 分组及给药

动物随机分为 5 组，即正常组、模型组、咳喘宁高剂量组（简称高剂量组）、咳喘宁低剂量组（简称低剂量组）、桂龙咳喘宁胶囊对照组（简称桂龙咳喘宁组），每组 8 只。各治疗组均从第 1 次哮喘激发开始（造模第 3 周）至处死前每天灌胃给药，剂量见表 1，正常组、模型组予 0.5% 的羧甲基纤维素钠液灌胃，1 日 1 次，连续 4 周。

1.5 模型建立

参考文献[1]，除正常组外，各组大鼠腹腔内注射 10% 卵蛋白和 10% 氢氧化铝混合液 1ml，致敏后第 15 天用 1% 卵蛋白喷雾激发大鼠哮喘发作，隔日一次，每次 20min，共激发 4 周。以大鼠出现呼吸加快、口唇发绀、腹肌痉挛、点头呼吸及站立不稳等表现为激发成功。正常对照组以生理盐水代替卵蛋白进行腹腔注射及雾化吸入。

1.6 检测指标及方法

动物麻醉完全后，取右肺中叶 4% 多聚甲醛固定，脱水、包埋、切片，分别做 HE 染色和免疫组织化学 ABC 法染色。光镜下观察 HE 染色，并参照文献[2]测量大鼠气道壁的面积，并用气管内周长进行标准化。采用 NYD1000 型图像分析软件测定完整支气管管腔的内周长（Pi）、管壁面积（WA）、支气管平滑肌的面积，用 Pi 进行标准化，分别以 WA/Pi、支气管平滑肌的面积/Pi 表示支气管管壁厚度、支气管平滑肌厚度；同时测定每高倍视野（400 倍）的嗜酸性粒细胞、淋巴细胞数。选择免疫组织化学 ABC 法染色片中结构较完整的支气管壁，由同一观察者随机选取 5 个高倍视野（×400）在光学显微镜下观察并计算支气管壁中胞核 NF－κB 阳性的细胞百分数，取平均值作为该切片的代表值。

1.7　统计分析　采用 SPSS 11.5 软件进行统计处理，统计方法用单因素方差分析。

2　结果

2.1　各组大鼠支气管—肺病理组织学的观察及定量分析

正常组大鼠肺组织偶见炎细胞浸润，管壁完整，黏膜未见充血水肿，管壁和平滑肌厚度正常；与正常组比较，模型组大鼠可见支气管壁及血管、支气管周围有大量嗜酸性粒细胞、淋巴细胞等炎性细胞浸润（$P < 0.01$），支气管黏膜水肿、增厚，上皮脱落，微血管渗漏，管腔内分泌物增多，基层细胞增生，平滑肌增厚（$P < 0.01$），肺泡间隔变宽；与模型组比较，各治疗组嗜酸性粒细胞、淋巴细胞等炎性细胞浸润明显减少（$P < 0.01$），肺组织充血、水肿现象减轻，管壁和平滑肌厚度明显减少（$P < 0.01$），肺泡腔较宽，肺泡间隔较窄；高低剂量组病理组织学指标改善优于桂龙咳喘宁组（$P < 0.05$ 或 $P < 0.01$）（表 1）。

表 1　各组大鼠病理组织学指标的比较（$\bar{x} \pm S, \%$）

组别	剂量（g/kg）	n	支气管数	支气管管壁厚度	支气管平滑肌厚度	嗜酸性粒细胞（个/HP）	淋巴细胞（个/HP）
正常组	—	8	24	2.52 ± 1.07**	1.17 ± 0.86**	4.38 ± 1.76**	10.06 ± 4.05**
模型组	—	8	24	7.64 ± 1.91	4.02 ± 1.49	33.13 ± 8.93	59.62 ± 16.06
高剂量组	27.0	8	24	4.12 ± 1.51**△△	2.05 ± 1.04**△△	13.29 ± 6.62**△△	18.65 ± 9.25**△△
低剂量组	13.5	8	24	4.49 ± 1.62**△△	2.22 ± 1.08**△	14.63 ± 4.86**△	21.93 ± 7.29**△△
桂龙咳喘宁组	0.41	8	24	5.69 ± 1.64**	2.95 ± 0.94**	18.25 ± 5.47**	31.75 ± 9.62**

注：与模型组比较，**$P < 0.01$；与桂龙咳喘宁组比较，△$P < 0.05$，△△$P < 0.01$

2.2　各组大鼠肺组织 NF－κB 免疫组化染色结果比较及定量分析

正常组大鼠肺组织及气道壁见少许 NF－κB 阳性表达细胞，模型组大鼠肺组织及气道壁中胞核表达 NF－κB 的细胞比例显著高于正常组，表现为不均匀的黄褐色颗粒状物（$P < 0.01$），而各治疗组肺组织及气道壁中胞核阳性细胞的比例显著低于模型组（$P < 0.05$ 或 $P < 0.01$），咳喘宁高剂量组优于桂龙咳喘宁组（$P < 0.05$）（表 2）。

表 2　各组大鼠肺组织 NF－κB 表达量的比较（$\bar{x} \pm S, \%$）

组别	剂量（g/kg）	n	NF－κB 表达量
正常组	—	8	12.3 ± 2.6**
模型组	—	8	45.8 ± 5.8
高剂量组	27.0	8	18.6 ± 5.7**△
低剂量组	13.5	8	24.1 ± 7.2**
桂龙咳喘宁组	0.41	8	32.6 ± 8.4*

注：与模型组比较，*$P < 0.05$，**$P < 0.01$，与桂龙咳喘宁组比较，△$P < 0.05$

3　讨论

支气管哮喘属于中医"哮病"范畴，中医学认为本病的发生大多由于宿痰伏肺，每因外感、饮食、情志、劳倦等诱因引触，以致痰阻气道，肺失宣肃，气道痉挛所致。若本病反复发作，日久损伤肺肾，以致肺肾气虚，气虚则推运血行无力，气血瘀滞，因此肺肾气虚，痰阻血瘀，肺失宣肃为本病的主要病机，课题组根据多年临床观察，筛选炙麻黄、炒杏仁、紫菀、款冬花、五味子、炙百部、地龙、炙黄芪、太子参、桃仁、丹参、淫羊藿等药物组成咳喘宁方。方中炙麻黄开宣肺气，杏仁降气平喘，两药相合，一升一降，共为宣降肺气，止咳平喘要药。现代药理研究结果表明[3]，麻黄具有显著抑制支气管痉挛作用。杏仁含苦杏仁苷，止咳平喘效佳。紫菀与款冬花均可润肺降气，化痰止咳。紫菀长于化痰，款冬花功擅止咳，故两药常相须为用，而为化痰止咳的良药。五味子敛肺滋肾，适用于咳喘日久。百部润肺降逆止咳，对金黄色葡萄球菌具有抑制作用[3]。地龙咸寒入肺，通经活络，止咳平喘。炙黄芪、太子参补益脾肺之气，养阴生津，提高机体免疫力，以复肺脏宣肃之功。桃仁活血化瘀，可祛肺络瘀血，止咳平喘。丹参功擅活血祛瘀，可以增进肺泡毛细血管网的气体弥散，改善血液循环和肺的宣肃功能，使痰液更易排出[3]。淫羊藿补肾纳气，以利肺气之肃降。诸药合用，标本兼治，共奏补气活血祛瘀、化痰止咳平喘之功效。

NF－κB 是一种作用广泛的转录因子和重要的细胞信号转导分子，当细胞受到肿瘤坏死因子、弗波脂等炎症刺激时，从细胞质易位到细胞核，与特定基因启动区域上针对 NF－κB 的特定序列结合，调控特定基因表达，参与机体的免疫反应、炎症形成的过程[4]。支气管哮喘是由嗜酸性粒细胞、肥大细胞和淋巴细胞等多种炎症细胞参与的慢性气道炎症，气道的炎症刺激导致 NF－κB 的激活，NF－κB 不仅增加炎症介质基因的转录，促进如前炎症介质、黏附分子、趋化因子和一些炎性相关酶类过度表达，而且通过反馈环路导致炎症过程的放大和持续，加重肺组织的炎性损伤[5]。贺宇彤等研究发现[6]，NF－κB 除调控炎性分子的表达外，还与细胞存活及凋亡密切相关，中药可以通过抑制 NF－κB 的活性，诱导肝星状细胞凋亡，而使细胞外基质合成减少，减轻肝纤维化。

本研究发现，模型组大鼠肺组织及气道壁细胞中 NF－κB 的表达明显高于正常组，与模型组比较，咳喘宁高低剂量组均能显著降低 NF－κB 的表达，说明咳喘宁能通过抑制 NF－κB 的表达，降低炎症蛋白基因的转录，减少炎性介质产生，减轻气道炎症。

参考文献

[1] 王文建，王莉，杨西华，等. 川芎嗪对大鼠支气管哮喘模型气道重塑的影响及机制 [J]. 中华结核和呼吸杂志，2004，27（12）：833－837.

[2] 吴巧珍，殷凯生，王祥. 咪喹莫特对支气管哮喘大鼠辅助性 T 淋巴细胞亚群的作用 [J]. 中华结核和呼吸杂志，2004，27（5）：355－357.

[3] 高学敏. 中药学 [M]. 北京：中国医药科技出版社，1990：39，270，228.

[4] 凌江红，陈业强，李家帮. 健胃愈疡颗粒对愈合和复发胃溃疡大鼠胃黏膜炎症反应及 NF－κB 表达的影响 [J]. 中国中药杂志，2006，31（17）：1454－1457.

[5] 金哲，秦培顺，张志军. IL－10 基因修饰的 CD4$^+$T 细胞对哮喘小鼠气道核转录因子 κB 表达的影响 [J]. 吉林医学，2006，27（5）：460－462.

[6] 贺宇彤，刘殿武，李青. 抗纤号和硒药物血清对肝星状细胞增殖和凋亡的影响 [J]. 中华中医药杂志，2006，21（4）：219－211.

【本文发表于：中华中医药杂志，2008，23（9）：827－829】

咳喘宁对支气管哮喘大鼠肺组织转化
生长因子 – β_1 表达的影响

杨牧祥，苏凤哲，于文涛，徐华洲

（河北医科大学中医学院 石家庄 050091）

支气管哮喘是由嗜酸性粒细胞（EOS）、肥大细胞和淋巴细胞等多种炎症细胞参与的慢性气道炎症[1]，本病反复发作，可导致气道重塑，致使病情缠绵难愈。研究表明[2]，转化生长因子 – β_1（TGF – β_1）在气道重塑的过程中起着重要的作用，其可诱导成纤维细胞向肌成纤维母细胞转化，促进气道胶原沉积和基底膜增厚。咳喘宁为课题组经多年临床观察筛选的效方，为进一步阐明其作用机制，课题组观察了该药对支气管哮喘大鼠肺组织 TGF – β_1 表达的影响，报道如下。

1 材料与方法

1.1 动物

清洁级 SD 大鼠 40 只，雌雄各半，体重 180 ~ 200g，由华中科技大学同济医学院实验动物学部提供，动物合格证号：SCXK（鄂）2004 – 007。

1.2 药物

咳喘宁：由炙麻黄、炒杏仁、紫菀、款冬花、五味子、炙百部、地龙、炙黄芪、太子参、桃仁、丹参、淫羊藿等中药组成，使用前水煎分别浓缩成含量为 2.7g 生药/ml（高剂量组）和 1.35g 生药/ml（低剂量组）的混悬液。桂龙咳喘宁胶囊：山西桂龙医药有限公司生产，批准文号：国药准字 Z20053135，生产批号：050706，0.3g/粒，使用前用生理盐水溶解成浓度为 0.041g/ml 的混悬液。

1.3 试剂及仪器

卵蛋白：美国 Sigma 公司生产。氢氧化铝：天津市化学试剂三厂生产，分析纯。主要仪器：彩云 JWC – 201D 型超声物化器，TP1020 徕卡生物组织自动脱水机，EG1140 徕卡石蜡包埋机，RM2050 石蜡切片机，MK – 3 酶联免疫检测仪等。

1.4 分组及给药

动物随机分为 5 组，即正常组、模型组、咳喘宁高剂量组（简称高剂量组）、咳喘宁低剂量组（简称低剂量组）、桂龙咳喘宁胶囊对照组（简称桂龙咳喘宁组），每组 8 只。各治疗组均从第 1 次哮喘激发开始（造模第 3 周）至处死前每天灌胃给药，剂量见表 1，正常组、模型组予 0.5% 的羧甲基纤维素钠液灌胃，1 日 1 次，连续 4 周。

1.5 模型建立

参考文献[3]，除正常组外，各组大鼠腹腔内注射 10% 卵蛋白和 10% 氢氧化铝混合液 1ml，致敏后第 15 天用 1% 卵蛋白喷雾激发大鼠哮喘发作，隔日一次，每次 20min，共激发 4 周。以大鼠出现呼吸加快、口唇发绀、腹肌痉挛、点头呼吸及站立不稳等表现为激发成功。正常对照组以生理盐水代替卵蛋白进行腹腔注射及雾化吸入。

1.6 检测指标及方法

动物麻醉完全后，取右肺中叶 4% 多聚甲醛固定，脱水、包埋、切片，分别做 HE 染色。光镜下观察 HE 染色，并参照文献[4]测量大鼠气道壁的面积，并用气管内周长进行标准化。采用 NYD1000 型图像分析软件测定完整支气管管腔的内周长（Pi）、管壁面积（WA）、支气管平滑肌的面积，用 Pi 进行标准化，分别以 WA/Pi、支气管平滑肌的面积/Pi 表示支气管管壁厚度、支气管平滑肌厚度；同时测定每高倍视野（400 倍）的嗜酸性粒细胞、淋巴细胞数。

采用免疫组化半定量测定 TGF-β_1 表达，石蜡切片常规脱蜡脱水，微波抗原修复，过氧化氢甲醇溶液灭活内源性过氧化物酶，滴加正常山羊封闭液，室温 30min，各组分别滴加 1∶80 配置的兔 IgG 多抗，4℃过夜，磷酸盐缓冲液（PBS）洗净后，滴加生物素标记的二抗工作液，37℃反应 20min，PBS 洗净后加辣根酶标记的链霉卵白工作液，37℃反应 20min，PBS 洗 5min，共 4 次，室温显色，镜下控制反应时间约 10min 左右，洗净后苏木精复染，树胶封片。计算机图像处理软件半定量测定 TGF-β_1 表达（以染色吸光度值表示）

1.7　统计分析

采用 SPSS 11.5 软件进行统计处理，统计方法用单因素方差分析。

2　结果

2.1　各组大鼠支气管—肺病理组织学 HE 染色的观察及定量分析

正常组大鼠肺组织偶见炎细胞浸润，管壁完整，黏膜未见充血水肿，管壁和平滑肌厚度正常；与正常组比较，模型组大鼠可见支气管壁及血管、支气管周围有大量嗜酸性粒细胞、淋巴细胞等炎性细胞浸润（$P < 0.01$），支气管黏膜水肿、增厚，上皮脱落，微血管渗漏，管腔内分泌物增多，基层细胞增生，平滑肌增厚（$P < 0.01$），肺泡间隔变宽；与模型组比较，各治疗组嗜酸性粒细胞、淋巴细胞等炎性细胞浸润明显减少（$P < 0.01$），肺组织充血、水肿现象减轻，管壁和平滑肌厚度明显减少（$P < 0.01$），肺泡腔较宽，肺泡间隔较窄；高低剂量组病理组织学指标改善优于桂龙咳喘宁组（$P < 0.05$ 或 $P < 0.01$）（表 1）。

表 1　各组大鼠病理组织学指标的比较（$\bar{x} \pm S$）

组别	剂量（g/kg）	n	支气管数	支气管管壁厚度（%）	支气管平滑肌厚度（%）	嗜酸性粒细胞（个/HP）	淋巴细胞（个/HP）
正常组	—	8	24	2.52 ± 1.07*	1.17 ± 0.86*	4.38 ± 1.76*	10.06 ± 4.05*
模型组	—	8	24	7.64 ± 1.91	4.02 ± 1.49	33.13 ± 8.93	59.62 ± 16.06
高剂量组	27.0	8	24	4.12 ± 1.51*△△	2.05 ± 1.04*△△	13.29 ± 6.62*△△	18.65 ± 9.25*△△
低剂量组	13.5	8	24	4.49 ± 1.62*△△	2.22 ± 1.08*△	14.63 ± 4.86*△	21.93 ± 7.29*△△
桂龙咳喘宁组	0.41	8	24	5.69 ± 1.64*	2.95 ± 0.94*	18.25 ± 5.47*	31.75 ± 9.62*

注：与模型组比较，*$P < 0.01$；与桂龙咳喘宁组比较，△$P < 0.05$，△△$P < 0.01$

2.2　各组大鼠肺组织 TGF-β_1 表达的比较

模型组大鼠肺组织中 TGF-β_1 表达明显高于正常组（$P < 0.01$），与模型组比较，各治疗组 TGF-β_1 表达均降低（$P < 0.05$ 或 $P < 0.01$），咳喘宁高低剂量组 TGF-β_1 表达明显低于桂龙咳喘宁组（$P < 0.05$ 或 $P < 0.01$）（表 2）。

表 2　各组大鼠肺组织 TGF-β_1 表达的比较（$\bar{x} \pm s$）

组别	剂量（g/kg）	n	TGF-β_1（OD 值）
正常组	—	8	143.4 ± 18.9**
模型组	—	8	247.0 ± 18.6**
高剂量组	27.0	8	163.2 ± 19.1**△△
低剂量组	13.5	8	174.3 ± 21.1**△
桂龙咳喘宁组	0.41	8	211.1 ± 28.2*

注：与模型组比较，*$P < 0.05$，**$P < 0.01$；与桂龙咳喘宁组比较，△$P < 0.05$，△△$P < 0.01$

3 讨论

3.1 组方依据

支气管哮喘属于中医"哮病"范畴，中医学认为本病的发生大多由于宿痰伏肺，每因外感、饮食、情志、劳倦等诱因引触，以致痰阻气道，肺失宣肃，气道痉挛所致。若本病反复发作，日久损伤肺肾，以致肺肾气虚，气虚则推运血行无力，气血瘀滞，因此肺肾气虚，痰阻血瘀，肺失宣肃为本病的主要病机。课题组根据多年临床观察，筛选炙麻黄、炒杏仁、紫菀、款冬花、五味子、炙百部、地龙、炙黄芪、太子参、桃仁、丹参、淫羊藿等药物组成咳喘宁方。方中炙麻黄开宣肺气，杏仁降气平喘，两药相合，一升一降，共为宣降肺气，止咳平喘要药。现代药理研究结果表明[5]，麻黄具有显著抑制支气管痉挛作用。杏仁含苦杏仁苷，止咳平喘效佳。紫菀与款冬花均可润肺降气，化痰止咳。紫菀长于化痰，款冬花功擅止咳，故两药常相须为用，而为化痰止咳的良药。五味子敛肺滋肾，适用于咳喘日久。百部润肺降逆止咳，对金黄色葡萄球菌具有抑制作用[5]。地龙咸寒入肺，通经活络，止咳平喘。炙黄芪、太子参补益脾肺之气，养阴生津，提高机体免疫力，以复肺脏宣肃之功。桃仁活血化瘀，可祛肺络瘀血，止咳平喘。丹参功擅活血祛瘀，可以增进肺泡毛细血管网的气体弥散，改善血液循环和肺的宣肃功能，使痰液更易排出[5]。淫羊藿补肾纳气，以利肺气之肃降。诸药合用，标本兼治，共奏补气活血祛瘀、化痰止咳平喘之功效。

3.2 咳喘宁降低肺组织 TGF-β_1 表达，减轻炎症反应，抑制气道重塑

TGF-β_1 是 TGF-β 超家族中的一员，主要存在与哺乳动物的肺、肾及胎盘的组织中，分子量为 25kD，肺组织的 TGF-β_1 主要由气道上皮细胞、成纤维细胞及 EOS 产生。研究表明，气道中 TGF-β_1 表达增高可刺激气道平滑肌细胞分裂与增殖，促进气道平滑肌细胞产生 IL-8 及前列腺素 E_2 等炎性介质，从而促进气道炎症反应；TGF-β_1 还可诱导成纤维细胞向肌成纤维细胞转化，增加纤维黏蛋白和胶原的合成及在细胞外基质的沉积，同时还抑制胶原酶和蛋白酶的产生以减少胶原降解，促进气道重塑的发生发展[2]。因此 TGF-β_1 的表达的增高与气道基底膜厚度、成纤维细胞数目及哮喘炎症发作的严重程度正相关[6]。

本研究表明，与正常组比较，模型组大鼠支气管-肺组织中 TGF-β_1 表达明显增加，支气管管壁厚度和平滑肌厚度增加，炎细胞增多（$P<0.01$），说明 TGF-β_1 参与了气道重塑和炎症反应的病理过程，与模型组相比，各用药组 TGF-β_1 表达均降低，支气管管壁和平滑肌厚度下降，炎细胞浸润减少（$P<0.05$ 或者 $P<0.01$），说明咳喘宁通过降低肺组织中 TGF-β_1 表达，减轻炎症反应，抑制气道重塑。

参考文献

[1] 陈灏珠. 实用内科学（第10版）[M]. 北京：人民卫生出版社，1999：1397.

[2] Vignola AM, Chanea P, Chiappara G, et al. Transforming growth factor-beta expression in mucosal biopsies in asthma and chronic bronchitis. Am J Respir Crit Care Med, 1997, 156 (2pt): 591-599.

[3] 王文建，王莉，杨西华，等. 川芎嗪对大鼠支气管哮喘模型气道重塑的影响及机制 [J]. 中华结核和呼吸杂志，2004，27（12）：833-837.

[4] 吴巧珍，殷凯生，王祥. 咪喹莫特对支气管哮喘大鼠辅助性T淋巴细胞亚群的作用 [J]. 中华结核和呼吸杂志，2004，27（5）：355-357.

[5] 高学敏. 中药学 [M]. 北京：中国医药科技出版社，1990：39，228，270.

[6] Nakao A. Is TGF-betal the key to suppression of human asthma. Trends Immunol, 2001, 22：115-118.

【本文发表于：中国中医基础医学杂志，2008，14（11）：835-836】

自制中药治疗支气管哮喘的临床疗效观察

杨牧祥[1]，于文涛[1]，杨洁文[2]，赵自冰[2]，裴建国[3]，冀绪[4]

（1 河北医科大学中医学院　050091；2 邯郸市中医院　056009；

3 行唐县中医院　050600；4 新乐市中医院　050700）

支气管哮喘是由嗜酸性粒细胞、肥大细胞和淋巴细胞等多种炎症细胞参与的慢性气道炎症[1]。随着近年来部分地区空气污染的加重，本病发病有日益增长的趋势，目前尚缺乏理想的治疗药物。咳喘宁是根据中医理论及多年临床观察研制的治疗支气管哮喘的有效方药，为了进一步验证该药的临床疗效，课题组进行了随机临床对照观察，现报道如下。

1　临床资料

1.1　一般资料

全部病例均符合病例选择标准，按入院先后顺序采用随机数字表法分为两组，治疗结束后，除去脱落病例，有效病例 298 例。治疗组 152 例，其中男 80 例，女 72 例；平均年龄（44.8 ± 17.61）岁，病程 2～34 年；对照组 146 例，其中男 78 例，女 68 例；平均年龄（43.7 ± 15.57）岁，病程 1～32 年。两组患者性别、年龄、病情程度以及西药常规治疗等方面，经统计学处理差异无显著性意义（$P > 0.05$），具有可比性。

1.2　诊断标准

参照 2002 年中华医学会呼吸病学分会哮喘学组修订的有关诊断标准[2]。诊断要点如下：（1）反复发作喘息、气急、胸闷或咳嗽，多与接触变应原，冷空气，物理、化学性刺激，病毒性上呼吸道感染，运动等有关。（2）发作时在双肺可闻及散在或弥漫性，以呼气相为主的哮鸣音，呼气相延长。（3）上述症状可经治疗缓解或自行缓解。（4）除外其他疾病所引起的喘息、气急、胸闷和咳嗽。（5）临床表现不典型者（如无明显喘息或体征）应至少具备以下一项试验阳性：①支气管激发试验或运动试验阳性；②支气管扩张试验阳性，即一秒钟用力呼气容积（FEV1）增加 15% 以上，且 FEV_1 增加绝对值 >200ml；③最大呼气流量（PEF）日内变异率或昼夜波动率≥20%。符合（1）～（4）条或者（4）（5）条者，可以诊断为支气管哮喘。

1.3　分期

根据临床表现哮喘可分为急性发作期、慢性持续期、缓解期。慢性持续期是在相当长的时间内，每周均不同频率和不同程度地出现症状；缓解期系指经过治疗或未经治疗症状、体征消失、肺功能恢复到急性发作前水平，并维持 4 周以上。本项研究选取急性发作期和慢性持续期患者。

1.4　纳入病例标准

①符合上述诊断标准。②签署知情同意书。

1.5　排除病例标准

①80 岁以上，妊娠或哺乳期妇女，对本药过敏者。②合并有肝、肾、造血系统和内分泌系统等严重原发性疾病，精神病患者。③合并呼吸衰竭和心脏衰竭患者。④除外哮喘持续状态等危重型哮喘及其他心肺疾患引发的哮喘。⑤凡不符合纳入标准，未按规定用药，无法判断疗效或资料不全等影响疗效或安全性判断者。

2　研究方法

2.1　治疗方法

治疗组：口服咳喘宁，咳喘宁由炙麻黄、炒杏仁、紫菀、款冬花、五味子、百部、地龙、炙黄芪、太子参、桃仁、丹参、淫羊藿等药物组成，采用自动煎药机水煎包装，200ml/次，2 次/日。对照组：口服桂龙咳喘宁胶囊，由山西桂龙医药有限公司生产，5 粒/次，3 次/日。两组均配合氨茶碱、β_2 受体激动剂、抗胆碱等西医常规治疗药物，有肺部感染者采用抗生素治疗，治疗用药 4 周后检测指标。

2.2 观察项目

2.2.1 两组患者症状评分比较 参考文献[3]，白天喘息症状评分：0 分 = 白天无症状。1 分 = 白天有一次短暂的症状。2 分 = 白天有两次或两次以上短暂的症状。3 分 = 白天大部分时间有症状，但不影响日常活动。4 分 = 白天大部分时间有症状，且影响日常活动。5 分 = 症状严重，不能工作和进行日常活动。夜间喘息症状评分：0 分 = 夜间无症状。1 分 = 夜间憋醒 1 次或早晨被憋醒。2 分 = 夜间憋醒两次或两次以上（包括早晨被憋醒）。3 分 = 夜间多次被憋醒，大部分时间不能入睡。4 分 = 症状严重，根本无法入睡。

2.2.2 两组患者临床疗效比较 根据临床疗效判定标准，比较两组临床总有效率。总有效率 = （治愈例数 + 显效例数）/总例数。

2.3 疗效判定标准

参照文献制定疗效判定标准[2]。临床控制：哮喘症状完全缓解，即使偶有轻度发作不需用药即可缓解。FEV_1（或 PEF）增加量 > 35%，或治疗后 FEV_1（PEF）≥80% 预计值。PEF 昼夜波动率 < 20%。显效：哮喘发作较治疗前明显减轻，FEV_1（或 PEF）增加量范围 25% ~ 35%，或治疗后 FEV_1（PEF）达到预计值的 60% ~ 79%，PEF 昼夜波动率 < 20%，仍需用糖皮质激素或支气管扩张剂。好转：哮喘症状有所减轻，FEV_1（或 PEF）增加量 15% ~ 24%，仍需用糖皮质激素和（或）支气管扩张剂。无效：临床症状和 FEV_1（或 PEF）测定值无改善或反而加重。

2.4 统计方法

采用 SPSS 13.0 for Windows 统计软件，计量资料用 t 检验，计数资料用 χ^2 检验。

3 结 果

3.1 两组患者症状评分比较（表 1）

与治疗前比较，治疗后两组白天及夜间哮喘症状评分均明显下降，具有统计学意义（$P < 0.01$），治疗组治疗后白天及夜间哮喘症状评分低于对照组（$P < 0.05$）。

表 1 两组患者症状评分比较（$\bar{x} \pm S$）

组 别	n	白天哮喘症状评分		夜间哮喘症状评分	
		治疗前	治疗后	治疗前	治疗后
治疗组	152	3.84 ± 0.94	1.28 ± 0.45 *△	2.73 ± 0.62	1.08 ± 0.27 *△
对照组	146	3.72 ± 0.61	1.92 ± 0.57 *	2.61 ± 0.54	1.54 ± 0.24 *

注：与本组治疗前比较，* $P < 0.01$；与对照组治疗后比较，△ $P < 0.01$

3.2 两组患者临床疗效比较（表 2）

与对照组比较，治疗组临床总有效率为 98.6%，明显优于对照组 89.0%，具有统计学意义（$P < 0.01$）

表 2 两组患者临床疗效比较（例,%）

组 别	n	临床控制	显效	好转	无效	总有效率
治疗组	152	59	52	39	2	98.6 *
对照组	146	28	40	62	16	89.0

与对照组比较，* $P < 0.01$

4　讨论

支气管哮喘属于中医"哮病"范畴,中医学认为本病的发生多因宿痰伏肺,感邪引触,痰随气升,气因痰阻,痰气壅塞气道,肺气宣肃失常所致。若本病反复发作,日久损伤肺肾,以致肺肾气虚,气虚而推运血行无力,气血瘀滞,因此肺肾气虚、痰阻血瘀为本病的主要病机。课题组根据多年临床观察,筛选炙麻黄、炒杏仁、紫菀、款冬花、五味子、炙百部、地龙、炙黄芪、太子参、桃仁、丹参、淫羊藿等药物组成咳喘宁方。方中炙麻黄开宣肺气,杏仁降气平喘,两药相合,共为宣发肃降肺气、止咳平喘要药。现代药理研究结果表明[4],麻黄具有显著抑制支气管痉挛作用。杏仁含苦杏仁苷,止咳平喘效佳。紫菀与款冬花均可润肺降气,化痰止咳。紫菀重在祛痰,款冬花功擅止咳,故两药常配合使用。五味子可敛肺滋阴,多用于久咳虚喘者。百部润肺降逆止咳,对金黄色葡萄球菌具有抑制作用[4]。地龙咸寒入肺,通经活络,止咳平喘。炙黄芪、太子参补气健脾益肺,提高机体免疫力,以复肺宣肃之力。桃仁活血化瘀,可祛肺络瘀血,止咳平喘。丹参功擅祛瘀活血,可以增进肺泡毛细血管网的气体弥散,改善血液循环和肺的宣肃功能,使痰液更易排出[4]。淫羊藿补肾纳气,以利肺气之肃降。诸药合用,共奏补气活血祛瘀、化痰止咳平喘之功效。

支气管哮喘是由多种炎症细胞、炎性介质和细胞因子参与的慢性气道炎症,具有气道高反应性、可逆性气道阻塞和气道变应性炎症等临床特征。其发病过程与 Th 活化并分泌多种细胞因子密切相关,肺组织嗜酸性粒细胞浸润是哮喘的基本病理特征之一。本病反复发作,可导致气道重塑,致使病情日久难愈。课题组前期动物实验研究表明[5,6],咳喘宁可降低哮喘大鼠模型肺组织炎性介质含量,调节基质金属蛋白酶 – 9(MMP – 9)及其基质金属蛋白酶组织抑制剂 – 1(TIMP – 1)的比例,抑制支气管哮喘大鼠气道壁增厚、平滑肌增生肥大,改善气道高反应性,可有效减轻气道炎症及气道重塑过程。本研究显示,与治疗前相比,咳喘宁可降低哮喘症状评分,改善患者临床表现,总有效率优于对照组桂龙咳喘宁胶囊。

参考文献

[1] 陈灏珠. 实用内科学(第 10 版)[M]. 北京:人民卫生出版社,1999:693 – 694.

[2] 支气管哮喘诊断标准、临床分期和严重程度分级 [J]. 疑难病杂志,2006,5(3):180.

[3] 朱凤磊. 喘安治疗 30 例支气管哮喘临床观察 [J]. 中华实用中西医杂志,2004,4(17):1284 – 1286.

[4] 高学敏. 中药学 [M]. 北京:中国医药科技出版社,1990:39,270,228.

[5] 王晓红,杨牧祥,于文涛,等. 咳喘宁对支气管哮喘大鼠肺组织一氧化氮和内皮素 – 1 含量的影响 [J]. 中华中医药杂志,2007,22(1):12 – 15.

[6] 杨牧祥,于文涛,徐华洲,等. 咳喘宁对支气管哮喘大鼠气道重塑及肺组织Ⅲ型胶原含量的影响 [J]. 中国中西医结合急救,2008,15(2):89 – 91.

【本文发表于:中国全科医学,2008,11(12B):2268 – 2269】

专题二　肝病研究

一、概　述

该部分包括3个课题36篇论文，其中"解酒护肝饮治疗酒精性肝损伤的实验与临床研究"6篇、"脂肝泰胶囊治疗高脂血症性脂肪肝的实验与临床研究"18篇、"柔肝消癥饮治疗肝硬化作用机制研究"12篇。选入本节论文14篇。

酒精性肝损伤、高脂血症性脂肪肝、肝硬化均为临床常见慢性肝病。根据本人对慢性肝病病理机制的认识，紧扣其肝郁脾虚、痰瘀互结的病机特点，创立"解酒护肝饮"治疗酒精性肝损伤，"脂肝泰胶囊"治疗高脂血症性脂肪肝，"柔肝消癥饮"治疗肝硬化，均取得了理想效果。

在解酒护肝饮治疗酒精性肝损伤研究方面，实验研究观察解酒护肝饮对酒精性肝损伤大鼠肝脏及血浆多个指标的影响。结果表明，解酒护肝饮可抑制过氧化反应，降低血清和肝内炎性因子含量，具有显著的保肝作用。临床研究对99例早期酒精性肝病（酒精性脂肪肝、酒精性肝炎）患者进行了多中心、临床随机对照观察，结果显示，解酒护肝饮治疗36例，可明显缓解患者临床症状，改善肝功能，临床总有效率为100%，明显优于中药对照组葛花解醒汤（31例，77.4%）和西药对照组益肝灵（32例，84.4%）。该研究2001年获河北省科技进步三等奖。

在脂肝泰胶囊治疗高脂血症性脂肪肝研究方面，实验研究观察脂肝泰胶囊对高脂血症性脂肪肝大鼠血清和肝组织多项指标的影响，实验结果表明，脂肝泰胶囊具有良好的调节血脂和改善肝脏脂质代谢的作用，并可抗过氧化反应，降低炎性因子含量，改善肝脏微循环，抑制细胞凋亡的作用。临床研究对190例高脂血症性脂肪肝患者进行了疗效对比观察。结果显示，脂肝泰胶囊治疗128例，能明显改善患者的临床症状、B超影像及血脂、血液流变学、肝功能等指标，临床总有效率为99.2%。明显优于西药对照组东宝肝泰（62例，85.5%）。该研究2003年获河北省科技进步三等奖。

在柔肝消癥饮治疗肝硬化作用机制研究方面，实验研究采用观察了柔肝消癥饮对肝硬化大鼠血清和肝组织多个指标的影响。实验结果表明：柔肝消癥饮可显著改善肝硬化大鼠肝组织病理形态学和肝细胞超微结构，显著降低炎性细胞因子含量，抑制细胞外基质的合成，具有抗肝硬化的作用。临床研究随机对照观察柔肝消癥饮对156例早期乙肝肝硬化患者临床症状、B超声图像、HBV–DNA、肝功能等指标影响，结果证实，治疗组在改善患者临床症状、体征、肝功能和B超声图像变化以及抗肝纤维化方面的效果明显优于对照组。

上述研究共发表论文36篇，获得省科技进步三等奖2项。

二、入选论文

[1] 杨牧祥，田元祥，姚树坤，等. 解酒护肝饮对酒精性肝损伤大鼠血清和肝组织 IL - 8 的影响 [J]. 中国中医基础医学杂志，2001，7（1）：30 - 32.

[2] 杨牧祥，李荣彦，田元祥，等. 解酒护肝饮治疗酒精性肝病的临床疗效观察 [J]. 中国中医药信息杂志，2001，8（1）：59 - 60.

[3] 杨牧祥，甄彦君，田元祥，等. 解酒护肝饮对大鼠酒精性肝损伤病理组织学影响观察 [J]. 河北中医，2000，22（12）：950 - 952.

[4] 杨牧祥，张一昕，李同振，等. 脂肝泰胶囊对高脂血症性脂肪肝大鼠血浆及肝组织血栓素 B_2 和 6 - 酮 - 前列腺素 $F_{1\alpha}$ 含量的影响 [J]. 中国医药学报，2002，17（6）：341 - 343.

[5] 杨牧祥，张一昕，王占波，等. 脂肝泰胶囊对高脂血症性脂肪肝大鼠胰高血糖素及胰岛素含量的影响 [J]. 山东中医杂志，2002，21（11）：679 - 682.

[6] 杨牧祥，张一昕，王占波，等. 脂肝泰胶囊治疗高脂血症性脂肪肝的疗效观察 [J]. 中国中医药信息杂志，2002，9（12）：37 - 39.

[7] 杨牧祥，张一昕，王占波，等. 脂肝泰胶囊对高脂血症性脂肪肝大鼠肝脏形态学改变的影响 [J]. 疑难病杂志，2002，1（3）：130 - 132.

[8] 杨牧祥，张一昕，李平山，等. 脂肝泰胶囊对高脂血症性脂肪肝患者血液流变学的影响 [J]. 河北中医，2002，24（11）：803 - 805.

[9] 杨牧祥，张一昕，王占波，等. 脂肝泰胶囊对高脂血症性脂肪肝大鼠血清和肝脏游离脂肪酸的影响 [J]. 中国医药学报，2003，18（1）：6 - 8.

[10] 杨牧祥，张一昕，李平山，等. 脂肝泰胶囊对高脂血症性脂肪肝患者内皮素 - 1 的影响 [J]. 临床荟萃，2003，18（3）：152 - 153.

[11] 杨牧祥，于文涛，王少贤，等. 柔肝消癥饮对肝硬化大鼠肝细胞转化生长因子 β_1 表达的影响 [J]. 中国老年学杂志，2009，29（20）：2603 - 2605.

[12] 杨牧祥，张一昕，王少贤，等. 柔肝消癥饮对肝硬化大鼠血清和肝组织 IL - 1β、IL - 6 和 TNF - α 的影响 [J]. 中华中医药杂志，2007，22（10）：729 - 731.

[13] 杨牧祥，张一昕，王少贤，等. 柔肝消癥饮对肝硬化大鼠肝组织病理形态学和肝细胞超微结构的影响 [J]. 中西医结合肝病杂志，2008，18（1）：38 - 39，42.

[14] 杨牧祥，李保义，崔永昌，等. 柔肝消癥饮联合阿德福韦酯胶囊治疗早期乙肝肝硬化临床疗效观察 [J]. 河北中医药学报，2010，25（4）：12 - 13.

解酒护肝饮对酒精性肝损伤大鼠血清和肝组织 IL-8 的影响

杨牧祥[1]，田元祥[1]，姚树坤[2]，冀绪[3]，李荣彦[3]，曹刚3，徐慧明3，马全庆3

（1 河北医科大学中医学院　050091；2 河北医科大学第四临床医学院　050017；
3 新乐市中医院　050700）

解酒护肝饮经多年临床应用筛选，由葛花、葛根、枳椇子、茵陈、虎杖、丹参、党参、白术、白茅根等药组成，对酒精性肝病有较好的防治疗效。为了进一步验证其防治作用及其药效，以益肝灵、葛花解醒汤为对照，分别观察了预防给药和治疗给药对酒精性肝损伤大鼠血清和肝组织丙氨酸氨基转移酶（ALT）、天门冬氨酸氨基转移酶（AST）、白细胞介素 8（IL-8）的影响，已经证实解酒护肝饮可显著降低模型大鼠血清与肝组织 ALT、AST，疗效优于益肝灵与葛花解醒汤[1]。现将其对酒精性肝损伤大鼠血清与肝组织 IL-8 的影响报告如下。

1　材料与方法

1.1　动物与分组

选取健康雄性 SD 大鼠 96 只，体重 150~200g，由河北省实验动物中心提供，适应饲养 1 周。预防实验 49 只，治疗实验 47 只，均随机分为 6 组：正常组、模型组、解酒护肝饮低剂量组（以下简称解低组）、解酒护肝饮高剂量组（以下简称解高组）、葛花解醒汤组（以下简称葛汤组）、益肝灵组。

1.2　药物

解酒护肝饮、葛花解醒汤由新乐市中医院用韩国煎药机制作，解酒护肝饮低剂量（等效剂量）含生药 2.43g/ml，解酒护肝饮高剂量含生药 12.71g/ml，葛花解醒汤（系解酒之古方，其组成与剂量按《脾胃论》，该方由木香、人参、猪苓、茯苓、橘皮、白术、干姜、神曲、泽泻、青皮、砂仁、白豆蔻、葛花组成）含生药 1.63g/ml，益肝灵（北京市第四制药厂，批号：980409）用 0.5% 羧甲基纤维素钠溶解，配制成悬浊液（3.85mg/ml）。

1.3　主要试剂

IL-8 试剂盒（北京东亚免疫技术研究所，批号：990924），56°红星二锅头白酒（北京红星二锅头酒厂生产）。

1.4　主要仪器

MSE-25 型高速冷冻离心机（上海市安亭科学仪器厂），分析天平（A&D. Company. Limited. Tokyo. Japan），FJ-2021 型 γ 射线计数仪（西安 262 厂）。

1.5　造模与给药方法

将 56°北京红星二锅头酒用蒸馏水配制成含酒精 40%（L/L）的白酒备用。6 组大鼠，除正常组外各组均参考文献[2]按白酒 9ml/kg 体重，每日 2 次灌胃。

1.5.1　预防实验　造模同时，解高组、解低组、葛汤组、益肝灵组分别灌胃高、低剂量解酒护肝饮、葛花解醒汤、益肝灵乳剂 42 天，剂量见表 1。

正常组、模型组生理盐水灌胃。

1.5.2　治疗实验　造模 4 周，确定模型成功后开始给药治疗 2 周，解高组、解低组、葛汤组、益肝灵组分别灌胃高、低剂量解酒护肝饮、葛花解醒汤、益肝灵乳剂，剂量见表 2。正常组、模型组生理盐水灌胃。

1.6　实验方法

剖杀前一天断饲，第二天断头取血，立即 3500r/min 离心 5min，取血清，按要求保存待检。同时，迅速剖取肝脏，冰生理盐水冲洗、滤纸吸湿后，称取湿重 0.3g 左右，加入预冷的生理盐水，冰水中制成 10% 匀浆，4℃ 6000r/min 离心 5min，提取上清液，按要求保存待检。并在距肝脏边缘 0.5cm 处取材，10% 甲醛固定，常规石蜡包埋、切片、HE 染色，光镜观察。IL - 8 按试剂盒说明书放射免疫法测定。

1.7 统计学处理

采用方差分析、Newman - keuls 检验方法。

2 结果

2.1 解酒护肝饮预防给药对模型大鼠血清及肝组织 IL - 8 的影响（表 1）

表 1 6 组大鼠血清及肝组织 IL - 8 的组间比较（$\bar{x} \pm s$）

组别	剂量（g/kg）	动物（n）	血清（ng/ml）	肝组织（ng/ml）
正常组		8	0.53 ± 0.13 **	0.52 ± 0.19 **
模型组		7	1.49 ± 0.90	0.85 ± 0.30
葛汤组	11.4	7	0.67 ± 0.29 *	0.41 ± 0.13 **
益肝灵组	0.03	8	0.72 ± 0.32 *	0.37 ± 0.12 **
解低组	17.0	9	0.88 ± 0.78 *	0.30 ± 0.07 **
解高组	85.0	10	0.75 ± 0.24 **	0.28 ± 0.11 **
F 值			3.66	7.48
P 值			< 0.01	< 0.01

注：与模型组相比，*$P < 0.05$，**$P < 0.01$

由表 1 可见，模型组大鼠血清及肝组织 IL - 8 较正常组明显升高，差异均具有显著性意义（均 $P < 0.01$）；经预防给药、预防各组血清及肝组织 IL - 8 均低于模型组，差异均具有显著性意义（$P < 0.01$ 或 $P < 0.05$）；各治疗组未见明显统计学差异（$P > 0.05$）。

2.2 解酒护肝饮治疗给药对模型大鼠血清及肝组织 IL - 8 的影响（表 2）

表 2 6 组大鼠血清及肝组织 IL - 8 的组间比较（$\bar{x} \pm s$）

组别	剂量（g/kg）	动物（n）	血清（ng/ml）	肝组织（ng/ml）
正常组		8	0.41 ± 0.17 **	0.24 ± 0.08 **
模型组		7	0.82 ± 0.12	0.52 ± 0.17
葛汤组	11.4	7	0.48 ± 0.17 **	0.29 ± 0.22 *
益肝灵组	0.03	8	0.50 ± 0.11 **	0.35 ± 0.14 *
解低组	17.0	9	0.34 ± 0.13 **	0.30 ± 0.12 **
解高组	85.0	10	0.41 ± 0.16 **	0.28 ± 0.12 *
F 值			10.70	3.53
P 值			< 0.01	< 0.01

注：与模型组相比，*$P < 0.05$，**$P < 0.01$

由表 2 可见，模型组大鼠血清及肝组织 IL - 8 较正常组均明显升高，差异均具有显著性意义（均 $P < 0.01$）；经预防给药，预防各组血清及肝组织 IL - 8 均低于模型组，差异均具有显著性意义

（$P < 0.01$ 或 $P < 0.05$）；各治疗组间未见明显统计学差异（$P > 0.05$）。

3　讨论

3.1　解酒护肝饮组方依据

解酒护肝饮由葛花、葛根、枳椇子、茵陈、虎杖、丹参、党参、白术、白茅根等药组成。从中医学理论分析，酒精性肝损伤多由酒毒蕴积，湿热熏蒸肝胆所致。解酒护肝饮中的葛根、葛花功擅退热、解肌、生津、解酒，枳椇子主消酒，共为解酒毒之要药；茵陈清利肝胆湿热，且经现代药理研究，能明显减轻肝细胞肿胀、气球样变、脂肪变与坏死，具有保肝作用；白茅根清热利尿，使酒毒之邪从小便排出；酒精性肝损伤无论从病因、病理分析，都存在瘀的因素，因此解酒毒当与治瘀并重，方可相得益彰，故用丹参、虎杖活血化瘀；根据"见肝之病，当先实脾"的理论指导，方中选用党参、白术健脾益气和胃，且现代研究显示白术能减少肝细胞坏死，促进肝细胞再生。其组方原则是扶正祛邪，标本兼治。诸药相伍，可清热解毒利湿、疏肝利胆、化瘀通络、健脾益气和胃，共奏解酒护肝之功效。

3.2　模型复制成功

模型大鼠光镜病理显示，肝小叶内出现大量呈空泡样改变的肝细胞，由中央小静脉开始逐渐向外周扩散、延伸，胞质疏松，核固缩变形，出现肝细胞崩解坏死；血清学指标也表明，模型组 AST、ALT 均高于正常组，差异具有显著性意义（$P < 0.05$），说明本研究模型复制成功。造模关键在于给酒剂量与给酒次数，给酒量须达到致毒量，但给酒度数不宜过高，以免导致动物胃黏膜糜烂损伤。给酒量定在 9ml/kg 体重，并且每天分两次给酒，可避免一次给酒量过大而导致动物中枢麻痹或呼吸不畅而窒息死亡。

3.3　酒精性肝损伤与 IL-8 的关系

IL-8 是一种刺激中性粒细胞趋化和释放溶酶体酶的细胞因子，酒精性肝病时，肝细胞应答 TNF-α 而释放 IL-8。酒精性肝病患者血清 IL-8 浓度与肝脏内浸润中性粒细胞的数目密切相关，尤其在急性酒精性肝炎时，循环中的 IL-8 和肝组织的 IL-8 水平显著增加，从而趋化中性粒细胞浸润，进而介导肝细胞损伤过程，血清 IL-8 水平还能反映酒精性肝病的严重程度[3]。

3.4　预防实验结果表明，解酒护肝饮能抑制血清及肝内 IL-8 的产生并降低其含量

本研究结果显示，血清及肝组织 IL-8 正常组明显升高（均 $P < 0.01$），这与模型组大鼠血清及肝组织 ALT、AST 的增高一致[1]，说明模型组大鼠由 IL-8 明显升高引致肝损伤加重；经过 6 周的同时预防给药，解高组、解低组、葛汤组、益肝灵各组血清及肝组织 IL-8 均低于模型组（$P < 0.01$ 或 $P < 0.05$），但各治疗组间差异未见明显统计学意义（$P > 0.05$）。显示解酒护肝饮高、低剂量、葛花解醒汤、益肝灵均能抑制血清及肝组织 IL-8 的升高，保护肝组织。这可能是解酒护肝饮预防酒精性肝损伤的作用机理之一。

3.5　治疗实验结果表明，解酒护肝饮能抑制血清及肝内 IL-8 的产生并降低其含量

治疗实验结果与预防实验结果一致，6 周给酒后，模型组大鼠血清及肝组织 IL-8 较正常组均明显升高（均 $P < 0.01$）；给酒造模 4 周成功后，经过 2 周的给药治疗，解高组、解低组、葛汤组、益肝灵组各组血清及肝组织 IL-8 均低于模型组（$P < 0.01$ 或 $P < 0.05$），但各治疗组间差异未见明显统计学意义（$P > 0.05$）。显示治疗各药均能抑制血清及肝组织 IL-8 的升高，保护肝细胞。这可能是解酒护肝饮治疗酒精性肝损伤的作用机理之一。

参考文献

[1] 杨牧祥，田元祥，姚树坤，等. 解酒护肝饮对酒精性肝损伤大鼠血清和肝组织 ALT、AST 的影响 [J]. 河北中医，2000，22（10）：25-26.

[2] 河福金，贾长恩，王德福，等. 小柴胡汤对大鼠酒精性肝损伤的防护作用 [J]. 中西医结合肝病杂志，1995，4（1）：19-21.

［3］ HuangYS，ChanCY，WuJc，exal. Serum levels of interleukin – in alcoholic liver disease：relationship with disease stage biochemical parameters and survival. J Hepatol，1996，24（4）：377 – 384.

【本文发表于：中国中医基础医学杂志，2001，7（1）：30 – 32】

解酒护肝饮治疗酒精性肝病的临床疗效观察

杨牧祥，李荣彦，田元祥，冀绪，李栓路，李秀彦，韩明林，张彦荣
（河北医科大学中医学院　050091）

酒精性肝病（ALD）是发达国家青壮年死亡的主要原因之一，我国患者也日益增多。酒精性肝病有酒精性脂肪肝、酒精性肝炎、酒精性肝硬化之分，可有两种或两种以上的病变同时存在。近年来，课题组运用解酒护肝饮治疗早期酒精性肝病（酒精性脂肪肝和酒精性肝炎）36 例，以益肝灵和古方葛花解醒汤为对照，疗效满意，现报道如下。

1　临床资料

根据日本国际会议制订的标准[1]诊断早期 ALD 患者 99 例。男 96 例，女 3 例；酒精性脂肪肝 61 例，酒精性肝炎 35 例。将患者随机分为解酒护肝饮组（36 例）、益肝灵组（32 例）和葛花解醒汤组（31 例），治疗前 3 组基本情况和病情相似，具有可比性。

2　治疗方法

2.1　给药方法

解酒护肝饮治疗组给予解酒护肝饮（葛花、葛根、枳椇子、茵陈、虎杖、丹参、党参、白术、白茅根等），每日 1 剂，用韩国煎药机煎取 300ml，每日早晚各温服 150ml。葛花解醒汤对照组给予葛花解醒汤（系解酒之古方，其组成与剂量按《脾胃论》，该方由木香、人参、猪苓、茯苓、橘皮、白术、干姜、神曲、泽泻、青皮、砂仁、白豆蔻、葛花组成），每日 1 剂，用韩国煎药机煎取 300ml，每日早晚各 150ml 温服。益肝灵对照组给予益肝灵片剂（北京市第四制药厂产品），每次 2 片，每日 3 次，口服。各组均 6 周为一疗程。

2.2　统计学处理方法

根据所得资料的类型，分别采用 H 检验（Kruskal–Wallis 法）和秩和检验（Nemenyi 法）。

3　治疗结果

3.1　疗效判定标准

参考文献[2]制订。①临床治愈：临床症状与体征消失，有关生化指标恢复正常，影像学检查正常；②显效：主要症状与体征消失，有关血清生化指标接近正常，影像学检查明显改善；③有效：主要症状与体征减轻，有关血清生化指标较前下降，影像学检查有改善；④无效：临床症状与体征无明显变化，有关血清生化和影像学检查无改善。

3.2　治疗效果（表1）

表1　3组治疗酒精性肝病药物的临床疗效比较（例,%）

组别	n	临床治疗	显效	有效	无效	总有效率
解酒护肝饮组	36	24(66.7)	8(22.2)	4(11.1)	0(0)	100%*
益肝灵组	32	14(43.8)	3(9.4)	10(31.2)	5(15.6)	84.4%
葛花解醒汤组	31	13(41.9)	7(22.6)	4(12.9)	7(22.6)	77.4%

注：与两对照组相比，* $P < 0.05$

4　讨论

目前尚未见治疗酒精性肝病公认效佳的中药复方制剂的报道。葛花解醒汤为古代解酒名方，用

于饮酒太过[3]，经临床观察此方确有解酒之功效并对酒精性肝病也有一定疗效。因此，选为中药对照药。益肝灵为公认的保肝药，具有改善肝功能、保护肝细胞膜作用，可降低毒物对肝细胞的影响，并有利于受损肝细胞的恢复，故为西药对照药。

从中医学理论分析，酒精性肝损伤多由酒毒蕴积，湿热煎蒸肝胆所致。解酒护肝饮中的葛根、葛花功擅退热、解肌、生津、解酒，枳椇子主消酒，共为解酒毒之要药；茵陈清利肝胆湿热，且经现代药理研究证实，能明显减轻肝细胞肿胀、气球样变、脂肪变与坏死，具有保肝作用；白茅根清热利尿，使酒毒之邪从小便排出；酒精性肝损伤无论从病因、病理分析，都存在瘀的因素，因此解酒毒当与治瘀并重，方可相得益彰，故用丹参、虎杖活血化瘀；根据"见肝之病，当先实脾"的理论指导，方中选用党参、白术健脾和胃益气，且现代研究提示白术能减少肝细胞坏死，促进肝细胞再生。诸药相伍，可清热解毒利湿、疏肝利胆、化瘀通络、健脾和胃益气，共奏解酒护肝之功效。实验研究表明，解酒护肝饮能稳定肝细胞膜，降低血清 ALT、AST 含量[4]；降低血清和肝内 MDA 含量，提高 GSH 活性，增加 GSH 的含量，抑制和对抗过氧化反应，减轻 MDA 对机体的损伤[5]；降低血清和肝组织 IL－8、TNF 含量；能显著改善肝组织受损程度，使肝细胞的各种变性明显减轻，稳定细胞膜，降低了肝细胞膜的通透性，减少了灶性坏死[6]，具有显著的保肝作用。经临床验证其对酒精性肝病疗效显著，明显优于中西药对照组。

参考文献

［1］莲村靖. ワリュール性肝障害［J］. の诊断基萃·病型分类·内科，1990，65：110.

［2］李东良，邢士杰，付万发，等. 柴蔻冲剂治疗酒精性肝病的临床研究［J］. 中国中医药科技，1998，5（6）：310.

［3］湖南省中医药研究所. 脾胃论［M］. 北京：人民卫生出版社，1976：102.

［4］杨牧祥，田元祥，姚树坤，等. 解酒护肝饮对酒精性肝损伤大鼠血清和肝组织 ALT、AST 的影响［J］. 河北中医，2000，22（10）：793.

［5］杨牧祥，田元祥，姚树坤，等. 解酒护肝饮对酒精性肝损伤大鼠血清和肝组织 MDA、GSH 的影响［J］. 河北中医药学报，2000，15（1）：1.

［6］杨牧祥，甄彦君，田元祥，等. 解酒护肝饮对大鼠酒精性肝损伤病理组织学影响观察［J］. 河北中医，2000，22（12）：953.

【本文发表于：中国中医药信息杂志，2001，8（1）：59－60】

解酒护肝饮对大鼠酒精性肝损伤病理组织学影响观察

杨牧祥[1]，甄彦君[1]，田元祥[1]，李荣彦[2]，李国明[1]，冀绪[2]，徐慧明[1]，马全庆[1]

（1 河北医科大学中医学院 050091；2 新乐市中医院 050700）

解酒护肝饮经多年临床应用筛选，由葛花、葛根、枳椇子、茵陈、虎杖、丹参、党参、白术、白茅根等药组成，对酒精性肝病有较好疗效。为了进一步验证其治疗作用及药效，为临床治疗酒精性肝损伤提供实验据，以益肝灵、葛花解醒汤为对照，观察了其对酒精性肝损伤大鼠病理组织学的影响。现报告如下。

1 材料与方法

1.1 动物与分组

选取健康雄性 SD 大鼠 47 只，体重 150~200g，由河北省实验动物中心提供。适应饲养 1 周，随机分为 6 组：正常组 8 只、模型组 9 只、解酒护肝饮低剂量组（以下简称解低组）8 只、解酒护肝饮高剂量组（以下简称解高组）8 只、葛花解醒汤组（以下简称葛汤组）6 只、益肝灵组 8 只。

1.2 药物

解酒护肝饮、葛花解醒汤由新乐市中医院用韩国煎药机制作，解酒护肝饮低剂量（等效剂量）含生药 2.43g/ml，解酒护肝饮高剂量含生药 12.71g/ml，葛花解醒汤（系解酒之古方，其组成与剂量按《脾胃论》，该方由木香、人参、猪苓、茯苓、橘皮、白术、干姜、神曲、泽泻、青皮、砂仁、白豆蔻、葛花组成）含生药 1.63g/ml，益肝灵（北京市第四制药厂，批号：980409）用 0.5% 羧甲基纤维素钠溶解，配制成悬浊液（3.85mg/ml）。

1.3 主要仪器

LEICA RM2125 型切片机（德国），OLYMPUS VANOX PM－LOAD 型显微照相仪（日本）。

1.4 造模与给药方法

将 56℃ 北京红星二锅头酒用蒸馏水配制成含酒精 40%（L/L）白酒备用。6 组大鼠，除正常组外各组均参考文献[1]按白酒 9ml/kg 体重，每日 2 次灌胃。造模 4 周，确定模型成功后开始给药治疗 2 周，解高组、解低组、葛汤组、益肝灵组分别灌胃高剂量解酒护肝饮（85.0g/kg 体重）、低剂量解酒护肝饮（17.0g/kg 体重）、葛花解醒汤（11.48g/kg 体重）、益肝灵乳剂（0.03g/kg 体重）。

1.5 实验方法

剖杀前 1 天断饲，第 2 日断头处死，迅速剖取肝脏，在距肝脏边缘 0.5cm 处取材，10% 甲醛固定 1 周。取肝脏修成 1cm×1cm×1cm 的组织块，逐级酒精脱水、透明、浸蜡、包埋、切片，采用 HE 染色方法，光镜观察肝脏的组织形态。

2 结果

肉眼观察正常组大鼠肝色暗红，被膜光滑。模型组鼠肝颜色淡黄，质稍软，无光泽，有的与邻近器官轻度粘连。光镜观察正常组肝小叶结构清晰，细胞索排列整齐，肝窦正常，肝细胞无明显病变，核结构清晰；模型组肝正常组织结构消失，小叶界限不清，细胞索紊乱，大部分肝窦消失。肝细胞广泛性的空泡变性，表现为细胞体积增大，胞浆疏松、浅染，乃至清亮、透明，部分肝细胞呈典型的气球样变。多数细胞核体积缩小深染，核膜轻度皱缩，可见少量灶性或点状坏死；解高组、解低组肝小叶结构清晰，细胞索排列整齐，但肝窦轻度狭窄。肝细胞内无明显空泡及疏松，部分肝细胞呈轻度浊肿，中央静脉周围肝组织较小叶周边部变性程度略重。细胞核结构清晰，核膜核仁、核质着色正常，可见少量肝细胞结构模糊；葛汤组肝小叶结构不清，大部分细胞索排列紊乱，肝窦消失，肝细胞广泛性中到重度浊肿，细胞体积增大，部分肝细胞胞浆呈大小不等的粗颗粒状，或胞浆疏松、浅染，严重者清亮、透明，呈典型空泡变性。细胞核均呈轻度固缩状，体积缩小，核膜皱缩，部分核深染，结构不清，但多数细胞核核质分布不均，可见少量点状坏死灶；益肝灵组肝小叶结构清晰，肝索肝窦无明显异常。细胞浆着色均匀，无明显变性，细胞核结构较清晰，体积正常，但核质略少，或分布不均，部分核内出现空晕。可见少量散在的肝细胞有轻度浊肿，部分中央静脉周围肝细胞着色较浅，有的轻度萎缩。

3　讨论

3.1　解酒护肝饮组方依据

解酒护肝饮由葛花、葛根、枳椇子、茵陈、虎杖、丹参、党参、白术、白茅根等药组成。从中医学理论分析，酒精性肝损伤多由酒毒蕴积，湿热煎蒸肝胆所致。酒精性肝损伤无论从病因、病理分析，都存在瘀的因素。就病因而言，瘀在酒毒、湿热的蕴积；就脏腑病理而论，过量饮酒，首先伤及脾胃，运化水湿功能失常，湿热蕴积，进而伤肝，肝藏血，调节血量受损可致血瘀，故方中葛根、葛花功擅退热、解肌、生津、解酒，枳椇子主消酒，共为解酒毒之要药；茵陈清利肝胆湿热，且经现代药理研究，能明显减轻肝细胞肿胀、气球样变、脂肪变与坏死，具有保肝作用；白茅根清热利尿，使酒毒之邪从小便排出；党参、白术健脾益气和胃，恢复脾胃运化水湿的功能，且现代研究显示白术能减少肝细胞坏死，促进肝细胞再生，同时亦符合"见肝之病，当先实脾"的传统理论。丹参、虎杖活血化瘀，以利于肝脏功能的恢复。总之，解酒护肝饮的组方原则是扶正祛邪，标本兼治。诸药相伍，可清热解毒利湿，疏肝利胆，化瘀通络，健脾益气和胃，共奏解酒护肝之功效。

3.2　解酒护肝饮可明显改善酒精性肝损伤大鼠肝组织学的病变

本研究经过4周的酒精灌胃造模，模型组肝正常组织结构消失，早期呈典型脂肪变性，4周后肝细胞广泛空泡变性，以至典型气球样变，并可见少量灶性或点状坏死。这与酒精性肝炎患者肝脂变、肝细胞变性、坏死等临床病理特点[2]相一致。

经过给药治疗，解酒护肝饮组的肝组织学改变较益肝灵组肝损伤程度还有所减轻，表现为：肝小叶结构清晰，细胞索排列整齐，肝窦轻度狭窄。肝细胞内无明显空泡及疏松，仅部分肝细胞呈轻度浊肿，细胞核结构清晰，核膜、核仁、核质着色正常，可见少量肝细胞结构模糊。而益肝灵组肝小叶结构清晰，肝索、肝窦无明显异常。细胞浆着色均匀，无明显变性，细胞核结构较清，体积正常，但核质略少，或分布不均，部分核内出现空晕。可见少量散在的肝细胞有轻度浊肿，部分中央静脉周围肝细胞着色较浅，有的轻度萎缩。葛花解醒汤为古代解酒名方，主要用于急性酒精中毒的治疗。实验观察发现，该组肝细胞病变程度较前两组明显加重，程度仅次于模型组，肝小叶结构不清，大部分细胞索排列紊乱，肝窦消失，肝细胞广泛性中到重度浊肿，细胞体积增大，部分肝细胞胞浆呈大小不等的粗颗粒状，或胞浆疏松、浅染，严重者清亮、透明，呈典型空泡变性。细胞核均呈轻度固缩状，体积缩小，核膜皱缩，部分核深染，结构不清，但多数细胞核核质分布不均，并可见少量点状坏死灶。而解酒护肝饮以清热解毒利湿、疏肝利胆、化瘀通络、健脾益气和胃立法，从而能显著改善肝组织受损程度，使肝细胞的各种变性明显减轻，稳定细胞膜，降低了肝细胞膜的通透性，减少了灶性坏死，故ALT、AST亦较模型组大幅下降[3]。实验证明，解酒护肝饮具有显著的保肝作用，能有效改善酒精性肝损伤的病变程度，为临床治疗提供了可信的实验依据。

参考文献

[1]　河福金，贾长恩，王德福，等. 小柴胡汤对大鼠酒精性肝损伤的防护作用［J］. 中西医结合肝病杂志，1995，4（1）：19－21.

[2]　梁扩寰，李绍自. 肝脏病学［M］. 北京：人民卫生出版社，1995：744.

[3]　杨牧祥，田元祥，姚树坤，等. 解酒护肝饮对酒精性肝损伤大鼠血清和肝组织ALT、AST的影响［J］. 河北中医，2000，22（10）：793－796.

【本文发表于：河北中医，2000，22（12）：950－952】

脂肝泰胶囊对高脂血症性脂肪肝大鼠血浆及肝组织血栓素 B_2 和 $6-$ 酮 $-$ 前列腺素 $F_{1\alpha}$ 含量的影响

杨牧祥[1]，张一昕[1]，李同振[2]，李国明[1]，张雪[1]，邓国兴[1]，李万辉[1]

（1 河北医科大学　050091；2 新乐市中医院　050700）

　　脂肝泰胶囊系经过多年临床筛选出的治疗高脂血症性脂肪肝的效方，但其治疗作用机制尚不十分清楚。研究表明，TXA_2—PGI_2 失衡参与了肝损伤的发生[1]。本研究旨在通过观察脂肝泰胶囊对高脂血症性脂肪肝大鼠血浆、肝组织中仪段和 $6-keto-PGF_{1\alpha}$ 含量变化的影响，探讨其治疗高脂血症性脂肪肝的作用机制。

1　实验材料

1.1　药物

　　脂肝泰胶囊（每粒 0.5g，相当于生药 5.57g）：由丹参、泽泻、茵陈蒿、郁金、枳实、大黄、生山楂、生黄芪、炒白术、制首乌等药物组成，采用水提醇沉法制成胶囊。实验时，采用 0.5% 的羧甲基纤维素钠将其配制成所需浓度的混悬液。东宝肝泰片：通化东宝药业股份有限公司出品，批号：430110。实验时用 0.5% 的羧甲基纤维素钠配制成所需浓度的混悬液。

1.2　动物

　　健康雄性 SD 大鼠 60 只，体重 180~200g，由河北省实验动物中心提供。

1.3　主要试剂

　　TXB_2 试剂盒（批号：20010826）、$6-keto-PGF_{1\alpha}$ 试剂盒（批号：20010824）均由解放军总医院科技开发中心放免所提供。

1.4　主要仪器

　　FJ-2020 型 γ 射线免疫计数器（国营 262 厂），MSE-25 型高速冷冻离心机（上海安亭科学仪器厂），分析天平（A&D. company. Limited. Tokyo. Japan）。

2　实验方法

2.1　实验分组

　　SD 大鼠自由饮水进食，饲养于 18~22℃明暗各 12 小时的清洁级动物实验室内，正常喂养 1 周后，随机分为 5 组。（1）正常对照组：灌服生理盐水；（2）模型对照组：灌服 0.5% 的羧甲基纤维素钠混悬液；（3）脂肝泰低剂量组（简称脂低组）：每日用药剂量为 18g/kg；（4）脂肝泰高剂量组（简称脂高组）：每日用药剂量为 36g/kg；（5）阳性对照组：每日用药剂量为 0.9g/kg。各组 1 次/天灌胃，每次用药体积均按 1ml/100g 计算。

2.2　模型复制及标本制作

　　除正常组喂饲普通饲料外，其余各组均喂饲高脂饲料。同时，各治疗组灌服对照药或治疗药，正常组灌服等量生理盐水，模型组给予等量 0.5% 的羧甲基纤维素钠混悬液。10 周末，于最后一次给药禁食 12h 后断头取血，抑肽酶抗凝后，将血样低温离心，分离血浆，密封，-20℃冷存待检。在肝脏最大叶距边缘 2cm 处取小块肝组织用冰生理盐水冲洗，滤纸吸湿后，称取湿重 0.3g 左右，加入预冷的生理盐水，冰水中制成 10% 肝组织匀浆，4℃ 4000r/min 离心 10min，提取上清液，-20℃冷存待检。另取肝组织 0.5cm×0.5cm 浸泡于福尔马林中固定，石蜡包埋，切片，HE 染色，光镜下观察肝组织形态变化。

2.3　高脂饲料配方[2]

　　胆固醇 1.5%（北京奥博星生物技术责任有限公司，批号：20010330），10% 猪油，胆盐 0.5%

（北京奥博星生物技术责任有限公司，批号：20010330），基础饲料88%。高脂饲料由河北省实验动物中心加工制作。

2.4 检测方法

TXB_2 和 $6-keto-PGF_{1\alpha}$ 的测定均采用放射免疫法，严格按试剂盒说明书检测。

2.5 统计学处理

数据用均数±标准差（$\bar{x} \pm S$）表示，采用方差分析和 q 检验。

3 结果

结果见表1、表2。

表1 各组大鼠血浆 TXB_2 和 $6-keto-PGF_{1\alpha}$ 含量及其比值变化（$\bar{x} \pm S$）

组别	剂量	n	TXB_2（pg/ml）	$6-keto-PGF_{1\alpha}$（pg/ml）	$TXB_2/6-keto-PGF_{1\alpha}$
正常组		10	221.96 ± 12.01 **	290.85 ± 26.82 **	0.76 ± 0.13 **
模型组		10	393.25 ± 21.84	374.97 ± 12.18	1.05 ± 0.54
脂低组	18	10	228.14 ± 38.47 **△	271.95 ± 23.08 **△	0.84 ± 0.11 **
脂高组	36	10	224.61 ± 24.78 **△	295.83 ± 19.70 **△	0.76 ± 0.09 *△
对照组	0.9	10	295.16 ± 25.52 *	329.90 ± 23.47 *	0.89 ± 0.27 *

注：与模型组比较，*P < 0.05，**P < 0.01；与对照组比较，△P < 0.05

表2 各组大鼠肝组织 TXB_2 和 $6-keto-PGF_{1\alpha}$ 含量及其比值变化（$\bar{x} \pm s$）

组别	剂量	n	TXB_2（pg·ml^{-1}）	$6-keto-PGF_{1\alpha}$（pg·ml^{-1}）	$TXB_2/6-keto-PGF_{1\alpha}$
正常组		10	21.96 ± 10.01 **	28.85 ± 6.82 **	0.77 ± 0.12 **
模型组		10	53.2 ± 11.84	48.97 ± 8.18	1.10 ± 0.27
脂低组	18	10	25.61 ± 7.78 **△	32.23 ± 6.70 **△	0.78 ± 0.15 **△
脂高组	36	10	24.14 ± 8.47 **△	31.95 ± 5.08 **△	0.77 ± 0.14 **△
对照组	0.9	10	33.1 ± 7.52 *	36.9 ± 6.47 *	0.89 ± 0.29 *

注：与模型组比较 *P < 0.05，**P < 0.01；与对照组比较，△P < 0.05

4 讨论

4.1 脂肝泰胶囊的组方依据

中医基本理论和长期临床观察认为，高脂血症性脂肪肝多因嗜食肥甘，情志不舒，劳逸失度所致。其病主脏在肝，与脾、肾密切相关。肝失疏泄，气滞血瘀，脾运失常，聚湿为痰，痰瘀互结于肝而成本病。病理性质初期偏实，迁延日久多属本虚标实。课题组经多年临床筛选具有健脾化湿、疏肝理气、活血化瘀等功效的药物，研制成脂肝泰胶囊。方中茵陈蒿、郁金、柴胡疏肝利胆，清利湿热；黄芪、白术益气健脾、燥湿；泽泻渗利湿浊；丹参、大黄、生山楂活血化瘀，消积化脂；枳实既理脾导滞，又助丹参、大黄、生山楂化瘀消积之力；首乌补肝肾，益精血，使利湿不伤阴，活血而不耗血伤正。诸药合用，肝气条畅，脾运湿化，血脉畅通，痰瘀得除，故能收到显著的疗效。

4.2 脂肝泰胶囊能显著降低实验大鼠血浆和肝组织中 TXB_2 和 $6-keto-PGF_{1\alpha}$ 的含量及其比值

血栓素 A_2（TXA_2）主要是由血小板微粒体合成并释放的一种具有强烈促进血管收缩和血小板聚集的生物活性物质。其生物半衰期约30s，而迅速代谢为无活性的 TXB_2。前列环素（PGI_2）是由血管壁内皮细胞合成和释放的一种抗血小板聚集和舒张血管的生物活性物质，生物半衰期约3min，迅速代谢为 $6-keto-PGF_{1\alpha}$。在正常生理状态下，血浆或组织中 TXA_2 和 PGI_2 的浓度比例处于相对平衡，以保持机体内环境的稳定。由于某些病理因素引起 TXA_2 和 PGI_2 平衡失调所出现的血小板聚集、血管痉挛收缩、血栓形成或微循环障碍等，常被认为是临床血瘀证发生发展的重要原因[2]。鉴于 TXA_2 和 PGI_2 的不稳定性，目前难以直接测定，故国内外均以测定 TXB_2 和 $6-keto-PGF_{1\alpha}$ 作为判断其浓度的指标。

高脂血症性脂肪肝患者常伴有血脂代谢紊乱和脂质过氧化损伤。据报道，LDL、脂质过氧化物（PL）对血管内皮细胞有毒性作用，使血管内皮细胞微粒抗体合成并减少前列环素及其代谢产物 $6-keto-PGF_{1\alpha}$ 向血浆的释放，血浆 PGI_2 含量减少，必然导致靶细胞内和血浆中环磷腺苷（cAMP）含量减少[3]。AMP 在脂代谢的调节中起着重要作用，它可激活蛋白激酶，将 ATP 末端磷酸基因转移到"激素敏感脂酶"上，使该酶活化，抑制肝细胞合成中性脂肪和胆固醇，当体内 cAMP 水平下降时，"激素敏感脂酶"活性降低，肝细胞内中性脂肪和胆固醇蓄积，肝细胞变性，形成脂肪肝[4]。

正常情况下 TXA_2 和 PGI_2 两者的相对平衡对维持肝脏血流动力学有重要作用。而长期严重的脂肪肝可因肝内代谢严重紊乱或者脂变的肝细胞压迫血窦，引起肝细胞缺血坏死，可以诱发肝纤维化和肝硬化。肝硬化的进程与发生概率与肝脏微循环障碍的程度有密切关系[5]。临床研究发现[6]，脂肪肝患者的全血黏度、血浆比黏度、压积、聚集指数和纤维蛋白原较正常对照组显著升高，提示血液流变学和血液成分的变化与脂肪肝的形成密切相关。血液黏度增高，血流缓慢，可使病变的肝组织进一步缺血，加重原有的肝脏病变。因此，在治疗时应积极设法降低血液黏度，改善血流动力学和肝脏微循环，对提高疗效具有重要的意义。

本项研究结果显示，采用高脂饮食复制的高脂血症性脂肪肝模型大鼠，其血浆和肝组织中 TXB_2 和 $6-keto-PGF_{1\alpha}$ 的含量及 TXB_2 和 $6-keto-PGF_{1\alpha}$ 比值均较正常组明显升高（$P<0.01$），说明 TXB_2 和 $6-keto-PGF_{1\alpha}$ 的平衡破坏，介导了高脂血症性脂肪肝肝脏的损伤过程。与模型组相比较，脂高组、脂低组和阳性药对照组的血浆和肝组织中 TXB_2 和 $6-keto-PGF_{1\alpha}$ 的含量及 TXB_2 与 $6-keto-PGF_{1\alpha}$ 比值均有明显降低（$P<0.05$ 或 $P<0.01$），而且，脂低组、脂高组对 TXB_2 和 $6-keto-PGF_{1\alpha}$ 的含量及其比值的影响低于阳性药对照组（$P<0.05$），但脂低组与脂高组之间无明显量效关系（$P>0.05$）。以上说明各治疗组可通过影响 TXB_2 和 $6-keto-PGF_{1\alpha}$ 这些参与周围循环的细胞因子，对高脂血症性脂肪肝的肝脏损伤产生抑制作用。

综上所述，经动物实验证实，TXB_2 和 $6-keto-PGF_{1\alpha}$ 合成释放增多及其平衡的破坏对高脂血症性脂肪肝的形成和发展有重要影响。脂肝泰胶囊可显著降低 TXB_2 与 $6-keto-PGF_{1\alpha}$ 的含量，使其达到血管平滑肌收缩与舒张的相应浓度，改善肝脏微循环，恢复肝组织的正常功能状态。

参考文献

[1] 孙沛毅，等. 肝损伤小鼠肝组织氧化/抗氧化平衡的变化及其与 TXA_2/PGI_2 平衡的关系 [J]. 中西医结合肝病杂志，1998，8（1）：31.

[2] 鄢毅，等. 血瘀证目征机理研究 [J]. 中国中西医结合杂志，1996，16（4）：213.

[3] 王学林. 实验性脂肪肝家兔血浆 $6-酮-PGF_{1\alpha}$ 及 cAMP 含量变化 [J]. 中华消化杂志，1991（3）：181.

[4] 林洋. 临床の现状 [J].（各疾患ぉけ为 cydicAMP の役割）动脉硬化最新医学（特集），1995（40）：339.

[5] 范建高，等. 脂肪肝的发病机制 [J]. 世界华人消化杂志，1999（1）：3.

[6] 张莉，等. 血液流变学的变化对脂肪肝的影响 [J]. 新乡医学院学报，1998，15（1）：45.

【本文发表于：中国医药学报，2002，17（6）：341-343】

脂肝泰胶囊对高脂血症性脂肪肝大鼠
胰高血糖素及胰岛素含量的影响

杨牧祥，张一昕，王占波，耿梓轩，曹刚，李万辉

（河北医科大学　050091）

脂肝泰胶囊系经过多年临床筛选出的治疗高脂血症性脂肪肝的有效方，但其治疗作用机制尚不十分清楚。研究表明，胰高血糖素、胰岛素等激素可通过能量代谢而诱发脂肪肝的形成[1]。本研究旨在通过观察脂肝泰胶囊对高脂血症性脂肪肝大鼠血浆胰高血糖素和血清胰岛素含量变化的影响，探讨其治疗高脂血症性脂肪肝的作用机制。

1　实验材料

1.1　药物

脂肝泰胶囊（每粒0.5g，相当于生药5.57g）由丹参、泽泻、茵陈蒿、郁金、枳实、大黄、生山楂、生黄芪、炒白术、制何首乌等药物组成，采用水提醇沉法制成胶囊。实验时，采用0.5%的羧甲基纤维素钠将其配制成所需浓度的混悬液。

东宝肝泰片：通化东宝药业股份有限公司出品，批号：430110。实验时用0.5%的羧甲基纤维素钠配制成所需浓度的混悬液。

1.2　动物

健康雄性SD大鼠60只，体重180~200g，由河北省实验动物中心提供。

1.3　主要试剂

胰高血糖素试剂盒（批号：010824）、胰岛素试剂盒（批号：010825）均由解放军总医院科技开发中心放免所提供。游离脂肪酸（FFA）试剂盒（批号：20010713）由南京建成生物工程研究所提供。

1.4　主要仪器

FJ-2020型γ射线免疫计数器（国营262厂），MSE-25型高速冷冻离心机（上海安科学仪器厂）。LAUDA-C3型循环恒温水浴箱（泰克仪器有限公司）。722型光分光光度计（上海精密科学仪器有限公司）。

2　实验方法

2.1　实验分组

SD大鼠自由饮水进食，饲养于18~22℃明暗各12h的清洁级动物实验室内，正常喂养1周后，随机分为5组。①正常对照组：灌服生理盐水；②模型对照组：灌服0.5%的羧甲基纤维素钠混悬液；③脂肝泰低剂量组（简称脂低组）：每日用药剂量为1.8g/kg；④脂肝泰高剂量组（简称脂高组）：每日用药剂量为3.6g/kg；⑤阳性对照组每日用药剂量为0.9g/kg。各组1次/天灌胃，每次用药体积均按1ml/100g计算。

2.2　模型复制及标本制作

模型复制参照相关文献[2]，除正常组喂饲普通饲料外，其余各组均喂饲高脂饲料。同时，各治疗组灌服对照药或治疗药，正常组灌服等量生理盐水，模型组给予等量0.5%的羧甲基纤维素钠混悬液。10周末，于最后一次给药禁食12h后断头取血，先采血2ml加入抑肽酶抗凝的试管内，再采血2ml加入另一试管内，迅速将血样低温离心，分离血浆、血清，密封，-20℃冷存待检。在肝脏最大叶距边缘1cm处取小块肝组织，冷冻密封保存，备测肝组织游离脂肪酸。另取肝组织1cm×1cm浸泡于甲醛中固定，石蜡包埋，切片，HE染色，光镜下观察肝组织形态变化。

2.3　高脂饲料配方[2]

胆固醇 1.5%（北京奥博星生物技术责任有限公司，批号：20010330），10% 猪油，胆盐 0.5%（北京奥博星生物技术责任有限公司，批号：20010330），基础饲料 88%。高脂饲料由北省实验动物中心加工制作。

2.4　检测方法

胰高血糖素和胰岛素的测定均用放射免疫法，严格按试剂盒说明书检测。

2.5　统计学处理

数据用均数 ± 标准差（$\bar{x} \pm s$）表示，采用单因素方差分析和 q 检验。

3　结果

3.1　肝脏病理改变观察

镜下所见，正常组大鼠肝组织结构完整、清晰，肝小叶结构正常，中央静脉大而壁薄，肝细胞排列成肝索，在中央静脉周围呈放射状分布，细胞呈多边形。模型组大鼠肝细胞中度水肿，少量的肝细胞坏死，多数肝细胞内可见大小不等、数量不一的脂滴空泡（脂肪变性），重度变性者，脂滴空泡融合，呈现中至重度脂肪变性，但未见明显的纤维化改变。各治疗组动物肝小叶和肝血窦结构清晰，细胞内脂滴空泡基本消失，但仍有轻度的细胞水肿。与模型组相比，脂低、脂高组与阳性药对照大鼠肝脂变程度均有显著的改善，脂低、脂高组优于阳性药对照组。

3.2　血浆胰高血糖素和血清胰岛素的变化

实验结束后，与正常组比较，模型组大鼠血浆胰高血糖素含量显著升高（$P < 0.01$），血清胰岛素含量显著降低（$P < 0.01$）。而与模型比各治疗组大鼠血浆胰高血糖素的含量明显降低（$P < 0.05$），脂低组低于阳性药对照组，脂低与脂高组之间则差异无显著性意义（$P > 0.05$）；血清胰岛素含量均显著增高（$P < 0.01$），高、低剂量组高于阳性药对照组（$P < 0.05$），脂低组与脂高组之间则差异无显著性意义（$P > 0.05$）（表 1）。

表 1　各组大鼠血清胰岛素和血浆胰高血糖素的含量变化（$\bar{x} \pm s$）

	剂量	n	胰高血糖素（/mg·L^{-1}）	胰岛素（/mu·L^{-1}）
正常组		10	99.85 ± 7.91	74.61 ± 6.97
模型组		10	142.08 ± 6.6#	34.03 ± 4.6#
脂低组	1.8	10	102.71 ± 9.90▲*	85.19 ± 5.75△*
脂高组	3.6	10	117.53 ± 10.15▲	83.70 ± 8.48△*
对照组	0.9	10	126.27 ± 11.45▲	60.61 ± 5.91△

注：与正常组比较#$P < 0.01$；与模型组比较▲$P < 0.05$，△$P < 0.01$；与对照组比较 *$P < 0.05$

表 2　各组动物血清及肝脏 FFA 变化情况（$\bar{x} \pm s$）

	剂量（m/g·kg^{-1}）	n	血清游离脂肪酸（c/μmol·L^{-1}）	肝组织游离脂肪酸（c/μmol·L^{-1}）
正常组		10	138.37 ± 59.42	118.23 ± 34.32
模型组		10	250.87 ± 58.72#	276.36 ± 65.45#
脂低组	1.8	10	124.13 ± 48.62△**	132.53 ± 57.84▲*
脂高组	3.6	10	127.91 ± 44.02△**	136.47 ± 62.17▲*
对照组	0.9	10	170.35 ± 55.89△	176.27 ± 11.45▲

注：与正常组比较#$P < 0.01$；与模型组比较▲$P < 0.05$，△$P < 0.01$；与对照组 *$P < 0.05$，**$P < 0.01$

3.3　血清及肝脏 FFA 的变化

实验结束时，模型组大鼠血清及肝脏 FFA 水平显著高于正常（$P < 0.01$），而与模型组相比，各治疗组大鼠血清及肝脏的 FFA 均显著降低（$P < 0.05$ 和 < 0.01）。脂低、脂高组降低 FFA 的效果明显优于阳性药对照组（$P < 0.05$），但高、低剂量组在降低 FFA 的疗效方面无显著性差异（$P > 0.05$）（表2）。

4　讨论

脂肪在肝中过量存积称为脂肪肝。正常肝脏所含脂类约占肝重的 4% ~ 7%，其中半数三酰甘油。脂肪肝时，肝脏中脂类达肝重的 10% 以上，且主要为三酰甘油[2]。肝脏是合成三酰甘油最活跃的场所，当脂肪的摄入量过多，以及脂肪动员增强，大量游离脂肪酸被肝脏摄取，成为合成三酰甘油的原料，导致肝内脂肪合成增加，即形成脂肪肝。

本研究利用高脂饲料成功复制了大鼠高脂血症性脂肪肝模型，其特点是动物体重和血脂（TC、TG）较正常组显著增加，血清转氨酶呈升高趋势，光镜下可见肝细胞中度细胞水肿，少量的肝细胞坏死，多数肝细胞内可见大小不等、数量不一的脂滴空泡（脂肪变性），重度变性者，脂滴空泡融合，呈现中至重度脂肪变性，与文献报道相近[2]。该模型与人类肥胖、高脂血相关性脂肪肝的表现极为相似，因此，该模型适用于药物治疗高脂血症性脂肪肝的作用机制研究。

胰岛素和胰高血糖素是调节三大营养物质代谢最主要的两种激素，机体内糖、脂肪、氨基酸代谢的变化主要取决于这两种激素的比例。胰岛素是体内唯一同时促进糖原、脂肪、蛋白质合成的激素，它通过抑制脂肪组织内的激素敏感性脂肪酶，可减缓脂肪动员的速率。胰高血糖素通过激活脂肪组织内激素敏感性脂肪酶，加速脂肪动员[3]。而且，胰高血素作用于肝细胞膜腺苷酸环化酶，促进肝细胞环腺苷酸（cAMP）的增高，激活 cAMP 依赖性蛋白激酶，使肝细胞核内某些组蛋白解除对 DNA 合成的阻碍作用，促进 DNA 及蛋白质合成增多，有利于肝细胞的再生。胰岛素有促进线粒体产生 ATP 能的作用，一定比例的胰高血糖素与胰岛素配合，可形成适宜的 cAMP/cGMP 比值，能促进肝细胞的再生[4]。不同情况下这两种激素的分泌是相反的，引起胰岛分泌的信号可抑制胰高血糖素分泌；反之，使胰岛素分泌减少的信号可促进胰高血糖素分泌[5]。

本项实验结果显示，与正常组比较，模型组大鼠血浆胰高血糖素的含量明显升高（$P < 0.01$）；血清胰岛素的含量明显降低（$P < 0.01$），从而诱导脂肪动员增强，释放出大量 FFA，血清和肝组织内 FFA 的含量较正常组显著增加（$P < 0.01$），导致肝内脂肪合成增多而存积。提示血浆胰高血糖素合成与释放增多和血清胰岛素合成与释放减少对高脂血症性脂肪肝的发生和发展具有重要影响。经治疗用药，治疗各组血浆胰高血糖素的含量较模型组明显降低（$P < 0.05$），脂低组低于脂高组和对照组（$P < 0.05$）；血清胰岛素的含量较模型组明显升高（$P < 0.01$），脂低组、脂高组均高于对照组（$P < 0.05$）；血清和肝组织内 FFA 的含量较模型组显著减少（$P < 0.05$ 和 $P < 0.01$），脂低组、脂高组均低于对照组（$P < 0.05$ 和 < 0.01）。说明各治疗组通过调整胰高糖素和胰岛素的比例，减缓了脂肪动员的速率，使肝内脂肪合成减少，从而达到抗脂肪肝的作用。

根据病因、病机及临床表现和体征，高脂血症性脂肪肝可归属于中医的痰证、瘀血等范畴。课题组人员经多年临床体会认为，本病多因嗜食肥甘厚味，情志不舒而致脾失健运，湿聚痰生；气机郁滞，血脉瘀阻，痰瘀互结于肝而形成。痰、湿、瘀是本病的主要病理因素。故以疏肝健脾、消痰化瘀、利湿化浊为治疗大法，研制成脂肝泰胶囊。方以柴胡、郁金、茵陈蒿、泽泻疏肝利胆，清利湿浊，促使脂肪降解，阻碍脂质生成；黄芪、白术补气健脾，以助痰瘀的运除，而且体现了"见肝之病，当先实脾"的治疗法则；丹参活血通络，祛肝经之瘀，增强肝脏血运，消除积聚脂肪；生大黄通腑导滞，泄浊祛脂，与泽泻配用，分流疏导，使邪有去路；生山楂祛瘀消积，消化脂肪；枳实行气消痞，理滞，且与升散之柴胡相配，一升一降，条畅气机，以利于气血运行；制何首乌补肝肾，益精血，使之利湿而不伤阴，活血而不耗血。诸药合用，痰瘀得除，肝脾功能得复，从而达到断本清源、消通净脂目的，故能取得良好的疗效。

参考文献

［1］范建高，曾民德，王国良. 脂肪肝的发病机制［J］. 世界华人消化杂志，1999（1）：3.

［2］王志平，杨栓平，顾国妹，等. 大鼠高脂饮食性脂肪肝模型血浆和肝脏脂质含量的影响［J］. 山西医科大学学报，2001，32（2）：131－132.

［3］王继峰，齐治家. 生物化学（第2版）［M］. 北京：中国科学技术出版社，2001：159.

［4］沈耕荣，余书文. 重症肝炎（第2版）［M］. 天津：天津科学技术出版社，1997：238.

［5］周爱儒. 生物化学（第5版）［M］. 北京：人民卫生出版社，2001：103.

【本文发表于：山东中医杂志，2002，21（11）：679－682】

脂肝泰胶囊治疗高脂血症性脂肪肝的疗效观察

杨牧祥，张一昕，王占波，李同振，耿梓轩

（河北医科大学中医学院 050091）

脂肪肝是由多种原因引起的肝脏脂肪病变，是目前常见的肝病之一。虽然一般认为脂肪肝是良性病变，但其纤维化的发生率高达 25% ~30%，且有 1.5% ~8% 的患者可进展为肝硬化[1,2]，因而已逐渐成为威胁人们身体健康的隐患。临床流行病学研究表明，肥胖、高血脂等与脂肪肝的发病密切相关[3]。现代医学治疗脂肪肝虽然能取得一定的疗效，但长期应用副作用较大，甚至进一步加重肝损伤[4]。近 3 年来，本课题组以疏肝健脾、消痰化瘀为法，研制成脂肝泰胶囊，用于治疗高脂血症性脂肪肝，取得了满意的疗效，现报道如下。

1 资料与方法

1.1 一般资料

所有患者均为 2000 年 3 月至 2002 年 8 月在河北新乐市中医院、河北中医肝病医院、河北行唐县中医院脂肪肝专科诊治的患者。分为脂肝泰治疗组（简称治疗组）和东宝肝泰对照组（简称对照组）。治疗组 128 例，男 106 例，女 22 例；年龄 31 ~62 岁，平均 45.6 岁；病程最长者 12 年，最短者 1.8 年，平均 5.9 年；按分级标准，轻度者 17 例，中度者 97 例，重度者 14 例。对照组 62 例，男 55 例，女 7 例；年龄 32 ~59 岁，平均 46.8 岁；病程最长者 11 年，最短者 1.9 年，平均 6.1 年；按分级标准，轻度 9 例，中度者 46 例，重度者 7 例。两组病例基本情况差异无显著性意义，具有可比性。

1.2 诊断标准

参照有关文献制定如下标准[5,6]。①B 超检查：a. 肝前后部回声差异，近场回声密集增强而远场回声衰减；b. 肝内管道结构特别是静脉变细不清；c. 肝脏轻度或中度肿大。患者 B 超检查任何一项符合上述标准即可诊断为脂肪肝。②高脂血症：$TC \geq 6.0mmol/L$，或 $TG \geq 1.70mmol/L$，或男性 $HDL-C \leq 1.04mmol/L$，女性 $HDL-C \leq 1.17mmol/L$。

1.3 纳入标准

不同医师两次或两次以上腹部 B 超检查证实为脂肪肝，同时伴有高脂血症者。

1.4 排除标准

①病毒性肝炎、药物性肝病、Wilson 病、全胃肠外营养和自身免疫性肝病等；②胰岛素依赖性糖尿病及严重的非胰岛素依赖性糖尿病；③无饮酒史或饮酒折合酒精量每周 <40g；④妊娠和哺乳期妇女；⑤未按规定服药者。

1.5 分级标准[7]

轻度：肝脏形态饱满，轮廓尚清晰，肝实质回声近场弥漫性增强，远场回声轻度衰减，肝内管状结构尚清晰。中度：肝脏形态增大，轮廓欠清晰，肝实质回声近场明显增强，远场回声明显衰减，肝内管状结构减少，出肝表面回声线模糊。重度：肝脏形态明显增大，轮廓不清，肝实质回声近场明显增强、增粗，远场回声明显衰减，甚至无回声区，肝内管状结构及出肝表面回声线消失。

1.6 治疗方法

治疗组服用脂肝泰胶囊（河北中医肝病医院制剂室制备，课题组监制），5 粒/次，3 次/天；对照组服用东宝肝泰片（通化东宝药业股份有限公司出品，批号：430110），3 片/次，3 次/天。两组均以 2 个月为一疗程。全部患者在治疗期间不再另外服用其他降脂、降酶药物，注意饮食控制和戒酒。

1.7 观测指标

临床症状、体征变化，检测血脂、血丙氨酸转氨酶（ALT）、门冬氨酸转氨酶（AST），肝脏B超。治疗前后各检查1次，B超检查采用积分法评估（表1）。

表1　肝脏B超积分计算

	0分	1分	2分	3分
肝脏形态	正常	饱满	增大	明显增大
肝脏轮廓	清晰	尚清晰	欠清晰	不清晰
肝实质回声	均匀	近场光点弥漫性增强	近场光点明显增强	近场光点明显强、增粗、闪亮
远场回声	无衰减	1/3衰减	2/3衰减	完全衰减呈无回声区
出肝表面回声线	清晰	尚清晰	欠清晰	消失
肝内管结构	清晰	尚清晰	欠清晰	不清晰
肝内强回声结节	无	单个	多个	

1.8　疗效评定标准

参照文献[5,6,8]拟订。治愈：治疗1个疗程后，症状及体征消失，B超检查肝脏形态及实质恢复正常，血脂各项指标及ALT正常。显效：治疗1个疗程后，症状和体征明显改善，其程度由+++降至+或由++降至+；主要理化指标明显改善，如B超积分至少有5项指标每项比治疗前下降≥1分；ALT、AST正常；血脂下降达到以下任一项：TC下降≥20%，TG下降≥30%，HDL-C上升≥0.26mmol/L。有效：治疗1个疗程后，1/3~2/3症状和体征改善，其程度由+++降至++或由++降至+；主要理化指标有所改善，如B超积分至少有3项指标每项比治疗前下降≥1分；ALT、AST好转；血脂下降达到以下任一项：TC下降≥0%但<20%，TG下降≥20%但<30%，HDL-C上升≥0.104mmol/L但<0.26mmol/L。无效：治疗1个疗程后症状、体征无改善，超声表现及ALT、AST无好转，血脂下降达不到标准者。

1.9　统计学处理方法

数据结果以$\bar{x} \pm s$表示，根据资料性质不同，分别采用t检验、χ^2检验，显著性检验以0.05和0.01为标准。

2　治疗结果（表2~表6）

表2　两组临床症状有效率比较（n,%）

组别	疲倦	肝区不适	肝区疼痛	脘腹痞满	食少	恶心
治疗组	94/98(96.1*)	93/96(96.98*)	79/82(96.3*)	105/108(97.2*)	74/76(97.4*)	34/36(94.4*)
对照组	30/46(65.2)	35/43(81.4)	23/31(74.0)	39/51(76.5)	23/34(67.6)	9/16(56.3)

注：与对照组比较，*P<0.01

表3　两组TG、TC、HDL-C、LDAL-C比较（mmol/L）

组别	n		TG	TC	HDL-C	LDL-C
治疗组	128	疗前	2.21±0.68	5.43±0.63	1.01±0.19	4.51±0.83
		疗后	1.55±0.55**△	4.54±0.61**△	1.49±0.23**△	3.79±0.78**△
对照组	62	疗前	2.15±0.43	5.48±0.78	1.03±0.27	4.49±0.52
		疗后	1.69±0.31*	4.68±0.67*	1.33±0.31*	4.03±0.47*

注：与治疗前比较，*P<0.05，**P<0.01；与对照组比较，△P<0.05

表4　两组 AST、ALT 比较（ $\bar{x} \pm s$ ）

组别	n		ALT(U/L)	AST(U/L)
治疗组	128	治疗前	55. 79 ± 3. 98	49. 21 ± 2. 47
		治疗后	37. 43 ± 2. 668*	31. 13 ± 2. 58*
对照组	62	治疗前	54. 43 ± 3. 17	50. 11 ± 3. 68
		治疗后	38. 23 ± 2. 85*	35. 47 ± 3. 16*

注：与治疗前比较，＊ $P < 0.01$

表5　两组 B 超积分比较（ $\bar{x} \pm s$ ）

组别	n	治疗前	治疗后
治疗组	128	8. 57 ± 2. 23	4. 16 ± 1. 84**△
对照组	62	8. 19 ± 2. 72	6. 93 ± 1. 96

注：与治疗前比较，＊ $P < 0.05$ ，＊＊ $P < 0.01$ ；与对照组比较，△ $P < 0.05$

表6　两组总体疗效的比较

组别	n	治愈	显效	有效	无效	总有效率(%)
治疗组	128	14	59	54	1	99. 2*
对照组	62	5	20	28	9	85. 5*

注：与对照组比较，＊ $P < 0.01$

3　讨论

脂肪肝是由多种疾病和病因引起的肝脏脂肪变性。现代医学对脂肪肝的发病机制未完全明了，认为摄入游离脂肪酸增多、肝合成游离脂肪酸及碳水化合物合成 TG 增加、肝内脂肪酸 β 氧化减少、极低密度脂蛋白合成和分泌减少、肝内 TG 转运障碍等因素与脂肪肝的形成有关[9]，此外脂质过氧化损伤也是一个重要的致病因素[10]。脂肪肝在中医学中无独立的病名，多数学者认为，属于中医的"积聚""痰浊""瘀血"等范畴。其发生原因多由长期嗜食肥甘厚味，或情志失调，加之劳逸失度，以致脾失健运，痰浊内生，肝脉瘀阻，气血痰浊瘀结于肝脏而形成。

课题组经多年临床研究，认为饮食、情绪为诱因，肝脾功能受损为果，痰浊气血瘀滞为标，肝脏病累为本。治宜疏肝健脾、消痰化瘀。脂肝泰胶囊选用茵陈蒿、郁金、柴胡疏肝利胆、清利湿热，促使脂肪降解；黄芪、白术补气健脾、燥湿，以助痰瘀的运除，而且也体现了"见肝之病，当先实脾"的治疗法则；泽泻除水湿、消痰浊，阻脂质生成；丹参活血通络，祛肝经之瘀，增强肝脏血运，消除积聚脂肪；生大黄通腑导滞、降浊祛脂，与泽泻配用，分流疏导，使邪有去路；生山楂祛瘀消积，消化脂肪；枳实行气消痞、理脾导滞，且与升散之柴胡相配，一升一降，调畅气机，以利于气血运行；制何首乌补肝肾、益精血，使之利湿而不伤阴，活血而不耗血。诸药合用，旨在清除痰浊瘀积，调节肝脾功能，疏通气血壅滞，从而达到断本清源、泄浊导滞、分流疏导、消通净脂的目的。现代药理学研究证实，方中多味中药具有抗肝脂肪变性和调节血脂的作用，如泽泻能促进三酰甘油的运输和清除；茵陈蒿利胆降脂，促进脂肪代谢；黄芪有提高血浆 cAMP 的含量、增加免疫功能、促进再生肝细胞 DNA 合成和直接减少内源性 TC 生成等作用；何首乌对用过氧化玉米油所致大鼠的脂肪肝和肝功能损害及肝中过氧化脂质含量的增高，均有明显对抗作用，尚能阻止 TC 在肝内的沉积；山楂可抑制肝脏 TC 的合成；丹参、郁金、大黄等活血化瘀药可疏通肝内血液循环，增加肝血流量，改善肝脏微循环。此外丹参及其有效成分以及白术和郁金都有清除自由基和抗脂质过氧化作用。临床观察资料结果显示，经脂肝泰胶囊治疗后，高脂血症性脂肪肝患者的 B 超影像显著改善，同时该方具有显著减轻和缓解临床症状、调节血脂、改善和恢复肝功能等作用，从而减轻或逆转脂肪肝，其总体疗效优于东宝肝泰对照组（$P < 0.01$），充分证明脂肝泰胶囊是治疗高脂血症性脂肪肝的有效药物。

参考文献

［1］Matteoni CA Younossi ZM, Gramlich T, et al. Nonalcoholic fatty liver disease：a spectrcm of clinical and pathological seyerity. Gastroenterology, 1999, 116 (6)：1413

［2］曾民德. 脂肪肝——肝病领域的新挑战［J］. 中华肝脏病杂志，2000，8（2）：59

［3］范建高. 非酒精性脂肪肝的流行病学调查［J］. 中华消化杂志，2002，22（2）：106

［4］范建国，李继强，曾民德. 脂肪肝的药物治疗进展［J］. 中华肝脏病杂志，1996，4（4）：248

［5］中华医学会肝脏病学分会脂肪肝和酒精性肝病学组. 非酒精性脂肪肝诊断标准（草案）［S］. 中华肝脏病杂志，2001，9（6）：325

［6］中华人民共和国卫生部制定发布. 中药新药临床研究原则（第一辑）［S］.

【本文发表于：中国中医药信息杂志，2002，9（12）：37－39】

脂肝泰胶囊对高脂血症性脂肪肝大鼠
肝脏形态学改变的影响

杨牧祥，张一昕，王占波，朱方，李国明，张雪静，李万辉
（河北医科大学　　0500091）

脂肝泰胶囊系经过多年临床应用筛选，由丹参、泽泻、茵陈蒿、郁金、枳实、大黄、生山楂、生黄芪、炒白术、制首乌等药物组成，对高脂血症性脂肪肝有较好的疗效。为了进一步验证其治疗作用及药效，以东宝肝泰为对照，观察了脂肝泰胶囊对高脂血症性脂肪肝大鼠肝脏形态学改变的影响。

1　材料

1.1　药物

脂肝泰胶囊由河北中医肝病医院制剂室制备（课题组监制）。实验时用 0.5% 的羧甲基纤维素钠将其配制成所需浓度的混悬液。

东宝肝泰片由通化东宝药业股份有限公司生产（批号：430110）。实验时用 0.5% 的羧甲基纤维素钠配制成所需浓度的混悬液。

1.2　动物

健康雄性 SD 大鼠 58 只，体重 180~200g，由河北省实验动物中心提供。

1.3　主要仪器

LEICA RM2125 型切片机（德国），OLYMPUSVANOXPM－10AI 型显微照相仪（日本）。

2　方法

2.1　实验分组

SD 大鼠自由饮水进食，饲养于 18~22℃ 明暗各 12h 的清洁级动物实验室内，正常喂养 1 周后，随机分为 5 组。（1）正常对照组（正常组，10 只）：灌服生理盐水；（2）模型对照组（模型组，12 只）：灌服 0.5% 的羧甲基纤维素钠混悬液；（3）脂肝泰低剂量组（脂低组，12 只）：每日用脂肝泰 1.8g/kg；（4）脂肝泰高剂量组（脂高组，12 只）：每日用脂肝泰胶囊 3.69g/kg；（5）阳性药对照组（对照组，12 只）：每日用东宝肝泰 0.9g/kg。各组 1 次/天灌胃，每次用药量均按 1ml/100g 计算。

2.2　模型复制及实验方法

除正常组喂饲普通饲料外，其余各组均喂饲高脂饲料。同时，各治疗组灌服对照药或治疗药，正常组灌服等量生理盐水，模型组给予等量 0.5% 的羧甲基纤维素钠混悬液。10 周末，于最后一次给药禁食 12h 后断头处死。迅速剖取肝脏，在肝脏最大叶距边缘 1cm 处取材，浸泡于 10% 甲醛溶液中固定 3 天，取肝脏修成约 1cm×1cm×1cm 的组织块，逐级酒精脱水，透明，石蜡包埋，切片，HE 染色，光镜下观察肝脏的组织形态变化。

2.3　高脂饲料配方川胆固醇

1.5%（北京奥博星生物技术责任有限公司生产，批号：20010330），猪油 10%，胆盐 0.5%［北京奥博星生物技术责任有限公司生产，批号：2（X）10330］，基础饲料 88%。高脂饲料由河北省实验动物中心加工制作。

3　结果

3.1　肉眼观察

正常组大鼠肝脏外形正常，暗红色，被膜光滑。模型组大鼠肝脏体积明显增大，重量增加（表

1），包膜紧张，边缘钝圆，质地变软，有油腻感，表面无光泽，呈奶黄色。脂肝泰胶囊高、低剂量组及东宝肝泰组肝脏体积、重量、质地、色泽均明显改善，接近正常组。

表 1　各组大鼠体重和肝指数的比较（$\bar{x}$）

组别	n	体重（g）	肝指数（%）
正常组	10	332.4 ± 22.6 **	2.25 ± 0.12 **
模型组	12	453.5 ± 22.8	3.76 ± 0.44
脂高组	12	356.1 ± 22.3 **△	2.43 ± 0.29 **△
脂低组	12	362 ± 26.9 **△	2.57 ± 0.31 **△
对照组	12	397.6 ± 29.2 *	3.02 ± 0.33 *

注：与模型组比较，$*P<0.05$，$**P<0.01$；与对照组比较，$\triangle P<0.05$

3.2　光镜结果

正常组大鼠肝组织结构完整、清晰，肝小叶结构正常，肝细胞排列规则成索状，在中央静脉周围呈放射状分布。肝血窦结构清晰，异常改变。肝细胞呈多边形，胞浆均匀，偏嗜酸性，细胞核形态正常。模型组大鼠肝小叶界限不清，肝细胞索排列紊乱，大部分肝窦消失，多数肝细胞出现严重的脂肪变性，以小叶周边部最为严重，肝细胞极度肿胀呈圆形，胞浆内可见大小不等、数量不一的脂滴空泡（脂肪变性），严重者脂滴互相融合，将细胞核挤向细胞一侧，酷似脂肪细胞。其余肝细胞还可见灶性坏死，肝间质无纤维化改变。脂高、脂低组大鼠肝小叶和肝血窦结构清晰，细胞排列整齐，细胞内无明显脂滴空泡，细胞核形态、结构正常，可见到再生的肝细胞。东宝肝泰组大鼠肝小叶结构清晰，肝血窦轻度扩张，肝细胞脂肪变性较轻，但仍可见到少量脂滴空泡，细胞核结构较清晰。与模型组相比，各用药组大鼠肝脂变程度均有显著的改善，但脂高、脂低组优于阳性药对照组。

表 2　肝组织脂变程度判断标准

结果	肝小叶内含脂滴细胞数/总细胞数比值
—	0
+	<1/3
++	1/3 ~ 2/3
+++	>2/3
++++	≈1

表 3　肝细胞脂变程度比较

组别	n	肝细胞质变程度				
		—	+	++	+++	++++
正常组	10	10				
模型组	12			2	6	4
脂高组	12	3	8	2	0	
脂低组	12	2	7	2	0	
对照组	12	1	5	5	1	

注：经凡 Ridit 分析，与模型组比较，$*P<0.05$ $**P<0.01$，与对照组比较$\triangle P<0.05$

4　讨论

4.1　脂肝泰胶囊的组方依据

中医基本理论和长期临床观察认为，高脂血症性脂肪肝多由嗜食肥甘、情志不舒、劳逸失度所致。其病主脏在肝，与脾、肾密切相关。肝失疏泄，气滞血瘀，脾运失常，聚湿为痰，痰瘀互结于肝而成本病。病理性质初期偏实，迁延日久多属本虚标实，故方中选用茵陈蒿、郁金、柴胡疏肝利胆，清利湿热；黄芪、白术益气健脾、燥湿；泽泻渗湿浊；丹参、大黄、生山楂活血化瘀，消积化脂；枳实既理脾导滞，又助丹参、大黄、生山楂消积之力；首乌补肝肾，益精血，使利湿不伤阴，活血而不耗血伤正。诸药合用，肝气条畅，脾运湿化，血脉畅通，痰瘀得除，共奏健脾化湿、疏肝理气、活血化瘀之功效。

4.2　脂肝泰胶囊可明显改善高脂血症性脂肪肝大鼠肝脏组织学的病变

脂肪肝是由多种疾病和病因引起的肝脏脂肪变性。研究表明，高脂血症是脂肪肝发病的最相关因素。故本课题紧密结合临床，针对高脂血症性脂肪肝进行深入研究。实验采用高脂饲料成功复制了大鼠肥胖、高脂血症性脂肪肝模型，其特点是动物体重和血脂（TC、TG）较正常组显著增加，光镜下可见多数肝细胞内有大小不等、数量不一的脂滴空泡（脂肪变性），重度变性者，脂滴空泡融合总体呈现中至重度脂肪变性，部分肝细胞水肿，少量的肝细胞坏死。与文献报道相近[3]。经治疗用药，脂肝泰胶囊组对实验大鼠肝脂变损伤的改善效果优于阳性对照药东宝肝泰组，表现为：肝小叶和肝血窦结构清晰，细胞列整齐，肝细胞内无明显脂滴空泡，仅少量肝细胞呈轻度细胞水肿。细胞核结构清晰，核膜核仁、核质着色正常。而东宝肝泰组大鼠肝小叶结构清晰，肝细胞索也无明显异常，但肝窦扩张明显，部分细胞内仍有脂滴空泡，细胞核结构较清，体积正常。实验证明，脂肝泰胶囊具有显著的抗脂肪肝作用，能有效地改善高脂血症性脂肪肝的病变程度，为临床治疗提供了可信的实验依据。

参考文献

[1] 戴宁，曾民德，李继强，等. 非酒精性脂肪肝肝细胞色素 P450ⅡE1 的表达与氧化抗氧化关系 [J]. 中华肝脏病杂志，1999，7（2）：104-106.

[2] 杨淑贤，杨泽之. 机关干部中脂肪肝及其相关致病因素的探讨 [J]. 临床消化病杂志，1998，10（1）：8-9.

[3] 李文彪，王毅仁. 清源调脂胶囊治疗高脂血症性脂肪肝实验研究 [J]. 中西医结合肝病杂志，2001，11（3）：159-161.

【本文发表于：疑难病杂志，2002，1（3）：130-132】

脂肝泰胶囊对高脂血症性脂肪肝患者血液流变学的影响

杨牧祥[1]，张一昕[1]，李平山[2]，耿兰书[3]，王秉岳[4]，冀绪[2]，李栓路[2]，戚忠玺[3]

（1 河北医科大学中医学院　050091；2 河北省新乐市中医院　050700；
3 河北中医肝病医院　050800；4 河北省行唐县中医院　05050）

脂肪肝是由多种原因引起的肝脏脂肪病变，是目前常见的肝病之一。近年来，脂肪肝及其相关疾病的患病率呈逐年上升趋势，其发病年龄趋于年轻化。据临床观察发现，脂肪肝患者不仅表现高脂血症，而且表现高黏滞血症[1]。近年来本课题组以疏肝健脾、消痰化瘀为法研制成脂肝泰胶囊，用于治疗高脂血症性脂肪肝，有效率高达99.2%[2]。本研究旨在通过观察脂肝泰胶囊对高脂血症性脂肪肝血液流变学的影响，探讨其作用机制。

1　资料与方法

1.1　一般资料

所有患者均为2000年3月至2002年8月在河北省新乐市中医院、河北中医肝病医院河北省行唐县中医院脂肪肝专科诊治的患者。随机分为脂肝泰治疗组（简称治疗组）和东宝肝泰对照组（简称对照组）。治疗组128例，男106例，女22例；年龄31～62岁，平均（45.6±12.6）岁；病程最长12年，最短1.8年，平均（5.9±2.1）年。按分级标准[3]：轻度17例，中度97例，重度14例。对照组62例，男55例，女7例；年龄32～59岁，平均（46.8±12.9）岁；病程最长11年，最短1.9年，平均（6.1±2.3）年；按分级标准[3]：轻度9例，中度46例，重度7例。两组一般资料比较经统计学处理差异无显著性意义（$P > 0.05$），具有可比性。

1.2　病例选择标准

1.2.1　诊断标准　参照有关文献[4,5]制定如下标准：（1）B超检查：①肝前后部回声差异，近场回声密集增强而远场回声衰减；②肝内管道结构特别是静脉变细不清；③肝脏轻度或中度肿大。患者B超检查任何一项符合上述标准即可诊断为脂肪肝。（2）高脂血症：$TC \geqslant 6.0\text{mmol/L}$，或$TG \geqslant 1.70\text{mmol/L}$，或男性$HDL-C \leqslant 1.04\text{mmol/L}$，女性$HDL-C \leqslant 1.17\text{mmol/L}$。

1.2.2　纳入标准　不同医师两次或两次以上腹部B超检查证实为脂肪肝，同时伴有高脂血症者。

1.2.3　排除标准　（1）病毒性肝炎、药物性肝病、Wilson病、自身免疫性肝病和全胃肠外营养患者等；（3）胰岛素依赖性糖尿病及严重的非胰岛素依赖性糖尿病；（3）无饮酒史或饮酒折合酒精量每周<40g；（4）妊娠和哺乳期妇女；（5）未按规定服药者。

1.3　分级标准[3]

轻度：肝脏形态饱满，轮廓尚清晰，肝实质回声近场弥漫性增强，远场回声轻度衰减，肝内管状结构尚清晰；中度：肝脏形态增大，轮廓欠清晰，肝实质回声近场明显增强，远场回声明显衰减，肝内管状结构减少，出肝表面回声线模糊；重度：肝脏形态明显增大，轮廓不清，肝实质回声近场明显增强、增粗，远场回声明显衰减，甚至无回声区，肝内管状结构及出肝表面回声线消失。

1.4　治疗方法

治疗组：服用脂肝泰胶囊（河北中医肝病医院制剂室制备，课题组监制），5粒/次，3次/天；对照组：服用东宝肝泰片（通化东宝药业股份有限公司出品，批号：430110），3片/次，3次/天。两组均以2个月为1个疗程。全部患者在治疗期间不再另外服用其他降脂、降酶药物，注意饮食控制（保持平衡膳食，适当控制进食量，特别是高脂肪和糖类食物）和戒酒。

1.5　血液流变学指标检测

治疗前及疗程结束后空腹抽取静脉血（5ml），肝素抗凝，采用 LBY – N6A 型血流变检查仪（北京普利生公司产品）测定全血高切黏度、全血低切黏度、血浆黏度、血细胞比容、红细胞聚集指数。温氏法测定红细胞沉降率，双缩脲法测定纤维蛋白原。

1.6　统计学处理方法

数据结果以均数±标准差（$\bar{x} \pm s$）表示，数据分析采用 t 检验，显著性检验以 0.05 和 0.01 为标准。

2　结果

两组治疗前后血液流变学指标检测结果（表 1）。

表 1 表明，治疗组、对照组治疗前后全血高切黏度、全血低切黏度、血浆黏度、红细胞沉降率、血细胞比容、红细胞聚集指数、纤维蛋白原测定结果比较，差异均有显著性意义（$P < 0.05$ 或 < 0.01）。治疗组对各项指标的改善程度明显优于对照组（$P < 0.05$ 或 < 0.01）。

表 1　两组治疗前后血液流变学指标测定结果比较（$\bar{x} \pm s$）

参数	治疗组（n = 128）			对照组（n = 62）			治疗后比较
	治疗前	治疗后	P 值	治疗前	治疗后	P 值	P 值
全血黏度（mPa·s）							
高切	8.21 ± 1.09	6.13 ± 1.38	< 0.01	8.18 ± 1.04	7.10 ± 1.61	< 0.05	< 0.05
低切	14.7 ± 2.79	9.43 ± 1.94	< 0.01	14.5 ± 2.93	11.1 ± 2.20	< 0.05	< 0.01
血浆黏度（mPa·s）	1.87 ± 0.11	1.76 ± 0.08	< 0.01	1.88 ± 0.10	1.82 ± 0.09	< 0.01	< 0.01
红细胞沉降率（mm/h）	15.7 ± 3.35	22.06 ± 4.26	< 0.01	15.6 ± 3.17	18.0 ± 4.28	< 0.05	< 0.01
红细胞沉降率 K 值	69.77 ± 19.3	89.43 ± 25.12	< 0.01	70.12 ± 20.17	79.12 ± 22.82	< 0.01	< 0.01
血细胞比容	0.52 ± 0.06	0.46 ± 0.04	< 0.01	0.52 ± 0.06	0.49 ± 0.05	< 0.05	< 0.05
红细胞聚集指数	1.76 ± 0.21	1.32 ± 0.18	< 0.01	1.75 ± 0.19	1.57 ± 0.17	< 0.01	< 0.01
纤维蛋白原（g/L）	4.79 ± 0.62	3.80 ± 0.63	< 0.01	4.77 ± 0.64	4.17 ± 0.59	< 0.01	< 0.01

3　讨论

血液流变学主要是通过检测全血和血浆黏度及红细胞本身的改变，来定量反映微循环的生理和病理变化的一种手段。由于高脂血症患者的脂质代谢紊乱，血液中的大量脂质与蛋白质结合以脂蛋白的形式存在，而大量的脂蛋白吸附在红细胞表面，在红细胞之间形成"桥联"，致使红细胞表面负电荷减少，从而使红细胞的刚性结构增高，变形能力减弱，容易发生相互聚集，导致全血黏度、血浆黏度及红细胞聚集指数均增高。纤维蛋白原的升高有助于红细胞的聚集，且纤维蛋白原也是影响血浆黏度的主要因素。红细胞沉降率的快慢与血红胞比容关系密切，红细胞比容增高时红细胞沉降率变慢；反之，红细胞沉降率变快。红细胞聚集性的增加和血浆黏度的增加使血液黏度进一步增加。一般认为，全血黏度与血细胞比容、红细胞聚集指数和血浆黏度有关。在大血管内血液的流动性主要取决于血细胞比容[6]。血液黏度与血细胞比容不直接呈正比关系，在血细胞比容升高超过 0.45 时血液黏度急剧升高，血流缓慢[7]，从而导致某一区段的门静脉血流量降低，该区肝组织局部缺血，于是肝实质内糖原减少和脂肪堆积增多[8]。脂肪滴在肝细胞内过量沉积，形成脂肪变性，造成超声下脂肪肝[9]。

有资料表明，脂肪肝患者的全血黏度、血浆黏度、血细胞比容、红细胞聚集指数和纤维蛋白原较正常人显著升高，提示脂肪肝时血液流变学及血液成分的变化与脂肪肝的形成密切相关[10-12]。血液黏度增高，血流缓慢，对血液循环和组织灌注有直接影响，可使病变的肝组织进一步缺血，加重原有的肝区病变。故在治疗时应积极设法降低血液黏度，改善血液流动性，对提高疗效有重要的意义。

根据中医学对高脂血症性脂肪肝的传统认识和现代研究成果，结合课题组多年的临床实践经验，以疏肝健脾、消痰化瘀为法，研制成脂肝泰胶囊，方中茵陈、郁金、柴胡疏肝利胆，清利湿热，促使脂肪降解；黄芪、白术补气健脾燥湿，以助痰瘀的运除，而且也体现了"见肝之病，当先实脾"的治疗法则；泽泻除水湿，消痰浊，阻脂质生成；丹参活血通络，祛肝经之瘀，增强肝脏血运，消除积聚脂肪；生大黄通腑导滞，降浊祛脂，与泽泻配用，分流疏导，使邪有去路；生山楂祛瘀消积，消化脂肪，枳实行气消痞，理脾导滞，且与升散之柴胡相配，一升一降，条畅气机，以利于气血运行；制何首乌补益精血，使之利湿而不伤阴，活血而不耗血。诸药合用，旨在清除痰浊瘀积，调节肝脾功能，疏通气血壅滞，从而达到断本清源，阻浊导滞，分流疏导，消通净脂的目的。本研究结果表明，脂肝泰胶囊能显著降低高脂血症性脂肪肝患者全血黏度（高切、低切）、血浆黏度、血细胞比容、红细胞聚集指数和纤维蛋白原含量，纠正红细胞沉降率降低的病理状态，从而改善机体血液的"浓"（红细胞增多）、"黏"（全血黏度增高）、"凝"（血浆黏度增高）、"聚"（聚集指数增高）的状态，其对血液流变学诸项指标的改善程度与对照组比较差异有显著性意义（$P < 0.05$ 或 0.01）。提示脂肝泰胶囊通过有效地改善血流动力学，进而改善肝脏微循环，故对高脂血症性脂肪肝有良好的治疗作用。

参考文献

［1］许维勤，孟宪君，孟祥久，等.5 种疾病血流变学检测结果及初步分析［J］. 中国血液流变学杂志，1994，4（1）：36 - 38.

［2］杨牧祥，张一昕，王占波，等. 脂肝泰胶囊治疗高脂血症性脂肪肝的疗效观察［J］. 中国中医药信息杂志，2002，9（12）：（待发表）.

［3］杨维弟. 超声显像诊断脂肪肝与血脂含量关系的探讨：附 103 例报告［J］. 天津医药，1992，20（2）：745 - 746.

［4］中华医学会肝脏病学分会脂肪肝和酒精性肝病学组. 非酒精性脂肪肝诊断标准（草案）［S］. 中华肝脏病杂志，2001，9（6）：325.

［5］中华人民共和国卫生部. 中药新药临床研究指导原则（第 1 辑）［S］.1993：45 - 47.

［6］陈文杰，主编. 血液流变学［M］. 天津：天津科学技术出版社，1987：82.

［7］王怡，王仰宗，主编. 实用临床血液流变学［M］. 北京：学苑出版社，1994：48.

［8］曹海银，王金瑞主编. 实用腹部超声诊断学［M］. 北京：人民卫生出版社，1994：182.

［9］吕发勤，王立新，刘晓东，等. 老年人胰腺超声回声增强与血脂、血糖和超声下脂肪肝的关系［J］. 中国超声医学杂志，1996，12（2）：71 - 72.

［10］张莉，赵永新，桂新. 血液流变学变化对脂肪肝的影响［J］. 新乡医学院学报，1998，15（1）：45 - 46.

［11］胡泽溪，杜月娟，马晓光.73 例脂肪肝患者血液流变学和血脂指标的检测及其分析［J］. 中国血液流变学杂志，2000，10（2）：123 - 125.

［12］曲宝戈，张丽，杜贵海，等. 老年人脂肪肝与血脂、血糖及血液流变学的关系［J］. 泰山医学院学报，1995，16（2）：116 - 118.

【本文发表于：河北中医，2002，24（11）：803 - 805】

脂肝泰胶囊对高脂血症性脂肪肝大鼠·血清和肝脏游离脂肪酸的影响

杨牧祥，张一昕，王占波，曹刚，耿梓轩，李万辉

（河北医科大学中医学院　050091）

脂肝泰胶囊系经过多年临床实践筛选出的治疗高脂血症性脂肪肝的效方，但其作用机制尚不十分清楚。大量实验和临床研究表明，血清和肝脏游离脂肪（freefatty acids，FFA）含量的增加在脂肪肝的发病中起着重要作用，而且，肝脏的游离不饱和脂肪酸的来源或合成增多引起肝细胞内 FFA 含量增多时，容易发生脂肪性肝炎。本研究旨在通过脂肝泰胶囊对脂肪肝大鼠血清、肝组织中 FFA 含量的影响，探讨其治疗高脂血症性脂肪肝的作用机制。

1 材料与方法

1.1 材料

1.1.1 药物 脂肝泰胶囊由丹参、泽泻、茵陈蒿、郁金、枳实、大黄、生山楂、生黄芪、炒白术、制首乌等药物组成，河北中医肝病医院制剂室制备（课题组监制）。实验时，采用 0.5% 的羧甲基纤维素钠配制成所需浓度的混悬液。东宝肝泰片，由通化东宝药业股份有限公司出品，批号：430110。实验时用 0.5% 的羧甲基纤维素钠配制成所需浓度的混悬液。

1.1.2 动物 健康雄性 SD 大鼠 60 只，体重 180~200g，由河北省实验动物中心提供。

1.1.3 试剂来源 游离脂肪酸试剂盒（批号：20010713）及肝功能试剂盒（批号：20010627）均由南京建成生物工程研究所提供；血清总胆固醇（TC）试剂盒（批号：20010617）、甘油三酯（TG）试剂盒（批号：20010403）、高密度脂蛋白胆固醇（HDL－C）试剂盒及低密度脂蛋白胆固醇（LDL－C）试剂盒（批号：20010403）均由北京中生生物工程高技术公司提供。

1.1.4 主要仪器 半自动生化分析仪（德国毫迈克公司），LAUDA－C3 型循环恒温水浴箱（泰克仪器有限公司）。722 型光栅分光光度计（上海精密科学仪器有限公司）。

1.2 方法

1.2.1 实验分组 SD 大鼠自由饮水进食，饲养于 18~22℃明暗各 12h 的清洁级动物实验室内，正常喂养 1 周后，随机分为 5 组。①正常对照组：灌服生理盐水；②模型对照组：灌服 0.5% 的羧甲基纤维素钠液；③脂肝泰低剂量组（简称脂低组）：每日用药剂量为 1.8g/kg；④脂肝泰高剂量组（简称脂高组）：每日用药剂量为 3.6g/kg；⑤阳性对照组：每日用药剂量为 0.9g/kg。各组 1 次/天灌胃，每次用药剂量均按 1ml/100g 计算。

1.2.2 模型复制及标本制作 除正常组喂饲普通饲料外，其余各组均喂饲高脂饲料。同时，各治疗组灌服对照药或治疗药，正常组灌服等量生理盐水，模型组给予等量 0.5% 的羧甲基纤维素钠液。10 周末，于最后一次给药禁食 12h 后断头取血，将血样低温离心，分离血清，密封，－20℃冷贮，备测血清 FFA 和血脂。在肝脏最大叶距边缘 1cm 处取小块肝组织，冷冻密封保存备测肝组织 FFA 和肝脏脂质.

1.2.3 高脂饲料配方[1] 胆固醇 1.5%（北京奥博星生物技术责任有限公司，批号：20010330），10% 猪油，胆盐 0.5%（北京奥博星生物技术责任有限公司，批号：20010330），基础饲料 88%。高脂饲料由河北省实验动物中心加工制作。

1.2.4 检测方法 检测时将冷贮的血清放置于 37℃恒温水浴箱解冻，取血清适量，分别依试剂盒的要求采用比色法，用半自动生化分析仪测定 FFA 和 TC、TG、HDL－C、LDL－C 的含量。取肝脏 0.3g 自然解冻，冰生理盐水冲洗、滤纸吸湿后，称取湿重 0.3g 左右，加入预冷的生理盐水，

冰水中制成10%匀浆，4℃ 4000r/min 离心10min，提取上清液，制成10%组织匀浆，用722型光栅分光光度计测定 FFA 和 TC、TG、HDL－C、LDL－C 的含量。各项指标严格按照试剂盒说明书检测。

1.2.5　统计方法　实验结果均用均数±标准差（$\bar{x}$±s）表示，采用方差分析和 q 检验。

2　结果

2.1　血清及肝脏 FFA 的变化

实验结束时，模型组大鼠血清及肝脏 FFA 水平显著高于正常组（$P<0.01$），而与模型组相比，各治疗组大鼠血清及肝脏的 FFA 均显著降低（$P<0.05$ 和 $P<0.01$），其中，脂低、脂高组降低 FFA 的效果明显优于阳性药对照组（$P<0.05$），但高、低剂量组在降低 FFA 的疗效方面差异无显著性意义（$P>0.05$）（表1）。

表1　各组动物血清及肝脏 FFA 变化情况（$\bar{x}$±S，n=10）

组别	剂量(g/kg)	血清 FFA(μmol/L)	肝组织 FFA(μmol/L)
正常组		$138.37\pm59.42^*$	$118.23\pm34.32^*$
模型组		250.87 ± 58.72	276.36 ± 65.45
脂低组	1.8	$124.13\pm48.62^*$	$132.53\pm57.84^*$
脂高组	3.6	$127.91\pm44.02^*$	$141.47\pm62.17^*$
对照组	0.9	$170.35\pm55.89^{\#▲}$	$165.26\pm61.09^{\#▲}$

注：与模型组相比，＊$P<0.01$，＊$P<0.05$；与脂高、脂低组相比，▲$P<0.05$

2.2　血脂变化

实验结束时，模型大鼠血清 TC、TG、LDL－C 异常升高，HDL－C 异常降低，与正常组相比，差异均具有显著性意义（$P<0.01$），显示高脂血症大鼠存在着明显的血脂代谢紊乱。给药后，各治疗组均能显著降低模型大鼠血清 TC、TG、LDL－C 含量，升高 HDL－C 含量，与模型组比较差异均具有显著性意义（$P<0.01$）。高、低剂量降低 TC、TG、LDL－C、升高 HDL－C 的作用优于阳性对照药（$P<0.05$ 或 $P<0.01$）。脂低组与脂高组之间差异无显著性意义（$P<0.05$）（表2）。

表2　各组大鼠血脂变化情况（$\bar{x}$±S，n=10）

组别	剂量(g/kg)	TC(mmol/L)	TG(mmol/L)	HDL(mmol/L)	LDL(mmol/L)
正常组		$1.75\pm0.17^*$	$0.91\pm0.11^*$	$1.09\pm0.12^*$	$0.31\pm0.08^*$
模型组		7.34 ± 0.54	1.47 ± 0.14	0.69 ± 0.13	4.88 ± 0.67
脂低组	1.8	$2.07\pm0.28^*$	$0.52\pm0.09^*$	$1.93\pm0.18^*$	$1.42\pm0.22^*$
脂高组	3.6	$2.41\pm0.23^*$	$0.55\pm0.10^*$	$1.37\pm0.27^*$	$1.35\pm0.34^*$
对照组	0.9	$3.25\pm0.31^{*▲}$	$0.81\pm0.11^{*▲}$	$1.01\pm0.16^{*▲}$	$1.57\pm0.38^*$

注：与模型组相比，＊$P<0.01$；与脂高、脂低组相比，▲$P<0.05$

2.3　肝脏脂质变化

实验结束时，模型大鼠肝脏 TC、TG、LDL－C 异常升高，HDL－C 异常降低，与正常组相比，差异均具有显著性意义（$P<0.01$），显示高脂血症性脂肪肝大鼠存在着明显的肝内脂质代谢紊乱。给药后，脂低组、脂高组和阳性药对照组均能显著降低模型大鼠肝脏 TC、TG、LDL－C 含量，升高 HDL－C 含量，与模型组比较差异均具有显著性意义（$P<0.01$）。脂高、低剂量降低 TC 的作用优

于东宝肝泰（$P < 0.01$）。脂肝泰高、低剂量在降低 TC、TG、LDL－C 和升高 HDL－C 含量方面疗效差异无显著性意义（$P > 0.05$）（表3）。

表3　各组大鼠肝脏脂质的变化情况（$\bar{x} \pm S$，n = 10）

组别	剂量(g/kg)	TC(mmol/L)	TG(mmol/L)	HDL(mmol/L)	LDL(mmol/L)
正常组		1.08 ± 0.48*	0.77 ± 0.14*	0.36 ± 0.08*	0.38 ± 0.04*
模型组		5.09 ± 0.65	3.65 ± 052	0.18 ± 0.06	3.32 ± 0.43
脂低组	1.8	2.41 ± 0.59*	1.41 ± 0.35*	0.33 ± 013*	1.67 ± 0.42*
脂高组	3.6	2.34 ± 0.61*	1.13 ± 0.23*	0.32 ± 0.04*	1.43 ± 0.25*
对照组	0.9	2.53 ± 0.58*	1.81 ± 0.47*▲	0.39 ± 0.11*	1.54 ± 0.36*

注：与模型组相比，＊$P < 0.01$；与脂高、脂低组相比，▲$P < 0.01$

2.4　肝功能变化

实验结束时，与正常组比较，模型组大鼠的血清丙氨酸氨基转移酶（ALT）、天门冬氨酸氨基转移酶（AST）显著增高（$P < 0.05$）；而与模型组相比，治疗组、对照组的血清 ALT、AST 显著降低（$P < 0.05$）；脂高组、脂低组、对照组在降低血清 ALT、AST 方面差异无显著性意义（$P > 0.05$）。白蛋白及白/球蛋白比值在各组之间差异均无显著性意义（$P > 0.05$）（表4）。

表4　各组动物肝功能变化情况（$\bar{x} \pm S$，n = 10）

组别	剂量(g/kg)	ALT(U/L)	AST(U/L)	A(g/L)	A/G
正常组		36.65 ± 10.48	79.77 ± 30.14	21.36 ± 1.08	0.78 ± 0.14
模型组		71.09 ± 21.65*	109.65 ± 44.52*	25.18 ± 3.06	0.74 ± 015
脂低组	1.8	48.41 ± 17.59▲	88.41 ± 47.35▲	23.33 ± 2.13	0.73 ± 0.12
脂高组	3.6	49.34 ± 18.61▲	83.13 ± 40.23▲	24.32 ± 3.04	0.75 ± 0.11
对照组	0.9	42.53 ± 19.58▲	82.81 ± 38.47▲	23.39 ± 2.11	0.74 ± 0.16

注：与正常组相比，＊$P < 0.05$；与模型组相比，▲$P < 0.05$

3　讨论

在正常情况下，肝脏只含有少量的脂肪，约占肝脏重量的5%，其中磷脂约占50%以上，甘油三酯占20%，游离脂肪酸占20%，胆固醇约占7%，余者为胆固醇酯等。如果由于某种原因，使肝内脂肪酸的摄取、合成与运转、利用失去平衡，造成肝内脂质渐渐蓄积，并且超过肝重5%以上或在组织学上每单位面积见 1/3 以上肝细胞脂变时，即称为脂肪肝。

资料表明，与脂肪肝关系密切的相关致病因素依次为高甘油三酯血症、慢性酗酒、肥胖症、糖尿病等，与其最相关的致病因素是高甘油三酯血症[1]。其发病机理是由于长期嗜食肥甘厚味，使体内脂类含量增加，脂肪分解 FFA 增加，血中 FFA 含量增加；当肝细胞摄取过多的 FFA，超过了线粒体对 FFA 的氧化能力，促使其合成 TG 增加，TG 与肝细胞粗面内质网合成的 apoB 及其他物质结合成极低密度脂蛋白（VLDL）而分泌入血，故 TG、TC、VLDL 增高[2]；当肝细胞内 TG 合成的速度过快，超过了肝脏合成 VLDL 的速度，TG 蓄积达到一定程度，即形成脂肪肝。目前发现 FFA 具有很强的细胞毒性，它可损害细胞膜、线粒体和溶酶体膜等，引起细胞器损害，使线粒体和微粒体氧化功能降低，肝脏脂肪氧化减少，而且能明显地加强细胞因子的毒性，导致肝细胞线粒体肿胀和通透性增加、肝细胞变性、坏死和炎症细胞浸润[3,4]。

　　中医基本理论和临床观察认为，高脂血症性脂肪肝多因嗜食肥甘，情志不舒，过于安逸所致。其病位主脏在肝，与脾、肾密切相关。脾失健运，痰浊内聚；肝失疏泄，气机不畅为本病主要病机。病理性质初期偏实，迁延日久属本虚标实。课题组经多年临床筛选具有健脾化痰、疏肝理气、活血化瘀等功效的药物，研制成脂肝泰胶囊。方中茵陈蒿、郁金、柴胡疏肝利胆，清利湿热，促使脂肪降解；黄芪、白术益气健脾、燥湿；泽泻利水渗湿，阻脂质生成；丹参、大黄、生山楂活血化瘀，消积化脂；枳实既理脾导滞，又助丹参、大黄、生山楂化瘀消积之力；首乌补肝肾，益精血，使利湿不伤阴，活血而不耗血伤正，有利于肝脾功能复常。在组方总体思路上，考虑因果始末，兼顾局部与整体关系，从而达到化浊导滞、祛瘀消脂、清源复本之目的。

　　本项实验用高脂饮食成功地建立了高脂血症性脂肪肝模型。实验结果显示，脂肝泰胶囊能显著地降低模型大鼠血清及肝脏FFA的含量，与此同时，血脂、肝脏脂质和肝功能的各项指标也趋向正常。说明脂肝泰胶囊可通过减少脂肪组织释放FFA、抑制肝组织内合成FFA、调节血脂代谢和保护肝功能达到抗脂肪肝的作用。

参考文献

　　［1］杨淑贤，等. 机关干部中脂肪肝及其相关致病因素的探讨［J］. 临床消化病杂志，1998，10（1）：8.

　　［2］祁培宏，等. 脂肪肝及其中医药治疗进展［J］. 中西医结合肝病杂志，1999，9（1）：61.

　　［3］倪燕君. 脂肪肝的发病机制和诊断治疗研究进展［J］. 国外医学·消化系疾病分册，1997，17（3）：158.

　　［4］梁扩寰. 肝脏病学［M］. 北京：人民卫生出版社，1995：63.

【本文发表于：中国医药学报，2003，18（1）：6－8】

脂肝泰胶囊对高脂血症性脂肪肝患者内皮素 – 1 的影响

杨牧祥[1]，张一昕[1]，李平山[2]，耿兰书[3]，王秉岳[4]，冀绪[2]，李栓路[2]，戚忠玺[3]

（1 河北医科大学中医学院中医诊断学教研室 050091；2 新乐市中医；

3 河北中医肝病医院 050800；4 行唐县中医院 050600）

脂肪肝是由多种原因引起的肝脏脂肪病变，是目前常见的肝病之一。近年来，脂肪肝及其相关疾病的患病率呈逐年上升趋势，其发病年龄趋于年轻化。Haubrich 等[1]认为所有脂肪肝患者均有不同程度的肝纤维化，内皮素（endothelin，ET）在肝纤维化的形成中起重要作用[2]。本课题组经多年临床验证筛选以疏肝健脾、消痰化瘀为法，研制成脂肝泰胶囊，用于治疗高脂血症性脂肪肝，取得了满意的疗效[3]，为进一步探讨其作用机制，我们测定了脂肝泰胶囊对高脂血症性脂肪肝患者血浆 ET – 1 的含量变化，现报告如下。

1 资料与方法

1.1 临床资料

所有患者均为 2000 年 3 月至 2002 年 8 月在河北新乐市中医院、河北中医肝病医院、河北行唐县中医院脂肪肝专科诊治的患者。分为脂肝泰治疗组（简称治疗组）和东宝肝泰对照组（简称对照组）。治疗组 128 例，男 106 例，女 22 例；年龄 31 ~ 62 岁，平均（45.6 ± 9.6）岁；病程最长者 12 年，最短者 1.8 年，平均（5.9 ± 2.1）年。按分级标准，轻度者 17 例，中度者 97 例，重度者 14 例。对照组 62 例，男 55 例，女 7 例；年龄 32 ~ 59 岁，平均（46.8 ± 9.4）岁；病程最长者 11 年，最短者 1.9 年，平均（6.1 ± 2.3）年；按分级标准，轻度者 9 例，中度者 46 例，重度者 7 例。两组病例基本情况差异无显著性意义，具有可比性。

1.2 诊断标准

参照有关文献制定如下标准[4]：（1）B 超检查：①肝前后部回声差异，近场回声密集增强而远场回声衰；②肝内管道结构特别是静脉变细不清；③肝脏轻度或中度肿大。患者 B 超检查符合任何一项上述标准者即诊断为脂肪肝。（2）高脂血症：血清总胆固醇 ≥ 6.0mmol/L 或甘油三酯 ≥ 1.70mmol/L 或高密度脂蛋白胆固醇（HDL – C）男性 ≤ 1.04mmol/L；女性 ≤ 1.17mmol/L。

纳入标准：不同医师两次或两次以上腹部 B 超检查证实为脂肪肝，同时伴有高脂血症者。

排除标准：①病毒性肝炎、药物性肝病、Wilson 病、全胃肠外营养和自身免疫性肝病等；②胰岛素依赖性糖尿病及严重的非胰岛素依赖性糖尿病；③无饮酒史或饮酒折合酒精量每周 < 40g；④妊娠和哺乳期妇女；⑤未按规定服药者。

1.3 分级标准[5]

轻度：肝脏形态饱满，轮廓尚清晰，肝实质回声近场弥漫性增强，远场回声轻度衰减，肝内管状结构尚清晰。中度：肝脏形态增大，轮廓欠清晰，肝实质回声近场明显增强，远场回声明显衰减，肝内管状结构减少，出肝表面回声线模糊。重度：肝脏形态明显增大，轮廓不清，肝实质回声近场明显增强、增粗，远场回声明显衰减，甚至无回声区，肝内管状结构及出肝表面回声线消失。

1.4 治疗方法

治疗组服用脂肝泰胶囊，每次 5 粒，每日 3 次；对照组服用东宝肝泰片，每次 3 片，每日 3 次。两组均以 2 个月为 1 个疗程。全部患者在治疗期间不再另外服用其他降脂、降酶药物，注意饮食控制（保持平衡膳食，适当控制进食量，特别是高脂肪和糖类食物）和戒酒。

1.5 检测方法

治疗前及疗程结束后空腹抽取静脉血（1ml），依地酸（ethylenediamine – tetraaceticacid，ED-

TA）抗凝后，将血样低温离心，分离血浆，采用放免法测定血浆 ET - 1 的含量。试剂盒购自解放军总医院科技开发中心放免所（批号：2002826）。由专人严格按照说明书要求测定，每份标本测定 2 次，取平均值作为有效数据。

1.6 统计学处理方法

数据结果以均数 ± 标准差（$\bar{x} \pm S$）表示，治疗前后分析采用配对 t 检验，组间比较采用成组设计的 t 检验，显著性检验以 $P < 0.05$ 和 0.01 为标准。

2 结果

检测结果显示，治疗组和对照组的患者经药物治疗后血浆 ET - 1 含量较治疗前明显下降，两组治疗后比较，治疗组患者的 ET - 1 含量低于对照组，经统计学处理差异有显著性统计学意义（$P < 0.01$）（表 1）。

表 1　两组患者治疗前后 ET - 1 含量的比较（$\bar{x} \pm S$, ng/L）

组别	例数	治疗前	治疗后	t 值	P 值
治疗组	128	54.33 ± 3.32	41.23 ± 3.61	11.90	< 0.01
对照组	62	54.08 ± 3.91	45.63 ± 3.94	6.81	< 0.01
t 值	—	0.46	7.64		
P 值	—	> 0.05	< 0.01		

3 讨论

内皮素（ET）是血管内皮细胞分泌的最强的缩血管多肽和强烈促细胞分裂剂，已知 ET 分为 ET - 1、ET - 2、ET - 3 和血管活性肠肽，内皮素同族肽在各种组织如血管、心、肾及肝中广泛表达。肝内有无数 ET 受体，特异性结合 ET 的部位见于窦状隙内皮细胞、门静脉、中央静脉以及肝星状细胞。肝星状细胞内受体远多于肝细胞和内皮细胞。有资料报道，慢性肝病时 ET - 1 的合成及释放增加[6]，高脂血症可能是刺激 ET - 1 合成及释放增加的主要原因[7]。体内外研究表明，肝内脂肪与星状细胞的激活与肝纤维化无关，而是通过增强肝脏脂质过氧化反应促进肝纤维化的发生和发展[8,9]。脂质过氧化反应增强，使血液中脂质过氧化物增多，位于血管内皮表面的内皮细胞则首先遭到攻击，导致内皮细胞功能失调，ET 的合成与释放增多。星状细胞被认为是引起肝纤维化的主要细胞，当 ET 与受体结合时可促使星状细胞活化，导致脂肪肝进一步向肝纤维化方面发展[2]。

课题组根据祖国医学对高脂血症性脂肪肝的传统认识和现代研究成果，并结合多年的临床实践经验，以疏肝健脾、消痰化瘀为法，研制成脂肝泰胶囊，方中选用茵陈蒿、郁金、柴胡疏肝利胆，清利湿热，促使脂肪降解；炙黄芪、生白术益气健脾燥湿，以助痰瘀的运除，而且也体现了"见肝之病，当先实脾"的治疗法则；泽泻除水湿、消痰浊，阻脂质生成；丹参活血通络，祛肝经之瘀，增强肝脏血运，消除积聚脂肪；生大黄通腑导滞，降浊祛脂，与泽泻配用，分流疏导，使邪有去路；生山楂祛瘀消积，消化脂肪，枳实行气消痞，理脾导滞，且与升散之柴胡相配，一升一降，条畅气机，以利于气血运行；制首乌补益精血，使之利湿而不伤阴，活血而不耗血，诸药合用，旨在清除痰浊瘀积，调节肝脾功能，疏通气血壅滞，从而达到断本清原，阻浊导滞，分流疏导，消通净脂的目的。研究结果显示，脂肝泰胶囊和东宝肝泰均能降低高脂血症性脂肪肝血浆 ET - 1 的含量，从而有效地抑制脂肪肝向肝纤维化方面发展，尤以脂肝泰胶囊治疗组最为明显。提示脂肝泰胶囊治疗高脂血症性脂肪肝与降低血浆 ET - 1 的含量有关。

参考文献

[1] Haubrich W, Schaffnre F, Beek J E, et al. Bocus gastroenterology（Volume 3）［M］.5th

ed. Philadelphia：WB Saunders Company，1995：2246 – 2254.

　　[2] Pinzani M，Milani S，de Franc R，et al. Endothelin – 1 is overexpressed in human cirrhotic liver and exerts multiple effects on active hepatic stellate cells [J]. Gastroenterology，1996，110（9）：534 – 548.

　　[3] 杨牧祥，张一昕，王占波，等. 脂肝泰胶囊治疗高脂血症性脂肪肝的疗效观察 [J]. 中国中医药信息杂志，2002，9（12）：37 – 38.

　　[4] 中华医学会肝脏病学分会脂肪肝和酒精性肝病学组. 非酒精性脂肪肝诊断标准（草案）[S]. 中华肝脏病杂志，2001，9（6）：325.

　　[5] 杨维弟. 超声显像诊断脂肪肝与血脂含量关系的探讨 [J]. 天津医药，1992，20（10）：745 – 746.

　　[6] 陈达民. 内皮素 – 1 对肝脏的多种作用 [J]. 国外医学·消化系疾病分册，1997，17（3）：167 – 1683.

　　[7] 王安才，王春雷，俞国华. L – 精氨酸对高脂血症大鼠内皮素分泌的影响 [J]. 中国病理生理杂志，1998，14（4）：409.

　　[8] 范建高，曾民德，范竹平，等. 脂肪肝患者临床特点初步探讨 [J]. 中国实用内科杂志，1998，18（1）：37 – 38.

　　[9] 范建高，曾民德，李继强，等. 肝内脂肪和脂质过氧化与肝纤维化关系的实验研究 [J]. 中华内科杂志，1997，36（12）：808 – 811.

【本文发表于：临床荟萃，2003，18（3）：152 – 153】

柔肝消癥饮对肝硬化大鼠肝细胞转化
生长因子 β_1 表达的影响

杨牧祥，于文涛，王少贤，张一昕，王香婷，魏萱

（河北医科大学中医学院　　050091）

肝硬化是由一种或多种病因长期或反复作用造成的弥散性肝脏损害，是我国常见的疾病和主要死亡病因之一。目前国内外尚缺乏有效的治疗药物。柔肝消癥饮为本课题组经多年临床观察筛选的治疗肝硬化有效方药，为了探讨其作用机制，本研究观察了该药对肝硬化大鼠转化生长因子（TGF）β_1 表达的影响。

1　材料与方法

1.1　材料

1.1.1　动物　清洁级 SD 大鼠 60 只，雌雄各半，体重 180 ~ 200g，由华中科技大学同济医学院实验动物学部提供，动物合格证号：SCXK（鄂）2004007。

1.1.2　药物　柔肝消癥饮：由香附、青皮、炙黄芪、炒白术、白芍、三棱、莪术、地鳖虫、郁金、姜黄、丹参等药物组成，水煎浓缩成所需含量的药液。复方鳖甲软肝片（内蒙古福瑞中蒙药科技股份有限公司）0.5g/片，批准文号：国药准字 Z19991011。

1.1.3　主要试剂　TGFβ₁ 免疫组织化学试剂盒购自 SantaCruz，批号：sc146。

1.1.4　主要仪器　HHW21600 型电热恒温水箱，天津泰斯特仪器有限公司；OLYMPUSBX51 型显微照相仪，日本；LEICARM2125 型切片机，德国 LEICA 公司。

1.2　方法

1.2.1　模型制备　60 只大鼠适应性喂养 1 周，随机分为造模组 48 只和正常组 12 只。参照文献，48 只造模组大鼠首次予皮下注射 40% 四氯化碳花生油溶液 0.5ml/100g 体重，以后每周两次皮下注射 0.3ml/100g 体重，共 9 周。造模开始前 2 周均以 20% 猪油、0.5% 胆固醇、79.5% 玉米面混合饲料（河北医科大学动物实验中心加工）喂养，第 3 ~ 9 周以 0.5% 胆固醇和 99.5% 玉米面混合饲料（河北医科大学动物实验中心加工）喂养。整个造模期间以 30% 乙醇作为饮料让大鼠自由饮用。正常组则以正常饲料和纯净水喂养。实验 9 周末确认造模成功后予以分组治疗。

1.2.2　分组与治疗　造模结束后，正常组随机抽取大鼠 10 只，将造模成功大鼠随机抽取 40 只，再分为 4 组，每组 10 只，雌雄各半。各组用药如下：①正常组：灌服生理盐水；模型组：灌服生理盐水。②柔肝消癥高剂量组（简称高剂量组）：每日予柔肝消癥 2.5g/100g 体重。③柔肝消癥低剂量组（简称低剂量组）：每日予柔肝消癥 1.25g/100g 体重；复方鳖甲软肝片对照组（简称对照组）：每日予复方鳖甲软肝片 0.056g/100g 体重。各治疗组均将药物配制成所需浓度，1 次/天灌胃，每次用药体积均按 1ml/100g 计算，共 4 周。

1.2.3　动物取材　治疗结束后，用 10% 水合氯醛（0.2ml/kg）将大鼠麻醉，腹部正中切口，迅速剖取肝脏，用滤纸吸去表面液体，在肝脏最大叶距边缘约 0.5cm 处取 1cm³ 大小组织块，置于 4% 多聚甲醛溶液固定 24h，逐级酒精脱水、透明、浸蜡、包埋、切片，采用 HE 和免疫组化 SP 法染色。

1.2.4　检测指标　免疫组化光镜下 TGF - β_1 阳性表达为棕黄色颗粒。采用 HPIAS 1000 型高清晰度彩色病理图文报告分析系统 90 版对染色阳性部位进行光密度值测定。定量分析 TGF - β_1 阳性表达的面数密度（Na）（测量窗口中阳性细胞数目/参考面积，表示参照系单位体积中阳性细胞的数目），比表面（Sv）（阳性表达总周长/参考面积，反映参照体积中阳性细胞面积所占的相对比

例），体积百分数（Vv）、面积百分数（Aa）（阳性表达总面积/参考面积，反映单位面积内阳性表达面积所占的比值），平均灰度（反映肝细胞中阳性细胞表达强度）。

1.3　统计学处理

计量数据采用 $\bar{x} \pm s$ 表示，运用 SPSS 11.5 统计软件，采用方差分析、StudentNewman – Keul 检验。

2　结果

2.1　各组大鼠肝细胞 TGF – β₁ 的定量表达

模型组大鼠肝细胞 TGF – $β_1$ Na、Sv、Vv 和平均灰度均较正常组明显升高（$P < 0.01$）；用药治疗后，各用药组 TGF – $β_1$ 阳性表达参数均较模型组明显下降（$P < 001$）。其中，高剂量组 TGF – $β_1$ Na 较对照组明显下降（$P < 0.05$）（表1）。

表 1　各组大鼠肝细胞 TGF – β₁ 的定量表达（$\bar{x} \pm s$）

组别	n	Na（$\times 10^{-4}/\upsilon m^2$）	Vv	Sv（$\times 10^{-1}/\upsilon m$）	平均灰度
正常组	10	0.0034 ± 0.0007	2.8667 ± 2.63	0.3300 ± 0.23516	61.27 ± 7.69
低剂量组	10	0.0041 ± 0.0032	1.3633 ± 1.09	0.3800 ± 0.35679	80.34 ± 14.35
高剂量组	10	0.0028 ± 0.0013	0.6767 ± 0.50	0.3240 ± 0.24439	44.52 ± 10.09
对照组	10	0.0058 ± 0.0016	4.7333 ± 2.40	0.7867 ± 0.32021	60.89 ± 4.76
模型组	10	0.0153 ± 0.0070	17.7667 ± 2.93	2.3333 ± 1.1676	108.60 ± 6.79

注：与模型组比较：1）$P < 0.01$；与对照组比较：2）$P < 0.05$

2.2　光镜观察

正常组大鼠肝组织结构完整、清晰，肝小叶结构正常，肝细胞排列规则成索状，在中央静脉周围呈放射状分布。肝血窦结构清晰，无异常改变。肝细胞呈多边形，胞浆均匀，细胞核形态正常。模型组大鼠肝小叶正常结构消失，间质内弥漫性淋巴细胞浸润。肝细胞体积明显增大，局部肝细胞出现严重的脂肪变性，可见到再生的肝细胞（双核）。肝间质广泛纤维组织增生，将正常肝小叶分割成大小不等的肝细胞团（即假小叶形成）。高剂量组肝小叶结构亦受损，少数肝细胞气泡样变性但仅偶见坏死细胞，较少炎性细胞浸润，少量纤维组织增生，但未见形成间隔。低剂量组肝小叶结构被破坏，部分肝细胞气泡样变性并伴有细胞坏死，较多淋巴、单核细胞浸润，纤维组织增生，但较少形成间隔。对照组与低剂量组基本相似。

2.3　各组大鼠 TGF – β₁ 的定性表达

TGF – $β_1$ 在正常肝细胞中有少量表达，有少量胞核和胞浆染色阳性。造模以后大鼠肝细胞 TGF – $β_1$ 表达量明显增强、阳性染色细胞数目增多，呈棕黄色胞浆型分布，主要见于星状细胞、类间质细胞和炎细胞胞浆中。各治疗组阳性染色程度较模型组明显减轻，在纤维隔内间质细胞和炎细胞胞浆阳性染色程度减轻、数目减少。

3　讨论

肝硬化属于中医学"胁痛""积聚""臌胀"等病证范畴。中医学认为本病多由酒食不节，损伤脾胃，脾失健运，壅阻气机，肝失条达，气血郁滞，或情志抑郁，肝失疏泄，气郁日久，血流不畅，瘀血停积，胁络痹阻所致。其病位在肝脾两脏，主要病机为肝郁脾虚、气滞血瘀。故当以疏肝健脾、行气活血、逐瘀消癥为主要治法。本课题组经多年临床观察，反复筛选香附、青皮、炙黄芪、炒白术、白芍、三棱、莪术、地鳖虫、郁金、姜黄、丹参等药物组成柔肝消癥饮。方中香附、青皮疏肝理气，炙黄芪、炒白术健脾益气，四药相合，共达抑肝扶脾之效。现代药理学研究表明，香附和青皮可减轻四氯化碳导致的大鼠肝损伤，保护肝细胞；炙黄芪能促进肝细胞合成白蛋白，抑制间质细胞胶原合成，增强网状内皮系统和巨噬细胞吞噬功能，提高机体免疫力；炒白术可减少四氯化碳引起的小鼠肝细胞变性坏死，改善肝功能。三棱、莪术、地鳖虫逐瘀消癥；丹参、郁金、姜黄活血化瘀，可增强逐瘀消癥、软坚散结作用；白芍养血柔肝，既可助香附、青皮疏肝解郁之力，又可防止破血太过之弊。现代药理研究表明，丹参能降低急、慢性肝损伤大鼠血清转氨酶活性，抑制胶原纤维增生及假小叶生成，减轻间质炎症反应，防治实验性肝硬化的发生；白芍可减轻肝细胞的坏死，对肝脏有保护作用。诸药合用，共奏疏肝健脾、行气活血、逐瘀消癥之功效。近年来，关于细胞因子在肝纤维化发病机制方面的研究极为活跃，有研究提示肝星状细胞（HSC）激活与转化是肝纤维化形成的关键，而 HSC 的激活与诸多细胞因子有关。研究表明，TGF - β_1 具有促进间质细胞分化和增殖，增加细胞外基质的沉积，抑制其降解的作用，被认为是肝纤维化形成过程中的一个重要调控因子。通过旁分泌、自分泌调控方式刺激肝储脂细胞生成大量胶原，形成肝纤维化导致肝硬化。临床通过检测 TGF - β_1 水平可直接了解肝纤维化程度。李英等通过对 97 例肝硬化患者和 30 例正常对照组血清 TGF - β_1 的检测，显示肝硬化患者血清中的 TGF - β_1 水平明显高于正常对照组（$P < 0.001$）。肝纤维化时细胞外基质的合成与降解很大程度上由 TGF - β_1 控制。黄瑾等通过体外细胞培养研究表明，阿魏酸钠可对抗由 TGF - β_1 引起的肝细胞生长抑制作用，这可能与其减轻细胞内活性氧自由基产生，并能促进肝细胞增殖周期由静止期向分裂期过渡有关。本实验表明，柔肝消癥饮能够抑制肝硬化模型大鼠肝细胞 TGF - β_1 表达，抑制细胞外基质的合成，从而发挥抗肝纤维化、肝硬化的作用。

参考文献

［1］叶任高. 内科学（第 5 版）［M］. 北京：人民卫生出版社，2001：460 - 461.

［2］李仪奎，王钦茂，周金黄. 中药药理实验方法学［M］. 上海：上海科学技术出版社，1991：463 - 464.

［3］陈奇. 中药药理研究方法学［M］. 北京：人民卫生出版社，1991：458.

［4］黄险峰，彭国平. 香附的化学成分及药理研究进展［J］. 中药材，2003，26（1）：66 - 68.

［5］姜静岩，苗桂玲. 青皮的药理及临床应用［J］. 时珍国医国药，2003，14（6）：374 - 375.

［6］马红，王宝思，陈翌明，等. 黄芪对免疫性肝纤维化大鼠的治疗作用［J］. 中西医结合肝病杂志，1997，7（1）：32.

［7］王本祥. 现代中药药理学［M］. 天津：天津科学技术出版社，1997：571，588.

［8］马清钧，王淑玲. 常用中药现代研究与临床［M］. 天津：天津科技翻译出版公司，1995：401.

［9］王宝恩，王早吉，朱家璇，等. 复方丹参不同剂型治疗肝纤维化实验研究与临床观察［J］. 胃肠病学和肝病学杂志，1993，15（1）：93.

［10］展玉涛. 肝星状细胞活化的功能改变［J］. 国外医学·消化疾病分册，1999，19：27 - 29.

［11］蔡为民，陈峰. 近年来肝纤维化主要进展——发病机制研究［J］. 临床肝胆病杂志，1998，14：65 - 68.

［12］Bedossa P, Peltier E, Terris B, etal. Transforming growth factor beta1（TGF - beta1）and TGF beta1 receptorsinnorma, lcirrhotic, and neoplastichumanlivers［J］. Hepatology, 1995, 21（3）：760 - 766.

［13］刘芳，李兵顺，南月敏. 慢性乙型肝炎患者血清转化生长因子在肝纤维化过程中的作用［J］. 中华肝脏病杂志，1999，7：196 - 198.

［14］阎军，吴修斌，王蔚青．TGF－β_1和型胶原在肝纤维化大鼠血清中的水平及肝组织中表达［J］．中华肝脏病杂志，1999（7）：58－593

［15］罗瑞虹．转化生长因子β_1与肝纤维化［J］．国外医学·内科分册，2000（27）：348－350．

［16］李英，王长友．血清生长因子β_1对肝硬化的诊断意义［J］．宁夏医学杂志，2003，25（4）：231．

［17］Bissel DM，Roulot D，George．Transforming growth factor and thelive［J］．Hepatology，2001（34）：859－867．

［18］黄瑾，胡晋红，蔡溱，等．阿魏酸钠对转化生长因子β_1抑制肝细胞增殖作用的影响［J］．中国药理学通报，2004，20（2）：222－225．

【本文发表于：中国老年学杂志，2009，29（20）：2603－2605】

柔肝消癥饮对肝硬化大鼠血清和肝组织 IL–1β、IL–6 和 TNF–α 的影响

杨牧祥，张一昕，王少贤，于文涛，徐华洲，魏萱

（河北医科大学中医学院　050091；河北医科大学基础课部　050091）

　　肝硬化是临床常见的慢性进行性肝脏疾病，是由一种或多种病因长期或反复作用造成的弥散性肝脏损害，是我国常见疾病和主要死亡病因之一[1]，目前国内外尚缺乏有效的治疗药物。柔肝消癥饮为课题组经多年临床观察筛选的有效方药，为了探讨其作用机制，课题组观察了该药对肝硬化大鼠血清、肝组织白细胞介素–1β（IL–1β）、白细胞介素–6（IL–6）、肿瘤坏死因子–α（TNF–α）的影响。现报道如下。

1　材料与方法

1.1　材料

1.1.1　实验动物　清洁级 SD 大鼠 60 只，40～45 日龄，雌雄各半，体质量 180～200g，由华中科技大学同济医学院实验动物学部提供，合格证号：SCXK（鄂）2004–007。

1.1.2　实验用药　柔肝消癥饮：由香附、青皮、炙黄芪、炒白术、白芍药、三棱、莪术、地鳖虫、郁金、姜黄、丹参等药物组成，水煎浓缩成所需含量的药液（高剂量组药物浓度为 2.5g 生药/ml，低剂型组为 1.25g 生药/ml）。复方鳖甲软肝片：由内蒙古福瑞中蒙药科技股份有限公司提供，0.5g/片，主要由川芎、鳖甲、当归、白芍药等药物组成，批准文号：国药准字 Z19991011。

1.1.3　主要试剂　IL–1β、IL–6、TNF–α 试剂盒，均购自解放军总医院科技开发中心放免所，批号：20021226。

1.1.4　主要仪器　MSE25 型高速冷冻离心机，美国 Sigma 公司提供，FJ–2021 型 7 射线免疫计数器，西安二六二厂提供，LElCARM2125 型切片机，日本 LEICA 公司提供，VANOXAHB–LB 型 OLYMPU 万能显微镜照相仪，日本 OLYMPU 公司提供。

1.2　方法

1.2.1　模型制备　60 只大鼠适应性喂养 1 周，随机分为造模组 48 只和正常组 12 只。参照文献[2]：48 只造模组大鼠首次予皮下注射 40% 四氯化碳（CCl_4），花生油溶液 0.5ml/100g 体质量，后每周 2 次皮下注射 0.3ml/100g 体质量，共 9 周。造模开始第 1～2 周均以 20% 猪油、0.5% 胆固醇、79.5% 玉米面混合饲料喂养。第 3～9 周以 0.5% 胆固醇和 99.5% 玉米面混合饲料喂养。整个造模期间以 30% 乙醇作为饮料让大鼠自由饮用。正常组则以正常饲料和纯净水喂养。实验 9 周末造模组抽取 3 只经肝组织病理切片确认造模成功后予以分组治疗。

1.2.2　分组与治疗　造模结束后，正常组随机抽取大鼠 10 只，将造模成功大鼠随机抽取 40 只，并分为 4 组，每组 10 只，雌雄各半。即：①正常对照组（简称正常组）：灌服生理盐水；②模型组：灌服生理盐水；③柔肝消癥高剂量组（简称高剂量组）：每日用药剂量为 2.5g/100g 体重；④柔肝消癥低剂量组（简称低剂量组）：每日用药剂量为 1.25/100g 体重；⑤复方鳖甲软肝片对照组（简称对照组）：每日用药剂量为 0.056g/l00g 体重。各治疗组均将药物配制成所需浓度，1 次/天灌胃，共 4 周。

1.2.3　标本制备　治疗结束后，大鼠用 10% 水合氯醛（0.2ml/kg）麻醉，腹主动脉取血，离心分离血清，–20℃冻存待检。腹部正中切口，剖取肝脏，在肝脏最大叶距边缘处取组织块，置于 4% 多聚甲醛溶液固定，HE 染色；剩余肝组织匀浆，离心提取上清，–20℃冻存待检。

1.2.4　指标检测　光镜下观察肝硬化大鼠肝组织病理形态学变化；采用放免法检测血清、肝

组织 IL‑1β、IL‑6、TNF‑α 含量。

1.2.5 统计学处理 运用 SPSS for windows 11.5 统计软件，统计方法用方差分析，采用 q 检验。

2 结果

2.1 光镜观察

正常组大鼠肝组织结构完整、清晰，肝小叶结构正常。肝细胞排列规则成索状，在中央静脉周围呈放射状分布。肝血窦结构清晰，肝细胞呈多边形，胞浆均匀，细胞核形态正常。模型组大鼠肝小叶正常结构消失，间质内弥漫性淋巴细胞浸润。肝细胞体积明显增大，局部肝细胞出现严重的脂肪变性。可见到再生的肝细胞（双核）。肝间质广泛纤维组织增生，将正常肝小叶分割成大小不等的肝细胞团（即假小叶形成）。高剂量组肝小叶结构亦受损，少数肝细胞气泡样变性但仅偶见坏死细胞，较少炎性细胞浸润，少量纤维组织增生，但未见形成间隔。低剂量组肝小叶结构被破坏，部分肝细胞气泡样变性并伴有细胞坏死，较多淋巴、单核细胞浸润，纤维组织增生，但较少形成间隔。对照组与低剂量组基本相似。

2.2 各组大鼠血清、肝组织 IL‑1β、IL‑6、TNF‑α 含量变化（表1、表2）

与正常组比较，模型组大鼠血清 IL‑1β、IL‑6、TNF‑α 含量均明显升高（$P<0.01$ 或 $P<0.05$）；与模型组比较，各治疗组血清 IL‑1β 及 TNFα 含量均有明显下降（$P<0.01$ 或 $P<0.05$）。与对照组比较，高剂量组则可明显降低 IL‑6 含量（$P<0.05$）。与正常组比较。模型组大鼠肝组织 IL‑6、TNF‑α 含量明显升高（$P<0.01$）；与模型组比较，各治疗组肝组织 IL‑6、TNF‑α 含量有明显下降（$P<0.01$ 或 $P<0.05$）；5 组间肝组织 IL‑1β 水平变化差异均无明显统计学意义（$P>0.05$）。

表1 各组大鼠血清 IL‑1β、IL‑6 及 TNF‑α 含量变化（$n=10$，$\bar{x}\pm s$）

组别	IL‑1β(ng/ml)	IL‑6(pg/ml)	TNF‑α(ng/ml)
正常组	0.51±0.28**	292.84±149.35*	0.67±0.19**
低剂量组	0.62±0.26*	361.28±115.47	0.86±0.20*
高剂量组	0.55±0.40**	290.48±83.13**△	0.72±0.16**
对照组	0.60±0.38*	404.09±129.58	0.78±0.24*
模型组	1.10±0.56	439.55±63.43	1.07±0.28

注：与模型组比较，* $P<005$，** $P<0.01$；与对照组比较，△ $P<0.05$

表2 各组大鼠肝组织 IL‑1β、IL‑6 及 TNF‑α 含量变化（$n=10$，$\bar{x}\pm s$）

组别	IL‑1β(ng/ml)	IL‑6(pg/ml)	TNF‑α(ng/ml)
正常组	6.47±6.84	249.53±75.64**	0.96±0.14**
低剂量组	6.63±2.25	250.11±73.47**	0.99±0.23**
高剂量组	6.50±4.01	260.57±75.53**	0.99±0.35**
对照组	6.60±3.64	272.85±85.11**	1.05±0.20*
模型组	6.89±1.85	417.27±75.12	1.36±0.32

注：与模型组比较，* $P<0.05$，** $P<0.01$

3 讨论

肝硬化属于中医学"胁痛""积聚""臌胀"等病证范畴。中医学认为本病多由酒食不节，损伤脾胃，脾虚失运，壅阻气机，肝失条达，气血郁滞，或情志抑郁，肝失疏泄，气郁日久，血流不畅，瘀血停积，胁络痹阻所致。其病位在肝脾两脏，主要病机为肝郁脾虚、气滞血瘀。故当以疏肝健脾，行气活血，逐瘀消癥为主要治法。笔者经多年临床观察，反复筛选香附、青皮、炙黄芪、炒白术、白芍药、三棱、莪术、地鳖虫、郁金、姜黄、丹参等药物组成"柔肝消癥饮"。方中香附、青皮疏肝理气，炙黄芪、炒白术健脾益气，四药相合，共达抑肝扶脾之效；现代药理学研究表明，香附和青皮可减轻四氯化碳导致的大鼠肝损伤，保护肝细胞；炙黄芪能促进肝细胞合成白蛋白，抑制间质细胞胶原合成，增强网状内皮系统和巨噬细胞吞噬功能，提高机体免疫力；炒白术可减少四氯化碳引起的小鼠肝细胞变性坏死，改善肝功能。三棱、莪术、地鳖虫逐瘀消癥；丹参、郁金、姜黄活血化瘀，可增强逐瘀消癥、软坚散结作用；白芍药养血柔肝，既可助香附、青皮疏肝解郁之力，又可防止破血太过之弊。现代药理研究表明[3]，丹参能降低急、慢性肝损伤大鼠血清转氨酶活性，抑制胶原纤维增生及假小叶生成，减轻间质炎症反应。防治实验性肝硬化的发生；白芍药可减轻肝细胞的坏死，对肝脏有保护作用。诸药合用，共奏疏肝健脾、行气活血、逐瘀消癥之功效。

肝硬化是慢性肝病长期、反复发作的结果，病情发展到该阶段，由于体内病毒持续感染和免疫复合物长期存在，刺激体内淋巴细胞的活性，产生大量的免疫介质，使血清中 TNF-α、IL-1β、IL-6、转化生长因子-β₁（TGF-β₁）等细胞因子含量明显增加，同时这些细胞因子又进一步加重肝脏的炎性反应，刺激细胞外基质的分泌，产生并加重肝纤维化进程。肝脏是 TNF-α、IL-1、IL-6 等细胞因子的主要发源地，同时也是细胞因子清除的主要部位，肝脏细胞因子水平高低与病情轻重一致，能够反映肝细胞损害的程度。有学者研究证实，TNF-α 在体外有促进纤维母细胞增殖作用，能明显增加胶原蛋白的含量。

本研究表明，柔肝消癥饮能显著下调肝硬化大鼠模型血清异常升高的 TNF-α、IL-1β、IL-6 水平和肝组织中异常升高的 TNF-α、IL-6 含量，具有减轻免疫损伤炎症损害，阻逆肝纤维化、肝硬化病理进程的作用。

参考文献

[1] 叶任高. 内科学（第5版）[M]. 北京：人民卫生出版社，2001：460-461.

[2] 李仪奎，王钦茂. 周金黄. 中药药理实验方法学 [M]. 上海：上海科学技术出版社，1991：463-464.

[3] 王本祥. 现代中药药理学 [M]. 天津：天津科学技术出版社，1997：571，588.

[4] 王芳，梁代英，齐京，等. 益气活血解毒化痰方对实验性肝纤维化大鼠的胶原合成及 TGF-β₁ 的影响 [J]. 中华中医药杂志，2005，20（8）：472-474.

[5] 陈桂敏，郑文芝. 芪蚣抗纤方对免疫损伤性肝纤维化大鼠肝损害逆转作用的实验研究 [J]. 中华中医药杂志，2005，20（9）：568-569.

[6] 冯岚，何浩明，陈宽浩，等肝硬化患者血清多种细胞因子检测的临床意义 [J]. 放射免疫学杂志，1999，12（2）：111-113.

【本文发表于：中华中医药杂志，2007，22（10）：729-731】

柔肝消癥饮对肝硬化大鼠肝组织病理形态学和肝细胞超微结构的影响

杨牧祥，张一昕，王少贤，于文涛，曹刚

（河北医科大学 050091）

肝硬化为临床常见病、多发病，目前缺乏理想的治疗药物。柔肝消癥饮是根据中医理论及多年临床观察筛选的治疗肝硬化的有效方药。为了进一步阐明其作用机理，课题组以复方鳖甲软肝片为对照，观察了该药对肝硬化大鼠肝组织病理形态学和肝细胞超微结构的影响，现报告如下。

1 材料与方法

1.1 材料

1.1.1 实验动物 清洁级 SD 大鼠 60 只，雌雄各半，体重 180～200g，由华中科技大学同济医学院实验动物学部提供，动物合格证号：SCXK（鄂）20042007。

1.1.2 实验用药 柔肝消癥饮由香附、青皮、炙黄芪、炒白术、白芍、三棱、莪术、地鳖虫、郁金、姜黄、丹参等药物组成，水煎浓缩成所需含量的药液。复方鳖甲软肝片由内蒙古福瑞中蒙药科技股份有限公司提供，0.5g/片，批准文号：国药准字 Z19991011。

1.1.3 主要仪器 LEICARM2125 型切片机，德国 LEICA 公司；VANOXAHB2LB 型 OLYMPU 万能显微镜照相仪，日本 OLYMPU 公司。

1.2 方法

1.2.1 模型制备 60 只大鼠适应性喂养 1 周，随机分为造模组 48 只和正常组 12 只。参照相应文献[1,2]，48 只造模组大鼠首次予皮下注射 40% 四氯化碳（CCl_4）花生油溶液 0.5ml/100g 体重，以后每周 2 次皮下注射 0.3ml/100g 体重，共 9 周。造模开始前 2 周均以 20% 猪油、0.5% 胆固醇、79.5% 玉米面混合饲料（由河北医科大学动物实验中心加工）喂养，第 3～9 周以 0.5% 胆固醇和99.5% 玉米面混合饲料（由河北医科大学动物实验中心加工）喂养。整个造模期间以 30% 乙醇作为饮料让大鼠自由饮用。正常组则以正常饲料和纯净水喂养。实验 9 周末确认造模成功后予以分组治疗。

1.2.2 分组与治疗 除正常组外，将造模组大鼠随机分为 4 组，每组 10 只，雌雄各半。即共分 5 组：①正常对照组（简称正常组）：灌服等体积生理盐水；②模型组：灌服等体积生理盐水；③柔肝消癥饮高剂量组（简称高剂量组）：每日用药剂量为 2.5g/100g 体重；④柔肝消癥饮低剂量组（简称低剂量组）：每日用药剂量为 1.25g/100g 体重；1/2 复方鳖甲软肝片对照组（简称对照组）：每日用药剂量为 0.056g/100g 体重。各治疗组均将药物配制成所需浓度，1 次/天灌胃，每次用药体积均按 1ml/100g 体重计算，共 4 周。

1.2.3 标本制备及观察项目 治疗 4 周末，于最后一次给药禁食 12h 后用 10% 水合氯醛（0.2ml/kg 体重）麻醉大鼠，腹部正中切口，迅速剖取肝脏，用滤纸吸去表面液体，称取湿重，并在肝脏最大叶距边缘约 0.5cm 处取 $1cm^3$ 大小组织块，置于 4% 多聚甲醛溶液固定 24h，逐级酒精脱水、透明、浸蜡、包埋、切片，采用 HE、Masson 染色法，光镜下观察肝硬化大鼠肝组织病理形态学变化和胶原纤维增生程度。Masson 三色胶原染色按如下半定量标准判定胶原纤维增生程度[3]：－表示正常肝组织，无胶原增生；＋表示胶原明显增生，从汇管区或中央静脉呈星状向外延伸，无纤维隔形成；＋＋表示胶原明显增多，形成彼此不连接的不完全性纤维隔；＋＋＋表示胶原细胞增多形成完全的相互连接的纤维隔分隔肝实质。另取 $1cm^3$ 大小组织块，以 3% 戊二醛固定，待做电镜观察。

1.2.4 统计学方法 运用 SPSS 11.5 统计软件，等级资料采用秩和检验。显著性差异水平以 0.05、0.01 为标准。

2 结果

2.1 肉眼观察

正常大鼠肝脏柔软、红润，被膜光滑；模型组大鼠肝脏体积有所增大，质地变硬，色黯红，切面可见多有小结节；高、低剂量组和对照组肝脏体积、质地、色泽均明显改善，接近正常组，与模型组比较差异有显著性意义。

2.2 光镜观察

2.2.1 HE 染色 正常组大鼠肝组织结构完整、清晰，肝小叶结构正常，肝细胞排列规则成索状，在中央静脉周围呈放射状分布。肝血窦结构清晰，无异常改变。肝细胞呈多边形，胞浆均匀，细胞核形态正常；模型组大鼠肝小叶正常结构消失，间质内弥漫性淋巴细胞浸润。肝细胞体积明显增大，局部肝细胞出现严重的脂肪变性，可见到再生的肝细胞（双核）。肝间质广泛纤维组织增生，将正常肝小叶分割成大小不等的肝细胞团（即假小叶形成）；高剂量组肝小叶结构亦受损，少数肝细胞气泡样变性但仅偶见坏死细胞，较少炎性细胞浸润，少量纤维组织增生，但未见形成间隔；低剂量组肝小叶结构被破坏，部分肝细胞气泡样变性并伴有细胞坏死，较多淋巴、单核细胞浸润，纤维组织增生，但较少形成间隔；对照组与低剂量组基本相似。

2.2.2 Masson 染色 胶原纤维呈绿色，背景橘黄色，红细胞呈橘红或橘黄色。5 组胶原纤维增生程度半定量分析（表1）：实验结束后，模型组大鼠胶原纤维增生程度较正常组明显升高，组间比较差异有显著性意义（$P < 0.05$）；经用药治疗后，高、低剂量组和对照组胶原纤维增生程度均有明显下降，与模型组比较差异有显著性意义（$P < 0.05$），其中高剂量组作用最为显著，其胶原纤维增生程度明显低于低剂量组和对照组（$P < 0.05$）。

表1 各组胶原纤维增生程度半定量分析

组别	n	胶原纤维增生程度			
		—	+	+ +	+ + +
正常组	10	10	0	0	0
低剂量组	10	3	5	2	0
高剂量组	10	6	3	1	0
对照组	10	1	4	5	0
模型组	10	0	2	4	4

2.3 电镜观察

正常组大鼠肝细胞超微结构形态正常，肝细胞膜和核膜完整；模型组肝细胞超微结构明显异常，肝细胞有不同程度的肿胀，部分肝细胞膜破裂，部分核周隙扩大，内质网扩张断裂，腔内有分泌蛋白，常见大片脂质空区，线粒体基质电子密度增大，嵴消失，肝窦中常见中性粒细胞；高剂量组、低剂量组肝细胞超微结构的病理变化明显减轻，肝细胞胶原纤维轻度增生，粗面内质网接近正常，内质网池不同程度扩张，少数细胞脂质空区形成，线粒体基本正常，其他结构无明显改变；对照组肝细胞超微结构轻度异常，肝细胞间可见增生的胶原纤维和几个较大脂滴，内质网池不同程度扩张，线粒体轻度水肿。

3 讨论

肝硬化属于中医学"胁痛""积聚""臌胀"等病证范畴。中医学认为本病多由酒食不节，损伤脾胃，脾虚失运，壅阻气机，肝失条达，气血郁滞，或情志抑郁，肝失疏泄，气郁日久，血流不畅，瘀血停积，胁络痹阻所致。其病位在肝脾两脏，主要病机为肝郁脾虚、气滞血瘀。故当以疏肝健脾、行气活血、逐瘀消癥为主要治法。课题组经多年临床观察，反复筛选香附、青皮、炙黄芪、炒白术、白芍、三棱、莪术、地鳖虫、郁金、姜黄、丹参等药物组成柔肝消癥饮。方中香附、青皮疏肝理气，炙黄芪、炒白术健脾益气，保护肝细胞[4,5]；炙黄芪能促进肝细胞合成白蛋白，抑制间质细胞胶原合成，增强网状内皮系统和巨噬细胞吞噬功能，提高机体免疫力[6,7]；炒白术可减少四氯化碳引起的小鼠肝细胞变性坏死，改善肝功能[8]。三棱、莪术、地鳖虫逐瘀消癥；丹参、郁金、姜黄活血化瘀，可增强逐瘀消癥、软坚散结作用；白芍养血柔肝，既可助香附、青皮疏肝解郁之力，又可防止破血太过之弊。现代药理研究表明，丹参能降低急、慢性肝损伤大鼠血清转氨酶活性，抑制胶原纤维增生及假小叶生成，减轻间质炎症反应，防治实验性肝硬化的发生[9]；白芍可减轻肝细胞的坏死，对肝脏有保护作用[8]。诸药合用，共奏疏肝健脾、行气活血、逐瘀消癥之功效。

本研究结果表明，柔肝消癥饮可有效地减轻肝硬化大鼠胶原纤维增生程度，减少肝细胞的坏死和炎细胞浸润，并改善肝细胞超微结构，具有良好的抗肝硬化作用。

参考文献

[1] 李仪奎，王饮茂，周金黄. 中药药理实验方法学 [M]. 上海：上海科学技术出版社，1991：463 - 464.

[2] 陈奇. 中药药理研究方法学 [M]. 北京：人民卫生出版社，1991：458.

[3] 李锋，李宣海，程五凤，等. 补充 VE、Se 对大鼠肝纤维化和抗氧化功能影响的研究 [J]. 营养学报，2003，25（1）：60 - 64.

[4] 黄险峰，彭国平. 香附的化学成分及药理研究进展 [J]. 中药材，2003，26（1）：66 - 68.

[5] 姜静岩，苗桂玲. 青皮的药理及临床应用 [J]. 时珍国医国药，2003，14（6）：374 - 375.

[6] 马红，王宝思，陈翌明，等. 黄芪对免疫性肝纤维化大鼠的治疗作用 [J]. 中西医结合肝病杂志，1997，7（1）：32.

[7] 马清钧，王淑玲. 常用中药现代研究与临床 [M]. 天津：天津科技翻译出版公司，1995：401.

[8] 刘尔瑜，王宝恩，朱家璇. 丹参对实验性肝纤维化的治疗作用 [J]. 肝脏病杂志，1993，15（1）：93.

【本文发表于中西医结合肝病杂志 2008，18（1）：38 - 39，42】

柔肝消癥饮联合阿德福韦酯胶囊治疗早期
乙肝肝硬化临床疗效观察

杨牧祥[1]，李保义[2]，崔永昌[3]，张一昕[1]，于文涛[1]，崔雄伟[3]

（1 河北医科大学中医学院　050091；2 邢台市人民医院　054001；

3 霸州市肝病医院　065700）

乙肝肝硬化为临床常见疾病，目前尚缺乏理想的治疗药物。柔肝消癥饮为课题组研制的治疗肝硬化的效方，近两年来，笔者运用该方与阿德福韦酯胶囊联合用药治疗早期乙肝肝硬化取得了满意的疗效，现报道如下。

1　资料和方法

1.1　临床资料

2008 年 3 月至 2010 年 3 月选择门诊或住院的 156 例乙型肝炎（乙肝）肝硬化患者为研究对象，随机分为治疗组和对照组。治疗组 79 例，男 68 例，女 11 例，年龄 33 ~ 68 岁，平均 45.8 岁。对照组 77 例，男 65 例，女 12 例，年龄 35 ~ 69 岁，平均 44.1 岁。两组在性别、年龄等方面经统计学处理差异无显著性意义，具有可比性（P > 0.05）。

1.2　诊断标准

参照 2000 年西安会议修订的《病毒性肝炎防治方案》中的肝炎肝硬化诊断标准[1]和肝硬化中西医结合诊治方案（草案）[2]制定：①既往有慢性乙型肝炎病史（治疗前 HBVDNA $\geqslant 10^4$ copies/ml，且 HBsAg 阳性）；②B 超提示肝回声明显增强，呈粗大不均光点；或门静脉直径 $\geqslant 1.4$cm；或脾脏增大，脾静脉直径 $\geqslant 0.9$cm；或 CT 显示肝外缘结节状隆起，肝裂扩大，尾叶/右叶比例 > 0.05，脾脏增大。③肝功能异常（ALT 及 AST 升高，血清白蛋白含量下降，A/G 倒置，血清胆红素升高等）。④肝纤维化四项指标：血清透明质酸（HA）、Ⅳ型胶原（IV－C）、Ⅲ型前胶原肽（PⅢP）、层粘连蛋白（LN）至少 2 项或 2 项以上异常者。⑤有胁痛、腹胀、纳差、乏力、恶心呕吐、大便异常、黄疸、肝掌、肝脾肿大等临床症状和体征。

1.2　纳入标准

选择早期肝硬化 Child—Pugh A 级的患者。此类患者虽可有轻度乏力、食欲减少或腹胀症状，但无明显肝功能衰竭表现。血清白蛋白降低，但仍 $\geqslant 35$g/L，胆红素 < 35μmol/L，凝血酶原活动度多大于 60%。血清 ALT 及 AST 升高，AST 可高于 ALT，γ－谷氨酰转肽酶可轻度升高。可有门静脉高压症，如轻度食管静脉曲。

1.3　排除标准

①失代偿性肝硬化（中晚期肝硬化，Child—PughB、C 级者）；②重度黄疸者；③早期肝硬化合并心脑血管疾病需长期服药对治疗有影响者；④妊娠或哺乳期妇女；⑤对本药过敏者；⑥不能按要求服药治疗者。

1.4　治疗方法

治疗组口服柔肝消癥饮，每次 150ml，每日 2 次，饭后 1h 服用；对照组口服鳖甲软肝片（内蒙古福瑞制药有限公司生产），4 片/次，3 次/日。两组患者同时服用阿德福韦酯（葛兰素史克有限公司生产），10mg/次，1 次/日。5 个月为 1 疗程，2 个疗程后评价其疗效。

1.5　观察项目

①临床表现：乏力、纳差、胁肋疼痛、腹胀、恶心呕吐、大便情况、黄疸肝脾大小；②血清病毒学指标 HBsAg、HBsAb、HBeAg、HBeAb、HBcAb 及 HBVDNA；③肝功能以及肝纤维化指标

（HA、PⅢP、Ⅳ – C、LN）；④B 超声像图检查；⑤安全性指标：每个月抽血检查肾功能，血、尿大便常规，随时观察并记录任何可能与用药有关的不良反应或副作用。

1.6　统计学处理

采用 SPASS 11.5 统计软件，计量资料采用 t 检验，率的比较采用卡方检验。显著性差异水平以 0.05、0.01 为标准。

2　结果

2.1　两组患者临床症状和体征改善情况（表 1）

表 1　两组患者主要临床表现改善率的比较（例,%）

组别	例数	3 个月改善率	6 个月改善率
治疗组	79	70.45	88.64
对照组	77	53.49	62.79
P 值		<0.05	<0.05

2.2　两组患者治疗前后 HBeAg 阴转率、HBeAg/HBeAb 血清转换率和 HBVDNA 阴转率的情况（表 2）

表 2　两组治疗后血清乙肝两对半定量及 HBVDNA 变化（例,%）

组别	例数	HBeAg	HBeAg/HBeAb	HBVDNA
治疗组	79	33(41.77)	31(39.24)	68(86.08)
对照组	77	31(40.26)	32(41.56)	63(81.81)
P 值		>0.05	>0.05	>0.05

2.3　两组患者治疗前后肝功能变化情况的比较（表 3）

表 3　两组患者治疗前后肝功能的比较（$\bar{x} \pm s$）

组别	时间	ALT(U/L)	AST(U/L)	TBil(μmol/L)	Alb(g/L)	Glb(g/L)
治疗组	治疗前	89.0 ±43.0	113.0 ±36.0	22.9 ±6.3	33.6 ±6.2	29.4 ±6.1
(n =77)	治疗后	44.0 ±19.0△	41.0 ±16.0△	11.6 ±2.3△	42.3 ±4.8△	26.5 ±5.3△
对照组	治疗前	91.0 ±41.0	109.0 ±38.0	22.4 ±6.6	32.8 ±5.9	30.2 ±6.8
(n =77)	治疗后	61.0 ±21.0△▲	63.0 ±25.0△▲	15.8 ±2.5△▲	36.6 ±4.3△▲	27.8 ±5.6△▲

注：两组治疗前后比较，△P <0.01；与治疗组治疗后比较，▲P <0.01

2.4　两组患者治疗前后肝纤维化变化情况的比较（表 4）

表 4　两组患者治疗前后肝纤维化指标的比较

组别	时间	HA(ng/dl)	PⅢP(μg/L)	Ⅳ – C(μg/L)	LN(μg/ml)
治疗组	治疗前	258 ±21	202 ±18	212 ±48	233 ±22
(n =79)	治疗后	141 ±16△	136 ±12△	106 ±35△	154 ±12△
对照组	治疗前	261 ±22	206 ±14	208 ±51	238 ±21
(n =77)	治疗后	187 ±19△▲	168 ±16△▲	161 ±39△▲	183 ±13△▲

注：两组治疗前后比较，△P <0.01；与治疗组治疗后比较，▲P <0.01

2.5　两组患者治疗前后 B 超影像学检测结果的比较（表 5）

治疗结束时，治疗组患者门静脉和脾静脉宽度、脾脏厚度明显变小，优于对照组（$P < 0.05$）。同时，治疗组多数患者肝实质回声增强、增粗、分布不均匀的程度也明显减轻。

表 5　两组患者治疗前后 B 超声像图变化情况比较（mm）

组别	时间	门静脉	脾静脉	脾厚
治疗组	治疗前	14.81 ± 0.52	10.26 ± 0.41	49.15 ± 4.56
	治疗后	13.56 ± 0.43△▲	8.06 ± 0.28△▲	40.75 ± 4.22△▲▲
对照组	治疗前	14.79 ± 0.49	10.31 ± 0.38	49.68 ± 3.57
	治疗后	13.81 ± 0.39△△	9.15 ± 0.27△	45.48 ± 4.43△△

注：组内治疗前后比较，$△P < 0.01$；$△△P < 0.05$；组间治疗后比较，$▲P < 0.01$；$▲▲P < 0.05$

2.6　安全性观察

两组患者治疗前后的血、尿、大便常规及肾功能、心电图均无异常变化。而且，服药后未见明显不良反应。

3　讨论

早期乙肝肝硬化的治疗目标是持续抑制或终止乙型肝炎病毒的复制、抗肝纤维化、减少肝细胞损伤，阻止演变为肝硬化失代偿期和原发性肝癌。[3] 近年来对早期乙肝肝硬化多采用抗病毒、促进肝细胞再生、免疫调节、抗肝纤维化等综合疗法，其关键是抗乙肝病毒和抗肝细胞纤维化治疗。[4] 阿德福韦酯胶囊是安全有效的新一代核苷类抗病毒药物，其细胞内活性代谢产物 PMEApp 是强力病毒抑制剂，在治疗慢性乙型肝炎方面有良好效果。柔肝消癥饮是根据中医理论及多年临床观察筛选的治疗肝硬化的效方，方中香附、青皮疏肝理气；炙黄芪、炒白术健脾益气；三棱、莪术、土鳖虫、丹参、郁金、姜黄破血行气，逐瘀消癥；白芍养血柔肝，既可助香附、青皮疏肝解郁之力，又可防止三棱、莪术、土鳖虫等药破血太过之弊；诸药合用，共奏健脾益气、疏肝解郁、行气活血、逐瘀消癥之功效。

本研究结果显示，柔肝消癥饮联合阿德福韦酯胶囊对早期乙肝肝硬化患者 HBeAg 阴转率、HBeAg/HBeAb 血清转换率分别为 41.77%、39.24%，HBV - DNA 阴转率为 86.70%，对 HBVDNA 复制有较好的抑制作用。同时，还可以明显改善患者的症状、体征、肝功能和肝纤维化指标，患者门静脉和脾静脉宽度、脾脏厚度明显变小，肝实质回声增强、增粗、分布不均匀的程度也均减轻。安全性检测表明，患者治疗前后的血、尿、大便常规及肾功能、心电图均无异常变化，未见明显不良反应。因此，柔肝消癥饮是治疗早期乙肝肝硬化安全有效的方药。

参考文献

［1］中华医学会传染病与寄生虫病学分会、肝病学分会. 病毒性肝炎防治方案 ［S］. 传染病信息，2000，13（4）：141 - 150.

［2］危北海，张万岱，陈治水. 肝硬化中西医结合诊治方案（草案）［S］. 中国中西医结合杂志，2004，24（10）：869 - 871.

［3］赵景民，周光德，李文淑，等. 复方鳖甲软肝片抗肝纤维化机制的实验研究 ［J］. 解放军医学杂志，2004，29（7）：560 - 562.

［4］黄文伦，梁丽珍. 阿德福韦酯胶囊与复方鳖甲软肝片联合治疗早期乙肝肝硬化临床观察 ［J］. 中国实用医药，2009，4（7）：158 - 159.

【本文发表于河北中医药学报，2010，25（4）：12 - 13】

专题三　胃病研究

一、概　　述

　　该部分包括课题"胃炎饮治疗胆汁反流性胃炎作用机制研究"16 篇。选入本节论文 5 篇。

　　慢性胃炎是临床常见病，具有反复发作的特点。本人根据慢性胃病肝郁脾虚、胃失和降的病机特点，创立"胃炎饮"治疗慢性胆汁反流性胃炎，取得了理想效果。

　　实验研究观察了该药对胆汁反流性胃炎大鼠胃黏膜多个指标的影响。结果表明，胃炎饮可改善模型大鼠胃黏膜病理组织学，升高胃黏膜黏液层磷脂、氨基己糖含量，降低炎性细胞因子含量，改善胃分泌和运动，提高胃黏膜血流量，加强胃黏膜保护。临床研究对 230 例胆汁反流性胃炎患者进行多中心、随机对照观察，结果表明，胃炎饮治疗 116 例，可显著改善患者临床症状和胃镜表现，临床总有效率为 99.1%，明显优于吗丁啉对照组（114 例，临床总有效率为 84.2%）。

二、入选论文

［1］杨牧祥，于文涛，徐华洲，等. 胃炎饮对实验性胆汁反流性胃炎大鼠胃黏膜 COX－2 mR-NA 表达的影响［J］. 北京中医药大学学报，2008，31（7）：460－462.

［2］杨牧祥，于文涛，赵少宁，等. 胃炎饮对胆汁反流性胃炎大鼠胃黏膜 P 物质含量的影响［J］. 中药新药与临床药理，2008，19（2）：94－97.

［3］杨牧祥，苏凤哲，于文涛，等. 胃炎饮对实验性胆汁反流性胃炎大鼠胃黏膜 TNF－α、IL－8 含量的影响［J］. 中国中医基础医学杂志，2009，15（10）：738－740.

［4］杨牧祥，于文涛，王长垠，等. 胃炎饮对实验性胆汁反流性胃炎大鼠血浆胃动素的影响［J］. 中华中医药杂志，2010，25（2）：302－303.

［5］杨牧祥，于文涛，王秉岳，等. 胃炎饮治疗胆汁反流性胃炎 116 例临床疗效观察［J］. 中国现代药物应用，2009，3（15）：73－74.

胃炎饮对实验性胆汁反流性胃炎大鼠
胃黏膜 COX-2mRNA 表达的影响

杨牧祥，于文涛，徐华洲，赵少宁，刘晓雯，刘建伟

（河北医科大学中医学院　　河北　　050091）

胆汁反流性胃炎（BRG）是临床常见病、多发病，肠化生和不典型增生为其常见的病理组织学改变。近年来研究发现，环氧合酶-2（COX-2）与慢性胃炎后的肠化生、不典型增生等癌前病变密切相关[1]。胃炎饮为课题组经多年临床观察筛选的效方，为进一步阐明其作用机制，课题组观察了该药对实验性胆汁反流性胃炎大鼠胃黏膜病理组织学和 COX-2mRNA 表达的影响，现报道如下。

1　材料

1.1　动物

清洁级 Wistar 大鼠 40 只，雌雄各半，体重 180~200g，购自河北医科大学动物实验中心，动物合格证号：609078。

1.2　药物

胃炎饮：由柴胡、香附、川楝子、延胡索、陈皮、茯苓、姜半夏、枳壳、炒白术、炙甘草、川连、姜竹茹等药物组成，使用前水煎分别浓缩成含量为 1.07g/ml 和 2.14g/ml 的混悬液；吗丁啉：由西安杨森制药有限公司生产，每粒 10mg，使用前配制成含量为 0.278mg/ml 的混悬液。

1.3　试剂和仪器

反流液配制：将牛黄胆酸钠 2.5g，胰酶 1.5g，卵磷脂 0.25g 溶于蒸馏水 100ml 中配制而成。其他试剂：Trizol，DEPC，RT 反应体系，PCR 反应体系，DNAMarker 等。主要仪器：756MC 型紫外可见分光光度计，PE-9600 型 PCR 扩增仪，电泳仪，凝胶图像分析系统等。

2　方法

2.1　动物分组与给药

动物随机分为 5 组，每组 8 只大鼠，即正常组、模型组、胃炎饮高剂量组（21.4g 生药/kg）、胃炎饮低剂量组（10.7g 生药/kg）、吗丁啉组（2.78mg/kg）。胃炎饮高、低剂量组和吗丁啉组从造模开始后第 2~5 周每天给药，1 日 1 次。

2.2　模型建立与取材

参照文献[2]，除正常组外，其余各组以 15ml/kg 体重反流液空腹灌胃，1 次/天，连续 35 天。最后一次灌胃后禁食 24h，无菌操作剖腹取胃，用冰生理盐水漂洗胃内容物，洗净待测。剪取胃窦部组织，留作病理组织学观察；剩余的胃窦组织用载玻片刮取胃黏膜，采用 RT-PCR 法检测 COX-2mRNA 表达。

2.3　病理组织学观察

胃组织固定后 HE 染色，光镜下观察胃黏膜的病理组织学变化，每只大鼠随机抽取病理片 4 张，共 32 张，并依据文献的方法[2,3]，半定量检测炎细胞浸润、腺体增生、肠上皮化生的情况。其中：①炎症细胞浸润程度分级：轻度：炎症细胞较少并局限于黏膜浅层，不超过黏膜层的 1/3；中度：炎症细胞侵入黏膜全层的 2/3，数量较多；重度：炎症细胞密集，侵入黏膜全层或肌层。②肠上皮化生：肠化部分占腺体和表面上皮的总面积的 1/3 以下为轻度，1/3~2/3 为中度，2/3 以上为重度。③不典型增生：根据腺管组织结构的异型性、上皮细胞的异型性及分化不成熟性，分为轻、中、重 3 级。

2.4　RT-PCR 检测 COX-2mRNA

2.4.1　总 RNA 的提取　取胃黏膜 50～100mg，放入匀浆器内，加入 1ml Trizol 用匀浆器匀浆，然后转移至新的离心管中，按照 Trizol 试剂说明，采用一步法提取组织总 RNA，在紫外分光光度计上测总 RNA OD260 和 OD280 的值，OD260/OD280 比值介于 1.8～2.0 之间，说明所提取的总 RNA 有较好的纯度。

2.4.2　逆转录反应　TakaRa 公司的 M－MLV 逆转录酶，取 2μl RNA 样品，20μl 反应体系，操作按说明书进行。

2.4.3　PCR 反应　①PCR 扩增引物：引物由北京赛百盛基因技术有限公司合成。COX－2 引物序列为：上游：5′－ACACTCTATCACTGGCATCC－3′，下游：5′－GAAGGGACACCCTTTCACAT－3′，扩增片段为 584bp；β－actin 引物序列为：上游：5′－GAGACCTTCAACACCCCAGCC－3′，下游：5′－TCGGGGCATCGGAACCGCTCA－3′，扩增片段为 422bp。②PCR 反应体系：50μl 反应体系含 Taq DNA 聚合酶 2unites，dNTPs 各 200μmol/L，上样染料 5μl，稳定剂 5μl，10×反应缓冲液（500mmol/L KCl，100mmol/L Tris－HCl pH 8.4，20mmol/L $MgCl_2$）5μl，逆转录反应产物 3μl，上下游引物各 30pmol。③PCR 反应条件：β－actin：94℃ 4min，94℃ 45s，58℃ 1min，72℃ 1.5min × 30 个循环，延伸 72℃ 10min；COX－2：94℃ 4min，94℃ 45s，56℃ 1min，72℃ 1.5min × 30 个循环，延伸 72℃ 10min。

2.4.4　半定量分析　取每个标本的扩增产物 8μl 于 1% 的含 GV 核酸染料的琼脂糖凝胶电泳，以 DNAMarker 作为标准分子量参照，电泳后摄片，并进行光密度扫描，以 β－actin 校正做相对量分析，数值以两者之积分吸光度的比值表示。

2.5　统计方法

采用 SPSS 13.0 统计软件进行数据处理，计量资料采用方差分析，等级资料采用秩和检验。多组计量资料采用方差分析，并用 LSD 程序进行两两比较。$P < 0.05$ 时具有统计学意义。

3　结果

3.1　胃炎饮对实验性胆汁反流性胃炎大鼠胃黏膜病理组织学的影响

与正常组比较，模型组大鼠胃黏膜出现明显破损、脱落，黏膜下可见以淋巴细胞为主的炎细胞浸润，大部分大鼠可见不典型增生和肠上皮化生；与模型组比较，胃炎饮高、低剂量组和吗丁啉组胃黏膜破损、脱落较轻，炎细胞浸润较少，肠上皮化生和不典型增生较少见，胃炎饮高剂量组效果最佳。其半定量指标结果见表 1。

表 1　胃炎饮对实验性胆汁反流性胃炎大鼠胃黏膜病理组织学的影响（$\bar{x} \pm S$，n=32）

组别	剂量/(g/kg)	炎细胞浸润				不典型增生				肠上皮化生			
		无	轻	中	重	无	轻	中	重	无	轻	中	重
正常组	—	30	2	0	0	32	0	0	0	31	1	0	0
模型组	—	1	9	14	8	5	12	11	4	6	9	11	6
胃炎饮高剂量组	21.4	24	6	2	0	30	2	0	0	26	5	1	0
胃炎饮低剂量组	10.7	17	11	4	0	21	9	2	0	18	10	4	0
吗丁啉组	27.8×10^{-4}	11	10	10	1	17	9	5	1	13	11	7	1

注：①炎细胞浸润：模型组与正常组比较，$P < 0.01$（$\chi^2 = 61.22$）；胃炎饮高、低剂量组与模型组比较，$P < 0.01$（$\chi^2 = 42.98$ 和 $X^2 = 26.10$）；吗丁啉组与模型组比较，$P < 0.05$（$\chi^2 = 10.77$）；胃炎饮高剂量组与吗丁啉组比较，$P < 0.05$（$\chi^2 = 10.71$）。②不典型增生：模型组与正常组比较，$P < 0.01$（$\chi^2 = 53.00$）；胃炎饮高、低剂量组与模型组比较，$P < 0.01$（$\chi^2 = 46.79$ 和 $\chi^2 = 22.13$）；吗丁啉组与模型组比较，$P < 0.05$（$\chi^2 = 12.03$）；胃炎饮高剂量组与吗丁啉组比较，$P < 0.05$（$\chi^2 = 11.38$）。③肠上皮化生：模型组与正常组比较，$P < 0.01$（$\chi^2 = 45.68$）；胃炎饮高、低剂量组与模型组比较，$P < 0.01$（$\chi^2 = 32.24$ 和 $\chi^2 = 14.60$）；吗丁啉组与模型组比较，$P > 0.05$（$\chi^2 = 5.88$）；

胃炎饮高剂量组与吗丁啉组比较，$P < 0.05$（$\chi^2 = 10.57$）

3.2 胃炎饮对实验性胆汁反流性胃炎大鼠胃黏膜 COX - 2mRNA 表达的影响

与正常组比较，模型组大鼠胃黏膜 COX - 2mRNA 表达明显上升（$P < 0.01$），与模型组比较，胃炎饮高、低剂量组和吗丁啉组可明显降低 COX - 2mRNA 表达（$P < 0.05$ 或 $P < 0.01$）。（表2）

表2 胃炎饮对实验性胆汁反流性胃炎大鼠胃黏膜 COX - 2mRNA 表达的影响（$\bar{x} \pm S$, n = 8）

组别	剂量/(g/kg)	COX - 2mRNA 表达相对含量
正常组	—	$0.32 \pm 0.08^{**}$
模型组	—	0.84 ± 0.07
胃炎饮高剂量组	21.4	$0.62 \pm 0.10^{**\triangle}$
胃炎饮低剂量组	10.7	$0.68 \pm 0.09^{**}$
吗丁啉组	27.8×10^{-2}	$0.73 \pm 0.07^{*}$
F	34.986	
P	0.000	

注：与模型组比较，$*P < 0.05$，$**P < 0.01$；与吗丁啉组比较，$^{\triangle}P < 0.05$

3 讨论

胆汁反流性胃炎属于中医学"胃痛""嘈杂""嗳气""泛酸"等病证范畴。中医学认为本病常因饮食不节，情志不畅，肝胆气郁，脾失健运，胃失和降所致。本病病位在胃，与肝胆脾等脏腑功能失调密切相关。故以疏肝利胆、健脾益气、和胃降逆为主要治法。课题组经多年临床观察，筛选柴胡、香附、川楝子、延胡索、炒白术、茯苓、炙甘草、川连、陈皮、枳壳、姜半夏、姜竹茹等药物组方，研制成"胃炎饮"。方中柴胡疏肝利胆，理气解郁，以祛发病之源，故为君药。现代药理研究表明[4]，柴胡具有显著的抗炎、止痛、利胆作用。香附、川楝子、延胡索理气止痛，并增强柴胡疏肝解郁之力，故为臣药。现代药理研究表明[4]，香附、川楝子可抑制胃肠痉挛，并促进胆汁排泄，具有保肝利胆的作用；延胡索具有调节胃酸分泌、抗溃疡形成的作用。炒白术、茯苓、炙甘草健脾益气，与疏肝理气之剂相伍，以达扶土抑木之功效。川连既能清解肝胆郁热，又可佐制香附、川楝子，以防辛燥太过，共为佐药。现代药理研究表明[4]，白术、茯苓可增强机体免疫力，改善肝功能，其中白术尚能调节胃肠道自主神经，促进胃肠平滑肌运动；甘草可促进胃黏液分泌，提高胃黏膜氨基己糖含量，增强胃黏膜 - 黏液屏障，防止胆汁的损害；川连具有促进胆汁分泌，拮抗胃黏膜损伤的作用。陈皮、枳壳理气和胃，姜半夏、姜竹茹降逆止呕，四药共为使药。现代药理研究表明[4]，陈皮、枳壳可促进胃排空，调节胃肠运动，防止胆汁反流；半夏具有促进胆汁分泌，降低胃液总酸度和胃蛋白酶活性，保护胃黏膜的作用。诸药相伍，共奏疏肝利胆、健脾益气、和胃降逆之功效。

COX - 2 是前列腺素合成过程中的限速酶和诱导型酶，与肿瘤的发生、发展有密切关系。研究表明，COX - 2mRNA 在 Hp 感染的慢性胃炎、萎缩性胃炎、肠化生以及消化性溃疡时表达均明显上调[5]。其表达产物 COX - 2 蛋白在浅表性胃炎、萎缩性胃炎、肠化生、不典型增生、早期胃癌及进展期胃癌中的表达逐渐增强，尤其在肠上皮化生、不典型增生、早期胃癌及进展期胃癌表达水平较高，因此 COX - 2mRNA 表达增高被认为与胃癌前病变有关[6]。

本项研究表明，与正常组比较，模型组大鼠胃黏膜 COX - 2mRNA 表达明显上升（$P < 0.01$），同时不典型增生和肠上皮化生等癌前病理表现明显增多（$P < 0.01$），与上述报道一致，说明胃黏膜 COX - 2mRNA 表达升高与胃黏膜的癌前病变有关。本研究显示，与模型组比较，胃炎饮高、低剂

量组可明显降低实验性胆汁反流性胃炎大鼠胃黏膜 COX – 2mRNA 表达（$P < 0.01$），同时病理组织学显示不典型增生和肠上皮化生减少，说明胃炎饮通过降低 COX – 2mRNA 表达，防止胃黏膜肠上皮化生、不典型增生等癌前病变的发生。

参考文献

［1］甘爱华，许岸高，刘集鸿，等. 胃癌前病变环氧合酶 2 蛋白的表达及中医辨证［J］. 中国中西医结合急救杂志，2004，11（1）：28 – 31.

［2］顾庆华，绍荣世，罗佩英，等. 胆胃宁颗粒剂治疗胆汁反流性胃炎的实验研究［J］. 中医药学刊，2004，22（12）：2245 – 2248.

［3］中国中西医结合学会消化系统疾病专业委员会. 慢性胃炎的中西医结合诊治方案（草案）［S］. 中国中西医结合杂志，2005，25（2）：172 – 175.

［4］张廷模. 中药学［M］. 北京：中国中医药出版社，2000：53，176，177，172，210，288，140，290，67，170，229.

［5］张永高，高剑波，陈奎生，等. COX – 2 蛋白和 mRNA 表达与胃癌生物学行为的关系［J］. 中原医刊，2006，33（19）：6 – 8.

［6］周雅群. 胃黏膜病变中的 COX – 2 表达及其意义［J］. 新乡医学院学报，2005，22（5）：458 – 459.

【本文发表于：北京中医药大学学报，2008，31（7）：460 – 462】

胃炎饮对实验性胆汁反流性胃炎大鼠
胃黏膜 P 物质含量的影响

杨牧祥，于文涛，赵少宁，刘晓雯，刘建伟

（河北医科大学中医学院　050091）

　　胆汁反流性胃炎（BRG）是临床常见病、多发病，目前尚缺乏理想的治疗药物。近年来研究发现，P 物质（SP）作为重要的胃肠肽和神经递质，对胃肠动力具有重要的调节作用[1]，但中药对实验性胆汁反流性胃炎大鼠胃黏膜 SP 的影响尚未见报道。胃炎饮为本课题组多年临床观察筛选的效方，为进一步阐明其作用机制，我们观察了该药对实验性胆汁反流性胃炎大鼠胃黏膜病理组织学和 P 物质的影响，现报道如下。

1　材料与方法

1.1　动物

　　清洁级 Wistar 大鼠 40 只，雌雄各半，体重 180～200g，购自河北医科大学动物实验中心，动物合格证号：609078。

1.2　药物

　　胃炎饮：由柴胡、香附、川楝子、延胡索、陈皮、茯苓、姜半夏、枳壳、炒白术、炙甘草、川连、姜竹茹等药物组成，使用前水煎分别浓缩成含量为 1.07、2.14g/ml 的混悬液；吗丁啉，西安杨森制药有限公司生产，每粒 10mg，使用前配制成含量为 0.278mg/ml 的混悬液。反流液配制：将牛黄胆酸钠 2.5g、胰酶 1.5g、卵磷脂 0.25g 溶于蒸馏水 100ml 中配制而成。SP 试剂盒，美国 Sigma 公司，批号：20061226。

1.3　试剂

　　MSE－25 型高速冷冻离心机，LEICARM2125 型切片机，酶标仪及洗板机，凝胶图像分析系统等。

1.4　分组与给药

　　将大鼠随机分为 5 组，每组 8 只，即正常组、模型组、胃炎饮高、低剂量组（21.4、10.7g/kg 体重灌胃）、吗丁啉组（2.78mg/kg 体重灌胃）。灌胃剂量均为生药量。除正常组外，其余各组每日上午以 15ml/kg 体重反流液空腹灌胃，每日 1 次，连续 35 天。胃炎饮高、低剂量组和吗丁啉组从造模开始后第二周至第五周于每天造模结束 6h 后给药，1 日 1 次。

1.5　模型建立与取材

　　最后一次灌胃后禁食 24h，无菌操作剖腹取胃，用冰生理盐水漂洗胃内容物，洗净待测。剪取胃窦部组织，留作病理组织学观察；剩余的胃窦组织用载玻片刮取胃黏膜，称重后，用冷生理盐水制备 10% 的匀浆，留作 SP 含量检测。

1.6　胃黏膜的病理组织学观察

　　每只大鼠胃窦组织固定后，制成一个蜡块，切片多张，HE 染色，光镜下观察胃黏膜的病理组织学变化，每个蜡块随机抽取病理片 4 张，每组 42 张，半定量检测炎细胞浸润、腺体增生、肠上皮化生的情况[2,3]。炎症细胞浸润程度分级：轻度，炎症细胞较少并局限于黏膜浅层，不超过黏膜层的 1/3；中度，炎症细胞侵入黏膜全层的 2/3，数量较多；重度，炎症细胞密集，侵入黏膜全层或肌层。肠上皮化生：肠化部分占腺体和表面上皮总面积的 1/3 以下为轻度，1/3～2/3 度，2/3 以上为重度。不典型增生：根据腺管组织结构的异型性、上皮细胞的异型性及分化不成熟性，分为轻、中、重 3 级。

1.7　黏膜 SP 含量检测

用 ELISA 法测定 SP 含量，并用蛋白含量校正。

1.8　计量方法

计量资料采用 SPSS 13.0 统计软件进行数据处理，统计方法采用方差分析和 q 检验，等级资料采用秩和检验。

2　结果

2.1　胃炎饮对胆汁反流性胃炎大鼠胃黏膜病理组织学的影响

与正常组比较，模型组大鼠胃黏膜出现明显破损、脱落，黏膜下可见以淋巴细胞为主的炎细胞浸润，大部分大鼠可见不典型增生和肠上皮化生；与模型组比较，胃炎饮高、低剂量组和吗丁啉组胃黏膜破损、脱落较轻，炎细胞浸润较少，肠上皮化生和不典型增生较少见，胃炎饮高剂量组效果最佳。其半定量指标结果见表1：①炎细胞浸润：正常组，胃炎饮高、低剂量组与模型组比较，$P < 0.01$；吗丁啉组与模型组比较，$P < 0.05$；胃炎饮高剂量组与吗丁啉组比较，$P < 0.05$。②不典型增生：正常组，胃炎饮高、低剂量组与模型组比较，$P < 0.01$；吗丁啉组与模型组比较，$P < 0.05$；胃炎饮高剂量组与吗丁啉组比较，$P < 0.05$。③肠上皮化生：正常组，胃炎饮高、低剂量组与模型组比较，$P < 0.01$；吗丁啉组与模型组比较，$P > 0.05$；胃炎饮高剂量组与吗丁啉组比较，$P < 0.05$（表1）。

表1　胃炎饮对胆汁反流性胃炎大鼠胃黏膜病理组织学的影响

组别	剂量/mg·kg^{-1}	n	炎细胞浸润				不典型增生				肠上皮化生			
			无	轻	中	重	无	轻	中	重	无	轻	中	重
正常组	—	32	30	2	0	0	32	0	0	0	31	1	0	0
模型组	—	32	1	9	14	8	5	12	11	4	6	9	11	6
胃炎饮高剂量组	21.40	32	24	6	2	0	30	2	0	0	26	5	1	0
胃炎饮低剂量组	10.70	32	17	11	4	0	21	9	2	0	18	10	4	0
吗丁啉组	2.78	32	11	10	10	1	17	9	5	1	13	11	7	1

2.2　胃炎饮对胆汁反流性胃炎大鼠胃黏膜 SP 含量的影响

与正常组比较，模型组大鼠胃黏膜 SP 含量明显下降（$P < 0.01$），与模型组比较，胃炎饮高、低剂量组和吗丁啉组可明显升高 SP 含量（$P < 0.05$ 或 $P < 0.01$）（表2）。

表2　胃炎饮对胆汁反流性胃炎大鼠胃黏膜 SP 含量的影响（$\bar{x} \pm s$）

组别	剂量/mg·kg^{-1}	n	SP/ng·mg^{-1}
正常组	—	8	0.164 ± 0.045 **
模型组	—	8	0.072 ± 0.041
胃炎饮高剂量组	21.40	8	0.146 ± 0.058 **
胃炎饮低剂量组	10.70	8	0.124 ± 0.037 *
吗丁啉组	2.78	8	0.118 ± 0.023 *

注：与模型组比较，* $P < 0.05$，** $P < 0.01$

3　讨论

3.1　组方依据

胆汁反流性胃炎属于中医学"胃痛""嘈杂""嗳气""泛酸"等病证范畴。中医学认为本病常因饮食不节，情志不畅，肝胆气郁，脾失健运，胃失和降所致。本病病位在胃，与肝胆脾等脏腑功能失调密切相关，主要病机为肝胆气郁，脾气虚弱，胃失和降，属虚实夹杂之病证。故以疏肝利胆、健脾益气、和胃降逆为主要治法。课题组经多年临床观察，筛选柴胡、香附、川楝子、延胡索、炒白术、茯苓、炙甘草、川连、陈皮、枳壳、姜半夏、姜竹茹等药物组方，研制成"胃炎饮"。方中[4]柴胡疏肝利胆，理气解郁，以祛发病之源，为君药。研究表明，柴胡具有显著的抗炎、止痛、利胆作用。香附、川楝子、延胡索理气止痛，并增强柴胡疏肝解郁之力，为臣药。香附、川楝子可抑制胃肠痉挛，并促进胆汁排泄，具有保肝利胆的作用；延胡索具有调节胃酸分泌，抗溃疡形成的作用。炒白术、茯苓、炙甘草健脾益气，与疏肝理气之剂相伍，以达扶土抑木之功效；川连既能清解肝胆郁热，又可佐制香附、川楝子，以防辛燥太过，共为佐药。白术、茯苓可增强机体免疫力，改善肝功能，其中白术尚能调节胃肠道自主神经，促进胃肠平滑肌运动；甘草可促进胃黏液分泌，提高胃黏膜氨基己糖含量，增强胃黏膜－黏液屏障，防止胆汁的损害；川连具有促进胆汁分泌、拮抗胃黏膜损伤的作用。陈皮、枳壳理气和胃；姜半夏、姜竹茹降逆止呕，四药共为使药。陈皮、枳壳可促进胃排空，调节胃肠运动，防止胆汁反流；半夏具有促进胆汁分泌、降低胃液总酸度和胃蛋白酶活性、保护胃黏膜的作用。诸药相伍，共奏疏肝利胆、健脾益气、和胃降逆之功效。

3.2　胃炎饮可升高胃黏膜 SP 含量，促进胃蠕动，保护胃黏膜

P 物质（SP）是由 11 个氨基酸组成的肽类，属于胃肠肽中的速激肽族，同时也是第一个被发现的脑肠肽，广泛参与对心血管、消化、呼吸系统等内脏功能活动的调节[5]。在消化系统中，SP 可由消化道的固有神经元或外来神经释放，这种释放可被乙酰胆碱加速。SP 对胃肠道的纵肌和环肌均有收缩作用，可促进平滑肌收缩，加快胃肠运动，同时可调节胃酸分泌，保护胃黏膜[1]。杨国汉等研究表明，中药可提高正常大鼠胃窦部黏膜组织 SP 含量，提高胃肠动力，促进胃蠕动[6]。邓元江报道[7]，针刺足阳明经穴可提高静脉滴注阿托品家兔血浆和胃窦平滑肌组织中胃动素、SP 含量，改善胃动力。但中药对胆汁反流性大鼠胃黏膜 SP 含量的影响，尚未见报道。

本研究表明，胃炎饮可升高实验性胆汁反流性胃炎大鼠胃黏膜 SP 含量，通过提高胃动力，促进胃蠕动，减轻反流液对胃黏膜的损害，从而发挥胃黏膜保护作用。

参考文献

[1] 展淑琴，罗金燕，龚均，等. 血管活性肠肽和 P 物质与胃肠运动 [J]. 陕西医学杂志，1998，27（7）：33 – 35.

[2] 顾庆华，绍荣世，罗佩英，等. 胆胃宁颗粒剂治疗胆汁反流性胃炎的实验研究 [J]. 中医药学刊，2004，22（12）：2245 – 2248.

[3] 中国中西医结合学会消化系统疾病专业委员会. 慢性胃炎的中西医结合诊治方案（草案）[S]. 中国中西医结合杂志，2005，25（2）：172 – 175.

[4] 张廷模. 中药学 [M]. 北京：中国中医药出版社，2000：53 – 290.

[5] 郭晖. 针刺对胃动素及 P 物质影响的研究进展 [J]. 现代中西医结合杂志，2005，14（8）：1105 – 1107.

[6] 杨国汉，胡德耀，戴裕光，等. 藿香正气液对大鼠 P 物质的影响 [J]. 中国药房，2005，16（13）：982 – 984.

[7] 邓元江，易受乡，严洁，等. 针刺足阳明经穴对静脉滴注阿托品家兔外周脑肠肽胃动素、P 物质的影响 [J]. 中国中医基础医学杂志，2006，12（7）：557 – 559.

【本文发表于：中药新药与临床药理，2008，19（2）：94 – 97】

胃炎饮对实验性胆汁反流性胃炎大鼠
胃黏膜 TNF－α、IL－8 含量的影响

杨牧祥，苏凤哲，于文涛，徐华洲，李俊仙

（河北医科大学中医学院　石家庄　050091）

胆汁反流性胃炎（BRG）是临床常见病、多发病，目前尚缺乏理想的治疗药物。近年来研究发现，TNF－α、IL－8 等细胞因子在胆汁反流液对胃黏膜损害中发挥重要作用[1]。胃炎饮为课题组经多年临床观察筛选的效方，为进一步阐明其作用机制，课题组观察了该药对实验性胆汁反流性胃炎大鼠胃黏膜病理组织学和 TNF－α、IL－8 含量的影响，现报道如下。

1　材料与方法

1.1　动物

清洁级 Wistar 大鼠 40 只，雌雄各半，体重 180～200g，购自河北医科大学动物实验中心，动物合格证号：609078。

1.2　药物

胃炎饮：由柴胡、香附、川楝子、延胡索、陈皮、茯苓、姜半夏、枳壳、炒白术、炙甘草、川连、姜竹茹等药物组成，使用前水煎分别浓缩成含量为 1.07g/ml 和 2.14g/ml 的混悬液；吗丁啉：由西安杨森制药有限公司生产，每粒 10mg，使用前水煎浓缩成含量为 0.278mg/mL 的混悬液。

1.3　试剂

反流液配制：将牛黄胆酸钠 2.5g、胰酶 1.5g、卵磷脂 0.25g 溶于蒸馏水 100ml 中配制而成。TNF－α、IL－8 试剂盒：均购自北京东亚免疫技术研究所，批号：061124。

1.4　动物分组与给药

动物随机分为 5 组，每组 8 只大鼠，即正常组、模型组、胃炎饮高剂量组（21.4g 生药/kg 体重灌胃）、胃炎饮低剂量组（10.7g 生药/kg 体重灌胃）、吗丁啉组（2.78mg/kg 体重灌胃）。胃炎饮高、低剂量组和吗丁啉组从造模开始后第二周至第五周造模结束每天给药，1 日 1 次。

1.5　模型建立与取材

参照文献[2]，除正常组外，其余各组以 15ml/kg 体重反流液空腹灌胃，1 次/天，连续 35 天。最后一次灌胃后禁食 24h，无菌操作剖腹取胃，用冰生理盐水漂洗胃内容物，洗净待测。剪取胃窦部组织，留作病理组织学观察；剩余的胃窦组织用载玻片刮取胃黏膜，称重后，用冷生理盐水制备 10% 的匀浆，3000r/min 离心 15min，取上清，－20℃ 以下保存，留作 IL－8、TNF－α 含量检测。

1.6　检测指标

1.6.1　胃黏膜病理组织学观察

胃黏膜固定后 HE 染色，光镜下观察胃黏膜的病理组织学的变化，每只大鼠随机抽取病理片 4 张，共 32 张，并依据文献的方法[2,3]，半定量检测炎细胞浸润、腺体增生、肠上皮化生的情况。其中：①炎症细胞浸润程度分级：轻度：炎症细胞较少并局限于黏膜浅层，不超过黏膜层的 1/3；中度：炎症细胞侵入黏膜全层的 2/3，数量较多；重度：炎症细胞密集，侵入黏膜全层或肌层。②肠上皮化生：肠化部分占腺体和表面上皮的总面积的 1/3 以下为轻度，1/3～2/3 为中度，2/3 以上为重度。③不典型增生：根据腺管组织结构的异型性、上皮细胞的异型性及分化不成熟性，分为轻、中、重 3 级。

1.6.2　胃黏膜 IL－8 和 TNF－α 含量检测

采用放射免疫法检测 IL－8 和 TNF－α 含量。由于胃黏膜组织 IL－8 和 TNF－α 的含量变化较大，先做预试验：取 3～5 份做小样，将样品做原倍、1：5、1：20 倍稀释，根据小样结果选择合适的稀释度采用 FJ－2020 型 γ 射线免疫计数器（国营

262 厂生产）检测，结果乘以稀释倍数，并同时用测得的匀浆上清蛋白含量来校正。

1.7 统计学方法

计量资料采用 SPSS 13.0 统计软件进行数据处理，统计方法采用方差分析和 q 检验，等级资料采用秩和检验。

2 结果

2.1 胃炎饮对实验性胆汁反流性胃炎大鼠胃黏膜病理组织学的影响

与正常组比较，模型组大鼠胃黏膜出现明显破损、脱落，黏膜下可见以淋巴细胞为主的炎细胞浸润，大部分大鼠可见不典型增生和肠上皮化生；与模型组比较，胃炎饮高、低剂量组和吗丁啉组胃黏膜破损、脱落较轻，炎细胞浸润较少，肠上皮化生和不典型增生较少见，胃炎饮高剂量组效果最佳。其半定量指标结果见表1：①炎细胞浸润：模型组与正常组比较，$P < 0.01$（$\chi^2 = 61.22$）；胃炎饮高、低剂量组与模型组比较，$P < 0.01$（$\chi^2 = 42.98$ 和 $\chi^2 = 26.10$）；吗丁啉组与模型组比较，$P < 0.05$（$\chi^2 = 10.77$）；胃炎饮高剂量组与吗丁啉组比较，$P < 0.05$（$\chi^2 = 10.71$）。②不典型增生：模型组与正常组比较，$P < 0.01$（$\chi^2 = 53.00$）；胃炎饮高、低剂量组与模型组比较，$P < 0.01$（$\chi^2 = 46.79$ 和 $\chi^2 = 22.13$）；吗丁啉组与模型组比较，$P < 0.05$（$\chi^2 = 12.03$）；胃炎饮高剂量组与吗丁啉组比较，$P < 0.05$（$\chi^2 = 11.38$）。③肠上皮化生：模型组与正常组比较，$P < 0.01$（$\chi^2 = 45.68$）；胃炎饮高、低剂量组与模型组比较，$P < 0.01$（$\chi^2 = 32.24$ 和 $\chi^2 = 14.60$）；吗丁啉组与模型组比较，$P > 0.05$（$\chi^2 = 5.88$）；胃炎饮高剂量组与吗丁啉组比较，$P < 0.05$（$\chi^2 = 10.57$）。结果见表1。

表1 胃炎饮对实验性胆汁反流性胃炎大鼠胃黏膜病理组织学的影响

组别	剂量	n	炎细胞浸润				不典型增生				肠上皮化生			
			无	轻	中	重	无	轻	中	重	无	轻	中	重
正常组	—	32	30	2	0	0	32	0	0	0	31	1	0	0
模型组	—	32	1	9	14	8	5	12	11	4	6	9	11	6
胃炎饮高剂量组	21.4g/kg	32	24	6	2	0	30	2	0	0	26	5	1	0
胃炎饮低剂量组	10.7g/kg	32	17	11	4	0	21	9	2	0	18	10	4	0
吗丁啉组	2.78mg/kg	32	11	10	10	1	17	9	5	1	13	11	7	1

2.2 胃炎饮对实验性胆汁反流性胃炎大鼠胃黏膜 IL-8 和 TNF-α 含量的影响

与正常组比较，模型组大鼠胃黏膜 IL-8 和 TNF-α 含量明显升高，差异具有显著性意义（$P < 0.01$）；与模型组比较，各治疗组均可降低大鼠胃黏膜 IL-8 和 TNF-α 含量，差异具有显著性意义（$P < 0.05$ 或 $P < 0.01$）；与吗丁啉组比较，胃炎饮高剂量组大鼠胃黏膜 IL-8 含量降低，差异具有显著性意义（$P < 0.05$）（表2）

表2 胃炎饮对实验性胆汁反流性胃炎大鼠胃黏膜 IL-8 和 TNF-α 含量的影响（$\bar{x} \pm S$）

组别	剂量	n	TNF-α(μg/g pro)	IL-8(ng/g pro)
正常组	—	8	0.579 ± 0.186**	10.08 ± 2.26**
模型组	—	8	0.986 ± 0.219	17.90 ± 4.04
胃炎饮高剂量组	21.4g/kg	8	0.656 ± 0.188**	11.37 ± 2.65**△
胃炎饮低剂量组	10.7g/kg	8	0.705 ± 0.180*	12.30 ± 2.89**
吗丁啉组	2.78mg/kg	8	0.768 ± 0.262*	14.61 ± 3.60*

注：与模型组比较，* $P < 0.05$，** $P < 0.01$；与对照组比较，△ $P < 0.05$

3　讨论

3.1　组方依据

胆汁反流性胃炎属于中医学"胃痛""嘈杂""嗳气""泛酸"等病证范畴。中医学认为本病常因饮食不节，情志不畅，肝胆气郁，脾失健运，胃失和降所致。本病病位在胃，与肝胆脾等脏腑功能失调密切相关，主要病机为肝胆气郁，脾气虚弱，胃失和降，属虚实夹杂之病证。故以疏肝利胆、健脾益气、和胃降逆为主要治法。课题组经多年临床观察，筛选柴胡、香附、川楝子、延胡索、炒白术、茯苓、炙甘草、川连、陈皮、枳壳、姜半夏、姜竹茹等药物组方，研制成"胃炎饮"。方中柴胡疏肝利胆，理气解郁，故为君药。现代药理研究表明[4]，柴胡具有显著的抗炎、止痛、利胆作用。香附、川楝子、延胡索理气止痛，并增强柴胡疏肝解郁之力，故为臣药。现代药理研究表明[4]，香附、川楝子可抑制胃肠痉挛，并促进胆汁排泄，具有保肝利胆的作用；延胡索具有调节胃酸分泌、抗溃疡形成的作用。炒白术、茯苓、炙甘草健脾益气，与疏肝理气之剂相伍，以达扶土抑木之功效；川连既能清解肝胆郁热，又可佐制香附、川楝子，以防辛燥太过，共为佐药。现代药理研究表明[4]，白术、茯苓可增强机体免疫力，改善肝功能，其中白术尚能调节胃肠道自主神经，促进胃肠平滑肌运动；甘草可促进胃黏液分泌，提高胃黏膜氨基己糖含量，增强胃黏膜－黏液屏障，防止胆汁的损害；川连具有促进胆汁分泌、拮抗胃黏膜损伤的作用。陈皮、枳壳理气和胃；姜半夏、姜竹茹降逆止呕，四药共为使药。现代药理研究表明[4]，陈皮、枳壳可促进胃排空、调节胃肠运动、防止胆汁反流；半夏具有促进胆汁分泌、降低胃液总酸度和胃蛋白酶活性、保护胃黏膜的作用。诸药相伍，共奏疏肝利胆、健脾益气、和胃降逆之功效。

3.2　胃炎饮可通过降低炎性细胞因子含量，减轻反流液对胃黏膜的炎性损害，发挥胃黏膜保护作用

IL－8 是目前已知最强的多形核白细胞趋化和激活因子，其主要生物学效应是趋化中性粒细胞向炎症部位聚集，促进其吞噬作用，提高溶酶体酶活性，并促进其释放，引起粒细胞呼吸暴发，生成活性氧代谢物，造成局部组织炎症和溃疡加剧。目前认为，TNF－α、IL－1、IL－6 诱发的炎症反应在很大程度上是通过诱导产生以 IL－8 为主的趋化因子所介导的[5]。TNF－α 是一种促炎症蛋白，它通过上调中性粒细胞及内皮细胞上黏附分子的表达引起中性粒细胞移动，诱导中性粒细胞黏附及白细胞穿出血管壁，释放过氧化物酶，造成胃黏膜内皮细胞的损伤，并使血流减少，而胃黏膜血流在胃黏膜屏障的防御作用中至关重要，胃黏膜血流的下降可造成胃黏膜损伤[6]。国内研究亦发现 TNF－α 可促进其他细胞因子的继发性释放，并引起中性粒细胞活化，急性期蛋白生成，凝血过程启动产生小血管内凝血，影响黏膜血氧供给，加剧溃疡[5]。实验研究显示，实验性胆汁反流性胃炎大鼠胃黏膜的 TNF－α 含量明显增高，并伴有胃黏膜下间质水肿、血管扩张充血、炎性细胞浸润、部分上皮呈现肠上皮化生等变化[7]。以上研究说明炎性细胞因子 IL－8、TNF－α 参与胆汁反流性胃炎的胃黏膜损伤过程。

本研究结果显示，胆汁反流性胃炎模型大鼠胃黏膜中 IL－8 和 TNF－α 含量显著高于正常组，说明 IL－8 和 TNF－α 的升高与胃黏膜损害有关；胃炎饮可降低实验性胆汁反流性胃炎大鼠胃黏膜 IL－8 和 TNF－α 含量，说明胃炎饮可通过降低炎性细胞因子含量，减轻反流液对胃黏膜的炎性损害，发挥胃黏膜保护作用。

参考文献

[1] 郑芝田. 消化性溃疡病 [M]. 北京：人民卫生出版社，1998：293－230.

[2] 顾庆华，绍荣世，罗佩英，等. 胆胃宁颗粒剂治疗胆汁反流性胃炎的实验研究 [J]. 中医药学刊，2004，22（12）：2245－2248.

[3] 中国中西医结合学会消化系统疾病专业委员会. 慢性胃炎的中西医结合诊治方案（草案）[S]. 中国中西医结合杂志，2005，25（2）：172－175.

［4］张廷模. 中药学［M］. 北京：中国中医药出版社，2000：53，176，177，172，210，288，140，290，67，170，229.

［5］张青蓓，马俊江. 细胞因子在消化性溃疡发生发展及修复过程中的作用［J］. 中国临床药理学杂志，1999，15（1）：73－76.

［6］Appleyard CB，Mc Cafferty DM，Tigle AW，et al. TNF－a mediation of NSAIDs－induced gastric damage：role of leukocyte adherence. Am J physiol，1996，270：G42－48.

［7］韩俊岭，姚树坤，殷飞. 清热理气冲剂对实验性胆汁反流性胃炎大鼠细胞因子的影响［J］. 中国组织化学与细胞化学杂志，2006，15（1）：77－81.

【本文发表于：中国中医基础医学杂志，2009，15（10）：738－740】

胃炎饮对实验性胆汁反流性胃炎大鼠血浆胃动素含量的影响

杨牧祥[1]，于文涛[1]，王长垠[2]，胡金宽[1]，李俊仙[1]

（1 河北医科大学中医学院　050091；2 邯郸市中医院内一科　056001）

胆汁反流性胃炎为胃肠运动障碍性疾病，由于过量的十二指肠内容物反流入胃，不能及时清除，损伤胃黏膜而导致胃炎。胃动素（Motilin，MOT）是调节胃窦及十二指肠动力的激素，可促进胃排空，防止十二指肠内容物反流[1]。胃炎饮为课题组经多年临床观察筛选的效方，为进一步阐明其作用机制，课题组观察了该药对实验性胆汁反流性胃炎大鼠胃黏膜病理组织学和血浆 MOT 含量的影响，现报道如下。

1　材料与方法

1.1　动物

清洁级 Wistar 大鼠 40 只，日龄：45 日，雌雄各半，质量 180～200g，购自河北医科大学动物实验中心，动物合格证号：609078。

1.2　药物

胃炎饮：由柴胡、香附、川楝子、延胡索、陈皮、茯苓、姜半夏、枳壳、炒白术、炙甘草、川连、姜竹茹等药物组成，使用前水煎分别浓缩成含量为 1.07g/ml 和 2.14g/ml 的混悬液；吗丁啉：由西安杨森制药有限公司生产，批准文号：国药准字 H10910003，每粒 10mg，使用前水煎浓缩成含量为 0.278mg/ml 的混悬液。

1.3　试剂反流液配制

将牛黄胆酸钠 2.5g、胰酶 1.5g、卵磷脂 0.25g 溶于蒸馏水 100ml 中配制而成。MOT 试剂盒：北京中生生物工程技术公司，批号：20061219。

1.4　动物分组与给药

动物随机分为 5 组，每组 8 只大鼠，即正常组、模型组、胃炎饮高剂量组（21.4g 生药/kg 体重灌胃）、胃炎饮低剂量组（10.7g 生药/kg 体重灌胃）、吗丁啉组（2.78mg/kg 体重灌胃）。胃炎饮高、低剂量组和吗丁啉组从造模开始后第二周至第五周造模结束每天给药，1 日 1 次。

1.5　模型建立与取材

参照文献[2]，除正常组外，其余各组以 15ml/kg 体重反流液空腹灌胃，1 次/天，连续 35 天。最后一次灌胃后禁食 24h，断头取血 5ml，混匀后注入含有 0.2ml EDTA－2Na 的塑料试管内，40℃、3500r/min 离心 15min，分离血浆，－20℃保存，供血浆 MOT 含量检测。

1.6　统计学方法

计量资料采用 SPSS 13.0 统计软件进行数据处理，统计方法采用方差分析和 q 检验，等级资料采用秩和检验。

2　结果

与正常组比较，模型组大鼠胃黏膜出现明显破损、脱落，黏膜下可见以淋巴细胞为主的炎细胞浸润，大部分大鼠可见不典型增生和肠上皮化生；与模型组比较，胃炎饮高、低剂量组和吗丁啉组胃黏膜破损，脱落较轻，炎细胞浸润较少，肠上皮化生和不典型增生较少见，胃炎饮高剂量组效果最佳。其半定量指标结果见表 1。

表1　胃炎饮对实验性胆汁反流性胃炎大鼠血浆 MOT 含量的影响（$\bar{x} \pm S$）

组别	剂量	n	MOT(pg/ml)
正常组	—	8	239.4 ± 9.25 **
模型组	—	8	207.3 ± 11.32
胃炎饮高剂量组	21.4g/kg	8	235.0 ± 9.86 **△
胃炎饮低剂量组	10.7g/kg	8	232.4 ± 10.66 **△
吗丁啉组	2.78mg/kg	8	220.9 ± 10.98 *

注：与模型组比较，$*P < 0.05$，$**P < 0.01$；与吗丁啉组比较，$^{\triangle}P < 0.05$

3　讨论

胆汁反流性胃炎属于中医学"胃痛""嘈杂"等病证范畴。本病病位在胃，与肝胆脾等脏腑功能失调密切相关，主要病机为肝胆气郁，脾气虚弱，胃失和降，属虚实夹杂之病证。故以疏肝利胆、健脾益气、和胃降逆为主要治法。课题组经多年临床观察，研制成"胃炎饮"。方中柴胡疏肝利胆，理气解郁，为君药；香附、川楝子、延胡索理气止痛，并增强柴胡疏肝解郁之力，为臣药；炒白术、茯苓、炙甘草健脾益气，与疏肝理气之剂相伍，以达扶土抑木之功效；川连既能清解肝胆郁热，又可佐制香附、川楝子，以防辛燥太过，共为佐药；陈皮、枳壳理气和胃；姜半夏、姜竹茹降逆止呕，四药共为使药。诸药相伍，共奏疏肝利胆、健脾益气、和胃降逆之功效。

MOT 主要由小肠上段的嗜铬细胞通过旁分泌形式分泌到肠腔及血液中的胃肠激素，存在于十二指肠和近端空肠黏膜内分泌细胞中，胃底、胃窦及多端小肠黏膜中也有少量存在。此外，在中枢、外周和胃肠道神经系统中同样发现有胃动素存在。因此，MOT 可在多个水平上发挥其生理作用，调节胃肠运动功能[4]。MOT 具有强烈的刺激上消化道的机械运动和电活动的作用，通过消化间期的周期性释放，在胃和小肠消化间期移行性复合运动（migrating moter complex，MMC）的调控机制上发挥重要作用。MMC 是人或动物消化间期胃和十二指肠规律的周期性的运动模式，通过从胃和十二指肠近端向小肠尾端移行的蠕动，具有胃肠道"清道夫"的作用。MMC 含有 4 个时相，其中 MMC Ⅲ相可引起胃强烈收缩和小肠明显的分节运动，对胃内容物排空起主要作用，可清除反流液。研究表明[5]，血浆 MOT 浓度常在 MMC Ⅲ相达到高峰，参与 MMC Ⅲ相收缩。据报道[6]，外源性注射 MOT 可期前诱发 MMC Ⅲ相活动，MOT 诱发的 MMC Ⅲ相在时程、振幅和速度等方面均与自发性 MMC Ⅲ相活动相等，说明 MOT 是胃 MMC Ⅲ相的始动因素。

本研究显示，胃炎饮可显著提高胆汁反流性胃炎大鼠血浆 MOT 水平，调节胃和小肠运动，促进消化间期胃排空，促进反流液的清除。

参考文献

［1］郑芝田. 消化性溃疡病［M］. 北京：人民卫生出版社，1998：293 – 230.

［2］顾庆华，绍荣世，罗佩英，等. 胆胃宁颗粒剂治疗胆汁反流性胃炎的实验研究［J］. 中医药学刊，2004，22（12）：2245 – 2248.

［3］中国中西医结合学会消化系统疾病专业委员会. 慢性胃炎的中西医结合诊治方案（草案）［S］. 中国中西医结合杂志，2005，25（2）：172 – 175.

［4］祝捷，李宇航，王庆国，等. 半夏泻心汤对功能性消化不良大鼠胃排空及血浆胃动素的影响［J］. 中华中医药杂志，2005，20（6）：335 – 337.

［5］刘文徽，刘庆森，韩辉，等. A 型肉毒毒素对大鼠胃排空及相关胃肠激素影响的研究［J］. 胃肠病学和肝病学杂志，2006，15（3）：283.

［6］戴菲，龚均，罗金燕，等. 胃肠激素与十二指肠胃反流及消化间期胃肠移行性复合运动的关系［J］. 西安交通大学学报（医学版），2004，25（3）：259.

【本文发表于：中华中医药杂志，2010，25（2）：302 – 303】

胃炎饮治疗胆汁反流性胃炎 116 例临床疗效观察

杨牧祥[1]，于文涛[1]，王秉岳[2]，白瑞军[3]，胡金宽[1]，王长垠[4]
（1 河北医科大学中医学院　050091；2 行唐县中医院　050600；
3 廊坊经济技术开发区医院　0650012；4 邯郸市中医院　056009；）

1　临床资料

1.1　一般资料

全部病例均符合病例选择标准。患者按照入院先后采用随机数字表法分为两组，治疗结束后，除去脱落病例，治疗组 116 例，其中男 66 例，女 50 例；平均年龄（37.6 ± 8.59）岁；病程 6 个月至 12 年。对照组 114 例，其中男 67 例，女 47 例；平均年龄（39.1 ± 7.88）岁；病程 5 个月 ~ 10 年。两组性别、年龄、病程等方面经统计学处理，无显著性差异（$P > 0.05$），具有可比性。

1.2　诊断标准

参照中国中西医结合学会消化系统疾病专业委员会制订的《慢性胃炎的中西医结合诊治方案（草案）》[1]。其要点是：（1）临床表现为持续性胃脘疼痛或饱胀、嗳气、恶心或呕吐、烧心或胸骨后灼感、返酸或吐苦水。（2）胃镜检查可见幽门有胆汁反流或胃黏液呈黄色。（3）胃镜下见浅表性胃炎或伴食管下段、胃黏膜充血糜烂或呈萎缩性胃炎。

1.3　纳入病例标准

①符合诊断标准的胆汁反流性胃炎患者；②签署知情同意书。

1.4　排除病例标准

①年龄在 18 岁以下或者 65 岁以上，妊娠或哺乳期妇女，对本药过敏者。②合并有心血管、脑血管、肝、肾和造血系统等严重原发性疾病、精神病患者。③凡不符合纳入标准，未按规定用药，无法判断疗效或资料不全等影响疗效或安全性判断者。

2　研究方法

2.1　治疗方法

治疗组：胃炎饮，由柴胡、香附、川楝子、延胡索、陈皮、茯苓、姜半夏、枳壳、炒白术、炙甘草、川连、姜竹茹等药物组成，由自动煎药机煎取药液 400ml，200ml/次，2 次/日，口服。对照组：由西安杨森制药有限公司生产，每粒 10mg，10mg/次，3 次/日，口服。4 周后疗效观察。

2.2　观察项目

2.2.1　两组患者治疗前后症状积分的比较　参照文献[2]，观察并记录治疗前后胃痛、胃胀、嗳气、烧心四个主症的变化，按其发作程度及持续时间分 0、1、2、3 四个等级并记分，观察两组治疗前后症状积分的变化。

2.2.2　两组患者临床疗效的比较　观察两组患者症状表现，并结合胃镜和组织学检查，判断临床疗效。

2.3　疗效判定标准

参照文献制订[1]：（1）痊愈：症状、体征基本消失，复查胃镜胆汁反流消失，食管下段或胃黏膜组织学改变基本恢复正常或明显好转；（2）显效：症状、体征明显改善，复查胃镜胆汁反流明显减少，食管下段或胃黏膜组织学改变好转；（3）有效：症状、体征改善，复查胃镜胆汁反流减少，食管下段或胃黏膜组织学改变减轻或无变化；（4）无效：症状、体征，黏膜组织学无改变或加重者。

2.4　统计方法

采用 SPSS 13.0 for Windows 统计软件，计量资料用 t 检验，两组疗效比较采用 χ^2 检验。

3 结果

3.1 两组患者治疗前后症状积分比较

与治疗前比较，胃痛、胃胀、嗳气、烧心症状积分均明显下降（$P < 0.01$），治疗组胃痛、胃胀、嗳气、烧心症状积分均低于对照组（$P < 0.05$ 或 $P < 0.01$）。

表1　两组患者治疗前后症状积分比较（$\bar{x} \pm S$）

组别		胃痛	胃胀	嗳气	烧心
治疗组	治疗前	2.06 ± 1.10	1.84 ± 1.37	2.04 ± 0.77	1.67 ± 0.75
（n = 116）	治疗后	$1.59 \pm 0.71^{*\triangle\triangle}$	$1.32 \pm 0.59^{*\triangle\triangle}$	$1.58 \pm 0.58^{*\triangle}$	$1.25 \pm 0.32^{*\triangle}$
对照组	治疗前	2.04 ± 1.37	1.82 ± 1.29	2.03 ± 0.61	1.66 ± 0.89
（n = 114）	治疗后	$1.71 \pm 0.88^{*}$	$1.58 \pm 0.44^{*}$	$1.66 \pm 0.52^{*}$	$1.38 \pm 0.62^{*}$

注：与治疗前比较，$*P < 0.01$；与对照组治疗后比较，$\triangle P < 0.05$，$\triangle\triangle P < 0.01$

3.2 两组患者临床疗效比较

治疗组临床总有效率为 99.1%，对照组临床总有效率为 84.2%，两者比较有显著性异（$P < 0.01$）。说明胃炎饮疗效优于对照组。

表2　两组患者临床疗效比较（例,%）

组别	n	痊愈	显效	有效	无效	总有效率
治疗组	116	59	31	25	1	$99.1^{※}$
对照组	114	44	29	23	18	84.2

注：与对照组比较，$※P < 0.01$（$\chi^2 = 16.91$）

4 讨论

胆汁反流性胃炎是由于幽门松弛，十二指肠内容物反流入胃引起胃黏膜的炎症。近10年来随着胃镜诊断的普及，本病的确诊病例逐渐增多，据统计，胆汁反流性胃炎占同期胃镜检出率的 9.9% ~ 24.2%[3]。本病不但给患者带来极大痛苦，而且可逐渐发展为萎缩性胃炎，甚至发生癌变，严重威胁患者健康[4]。

胆汁反流性胃炎属于中医学"胃痛""嘈杂""嗳气""泛酸"等病证范畴。中医学认为本病常因饮食不节，情志不畅，肝胆气郁，脾失健运，胃失和降所致。本病病位在胃，与肝胆脾等脏腑功能失调密切相关，主要病机为肝胆气郁，脾气虚弱，胃失和降，属虚实夹杂之病证。故以疏肝利胆、健脾益气、和胃降逆为主要治法。课题组经多年临床观察，筛选柴胡、香附、川楝子、延胡索、炒白术、茯苓、炙甘草、川连、陈皮、枳壳、姜半夏、姜竹茹等药物组方，研制成"胃炎饮"。方中柴胡疏肝利胆，理气解郁，故为君药。现代药理研究表明[5]，柴胡具有显著的抗炎、止痛、利胆作用。香附、川楝子、延胡索理气止痛，并增强柴胡疏肝解郁之力，故为臣药。现代药理研究表明[5]，香附、川楝子可抑制胃肠痉挛，并促进胆汁排泄，具有保肝利胆的作用；延胡索具有调节胃酸分泌，抗溃疡形成的作用。炒白术、茯苓、炙甘草健脾益气，与疏肝理气之剂相伍，以达扶土抑木之功效；川连既能清解肝胆郁热，又可佐制香附、川楝子，以防辛燥太过，共为佐药。现代药理研究表明[5]，白术、茯苓可增强机体免疫力，改善肝功能，其中白术尚能调节胃肠道自主神经，促进胃肠平滑肌运动；甘草可促进胃黏液分泌，提高胃黏膜氨基己糖含量，增强胃黏膜 - 黏液屏障，防止胆汁的损害；川连具有促进胆汁分泌，拮抗胃黏膜损伤的作用。陈皮、枳壳理气和胃；姜半夏、姜竹茹降逆止呕，四药共为使药。现代药理研究表明[5]，陈皮、枳壳可促进胃排空，调节胃肠运动，防止胆汁反流；半夏具有促进胆汁分泌、降低胃液总酸度和胃蛋白酶活性、保护胃黏膜的作用。诸药相伍，共奏疏肝利胆、健脾益气、和胃降逆之功效。

本研究显示，胃炎饮可显著改善患者胃痛、胃胀、嗳气、烧心等临床症状，临床总有效率达99.1%，明显优于常规西药吗丁啉。

参考文献

［1］中国中西医结合学会消化系统疾病专业委员会．慢性胃炎的中西医结合诊治方案（草案）［S］．中国中西医结合杂志，2005，25（2）：172－175．

［2］陈景亮．半夏泻心汤合左金丸治疗胆汁反流性胃炎临床观察［J］．中国中医急症，2004，13（9）：585－587．

［3］王媛媛．胆汁反流性胃炎的诊断及治疗进展［J］．湖南中医药导报，2004，10（2）：52－54．

［4］郑芝田．消化性溃疡病［M］．北京：人民卫生出版社，1998：293－230．

［5］高学敏．中药学［M］．北京：中国医药科技出版社，1990：39，270，228．

【本文发表于：中国现代药物应用，2009，3（15）：73－74】

专题四　脑血管病研究

一、概　　述

　　该部分包括 3 个课题 66 篇论文，其中"脂调康胶囊治疗高脂血症的实验与临床研究" 18 篇、"醒脑启智胶囊治疗血管性痴呆的作用机理研究" 25 篇、"中风康治疗脑梗死作用机制研究" 23 篇。选入本节论文 26 篇。

　　脑血管病是中老年人常见病、多发病，城市中脑血管病死亡居各种死因首位。高脂血症是形成动脉硬化的关键，为诱发脑血管病重要的危险因素。在急性脑血管病中，缺血性脑梗死约占总数的 50%～70%，血管性痴呆是脑血管病引起的智能障碍性疾病，多发于急性脑血管病之后。本人根据中医气血津液相关理论，结合多年临床经验，提出"从痰瘀论治脑血管病"的学术观点，研制"脂调康胶囊"治疗高脂血症，"中风康"治疗脑梗死，"醒脑启智胶囊"治疗血管性痴呆，均取得显著疗效。

　　在脂调康治疗高脂血症研究方面，实验研究采用喂饲高脂肪饲料方法复制高脂血症大鼠模型，检测各组大鼠血脂、内皮素－1 等多项指标的变化，结果表明，脂调康胶囊可显著调节血脂代谢，降低动脉硬化指数，抑制过氧化反应，减少炎性损伤，调节机体血液运行状态。临床研究对 186 例高脂血症患者进行随机对照临床疗效观察，结果表明，脂调康胶囊治疗 124 例，能显著改善患者的临床症状，调节血脂代谢，降低血清炎性介质含量，抑制氧化损伤，临床总有效率为 99.2%，明显优于脂必妥对照组（62 例，临床总有效率 88.7%）。该研究 2004 年获河北省科技进步三等奖。

　　在中风康治疗脑梗死研究方面，实验研究动态观察中风康对局灶性脑缺血大鼠脑梗死体积、脑水肿程度等多个指标的变化。结果表明，中风康可显著缩小模型大鼠脑梗死体积，减轻脑水肿，改善脑病理组织学和神经元的超微结构，并具有抗氧化损伤，抑制钙超载和兴奋氨基酸性毒性，加强内源性保护机制，减轻神经元的缺血损伤，维护血脑屏障的完整性，抑制缺血诱导的神经元凋亡，有效减轻脑缺血损伤。临床研究对 259 例脑梗死患者进行多中心、随机对照临床观察，结果表明，中风康治疗 124 例，可降低患者神经功能缺损评分，调节血脂代谢，改善血液流变学，临床总有效率为 99.19%，明显优于对照组步长脑心通胶囊（135 例，临床总有效率为 82.96%）。该研究 2007 年获河北省科技进步三等奖，2008 年获中华中医药学会科技进步三等奖。

　　在醒脑启智胶囊治疗血管性痴呆方面，实验研究观察该药对血管性痴呆小鼠行为学、脑组织超氧化物歧化酶、丙二醛等多个指标的影响，并利用细胞培养技术，观察醒脑启智胶囊药物血清对 PC12 细胞多种损伤的保护作用。结果表明，醒脑启智胶囊可显著提高模型小鼠学习与记忆能力，并可减轻海马区神经元的损伤，改善神经元能量代谢，调节乙酰胆碱酯酶活性，调控凋亡相关基因表达，抑制神经元凋亡。通过药物血清学研究，表明醒脑启智胶囊可减轻 PC12 细胞缺氧、缺糖、自由基、咖啡因、谷氨酸、一氧化氮（NO）损伤，并能调节凋亡调控基因 bcl－2 和 bax 表达，减轻各种因素所致细胞损伤。临床研究对 182 例血管性痴呆患者进行多中心、随机对照临床疗效观察，结果表明，醒脑启智治疗 92 例，可调节血脂代谢和血液流变学指标，临床总有效率为 98.9%，明显优于舒血宁片对照组（90 例，临床总有效率 85.6%）。该研究 2006 年获河北省科技进步三等奖。

　　上述研究共发表论文 66 篇，获省科技进步三等奖 3 项，中华中医药学会科技进步三等奖 1 项。

二、入选论文

［1］杨牧祥，马全庆，田元祥，等. 脂调康胶囊对高脂血症大鼠血清 IL － 6 的影响［J］. 中国中医基础医学杂志，2003，9（9）：12 － 13.

［2］杨牧祥，马全庆，王鑫国，等. 脂调康胶囊对高脂血症大鼠血清 apoA － Ⅰ、apoB100 的影响［J］. 中药药理与临床，2003，19（3）：34 － 36.

［3］杨牧祥，田元祥，刘建东，等. 脂调康胶囊治疗高脂血症多中心临床观察［J］. 河北中医药学报，2003，18（4）：6 － 9.

［4］杨牧祥，马全庆，田元祥. 脂调康胶囊对高脂血症大鼠血清 INS、GLU 的影响［J］. 中国医药学报，2003，18（12）：714 － 715.

［5］杨牧祥，田元祥，王鑫国，等. 脂调康胶囊对高脂血症患者血清锌的影响［J］. 中药药理与临床，2004，20（2）：47 － 48，封三.

［6］杨牧祥，田元祥，冀绪，等. 脂调康胶囊对高脂血症患者血清白介素 － 6 的影响［J］. 临床荟萃，2004，19（2）：81 － 82.

［7］杨牧祥，田元祥，刘建东，等. 脂调康胶囊对高脂血症患者血清 TNF － α 的影响［J］. 疑难病杂志，2004，3（1）：4 － 6.

［8］杨牧祥，田元祥，于文涛，等. 脂调康胶囊对高脂血症患者血清胆红素的影响［J］. 新中医，2004，36（10）：18 － 20.

［9］杨牧祥，苏凤哲，于文涛，等. 脂调康胶囊对高脂血症患者血清胰岛素样生长因子 － 2 的影响［J］. 中国中西医结合杂志，2005，25（1）：30 － 32.

［10］杨牧祥，于文涛，徐华洲，等. 自制复方中药对局灶性脑缺血大鼠脑组织一氧化氮含量的影响［J］. 中国临床康复，2005，9（29）：126 － 128.

［11］杨牧祥，于文涛，苏凤哲. 中风康对局灶性脑缺血大鼠脑组织胰岛素样生长因子 1 含量的影响［J］. 中国中药杂志，2005，30（19）：1546 － 1548.

［12］杨牧祥，于文涛，苏凤哲，等. 中风康对局灶性脑缺血大鼠脑组织 MMP － 9 的影响［J］. 中华中医药杂志，2005，20（10）：626 － 627.

［13］杨牧祥，于文涛，苏凤哲. 中风康对局灶性脑缺血大鼠脑组织 AQP － 4mRNA 表达的影响［J］. 中药新药与临床药理，2005，16（6）：402 － 405.

［14］杨牧祥，于文涛，徐华洲. 中风康对局灶性脑缺血大鼠脑组织 IGF － 1 含量及其 mRNA 表达的影响［J］. 中成药，2006，28（5）：742 － 744.

［15］杨牧祥，王长垠，于文涛，等. 中风康治疗脑梗死临床疗效观察［J］. 中医药临床杂志，2006，18（4）：338 － 340.

［16］杨牧祥，冀绪，王少贤，等. 中风康对脑梗死病人血脂的影响［J］. 中西医结合心脑血管病杂志，2006，4（9）：768 － 770.

［17］杨牧祥，于文涛，魏萱，等. 缺血性中风患者证型分布规律的研究［J］. 中医药学刊，2006，24（9）：1593 － 1595.

［18］杨牧祥，田元祥，于文涛，等. 醒脑启智胶囊药物血清对 PC12 细胞谷氨酸损伤的保护作用［J］. 中国医药学报，2004，19（12）：724 － 726.

［19］杨牧祥，田元祥，徐华洲，等. 醒脑启智胶囊药物血清对 PC12 细胞缺糖损伤的保护作用［J］. 中国临床康复，2005，9（1）：134 － 135.

［20］杨牧祥，田元祥，于文涛，等. 醒脑启智胶囊药物血清对 PC12 细胞 NO 损伤的保护作用［J］. 中国中医基础医学杂志，2005，11（1）：25 － 26.

［21］杨牧祥，田元祥，苏凤哲，等．醒脑启智胶囊药物血清对缺氧诱导的 PC12 细胞凋亡的影响［J］．中国中医基础医学杂志，2005，11（7）：514－516．

［22］杨牧祥，王长垠，于文涛，等．醒脑启智胶囊对血管性痴呆患者血脂的影响［J］．中华实用中西医杂志，2005，18（22）：1590－1592．

［23］杨牧祥，田元祥，于文涛．醒脑启智胶囊药物血清对缺氧诱导的 PC12 细胞凋亡及凋亡基因的影响［J］．中国老年学杂志，2005，25（11）：1385－1387．

［24］杨牧祥，王长垠，王秉岳，等．醒脑启智胶囊治疗血管性痴呆 92 例［J］．中医研究，2005，18（12）：18－19．

［25］杨牧祥，王秉岳，于文涛，等．醒脑启智胶囊对血管性痴呆病人血液流变学的影响［J］．中西医结合心脑血管病杂志，2005，3（12）：1064－1066．

［26］杨牧祥，武常生，于文涛，等．醒脑启智胶囊对血管性痴呆小鼠脑组织海马区乙酰胆碱酯酶的影响［J］．北京中医药大学学报，2006，29（3）：177－180．

脂调康胶囊对高脂血症大鼠血清 IL-6 的影响

杨牧祥[1]，马全庆[2]，田元祥[1]，曹刚[1]

（1 河北医科大学中医学院　050091；2 峰峰矿务局第二医院　056201）

脂调康胶囊（以下简称 ZTK）由橘络、半夏、泽泻、丹参、姜黄、虎杖、黄芪、白术等组成，为临床筛选的效方。研究已经证实，脂调康胶囊可显著降低模型大鼠血清胆固醇（TC）、甘油三酯（TG）、低密度脂蛋白（LDL-C）及动脉硬化指数（AI），升高高密度脂蛋白（HDL-C）含量，降低肝组织中 TC、TG 含量，具有调节血脂和防止动脉硬化形成作用[1]。为了进一步研究其作用机理，观察其对高脂血症大鼠白细胞介素-6（IL-6）的影响。现将结果报告如下。

1　材料与方法

1.1　实验动物与分组

健康 SD 大鼠 50 只，雌雄各半，体重 150～180g，由河北省实验动物中心提供。适应饲养 1 周，随机分为正常组、模型组、ZTK 低剂量组（以下简称 Z 低组）、ZTK 高剂量组（以下简称 Z 高组）、脂必妥对照组（以下简称脂必妥组）共 5 组，每组 10 只。

1.2　主要药物与试剂

ZTK 含生药 10g/g。ZTK 用 0.5% 羧甲基纤维素钠液溶解，Z 低组（等效剂量）浓度为 0.042g/ml，Z 高组浓度为 0.21g/ml。脂必妥片（成都地奥九泓制药厂生产，批号：991012）研末后用 0.5% 羧甲基纤维素钠液溶解，配制浓度为 0.21mg/ml。IL-6 试剂盒均购自北京东亚免疫技术研究所（批号：2000426）。

1.3　动物饲料

高脂饲料配方[2]：2% 胆固醇（北京奥博星生物技术责任有限公司，批号：990318），10% 猪油（石家庄市肉联厂），0.2% 丙硫氧嘧啶（南通制药总厂，批号：990518），8718% 基础饲料（河北省实验动物中心提供）。高脂饲料由河北省实验动物中心加工制作。模型建立：正常组给基础饲料，其余 4 组给高脂饲料，于第 3 周末大鼠禁食 12h，尾静脉取血检测血脂，大鼠模型组较正常组血脂升高且稳定后，确认为高脂血症。

1.4　实验方法

模型各组第 3 周末确定为高脂血症后，按血脂水平重新分组，组别与动物数不变。治疗各组开始灌胃给药（剂量见附表）。正常组、模型组灌胃 0.5% 的羧甲基纤维素钠液。给药 20d，断料 14h 后断头取血，立即 3500r/min 离心 5min 提取血清，采用放免法测定 IL-6 含量。

1.5　主要仪器

FJ-2021 型 C 射线计数仪（西安 262 厂），LAUDA-C3 型循环恒温水浴箱（泰克仪器有限公司）。

1.6　统计学处理

采用单因素方差分析、Newman-Keuls 检验。

2　实验结果

2.1　ZTK 对大鼠血清 IL-6 的影响（表 1）

由附表可见，模型组大鼠较正常组血清 IL-6 异常增高，差异具有显著性意义（$P < 0.01$）。给药治疗后，Z 高组、Z 低组、脂必妥组均能显著降低高脂血症模型大鼠血清 IL-6 含量，差异具有显著性意义（$P < 0.01$ 或 < 0.05）。Z 高组低于脂必妥组，差异具有显著性意义（$P < 0.05$）；低剂量组与脂必妥组相比差异未见明显统计学意义（$P > 0.05$）。说明各治疗组均能降低高脂血症大鼠血清 IL - 6 含量，ZTK 高剂量疗效优于脂必妥，ZTK 低剂量与脂必妥疗效相当。

表 1　各组大鼠血清 IL - 6 测定结果比较（$\bar{x} \pm s$）

组　别	剂量(g/kg)	n	IL - 6(pg/ml)
正常组	—	10	5. 51 ± 3. 13**
模型组	—	10	18. 78 ± 3. 02
Z 低组	0. 42	10	8. 79 ± 4. 44**
Z 高组	2. 10	10	5. 72 ± 3. 57**@
脂必妥组	2. 10	10	11. 62 ± 5. 11*
F 值	—	—	6. 58
P 值	—	—	< 0. 01

注：与模型组比较：* $P < 0.05$，** $P < 0.01$；与脂必妥组比较：@ $P < 0.05$

3　讨论

3.1　组方依据

高脂血症的主要病因为饮食不节，嗜食肥甘厚味，其病变与脾失健运密切相关，其主要病机是痰瘀相搏，使气机郁滞，血流不畅所致[3]。因此，治法以祛痰降浊、活血化瘀、健脾益气为主。经临床反复筛选橘络、半夏、泽泻、丹参、姜黄、虎杖、黄芪、白术等药，研制成脂调康胶囊。现代药理学研究表明，半夏、泽泻、丹参、姜黄、虎杖等有降低 TC、TG、前 β - 脂蛋白等作用。

3.2　ZTK 能显著降低模型大鼠血清 IL - 6 含量

白细胞介素 - 6（Interleukin - 6，IL - 6）主要是由单核巨噬细胞、T 细胞、B 细胞等分泌产生。内皮细胞、血管平滑肌细胞也能在不同条件下产生 IL - 6。IL - 6 具有调节免疫应答、急性期反应及造血作用，并参与机体炎症反应和抗感染防御作用，还与自身免疫疾病和某些肿瘤的发生及转归有密切相关。据文献报道[4]，在机体损伤等情况下体液中 IL - 6 水平有不同程度升高，细胞因子（如TNF 等）可刺激或增加 IL - 6，IL - 6 能诱导肝脏中脂肪形成。血管平滑肌细胞产生 IL - 6 并对 IL - 6 发生增殖反应，提示了 IL - 6 在动脉硬化形成中起作用。本实验观察到，高脂血症大鼠的外周血中 IL - 6 的含量高于正常组（$P < 0.01$），用 ZTK 胶囊治疗后 IL - 6 含量明显下降（$P < 0.01$）。提示 ZTK 胶囊通过降低 IL - 6 含量，减少组织损伤，防止动脉粥样硬化等疾病的形成。本实验结果显示，高脂血症模型大鼠较正常组血清 IL - 6 升高（$P < 0.01$），说明模型大鼠体内已经出现损伤。ZTK 胶囊则可显著降低 IL - 6 含量（$P < 0.01$），减少组织损伤，防止动脉粥样硬化等疾病的形成。对照药脂必妥胶囊由红曲、山楂等组成，是国家药政局批准的高脂血症中药复方制剂，疗效可靠。实验结果证实，ZTK 高、低剂量与脂必妥均能降低模型大鼠血清 IL - 6 含量（均 $P < 0.01$），但脂调康胶囊的疗效优于脂必妥。

参考文献

［1］杨牧祥，李莉，田元祥，等. 脂调康胶囊对高脂血症大鼠血脂的调节作用观察［J］. 河北中医，2000，22（11）：871 - 873.

［2］宋小鸽，唐照亮，侯正明. 茶多酚对大鼠高脂血症的预防作用［J］. 中医研究，1998，11（1）：19.

［3］董汉良. 试谈痰瘀相关［J］. 中医杂志，1980，（9）：7.

［4］孙卫民，王惠琴. 细胞因子研究方法学（第 1 版）［M］. 北京：人民卫生出版社，1999：443 - 458.

【本文发表于：中国中医基础医学杂志，2003，9（9）：12 - 13】

脂调康胶囊对高脂血症大鼠
血清 apoA－Ⅰ、apoB100 的影响

杨牧祥[1]，马全庆[2]，王鑫国[1]，田元祥[1]，曹刚[1]

（1 河北医科大学中医学院　050091；2 峰峰矿务局第二医院　056201）

　　脂调康胶囊（以下简称 ZTK）由橘络、半夏、泽泻、丹参、姜黄、虎杖、黄芪、白术等组成，为临床筛选的效方，研究已经证实可显著降低模型大鼠血清胆固醇（TC）、甘油三酯（TG）、低密度脂蛋白（LDL－C）及动脉硬化指数（AI），升高高密度脂蛋白（HDL－C）含量，降低肝组织中 TC、TG 含量[1]。为了进一步研究其调脂作用机理，观察了其对高脂血症大鼠血清载脂蛋白 A－Ⅰ（apoA－Ⅰ）、载脂蛋白 B100（apoB100）的影响，现将结果报告如下。

1　材料与方法

1.1　试验经物

　　ZTK 含生药 10g/g，用 0.5% 羧甲基纤维素钠液溶解，ZTK 等效剂量浓度为 0.042g/ml。脂必妥片（成都地奥九泓制药厂生产，批号：991012）研末后用 0.5% 羧甲基纤维素钠液溶解，配制浓度为 0.21mg/ml。

1.2　动物

　　SD 大鼠 50 只，雌雄各半，体重 150~180g，由河北省实验动物中心提供。适应饲养 1 周，随机分 5 组。高脂饲料配方[2]：2% 胆固醇（北京奥博星生物技术责任有限公司，批号：990318），10% 猪油（石家庄市肉联厂），0.2% 丙硫氧嘧啶（南通制药总厂，批号：990518），87.8% 基础饲料（河北省实验动物中心提供）。高脂饲料由河北省实验动物中心加工制作。

1.3　试剂

　　载脂蛋白 A－Ⅰ（apoA－Ⅰ）、载脂蛋白 B100（apoB100）试剂盒均购自南京生物技术研究所，批号：20000426。

1.4　方法

　　正常组给基础饲料，其余 4 组给高脂饲料，于第 3 周末大鼠禁食 12h，尾静脉取血检测血脂，模型组血脂升高且稳定后，确认为高脂血症，按血脂水平重新分组，组别与动物数不变。治疗各组开始灌胃给药，正常组、模型组灌胃 0.5% 的羧甲基纤维素钠液。给药 20 天，断料 14h 后断头取血，立即 3500r/min 离心 5min 取血清，采用免疫比浊法测定 apoA－Ⅰ、apoB100 含量。

2　结果

2.1　ZTK 对模型大鼠血脂含量的影响（表 1）

表 1　脂调胶囊对高脂血症大鼠血清 TC、TG、HDL－C、LDL－C 的影响（$\bar{x} \pm s$）

组别	剂量(g/kg)	TC(mmol/L)	TG(mmol/L)	HDL－C(mmol/L)	LDL－C(mmol/L)
正常		2.27±0.45**	0.48±0.09**	2.787±0.630**	2.450±0.344**
模型		14.72±5.15	1.60±0.58	1.745±0.362	6.024±1.393
ZTK	0.42	4.76±0.98**	0.39±0.04**	3.760±0.593**	3.873±0.588**
ZTK	2.10	2.74±0.72**△△	0.33±0.033**	4.022±0.057**	2.733±0.570**△△
脂必妥	2.10	4.97±1.35**	0.45±0.12**	4.966±1.352**	4.163±0.359**

　　注：与模型组相比，**$P<0.01$，与脂必妥组相比，△△$P<0.01$

由表 1 可见，模型组 TC、TG、LDL – C 升高，HDL – C 降低，给药各组 TC、TG、LDL – C 均低于模型组，HDL – C 均高于模型组；ZTK 高剂量组 TC、LDL – C 与脂必妥组相比差异有显著性意义，说明 ZTK 能降低高脂血症大鼠血清 TC、TG、LDL – C 含量，升高 HDL – C 含量，具有明显的调脂作用。

2.2　ZTK 对模型大鼠血清 apoA – Ⅰ、apoB100 含量的影响（表 2）

表 2　脂调胶囊对高脂血症大鼠血清 apoA – Ⅰ、apoB100 的影响（$\bar{x} \pm s$）

组别	剂量（g/kg）	n	apoA – Ⅰ	apoB100
正常		10	0.11 ± 0.03**	0.02 ± 0.01**
模型		10	0.04 ± 0.02	0.67 ± 0.59
ZTK	0.42	10	0.14 ± 0.02**	0.12 ± 0.11**
ZTK	2.10	10	0.17 ± 0.06**	0.01 ± 0.02**
脂必妥	2.10	10	0.16 ± 0.04**	0.11 ± 0.14**

注：与模型组相比，** $P < 0.01$，与脂必妥组相比，△△ $P < 0.01$

由表 2 可见，模型组血清 apoA – Ⅰ含量低于正常组，ZTK 低、高剂量组、脂必妥组均高于模型组，说明各治疗组均能提高大鼠血清 apoA – Ⅰ含量。模型组 apoB100 高于正常组，给药各组均低于模型组，说明各治疗组均能降低高脂血症大鼠血清 apoB100 含量。

3　讨论

研究表明[4]，脂蛋白代谢酶主要调节血浆脂蛋白中的脂质代谢，包括脂蛋白脂酶（LPL）和卵磷脂胆固醇酰基转移酶（LCAT）。LPL 专司甘油三酯和磷脂的水解，LCAT 的主要作用为促进胆固醇酯化。apoA – Ⅰ可激活并调节 LCAT 的活性。apoA – Ⅰ还对 apoA – δ 有激活作用，促进 LPL 最大活性的表达。本实验观察到，高脂血症大鼠血清 apoA – Ⅰ含量明显降低，而投药后 apoA – Ⅰ含量明显升高。说明脂调康胶囊通过提高血清 apoA – Ⅰ水平，激活和调节 LCAT 活性，增强 LCAT 的催化胆固醇酯化效应，使 HDL 含量升高，LDL 清除量加大；apoA – Ⅰ通过对 apoA – δ 的激活，加大了 LPL 活性的最大表达，促进了 TG 的降解，从而使血清和肝组织中 TC、TG 含量明显下降。这可能是 ZTK 治疗高脂血症的主要机制。脂必妥胶囊由红曲、山楂等组成，能明显降低 TC、TG、LDL – C、apoB，升高 HDL – C、apoA – Ⅰ，疗效可靠。ZTK 升高 apoA – Ⅰ、降低 apoB100 作用与脂必妥相当。

参考文献

［1］杨牧祥，李莉，田元祥，等. 脂调康胶囊对高脂血症大鼠血脂的调节作用观察［J］. 河北中医，2000，22（11）：871 – 873.

［2］宋小鸽，唐照亮，侯正明. 茶多酚对大鼠高脂血症的预防作用［J］. 中医研究，1998，11（1）：19.

［3］董汉良. 试谈痰瘀相关［J］. 中医杂志，1980（9）：7.

［4］赵水平. 临床血脂学（第 1 版）［M］. 长沙：湖南科学技术出版社，1997：53 – 57.

【本文发表于：中药药理与临床，2003，19（3）：34 – 35】

脂调康胶囊治疗高脂血症多中心临床观察

杨牧祥，田元祥，刘建东，张素英，冀绪，刘玉洁，高功军，王秉岳

（河北医科大学中医学院　　050091）

高脂血症不仅为临床常见病、多发病，而且是引发严重心脑血管疾病和代谢性疾病的重要因素。脂调康胶囊是根据中医理论及临床实践研制的治疗高脂血症的中药，为验证其临床有效性和安全性，笔者在动物实验研究的基础上，于1999年10月至2003年8月按照卫生部发布的"中药新药临床研究指导原则"的要求，在唐山市中医院等4所医院同时进行了随机、单盲、平行对照多中心临床观察，现总结报告如下。

1　临床资料

1.1　一般资料

按照样本估算设计共195例高脂血症患者，按照随机单盲法分为两组，治疗组130例，对照组65例，全部病例均符合病例选择标准。实际结果治疗组脱失病例6例，对照组脱失病例3例。最后有效病例，治疗组124例，对照组62例。治疗组中男79例，女45例；平均年龄（51.82 ± 5.96）岁；病程2个月至22年。对照组中男40例，女22例；平均年龄（50.68 ± 6.26）岁；病程3个月至21年。

为疗效判断简明化、客观化，本研究分类以血脂检测项分类观察。治疗组124例中，高胆固醇（TC）血症39例，高甘油三酯（TG）血症44例，混合型高脂血症41例。对照组62例中，高 TC 血症28例，高 TG 血症20例，混合型高脂血症14例。

两组性别、年龄、病程及血脂情况经统计学处理差异无显著性意义（$P > 0.05$），具有可比性。

1.2　诊断标准

参照《中药新药治疗高脂血症的临床研究指导原则》[1]制定。在正常饮食情况下，2周内测血脂，如2次测得 TC 均 $\geqslant 6.0$mmol/L 或 TG $\geqslant 1.54$mmol/L 或高密度脂蛋白胆固醇（HDL－C）男性 $\leqslant 1.04$mmol/L、女性 $\leqslant 1.17$mmol/L 者，即可诊断为高脂血症。

1.3　纳入病例标准

①年龄 18～65 岁。②符合上述高脂血症诊断标准。③签署知情同意书。

1.4　排除病例标准

①年龄在18岁以下或65岁以上，妊娠或哺乳期妇女，过敏体质及对本药过敏者。②半年内曾患急性心肌梗死、脑血管意外、严重创伤或重大手术后患者。③因肾病综合征、甲状腺机能减退、痛风、急性或慢性肝胆疾病、糖尿病等所致的高脂血症。④由药物（吩噻嗪类、β－阻滞剂、肾上腺皮质类固醇及某些避孕药等）引起的高脂血症及纯合子型高胆固醇血症患者。⑤正在使用肝素、甲状腺素和其他影响血脂代谢药物的患者，及近2周曾采用其他降脂措施的患者。⑥合并肝、肾及造血系统等严重原发性疾病、精神病患者。⑦不符合纳入标准，未按规定用药，无法判断疗效，或资料不全等影响疗效或安全性判断者。

2　治疗及观察方法

2.1　治疗方法

治疗组：服用脂调康胶囊，3粒/次，3次/天，饭后温开水送服。对照组：服用脂必妥片，3片/次，3次/天，饭后温开水送服。两组均8周为1个疗程，1个疗程后评定疗效。观察期间避免使用影响脂质代谢的其他药物。

2.2　观测指标

2.2.1　安全性检测　一般体检项目：血压、心率、心律；血、尿、便常规检查；心电图、肝功能、肾功能检查。

2.2.2　疗效性观测　相关症状及体征；体重（每周 1 次）；治疗前、治疗后 8 周血脂 TC、TG、HDL－C、低密度脂蛋白胆固醇（LDL－C）、载脂蛋白（apoA－I、apoB100）含量测定以及（总胆固醇—高密度脂蛋白胆固醇）/高密度脂蛋白胆固醇（TC－HDL－C/HDL－C）测定。

2.3　疗效判定标准

参照《中药新药治疗高脂血症临床研究指导原则》[1]制定。临床控制：临床症状、体征消失，实验室各项检查恢复正常。显效：临床症状、体征基本消失，血脂检测达到以下任一项：TC 下降≥20%，TG 下降≥40%，HDL－C 上升≥0.26mmol/L，（TC－HDL－C）/HDL－C 下降≥20%。有效：血脂检测达到以下任一项：TC 下降≥10% 但 <20%，TG 下降≥20% 但 <40%，HDL－C 上升≥0.104mmol/L 但 <0.26mmol/L，（TC－HDL－C）/HDL－C 下降≥10% 但 <20%。无效：治疗后症状、体征与血脂检测无明显改善。

2.4　统计学方法

采用 SPSS 10.0 for Windows 统计软件：率的比较用 χ^2 检验；计量资料用配对 t 检验和两组独立样本的 t 检验。

3　治疗结果

3.1　两组患者临床疗效比较（表 1）

经 χ^2 检验，治疗组与对照组总有效率比较，$\chi^2 = 8.637$，$P = 0.003$，差异具有显著性意义；治疗组与对照组控显率比较，$\chi^2 = 10.998$，$P = 0.001$。治疗组疗效优于对照组。

表 1　两组临床疗效比较（例,%）

组　别	例数	临床控制	显效	有效	无效	控显率(%)	总有效率(%)
治疗组	124	53(42.7)	56(45.2)	14(11.3)	1(0.8)	87.9△	99.2△
对照组	62	8(12.9)	34(54.8)	13(21.0)	7(11.3)	67.7	88.7

注：与对照组比较，△$P < 0.01$

3.2　两组不同类型高脂血症疗效比较（表 2）

经 χ^2 检验，治疗组与对照组总有效率比较，高 TC 血症：$P = 1.000$；高 TG 血症：$P = 0.012$；混合型高脂血症：$P = 0.061$。治疗组与对照组的控显率比较，高 TC 血症：$P = 1.000$；高 TG 血症：$P = 0.021$；混合型高脂血症：$P = 0.010$。高 TG 血症的总有效率、控显率以及混合型高脂血症的控显率治疗组优于对照组（$P < 0.05$）。

表 2　两组不同类型高脂血症疗效比较（例,%）

高脂血症类型	组别	例数	临床控制	显效	有效	无效	控显率%	总有效率%
高 TC血症	治疗组	39	10(25.6)	24(61.5)	4(10.3)	1(2.6)	87.1	97.4
	对照组	28	5(17.9)	18(64.3)	4(14.3)	1(3.5)	82.2	96.5
高 TG血症	治疗组	44	21(47.7)	18(40.9)	5(11.4)	0(0.0)	88.6△	100.0△
	对照组	20	3(15.0)	9(45.0)	4(20.0)	4(20.0)	60.0	80.0
混合型高脂血症	治疗组	41	22(53.7)	14(34.1)	5(12.2)	0(0.0)	87.8△	100
	对照组	14	0(0.0)	7(50.0)	5(35.7)	2(14.3)	50.0	85.7

注：与对照组比较，△$P < 0.05$

3.3　两组患者治疗前后血脂水平比较（表3）

表3　两组患者治疗前后血脂水平比较（$\bar{x} \pm s$）

项　目	组别	例数	治疗前	治疗后	差值	自身比较		差值组间比较	
						t	P	t	P
TC	治疗组	124	5.52 ± 1.17	4.35 ± 1.16	1.16 ± 0.77	$16.9 < 0.001$		$0.41 > 0.05$	
（mmol/L）	对照组	62	6.00 ± 0.77	4.78 ± 0.92	1.22 ± 1.00	$9.61 < 0.001$			
TG	治疗组	124	3.59 ± 4.36	1.87 ± 1.83	1.72 ± 2.75	$6.97 < 0.001$		$5.36 < 0.001$	
（mmol/L）	对照组	62	2.38 ± 0.74	2.03 ± 0.72	0.35 ± 0.55	$4.99 < 0.001$			
HDL – C	治疗组	124	1.36 ± 0.39	1.43 ± 0.34	0.07 ± 0.24	$3.44 < 0.001$		$3.45 < 0.001$	
（mmol/L）	对照组	62	1.49 ± 0.19	1.47 ± 0.20	-0.01 ± 0.11	$1.00 > 0.05$			
LDL – C	治疗组	124	3.93 ± 1.33	3.01 ± 1.05	0.91 ± 0.83	$12.2 < 0.001$		$0.66 > 0.05$	
（mmol/L）	对照组	62	3.67 ± 1.09	2.84 ± 0.87	0.84 ± 0.69	$9.59 < 0.001$			
（TC–HDL–C）	治疗组	124	3.31 ± 1.26	2.29 ± 1.51	1.02 ± 1.06	$10.7 < 0.001$		$1.40 > 0.05$	
/HDL – C	对照组	62	3.08 ± 0.57	2.25 ± 0.56	0.83 ± 0.80	$8.16 < 0.001$			
apoA – I	治疗组	124	1.27 ± 0.12	1.32 ± 0.09	0.05 ± 0.10	$5.29 < 0.001$		$0.68 > 0.05$	
（mmol/L）	对照组	62	1.25 ± 0.12	1.28 ± 0.14	0.03 ± 0.13	$2.25 < 0.05$			
apoB$_{100}$	治疗组	124	0.86 ± 0.12	0.67 ± 0.12	0.19 ± 0.11	$19.4 < 0.001$		$9.48 < 0.001$	
（mmol/L）	对照组	62	0.75 ± 0.14	0.72 ± 0.12	0.03 ± 0.11	$2.17 < 0.05$			
apoA – I	治疗组	124	1.49 ± 0.26	2.05 ± 0.55	0.56 ± 0.46	$13.5 < 0.001$		$6.98 < 0.001$	
/apoB$_{100}$	对照组	62	1.70 ± 0.29	1.81 ± 0.27	0.10 ± 0.31	$0.64 < 0.05$			

　　由表3可见，治疗组TC、TG、LDL – C、HDL – C、apoA – I、apoB100、apoA – I/apoB100 及（TC – HDL – C）/HDL – C 治疗前后比较差异均有非常显著性意义（$P < 0.001$），对照组TC、TG、LDL – C、apoA – I、apoB100、apoA – I/apoB100 及（TC – HDL – C）/HDL – C 治疗前后比较差异均有非常显著性意义（$P < 0.05$ 或 $P < 0.001$），治疗组在调节TG、HDL – C、apoB100、apoA – I/apoB100 方面优于对照组，差异有非常显著性意义（$P < 0.001$）。

3.4　安全性检测

　　临床试验中对两组患者治疗前后分别进行了血压、心率、心律、血常规、尿常规、便常规、肝功能、肾功能、心电图检查，均未发现异常现象，未发现不良反应。

4　讨论

　　血脂增高和脂蛋白异常，与中医学的"痰瘀"密切相关。课题组经多年临床研究认为，该病的主要病因为饮食不节、嗜食肥甘厚味，并与体质因素有关。其病变在血，病机关键之脏在脾。其主要病机是脾失健运，湿浊内生，气血不畅以致痰瘀互结，酿生浊脂。因此，高脂血症的治疗法当化痰降浊，活血化瘀为主治其标，辅以健脾益气，强本清源，治其本。脂调康胶囊是根据中医气血津液相关理论，在临床实践基础上总结出来的有效方剂，主要由橘络、半夏、泽泻、丹参、姜黄、虎杖、黄芪、白术等组成。方中橘络具有化痰通络、行气活血等功效，故为主药，在高脂血症的治疗处方中罕见；半夏功擅燥湿消痰，泽泻渗湿降浊，以乏生痰之源；丹参活血化瘀，姜黄活血行气，虎杖活血散瘀兼能清热利湿，三药以助橘络顺气活血之力；黄芪、白术益气健脾化湿，以助化痰降浊行气祛瘀之力。诸药合用，共奏化痰降浊、活血化瘀、健脾益气、标本兼治之效。现代药理学研究表明，半夏、泽泻、丹参、姜黄、虎杖等有降低 TC、TG、前 β – 脂蛋白等作用，故可调节血脂。前期动物试验已经证实脂调康胶囊可显著降低高脂血症模型大鼠血清 TC、TG、LDL – C 及 AI，升高 HDL – C 含量，降低肝组织中 TC、TG 含量[2]。

本研究结果表明，脂调康胶囊有明显的调节血脂作用，且能够有效改善高脂血症患者头痛、胸闷、心悸、身重、头晕、耳鸣、烦躁、失眠、肢麻、健忘等临床症状，为治疗高脂血症的安全高效中药。因脂调康胶囊有明显的升高 apoA – Ⅰ/apoB100 和降低（TC – HDL – C）/HDL – C 作用，亦具有抗动脉粥样硬化形成作用。脂调康胶囊安全可靠，经 124 例病人服药观察，无不良反应出现，未出现肝肾损害。

参考文献

[1] 中华人民共和国卫生部. 中药新药临床研究指导原则（试行）（第 2 辑）[S]. 1995：171 – 174

[2] 杨牧祥，李莉，田元祥，等. 脂调康胶囊对高脂血症大鼠血脂的调节作用观察 [J]. 河北中医，2000，22（11）：871 – 873.

【本文发表于：河北中医药学报，2003，18（4）：7 – 10】

脂调康胶囊对高脂血症大鼠血清 INS、GLU 的影响

杨牧祥[1]，马全庆[2]，田元祥[1]

（1 河北医科大学中医学院　050091；2 峰峰矿务局第二医院　056201）

脂调康胶囊（以下简称 ZTK）由橘络、半夏、泽泻、丹参、姜黄、虎杖、黄芪、白术等组成，为临床筛选的有效方药。研究证实可显著降低高脂血症大鼠血清 TC、TG、LDL－C 及 AI，升高 HDL－C 含量，降低肝组织中 TC、TG 含量，具有调节血脂和防止动脉硬化形成作用[1]。为了进一步研究其作用机理，笔者观察了 ZTK 对高脂血症大鼠胰岛素（INS）、胰高血糖素（GLU）的影响。现将结果报告如下。

1　材料与方法

1.1　实验动物与分组

健康 SD 大鼠 50 只，雌雄各半，体重 150～180g，由河北省实验动物中心提供。适应饲养 1 周，随机分为正常组、模型组、ZTK 低剂量组（以下简称 Z 低组）、ZTK 高剂量组（以下简称 Z 高组）、脂必妥对照组（以下简称脂必妥组）共 5 组，每组 10 只。

1.2　主要药物与试剂

ZTK，含生药 10g/g。ZTK 用 0.5% 羧甲基纤维素钠液溶解，Z 低组（等效剂量）浓度为 0.042g/ml，Z 高组浓度为 0.21g/ml。脂必妥（成都地奥九泓制药厂生产，批号：031034）研末后用 0.5% 羧甲基纤维素钠液溶解，配制浓度为 0.21g/ml。INS、GLU 试剂盒（北京海科锐生物技术中心，批号：20030528）。

1.3　动物饲料

高脂饲料配方[2]：2% 胆固醇（北京奥博星生物技术责任有限公司，批号：20030401），10% 猪油（石家庄市肉联厂），0.2% 丙硫氧嘧啶（上海复星朝晖药业有限公司，批号：021203），87.8% 基础饲料（河北省实验动物中心提供）。高脂饲料由河北省实验动物中心加工制作。

1.4　模型建立

正常组给基础饲料，其余 4 组给高脂饲料，分别于第 2、3 周末大鼠禁食 12h，尾静脉取血检测血脂，大鼠模型组较正常组血脂升高且稳定后，确认为高脂血症。

1.5　实验方法

模型各组第 3 周末确定为高脂血症后，治疗各组开始灌胃给药，剂量见表 1。正常组、模型组以等容积的 0.5% 羧甲基纤维素钠液灌胃（河北省卫生厅资助项目）。给药 20d，禁食 14h 后断头取血，立即 3500r/min 离心 5min 提取血清，采用放射免疫法测定 INS、GLU 含量。

1.6　主要仪器

FJ－2021 型 γ 射线计数仪（西安 262 厂）。

1.7　统计学处理

数据用均数±标准差（$\bar{x} \pm s$）表示，采用单因素方差分析、Newman－Keuls 检验。结果 ZTK 对模型大鼠血清 INS、GLU 的影响（表 1）。

由表 1 可见，模型组大鼠较正常组血清 INS 降低，差异具有非常显著性意义（$P < 0.01$）。给药 20d 后，ZTK 高剂量、低剂量、脂必妥均能显著升高高脂血症模型大鼠血清 INS 含量，差异具有显著性意义（$P < 0.01$，$P < 0.05$）。显示 ZTK 能提高高脂血症大鼠血清 INS 含量。

由表 1 可见，模型组大鼠较正常组血清 GLU 降低，差异具有非常显著性意义（$P < 0.01$）。给药 20d 后，ZTK 高剂量、低剂量、脂必妥均能显著升高高脂血症模型大鼠血清 GLU 含量，ZTK 高、

低剂量组分别与脂必妥组相比差异均具有显著性意义（$P < 0.01$ 和 $P < 0.05$）。显示 ZTK 能升高高脂血症大鼠血清 GLU 含量。

表1　5 组大鼠血清 INS、GLU 的组间比较（$n = 10$, $\bar{x} \pm s$）

组别	剂量(g/kg)	INS($\rho/mu \cdot L^{-1}$)	GLU($\rho/mu \cdot L^{-1}$)
正常组		44.44 ± 16.96**	96.22 ± 60.97**
模型组		24.74 ± 5.33	50.59 ± 22.56
Z 低组	0.42	37.15 ± 12.32*	71.80 ± 32.38*
Z 高组	2.10	38.40 ± 16.01*	81.61 ± 41.55**■
脂必妥组	2.10	30.99 ± 16.67*	71.86 ± 39.61*

注：与模型组相比，*$P < 0.05$，**$P < 0.01$；与低剂量组相比，■$P < 0.05$

2　讨论

2.1　组方依据

高脂血症在中医学无独立病名，多数学者认为该病属于中医学"痰阻""血瘀"等范畴，也有人提出"污血"的病名。董汉良[3]明确提出"高血脂为血中之痰浊"。课题组经多年临床研究认为，该病的主要病因为饮食不节，嗜食肥甘厚味，其病变与脾失健运密切相关，主要病机是痰瘀相搏，气机郁滞，血流不畅。因此，以祛痰降浊、活血化瘀为主要治法，兼以健脾益气。经临床筛选橘络、半夏、泽泻、丹参、姜黄、虎杖、黄芪、白术等药，研制成脂调康胶囊。方中橘络具有化痰通络、行气活血等功效，故为主药，但用于高脂血症的治疗罕见；半夏功擅燥湿消痰，泽泻甘淡渗湿，助橘络化痰；丹参活血化瘀，姜黄活血行气，虎杖活血散瘀兼能利湿化痰，三药以助橘络顺气活血之力；黄芪、白术健脾益气除湿，以助祛痰降浊、行气化瘀之力。诸药合用，共奏祛痰降浊、化瘀散结、健脾益气之效。现代药理学研究表明，半夏、泽泻、丹参、姜黄、虎杖等有降低 TC、TG、前 β - 脂蛋白等作用。

2.2　ZTK 能显著提高模型大鼠血清 INS、GLU 含量，改善糖代谢失常机理

INS 是调节机体物质代谢，促进糖和脂肪贮存、蛋白质合成，维持血糖正常水平的主要激素。GLU 主要由胰岛 A 细胞分泌，具有广泛的生理作用，主要为促进分解代谢，能促进肝糖原的分解，使血糖升高，能促进脂肪的分解。GLU 又作用于胰岛细胞，刺激 INS 分泌。INS 缺乏时，糖分解利用受阻，血糖升高，脂肪分解增加，大量的脂肪酸在肝内氧化，以致生成大量酮体，引起酮血症、酸中毒。由于大量脂肪酸氧化，产生乙酰辅酶 A，为胆固醇合成提供了原料，同时肝脏利用胆固醇能力降低，形成高胆固醇血症，易发生动脉硬化及心血管疾病。GLU 是一种应激激素，酮体可抑制其分泌。现代研究发现[4]，高脂血症、高血压、糖尿病、肥胖、动脉粥样硬化性心血管疾病具有共同的发病基础，彼此之间关系密切。所以本实验观察到模型组较正常组血清 INS、GLU 降低，造成了糖代谢调节机制的失衡，可能是高脂血症状态下形成糖尿病的机制之一。经使用脂调康胶囊治疗后，INS、GLU 都有提高，说明此药在调节血脂的同时，通过调节失衡的糖代谢，改善高脂血症状态下的糖代谢异常，有助高脂血症的治疗及糖尿病的防治。

参考文献

[1] 杨牧祥，等. 脂调康胶囊对高脂血症大鼠血脂的调节作用观察［J］. 河北中医，2000，22（11）：871.

[2] 宋小鸽，等. 茶多酚对大鼠高脂血症的预防作用［J］. 中医研究，1998，11（1）：19.

[3] 董汉良. 试谈痰瘀相关［J］. 中医杂志，1980，21（9）：7.

[4] 朱红楠. 苏州地区部分人群血糖、血脂与高血压、肥胖的调查分析［J］. 苏州大学学报（医学版），2002，22（5）：537.

【本文发表于：中国医药学报，2003，18（12）：653 - 654】

脂调康胶囊对高脂血症患者血清锌的影响

杨牧祥[1]，田元祥[1]，王鑫国[1]，于文涛[1]，冀绪[2]，刘更祥[3]，赵宝玉[4]，刘玉洁[5]
（1 河北医科大学中医学院　050091；2 新乐市中医院；
3 藁城市中西医结合医院；4 行唐县中医院；5 唐山市中医院）

近年研究发现，微量元素锌在高脂血症（HLP）的发病过程中起着重要作用[1,2]，前期工作已表明脂调康具有调节血脂和防止动脉硬化形成作用[3,4]。本文采用随机、单盲、阳性药平行对照的方法，观察了该药对 HLP 患者血清锌的影响。

1　临床资料

1.1　一般资料

195 例 HLP 患者按照随机单盲法分为两组，治疗组 130 例，对照组 65 例，全部病例均符合病例选择标准。实际结果：治疗组脱失病例 6 例，对照组脱失病例 3 例。最后有效病例治疗组 124 例，对照组 62 例。治疗组中男 79 例，女 45 例；平均年龄（51.82±5.96）岁，病程 2 个月至 22 年。对照组中男 40 例，女 22 例；平均年龄（50.68±6.26）岁，病程 3 个月至 21 年。治疗组 124 例中，高胆固醇（TC）血症 39 例，高甘油三酯（TG）血症 44 例，混合型 HLP 41 例。对照组 62 例中高 TC 血症 28 例，高 TG 血症 20 例，混合型 HLP 14 例。两组性别、年龄、病程及血脂情况经统计学处理 $P>0.05$，具有可比性。

1.2　诊断标准

参照《中药新药治疗高脂血症的临床研究指导原则》[5]制定。在正常饮食情况下，2 周内 2 次测得 TC 均≥6.0mmol/L 或 TG≥1.54mmol/L 或高密度脂蛋白胆固醇（HDL-C）男性≤1.04mmol/L、女性≤1.17mmol/L 者，即可诊断为 HLP。

1.3　纳入病例标准

①年龄 18~65 岁。②符合上述 HLP 诊断标准。③签署知情同意书。

1.4　排除病例标准

①年龄在 18 岁以下或 65 岁以上，妊娠或哺乳期妇女，过敏体质及对本药过敏者。②半年内曾患急性心肌梗死、脑血管意外、严重创伤或重大手术后患者。③因肾病综合征、甲状腺机能减退、痛风、急性或慢性肝胆疾病、糖尿病等所致的 HLP。④由药物（吩噻嗪类、β-阻滞剂、肾上腺皮质类固醇及某些避孕药等）引起的 HLP 及纯合子型高胆固醇症患者。⑤正在使用肝素、甲状腺素和其他影响血脂代谢药物的患者，及近 2 周曾采用其他降脂措施的患者。⑥合并肝、肾及造血系统等严重原发性疾病、精神病患者。⑦不符合纳入标准，未按规定用药，无法判断疗效，或资料不全等影响疗效或安全性判断者。

2　研究方法

2.1　治疗方法

治疗组：服用脂调康胶囊，3 粒/次，3 次/天，饭后温开水送服。对照组：服用脂必妥片（成都地奥九泓制药厂生产），3 片/次，3 次/天，饭后温开水送服。

2.2　疗程

两组均 8 周为 1 个疗程，检测两组患者治疗 1 个疗程血清 TC、TG、HDL-C、LDL-C、锌含量治疗前后的变化情况。观察期间避免使用影响脂质代谢的其他药物。

2.3　仪器与试剂

TC、TG 试剂盒购自北京中生生物工程高技术公司；HDL-C、LDL-C 试剂盒购自上海复星长征医学科学有限公司；血清锌试剂盒购自国家钢铁测试中心；Beckman Clinical System 700 自动生化分析仪（美国 Beckman 公司生产）；2100 型原子吸收分光光度计（美国 Perkin – Elmer 公司生产）。

2.4　检测方法

血清 TC、TG、HDL – C、LDL – C 均采用酶法测定；血清锌采用火焰法测定。

2.5　统计方法

采用 SPSS 10.0 for Windows 统计软件，治疗前后比较采用配对 t 检验，两组间比较采用两组独立样本的 t 检验。

3　结果

3.1　两组患者治疗前后血脂水平比较（表1）

表1　两组患者治疗前后血脂水平比较（mmol/L, $\bar{x} \pm s$）

项目	组别	n	治疗前	治疗后	差值
TC	治疗组	124	5.52 ± 1.17	4.35 ± 1.16**	1.16 ± 0.77
	对照组	62	6.00 ± 0.77	4.78 ± 0.92**	1.22 ± 1.00
TG	治疗组	124	3.59 ± 4.36	1.87 ± 1.83**	1.72 ± 2.75△
	对照组	62	2.38 ± 0.74	2.03 ± 0.72**	0.35 ± 0.55
HDL – C	治疗组	124	1.36 ± 0.39	1.43 ± 0.34**	0.07 ± 0.24△△
	对照组	62	1.49 ± 0.19	1.47 ± 0.20	0.01 ± 0.11
LDL – C	治疗组	124	3.93 ± 1.33	3.01 ± 1.05**	0.91 ± 0.83
	对照组	62	3.67 ± 1.09	2.84 ± 0.87**	0.84 ± 0.69

注：与治疗前比较，** $P < 0.01$；与对照组比较，△△ $P < 0.01$

由表1可见，治疗组治疗后血清 TC、TG、LDL – C 含量较治疗前显著降低，HDL – C 显著增高，对照组治疗后血清 TC、TG、LDL – C 含量较治疗前显著降低；治疗组治疗前后血脂差值与对照组比较 TG、HDL – C 差异有显著性意义，说明脂调康胶囊在调节 TG、HDL – C 方面优于脂必妥对照组。

3.2　两组患者治疗前后血清锌含量比较（表2）

表2　两组患者治疗前后血清锌含量比较（ng/ml, $\bar{x} \pm s$）

组别	n	治疗前	治疗后	差值
治疗组	124	1.036 ± 0.302	0.948 ± 0.269**	0.081 ± 0.324
对照组	62	0.963 ± 0.185	0.891 ± 0.137**	0.072 ± 0.144

注：与治疗前比较，** $P < 0.01$

由表2可见，治疗组治疗后血清锌含量较治疗前显著降低，对照组治疗后血清锌含量较治疗前亦显著降低，治疗组治疗前后血清锌含量差值与对照组比较差异无显著性意义，说明脂调康胶囊与脂必妥均能降低 HLP 患者血清锌含量，两者疗效相当。

4　讨论

脂调康胶囊是根据中医气血津液理论，在临床实践基础上总结出来的有效方剂，主要由橘络、半夏、泽泻、丹参、姜黄、虎杖、黄芪、白术等组成。具有化痰降浊、活血化瘀、健脾益气、标本兼治之效。现代药理学研究表明，脂调康胶囊方中的半夏、泽泻、郁金、姜黄、虎杖等有较好的降低 TC、TG、LDL－C 的作用。本研究结果亦显示，脂调康胶囊具有良好的调节血脂作用，效果优于脂必妥。研究表明，脂调康胶囊还能显著降低 HLP 患者血清锌含量。锌是人体 100 多种酶的活动中心，广泛分布于皮肤、毛发、血液、骨骼等组织及肝、肾、胰、睾丸、附睾、前列腺等器官中，并在组织呼吸以及蛋白质、脂肪、糖和核酸等的代谢中有重要作用。近年来，以锌为代表的微量元素在 HLP 和动脉粥样硬化形成中的作用受到越来越多的关注。研究显示[1,2]，高锌可干扰脂类代谢，降低机体的抗氧化能力，促进动脉硬化，当正常人摄入较高的锌，可使 HDL－C 明显降低，而 TG、LDL－C 明显升高。多项临床调查亦表明[6,7]，HLP 患者血清锌含量明显高于非 HLP 组及正常人群，说明锌参与了 HLP 与动脉硬化的形成。在人体中，铜与锌是相互拮抗的微量元素，动脉硬化的发生可能是锌/铜比例失调的结果。有人发现[8]，锌和锌/铜比例与红细胞压积、TG、LDL－C 呈显著正相关，而与 HDL－C 呈负相关。裴维君等研究亦表明[9]，HLP 患者体内锌铜代谢紊乱与动脉内皮细胞损伤有关，可致使血管内皮细胞合成和分泌 PGI_2 受到影响，血小板活化而分泌 TXA_2 的量增加，出现 PGI_2/TXA_2 的比例失衡，这可能是 HLP 易出现高黏血症和血栓性疾病的重要因素。

本研究结果表明，脂调康胶囊可显著降低 HLP 患者血清锌的含量，通过改善锌的代谢，增强抗氧化能力，改善脂类代谢和血流状态，防止动脉粥样硬化的形成，可能是脂调康治疗 HLP 的重要机制。

参考文献

［1］梁永红. 微量元素锌铜铁与心血管病的研究［J］. 广东微量元素科学，1997，4（11）：5.

［2］相有章，边建朝，王林，等. 锌对抗氧化功能及脂类代谢的影响［J］. 中国地方病学杂志，1998，17（6）：373－375.

［3］杨牧祥，田元祥，刘建东，等. 脂调康胶囊治疗高脂血症多中心临床观察［J］. 河北中医药学报，2003，18（4）：6－9.

［4］杨牧祥，李莉，田元祥，等. 脂调康胶囊对高脂血症大鼠血脂的调节作用观察［J］. 河北中医，2000，22（11）：871－873.

［5］中华人民共和国卫生部. 中药新药临床研究指导原则（试行）（第2辑）［S］. 1995：171－174.

［6］李姜溶，公兰兰，亢艳，等. 血清钙镁锌微量元素与高脂血症相关性研究［J］. 心血管康复医学杂志，2001，10（4）：358－359.

［7］徐国卉，于萍，王学生. 中老年高脂血症患者血清锌钙镁元素含量的测定［J］. 微量元素与健康研究，1997，14（4）：48－49.

［8］何邦平，赵德山，赵霖，等. 心脏病患者血清七种元素含量与血压及生化指标的关系［J］. 中华医学杂志，1994，74（8）：492.

［9］裴维君，居岭，王健. 高脂血症患者血浆锌铜镁与前列环素和血栓素相关性探讨［J］. 中国微循环，2001，5（2）：143－144.

【本文发表于：中药药理与临床，2004，20（2）：47－48，封三】

脂调康胶囊对高脂血症患者血清白介素 - 6 的影响

杨牧祥[1]，田元祥[1]，冀绪[2]，刘玉洁[3]，王秉岳[4]，高功军[5]，刘更祥[5]，王少贤[6]

（1 河北医科大学中医学院 050091；2 新乐市中医院 050700；

3 唐山市中医院 063000；4 行唐县中医院 050600；

5 藁城市中西医结合医院 052160；6 河北医科大学 2001 级研究生 050091）

高脂血症不仅为临床常见病、多发病，而且是引发严重的心脑血管疾病和代谢性疾病的重要因素。脂调康胶囊是根据中医理论及临床实践研制的治疗高脂血症的中药制剂，临床研究与实验研究[1,2]均已证实其具有调节血脂和防止动脉硬化形成作用。在此基础上，为了进一步探讨脂调康胶囊临床疗效的作用机制，1999 年 10 月至 2003 年 8 月，按照卫生部发布的《中药新药临床研究指导原则》的要求，在唐山市中医院等 4 所医院同时进行了随机、单盲、平行对照多中心临床观察，观察了其对高脂血症患者白细胞介素 - 6（interleukin - 6，IL - 6）的影响，现总结报告如下。

1 资料与方法

1.1 病例选择

195 例高脂血症患者，按照随机单盲法分为两组，治疗组 130 例，对照组 65 例，全部病例均符合病例选择标准。实际结果：治疗组脱失病例 6 例，对照组脱失病例 3 例。最后有效病例，治疗组 124 例，对照组 62 例。治疗组中男 79 例，女 45 例，平均年龄（51.82 ± 5.96）岁，病程 2 个月至 22 年。对照组中男 40 例，女 22 例；平均年龄（50.68 ± 6.26）岁；病程 3 个月至 21 年。为疗效判断简明化、客观化，本研究分类以血脂检测项分类观察。治疗组 124 例中，高胆固醇（TC）血症 39 例，高甘油三酯（TG）血症 44 例，混合型高脂血症 41 例；对照组 62 例中，高 TC 血症 28 例，高 TG 血症 20 例，混合型高脂血症 14 例。两组性别、年龄、病程及血脂情况经统计学处理差异无显著性意义（$P > 0.05$），具有可比性。

1.2 诊断标准

参照《中药新药治疗高脂血症的临床研究指导原则》[3]制定。在正常饮食情况下，2 周内测血脂，如 2 次测得 TC 均≥6.0mmol/L 或 TG≥1.54mmol/L 或高密度脂蛋白胆固醇（HDL - C）男性≤1.04mmol/L、女性≤1.17mmol/L 者，即可诊断为高脂血症。纳入病例标准：①年龄 18 ~ 65 岁；②符合上述高脂血症诊断标准；③签署知情同意书。排除病例标准：①年龄在 18 岁以下或 65 岁以上，妊娠或哺乳期妇女，过敏体质及对本药过敏者；②半年内曾患急性心肌梗死、脑血管意外、严重创伤或重大手术后患者；③因肾病综合征、甲状腺机能减退、痛风、急性或慢性肝胆疾病、糖尿病等所致的高脂血症；④由药物（吩噻嗪类、β - 阻滞剂、肾上腺皮质类固醇及某些避孕药等）引起的高脂血症及纯合子型高胆固醇症患者；⑤正在使用肝素、甲状腺素和其他影响血脂代谢药物的患者，及近 2 周曾采用其他降脂措施的患者；⑥合并肝、肾及造血系统等严重原发性疾病、精神病患者；⑦不符合纳入标准，未按规定用药，无法判断疗效，或资料不全等影响疗效或安全性判断者。

1.3 治疗方法

治疗组：服用脂调康胶囊（主要药物组成：橘络、半夏、泽泻、丹参、姜黄、虎杖、黄芪、白术等），每日 3 次，每次 3 粒，饭后温开水送服。对照组：服用脂必妥片，每日 3 次，每次 3 片，饭后温开水送服。两组均 8 周为 1 个疗程，治疗 1 个疗程检测两组患者血清 IL - 6 含量治疗前后变化情况。观察期间避免使用影响脂质代谢的其他药物。

1.4 仪器和试剂

IL-6 试剂盒，FJ-2021 型 γ 射线计数仪，LAUDA-C3 型循环恒温水浴箱。

1.5 统计学方法

计量资料采用均数 ± 标准差（$\bar{x} \pm s$）表示，采用 SPSS 10.0 for Windows 统计软件，治疗前后比较采用配对 t 检验，两组间比较采用两组独立样本的 t 检验。

2 结果

治疗组和对照组治疗后血清 IL-6 含量较治疗前均显著降低，治疗组治疗前后血清 IL-6 含量差值与对照组比较差异有统计学意义，说明脂调康胶囊能降低高脂血症患者血清 IL-6 含量，疗效优于脂必妥（表 1）。

表 1　两组患者治疗前后血清 IL-6 含量变化（$\bar{x} \pm s$, ng/L）

组别	n	治疗前	治疗后	差值
治疗组	124	352.23 ± 180.22	238.32 ± 84.65△△	113.91 ± 195.13▲
对照组	62	303.10 ± 126.22	252.70 ± 82.42△	50.41 ± 141.01

注：与本组治疗前比较，△$P < 0.05$，△△$t = 2.815$，$P < 0.01$；▲与对照组比较，$P < 0.05$

3 讨论

高脂血症为机体脂质代谢紊乱所致，中医学无此病名，依据中医理论多归属于"痰浊""瘀血"等范畴，董汉良[4]明确提出"高血脂为血中之痰浊"。血脂为饮食水谷所化生的精微物质，与营卫共行脉中，生理情况下，脏腑功能正常，气机条达，脾运健旺，心血充盈，经脾的转输和散精，把血脂和营血"灌溉四旁"，布散周身，以温煦肌肤，濡养脏腑百骸，气血顺畅，痰无所生，血脂便不会升高。反之一旦脏腑功能失调，气机失畅，脾失健运，水津不布，停而成饮，聚而成痰，痰浊内生，阻碍气机，气滞血瘀，痰瘀胶结，便成高脂血症。其主要病因为饮食不节，嗜食肥甘厚味、膏粱醇酒，损伤脾胃，脾运失常，水液不得正常转输，聚而成湿，湿聚成痰，痰成之后阻碍气机，气滞则血瘀，痰瘀胶结而成本病。其病变与脾失健运密切相关，其主要病机是痰瘀相搏，气机郁滞，血流不畅。因此，治法以祛痰降浊、活血化瘀、健脾益气为主。经临床反复筛选，橘络、半夏、泽泻、丹参、姜黄、虎杖、黄芪、白术等药，研制成脂调康胶囊。方中橘络化痰通络、行气活血，为主药；半夏功擅燥湿消痰，泽泻利水渗湿，助橘络化痰；丹参活血化瘀，姜黄活血行气，虎杖活血散瘀兼能利湿化痰，三药以助橘络顺气活血之力；黄芪、白术健脾益气除湿，以助祛痰降浊行气之力。诸药合用，共奏祛痰、化瘀、健脾之效。IL-6 是一种多功能细胞因子，是由多种淋巴细胞和非淋巴细胞自发地或在各种刺激下产生的因子，与机体炎症、宿主抵抗、组织损伤的免疫作用有关。国内外研究表明，许多心血管疾病患者 IL-6 水平明显升高，并与病情的严重程度有关[5-7]。张红霞等[8]大鼠实验研究表明，高脂组、免疫损伤高脂组和免疫损伤应激高脂组 IL-6 水平明显升高，说明高脂血症和相关炎症介质有一定相关性。系列实验研究表明[2,9]，随着模型大鼠血清 TC、TG、LDL-C 及动脉硬化指数（AI）升高，及 HDL-C 含量的下降，血清 IL-6 含量明显上升，说明血清 IL-6 含量与血脂水平相关。脂调康胶囊可显著降低模型大鼠血清 IL-6 含量，减轻其对机体的损伤。本临床观察结果显示，高脂血症患者血清 IL-6 含量明显升高，说明机体已经出现损伤，而脂调康胶囊可显著降低 IL-6 含量，减少组织损伤，防止动脉粥样硬化等疾病的形成，疗效优于脂必妥，与动物实验结果[9]一致。

参考文献

[1] 杨牧祥，田元祥，刘建东，等. 脂调康胶囊治疗高脂血症多中心临床观察 [J]. 河北中医药学报，2003，18（4）：8-10.

[2] 杨牧祥，李莉，田元祥，等. 脂调康胶囊对高脂血症大鼠血脂的调节作用观察 [J]. 河北

中医，2000，22（11）：871－873.

［3］中华人民共和国卫生部. 中药新药临床研究指导原则（试行）（第 2 辑）［S］. 1995：171－174.

［4］董汉良. 试谈痰瘀相关［J］. 中医杂志，1980（9）：7.

［5］Miyao Y，Yasue H，Ogawa H，et al. Elavated plasma interleukin－6 levels in patients with acute myocardial infarction［J］. Am Heart J，1993，126（6）：1299.

［6］Matsumori A，Yamada T，Matoba Y，et al. Increased circulating cytokines patients with myocarditis and cardiomyopathy［J］. Br Heart J，1994，72（6）：561－566.

［7］董波，张尔胜，范祖森，等. IL－6 与心血管疾病关系的初步研究［J］. 免疫学杂志，1996，12（2）：119.

［8］张红霞，刘剑刚，马台波，等. 高血脂血癌模型白细胞黏附活化和白细胞介素 2、6 和 8 的变化［J］. 中国动脉硬化杂志，2003，11（2）：99－102.

［9］杨牧祥，马全庆，田元祥，等. 脂调康胶囊对高脂血症大鼠血清 IL－6 影响的研究［J］. 中国中医基础医学杂志，2003，9（9）：12－13.

【本文发表于：临床荟萃，2004，19（2）：64－65】

脂调康胶囊对高脂血症患者血清 TNF - α 的影响

杨牧祥[1]，田元祥[1]，刘建东[2]，张素英[3]，高焕强[3]，刘更祥[4]，王秉岳[5]，王少贤[1]

(1 河北医科大学中医学院 050091；2 唐山市中医院 063000；

3 新乐市中医院 050700；4 藁城市中西医结合医院 052160；

5 行唐县中医院 050600)

高脂血症不仅为临床常见病、多发病，而且是引发严重心脑血管疾病和代谢性疾病的重要因素。研究与开发安全高效的降脂药物是国内外医药市场的迫切需要，具有深远的社会意义。脂调康胶囊是根据中医理论及临床实践研制的治疗高脂血症的中药，临床研究与实验研究均已证实其具有调节血脂和防止动脉硬化形成作用[1,2]。为进一步探讨脂调康胶囊临床疗效的作用机理，于 1999 年 10 月至 2003 年 8 月按照卫生部发布的《中药新药临床研究指导原则（试行）》的要求，在唐山市中医院等 4 所医院同时进行了随机、单盲、平行对照多中心临床观察，观察了其对高脂血症患者肿瘤坏死因子 - α（TNF - α）的影响，现总结报告如下。

1 临床资料

1.1 一般资料

按照样本估算设计共 195 例高脂血症患者，按照随机单盲法分为两组，治疗组 130 例，对照组 65 例，全部病例均符合病例选择标准。实际结果：治疗组脱失病例 6 例，对照组脱失病例 3 例。最后有效病例，治疗组 124 例，对照组 62 例。治疗组中男 79 例，女 45 例；平均年龄（51.82 ± 5.96）岁；病程 2 个月至 22 年。对照组中男 40 例，女 22 例；平均年龄（50.68 ± 6.26）岁；病程 3 个月至 21 年。为疗效判断简明化、客观化，本研究以血脂检测项分类观察。治疗组 124 例中，高胆固醇（TC）血症 39 例，高甘油三酯（TG）血症 44 例，混合型高脂血症 41 例。对照组 62 例中，高 TC 血症 28 例，高 TG 血症 20 例，混合型高脂血症 14 例。两组性别、年龄、病程及血脂情况经统计学处理差异无显著性意义（$P > 0.05$），具有可比性。

1.2 诊断标准

参照《中药新药治疗高脂血症的临床研究指导原则（试行）》[3]制定。在正常饮食情况下，2 周内测血脂，如 2 次测得 TC 均 ≥ 6.0 mmol/L，或 TG ≥ 1.54 mmol/L，或高密度脂蛋白胆固醇（HDL - C）男性 ≤ 1.04 mmol/L、女性 ≤ 1.17 mmol/L 者，即可诊断为高脂血症。

1.3 纳入病例标准

①年龄 18 ~ 65 岁；②符合上述高脂血症诊断标准；③签署知情同意书。

1.4 排除病例标准

①年龄 < 18 岁或 > 65 岁、妊娠或哺乳期妇女，过敏体质及对本药过敏者；②半年内曾患急性心肌梗死、脑血管意外、严重创伤或重大手术后患者；③因肾病综合征、甲状腺机能减退、痛风、急性或慢性肝胆疾病、糖尿病等所致的高脂血症；④由药物（吩噻嗪类、β - 阻滞剂、肾上腺皮质类固醇及某些避孕药等）引起的高脂血症及纯合子型高胆固醇症患者；⑤正在使用肝素、甲状腺素和其他影响血脂代谢药物的患者，及近 2 周曾采用其他降脂措施的患者；⑥合并肝、肾及造血系统等严重原发性疾病、精神病患者；⑦不符合纳入标准，未按规定用药，无法判断疗效，或资料不全等影响疗效或安全性判断者。

2 治疗及观察方法

2.1 治疗方法

治疗组：服用脂调康胶囊，3 粒/次，3 次/天，饭后温开水送服。对照组：服用脂必妥片，3 片

/次，3 次/天，饭后温开水送服。

2.2　疗程

两组均 8 周为 1 个疗程，1 个疗程后检测两组患者治疗前后血清 TNF-α 含量变化情况。观察期间避免使用影响脂质代谢的其他药物。

2.3　仪器和试剂

TNF-α 试剂盒购自北京东亚免疫技术研究所，FJ-2021 型 γ 射线计数仪（西安 262 厂生产），LAUDA-C3 型循环恒温水浴箱（泰克仪器有限公司）。

2.4　统计学方法

计量资料采用均数 ± 标准差（$\bar{x} \pm s$）表示，采用 SPSS 10.0 for Windows 统计软件，治疗前后比较采用配对 t 检验，组间比较采用两组独立样本的 t 检验。

3　结　果

两组患者治疗前后血清 TNF-α 含量变化比较结果（表1）。

表 1　两组患者治疗前后血清 TNF-α 变化（$\bar{x} \pm s$, ng/ml）

组　别	n	治疗前	治疗后	差值
治疗组	124	4.97 ± 2.43	1.62 ± 0.83*	2.90 ± 1.23△
对照组	62	5.22 ± 2.88	3.14 ± 1.95*	2.08 ± 2.60

注：与治疗前比较，*$P < 0.001$；与对照组比较，△$P < 0.05$

表 1 可见，治疗组治疗后血清 TNF-α 含量较治疗前显著降低（t = 13.815，$P < 0.001$），对照组治疗后血清 TNF-α 含量较治疗前亦显著降低（t = 6.311，$P < 0.001$），治疗组治疗前后血清 TNF-α 含量差值与对照组比较差异有显著性意义（t = 2.344，$P < 0.05$），说明脂调康胶囊能降低高脂血症患者血清 TNF-α 含量，疗效优于脂必妥。

4　讨　论

4.1　组方依据

高脂血症是由于体内脂质代谢紊乱，导致血脂水平异常增高的一种病证。它是导致动脉粥样硬化和发生心脑血管疾病的重要危险因素。中医学无此病名，依据中医理论多归属于"痰浊""瘀血"等范畴，董汉良[4]明确提出"高血脂为血中之痰浊"。血脂增高和脂蛋白异常，与中医学的"痰瘀"密切相关。课题组经多年临床研究认为，该病的主要病因为饮食不节、嗜食肥甘厚味，并与体质因素有关。其病变在血，病机关键之脏在脾。其主要病机是脾失健运，湿浊内生，气血不畅以致痰瘀互结，酿生浊脂。因此，高脂血症的治疗法当化痰降浊、活血化瘀为主治其标，辅以健脾益气、强本清源治其本。脂调康胶囊是根据中医气血津液相关理论，在临床实践基础上总结出来的有效方剂，主要由橘络、半夏、泽泻、丹参、姜黄、虎杖、黄芪、白术等组成。方中橘络具有化痰通络、行气活血等功效，故为主药，在高脂血症的治疗处方中罕见；半夏功擅燥湿消痰，泽泻渗湿降浊，以乏生痰之源；丹参活血化瘀，姜黄活血行气，虎杖活血散瘀兼能清热利湿，三药以助橘络顺气活血之力；黄芪、白术益气健脾化湿，以助化痰降浊行气祛瘀之力。诸药合用，共奏化痰降浊、活血化瘀、健脾益气、标本兼治之效。

4.2　脂调康胶囊能显著降低高脂血症患者血清 TNF-α 含量

TNF-α 主要由单核-巨噬细胞产生，是参与机体炎症反应和一系列病理生理过程的重要介质，且与疾病的活动性有关[5]。TNF-α 由单核细胞-巨噬细胞分泌后，通过促进血管内皮细胞和平滑肌细胞的增殖，影响脂类摄取与代谢[6]，使血脂水平增高；TNF-α 又可通过促脂质摄取而使冠状动脉斑块不断扩大[7]。曹林生等[8]探讨 TNF-α 与血脂的关系及其在冠心病（CHD）发病机制中的作用，结果 CHD 组血 TC、TG、IL－1β、TNF－α 显著高于非 CHD 组（$P < 0.01$），且 TNF－α 与 TC 呈显著正相关（$r = 0.862$，$P < 0.01$），非 CHD 组 TNF－α 与 TC 不相关。说明 TNF－α 与血脂异常之间存在一定联系。系列实验研究亦表明[2,9]，随着模型大鼠血清 TC、TG、LDL－C、动脉硬化指数（AI）升高及 HDL－C 含量下降，血清 TNF－α 含量明显上升，说明血清 TNF－α 含量与血脂水平相关。脂调康胶囊可降低模型大鼠血清 TNF－α 含量，减轻其对机体的损伤。邹建文等[10]观察了 40 例正常人的血清 TNF－α 值，结果为（1.31 ± 0.29）ng/ml。本临床观察结果显示，高脂血症患者血清 TNF－α 含量明显升高，说明机体已经出现损伤，而脂调康胶囊可显著降低 TNF－α 含量，减少组织损伤，防止动脉粥样硬化等疾病的形成，疗效优于脂必妥，与动物实验结果[9]一致。

参考文献

［1］杨牧祥，田元祥，刘建东，等. 脂调康胶囊治疗高脂血症多中心临床观察［J］. 河北中医药学报，2003，18（4）：8－10.

［2］杨牧祥，李莉，田元祥，等. 脂调康胶囊对高脂血症大鼠血脂的调节作用观察［J］. 河北中医，2000，22（11）：871－873.

［3］中华人民共和国卫生部. 中药新药临床研究指导原则（试行）（第 2 辑）［S］. 1995：171－174.

［4］董汉良. 试谈痰瘀相关［J］. 中医杂志，1980（9）：7－10.

［5］Barrera P，Boerbooms AM，Janssen EM，et al. Circulating soluble tumor necrosis factor receptors，interleukin－2 receptors，tumor necrosis factor alpha，and interleukin－6 levels in rheumatoid arthritis. Longitudinal evaluation during methotrexate and azathioprine therapy. Arthritis Rheum. 1993，36（8）：1070－1079.

［6］Kishikawa H，Shimokama T，Watanabe T. Localization of T lymphocytes and macrophages expressing IL－1，IL－2 receptor，IL－6 and TNF in human aortic intima. Role of cell－mediated immunity in human atherogenesis. Virchows Arch A Pathol Anat Histopathol. 1993，423（6）：433－442.

［7］陈绍宇. 急性心肌梗死患者血清 TNF、IL－6 和 sIL－2R 水平的变化［J］. 临床心血管病杂志，1999，9（15）：425.

［8］曹林生，成蓓，冯义柏，等. 冠心病患者血中白介素－1β、肿瘤坏死因子 α 和血脂含量变化及意义［J］. 临床心血管病杂志，2003，19（6）：344－346.

［9］杨牧祥，马全庆，田元祥，等. 脂调康胶囊对高脂血症大鼠血清 TNF－α 的影响［J］. 中华实用中西医杂志，2003，3（16）：1039－1040.

［10］邹建文，程征，王大华. 肺癌患者血清中 IL－2，TNF－α 测定的临床意义［J］. 放射免疫学杂志，2002，15（6）：365－366.

【本文发表于：疑难病杂志，2004，3（1）：1－3】

脂调康胶囊对高脂血症患者血清胆红素的影响

杨枚祥，田元祥，于文涛，张素英，刘建东，刘更祥，赵宝玉

（1 河北医科大学中医学院　050091；2 新乐市中医院　050700；

3 唐山市中医院　063000；4 藁城市中西医结合医院　052160；

5 行唐县中医院　050600）

高脂血症（HLP）不仅为临床常见病、多发病，而且是引发心脑血管疾病和代谢性疾病的危险因素。脂调康胶囊是根据中医理论及临床实践研制的治疗 HLP 的中药，临床研究与实验研究均已证实其具有调节血脂和防止动脉硬化形成作用。在此基础上，笔者进一步观察了该药对高脂血症（HLP）患者血清胆红素（TBil）的影响，结果报道如下。

1　临床资料

1.1　病例选择

诊断标准参照《中药新药临床研究指导原则》中高脂血症的标准制定：在正常饮食情况下，2 周内检测血脂，如 2 次测得胆固醇（TC）均≥6.0mmol/L 或甘油三酯（TG）>1.54mmol/L 或高密度脂蛋白胆固醇（HDL－C）男性≤1.04mmol/L、女性≤1.17mmol/L 者。凡年龄 18～65 岁，符合 HLP 诊断标准，并签署知情同意书者为纳入观察病例。

1.2　排除标准

①年龄在 18 岁以下或 65 岁以上，妊娠或哺乳期妇女，过敏体质及对本药过敏者。②半年内曾患急性心肌梗死、脑血管意外、严重创伤或重大手术后患者。③因肾病综合征、甲状腺机能减退、痛风、急性或慢性肝胆疾病、糖尿病等所致的 HLP。④由药物（吩噻嗪类、β－阻滞剂、肾上腺皮质类固醇及某些避孕药等）引起的 HLP 及纯合子型高胆固醇症患者。⑤正在使用肝素、甲状腺素和其他影响血脂代谢药物的患者，及近 2 周曾采用其他降脂措施的患者。⑥合并肝、肾及造血系统等严重原发性疾病、精神病患者。⑦不符合纳入标准，未按规定用药，无法判断疗效，或资料不全等影响疗效或安全性判断者。

1.3　一般资料

观察病例共 186 例，按照随机单盲法分为两组。治疗组 124 例，男 79 例，女 45 例；平均年龄（51.82±5.96）岁；病程 2 月至 22 年；高胆固醇血症 39 例，高甘油三酯血症 44 例，混合型高脂血症 41 例。对照组 62 例，男 40 例，女 22 例；平均年龄（50.68±6.26）岁；病程 3 月至 21 年；高胆固醇血症 28 例，高甘油三酯血症 20 例，混合型高脂血症 14 例。两组性别、年龄、病程及病种等经统计学处理，差异无显著性意义（$P > 0.05$），具有可比性。

2　治疗方法

2.1　治疗组

服用脂调康胶囊（主要由橘络、清半夏、泽泻、丹参、姜黄、虎杖、炙黄芪、炒白术等组成，由唐山市中医院制剂室制备，每粒含生药 10g），每次 3 粒，每天 3 次，饭后温开水送服。8 周为 1 疗程。

2.2　对照组

服用脂必妥片（成都地奥九泓制药厂生产），每次 3 片，每天 3 次，饭后温开水送服。8 周为 1 疗程。

2.3　观察项目

检测两组治疗前后 TC、TG、HDL－C、低密度脂蛋白胆固醇（LDL－C）、TBil 等指标，观察期

间避免使用影响脂质代谢的其他药物。

2.4 统计学方法

采用 SPSS 10.0 for Windows 统计软件，计量资料采用均数 ± 标准差（$\bar{x} \pm s$）表示，治疗前后比较采用配对 t 检验，两组间比较采用两组独立样本的 t 检验。

3 治疗结果

3.1 两组治疗前后血脂各项指标变化比较（表 1）

表 1 两组治疗前后血脂各项指标变化比较（$\bar{x} \pm s$, mmol/L）

组别	n	TC		TG		HDL－C		LDL－C	
		治疗前	治疗后	治疗前	治疗后	治疗前	治疗后	治疗前	治疗后
治疗组	124	5.52±1.17	4.35±1.16*	3.59±4.36	1.87±1.83*△	1.36±0.39	1.43±0.34*△	3.93±1.33	3.01±1.05*
对照组	62	6.00±0.77	4.78±0.92*	2.38±0.74	2.03±0.72*	1.49±0.19	1.47±0.20	3.67±1.09	2.84±0.87*

两组治疗后 TC、TG、LDL－C 均较治疗前显著下降（$P<0.01$），治疗组 HDL－C 显著增高（$P<0.01$）。治疗组 TG、HDL－C 与对照组治疗后比较，差异有非常显著性意义（$P<0.01$），提示治疗组在调节 TG、HDL－C 方面优于对照组。

3.2 两组治疗前后血清 TBil 含量变化比较（表 2）

治疗组治疗后血清 TBil 含量较治疗前显著升高（$P<0.01$），对照组治疗后亦较治疗前有所升高（$P<0.05$），但两组治疗后比较，差异无显著性意义（$P>0.05$），说明脂调康胶囊与脂必妥均能升高 HLP 患者血清 TBil 含量，两者疗效相当。

表 2 两组治疗前后血清 TBil 含量变化比较（$\bar{x} \pm s$, mmol/L）

组别	n	治疗前	治疗后
治疗组	124	9.42±3.57	10.97±4.85**
对照组	62	9.70±4.42	10.83±3.47*

注：与治疗前比较，*$P<0.05$，**$P<0.01$

4 讨论

HLP 是由于体内脂质代谢紊乱，导致血脂水平异常增高的一种病证。本病多归属于中医学痰浊、瘀血等范畴。其主要病因为饮食不节，嗜食肥甘厚味，并与体质因素有关。主要病机是脾失健运，湿浊内生，气血不畅以致痰瘀互结，酿生浊脂。治以化痰降浊、活血化瘀为主，辅以健脾益气，强本清源。脂调康胶囊中橘络具有化痰通络、行气活血等功效，故为主药；清半夏燥湿消痰，泽泻渗湿降浊，共祛生痰之源；丹参活血化瘀，姜黄活血行气，虎杖活血散瘀兼能清热利湿，三药以助橘络顺气活血之力；炙黄芪、炒白术益气健脾化湿，以助化痰降浊、行气祛瘀之力。诸药合用，共奏化痰降浊、活血化瘀、健脾益气、标本兼治之效。现代药理学研究表明，方中的泽泻、姜黄、虎杖等有降低 TC、TG、LDL－C 的作用。本研究亦显示，脂调康胶囊具有调节血脂作用，效果优于脂必妥。

TBil 是血红蛋白的代谢产物，近年的研究证实，TBil 是机体内源性抗氧化系统的成员之一，它比已知的 VitC 和 VitE 等抗氧化剂能更有效地保护细胞免遭自由基损伤，防止 LDL 氧化修饰。此外，TBil 还可增强 VitC 和 VitE 抗氧化作用来保护病变动脉，还能抑制人体纤维细胞内蛋白激酶 C（PKC）的活性，防止 PKC 介导的对血管内皮致动脉粥样硬化效应，可见，TBil 对血管的完整性起着多方面保护作用。本研究结果显示，脂调康胶囊可显著升高 HLP 患者血清 TBil 的含量，通过改善 TBil 的代谢，增强抗氧化能力，有效调节血脂，减少组织损伤，防止动脉粥样硬化等疾病的形成，可能是脂调康治疗 HLP 的重要机制。

参考文献

［1］杨牧祥，田元祥，刘建东，等．脂调康胶囊治疗高脂血症多中心临床观察［J］．河北中医药学报，2003，18（4）：6-9.

［2］杨牧祥，李莉，田元祥，等．脂调康胶囊对高脂血症大鼠血脂的调节作用观察［J］．河北中医，2000，22（11）：871-873.

［3］中华人民共和国卫生部．中药新药临床研究指导原则（第2辑）［S］.1995：171-174.

［4］高学敏．中药学［M］．北京：中国医药科技出版社，1990：152，241，242.

［5］Marilena G．New physiological importance of two classic residual products：carbon monoxide and bilirubin［J］．Biochem Mol Med，1997，61：136-142.

［6］Cao G，A lessio HM，Cutler HG．Oxygen radical absorbance capacity assay for antioxidants［J］．Free Radic Biol Med，1993，14（3）：303-311.

［7］Mayer M．Association of serum bilirubin concentration with risk of coronary artery disease［J］．Clin Chem，2000，46（9）1723-1727.

［8］Naziroglu M，Cay M，Ustundag B．Protecive effects of vitamin E on carbon tetrachloride induced liver damage in rats［J］．Cell Biochem Funct，1999，17：253-259.

［9］Amit Y，Boneh A．Bilirubin inhibits protein kinase C activity and protein kinase C mediated phosphorylation of endogenous substrates in human skin fibroblasts［J］．Clin Chem Acta，1993，223：103-111.

【本文发表于：新中医，2004，36（10）：18-20】

脂调康胶囊对高脂血症患者
血清胰岛素样生长因子 - 2 的影响

杨牧祥，苏凤哲，于文涛，田元祥

（河北医科大学中医学院　　050091）

胰岛素样生长因子（包括 IGF - 1 和 IGF - 2）是一类结构上与胰岛素部分同源并具有胰岛素样生长活性的多肽，它通过与细胞表面的特异性 IGF 受体（包括 IGF - 1 受体，IGF - 2 受体）及胰岛素受体作用于靶细胞，具有调节代谢和促进多种细胞分裂和增殖的作用。研究发现[1,2]，高脂血症（HLP）患者 IGF - 1 水平与 LDL 呈负相关，单纯高胆固醇（TC）血症及单纯高甘油三酯（TG）血症患者血清 IGF - 1 水平明显低于健康对照组。但 IGF - 2 与 HLP 关系的研究尚未见报道。

脂调康胶囊是根据中医理论及多年临床实践研制的治疗 HLP 的中药，前期工作已证实其具有调节血脂和防止动脉硬化形成作用[3,4]。本文观察了该药对 HLP 患者血清 IGF - 2 的影响，现总结报道如下。

1　资料与方法

1.1　诊断标准

参照《中药新药治疗高脂血症的临床研究指导原则》[5]制定。在正常饮食情况下，2 周内测血脂，如 2 次测得 TC 均≥6.0mmol/L 或 TG≥1.54mmol/L 或高密度脂蛋白胆固醇（HDL - C）男性≤1.04mmol/L、女性≤1.17mmol/L 者，即可诊断为 HLP。

1.2　纳入病例标准

（1）年龄 18～65 岁。（2）符合上述 HLP 诊断标准。（3）签署知情同意书。

1.3　排除病例标准

（1）年龄在 18 岁以下或 65 岁以上，妊娠或哺乳期妇女，过敏体质及对本药过敏者。（2）半年内曾患急性心肌梗死、脑血管意外、严重创伤或重大手术后患者。（3）因肾病综合征、甲状腺机能减退、痛风、急性或慢性肝胆疾病、糖尿病等所致的 HLP。（4）由药物（吩噻嗪类、β - 阻滞剂、肾上腺皮质类固醇及某些避孕药等）引起的 HLP 及纯合子型高胆固醇症患者。（5）正在使用肝素、甲状腺素和其他影响血脂代谢药物的患者，及近 2 周曾采用其他降脂措施的患者。（6）合并肝、肾及造血系统等严重原发性疾病、精神病患者。（7）不符合纳入标准，未按规定用药，无法判断疗效，或资料不全等影响疗效或安全性判断者。

1.4　一般资料

186 例 HLP 患者按入院先后编号，以随机数字表法随机分为两组，治疗组 124 例，对照组 62 例。治疗组中男 79 例，女 45 例；平均年龄（51.82 ± 5.96）岁；病程 2 个月至 22 年；高胆固醇（TC）血症 39 例，高甘油三酯（TG）血症 44 例，混合型 HLP 41 例。对照组中男 40 例，女 22 例；平均年龄（50.68 ± 6.26）岁；病程 3 个月至 21 年；高 TC 血症 28 例，高 TG 血症 20 例，混合型 HLP 14 例。两组性别、年龄、病程及血脂情况经统计学处理差异无显著性意义（$P > 0.05$），具有可比性。

1.5　治疗方法

治疗组：服用脂调康胶囊（主要由橘络、清半夏、泽泻、丹参、姜黄、虎杖、炙黄芪、炒白术等组成，由唐山市中医院制剂室提取制备，0.35g/粒，每粒相当于生药 3.5g），3 粒/次，3 次/天，饭后温开水送服。对照组：服用脂必妥片（成都地奥九泓制药厂生产，0.35g/片），3 片/次，3 次/天，饭后温开水送服。两组均在停用其他降脂药物 1 周后开始治疗，有合并动脉粥样硬化等疾病者可配合常规治疗，8 周为 1 个疗程。

1.6　观察指标

1 个疗程后检测两组患者血清 TC、TG、HDL－C、LDL－C、IGF－2 含量治疗前后的变化情况。血清 TC、TG、HDL－C、LDL－C 均采用酶法测定；血清 IGF－2 采用放射免疫法测定。TC、TG 试剂盒购自北京中生生物工程高技术公司；HDL－C、LDL－C 试剂盒购自上海复星长征医学科学有限公司；血清 IGF－2 试剂盒购自解放军总医院科技开发中心放免所。仪器采用 Beckman Clinical System 700 自动生化分析仪（美国 Beckman 公司）；FJ－2021 型 γ 射线计数仪（西安 262 厂）。

1.7　统计学方法

计量资料采用均数 ± 标准差（$\bar{x} \pm s$）表示，采用 SPSS 10.0 for Windows 统计软件，治疗前后比较采用配对 t 检验，两组间比较采用两组独立样本的 t 检验。

2　结果

2.1　两组患者治疗前后血脂水平比较（表 1）

对照组治疗后血清 TC、TG、LDL－C 含量较治疗前显著降低（$P < 0.01$），治疗组治疗后血清 TC、TG、LDL－C 含量较治疗前显著降低（$P < 0.01$），HDL－C 显著增高（$P < 0.01$），TG、HDL－C 治疗后与对照组比较有显著性差异（$P < 0.01$）。说明脂调康胶囊在调节 TG、HDL－C 方面优于脂必妥对照组。

表 1　两组患者治疗前后血脂水平比较（mmol/L, $\bar{x} \pm s$）

组别		n	TC	TG	HDL－C	LDL－C
治疗组	治疗前	124	5.52 ± 1.17	3.59 ± 4.36	1.36 ± 0.39	3.93 ± 1.33
	治疗后		4.35 ± 1.16※	1.87 ± 1.83※△	1.43 ± 0.34※△	3.01 ± 1.05※
对照组	治疗前	62	6.00 ± 0.77	2.38 ± 0.74	1.49 ± 0.19	3.67 ± 1.09
	治疗后		4.78 ± 0.92※	2.03 ± 0.72※	1.47 ± 0.20	2.84 ± 0.87※

注：与本组治疗前比较，※$P < 0.01$；与对照组治疗后比较，△$P < 0.01$

2.2　两组患者治疗前后血清 IGF－2 含量比较（表 2）

两组治疗后血清 IGF－2 含量均较治疗前显著升高（$P < 0.05$），治疗组治疗前后血清 IGF－2 含量差值与对照组比较差异无显著性意义（$P > 0.05$），说明脂调康胶囊与脂必妥均能升高 HLP 患者血清 IGF－2 含量，两者疗效相当。

表 2　两组患者治疗前后血清 IGF－2 含量比较（ng/ml, $\bar{x} \pm s$）

组别	n	治疗前	治疗后	差值
治疗组	124	0.340 ± 0.141	0.398 ± 0.255*	0.058 ± 0.277
对照组	62	0.347 ± 0.097	0.375 ± 0.110*	0.028 ± 0.088

注：与本组治疗前比较，*$P < 0.05$

3　讨论

3.1　组方依据

HLP 是由于体内脂质代谢紊乱，导致血脂水平异常增高的一种病证，是动脉粥样硬化和心脑血管疾病的重要危险因素。中医学无此病名，依据中医理论多归属于"痰浊""瘀血"等范畴。课题组经多年临床研究认为，该病的主要病因为饮食不节，嗜食肥甘厚味，并与体质因素有关。其主要病机是脾失健运，湿浊内生，气血不畅以致痰瘀互结，酿生浊脂。因此，HLP 的治法应当化痰降浊，活血化瘀为主，辅以健脾益气，强本清源。脂调康胶囊是根据中医气血津液相关理论，在临床实践基础上总结出来的有效方剂，主要由橘络、半夏、泽泻、丹参、姜黄、虎杖、黄芪、白术等组成。方中橘络具有化痰通络，行气活血等功效，故为主药；半夏功擅燥湿消痰，泽泻渗湿降浊，以乏生痰之源；丹参活血化瘀，姜黄活血行气，虎杖活血散瘀兼能清热利湿，三药以助橘络顺气活血之力；黄芪、白术益气健脾化湿，以助化痰降浊行气祛瘀之力。诸药合用，共奏化痰降浊，活血化瘀，健脾益气，标本兼治之效。

现代药理学研究表明，脂调康胶囊组方中的半夏、泽泻、丹参、姜黄、虎杖等有较好的降低 TC、TG、LDL－C 的作用。本研究结果亦显示，脂调康胶囊具有良好的调节血脂作用，临床应用中未发现不良反应。

3.2 脂调康胶囊能显著升高血清 IGF－2 含量，改善 HLP 患者胰岛素抵抗状态，抑制细胞凋亡，阻止 HLP 的发展

IGF－2 是由 67 个氨基酸组成的多肽，在肌肉和脂肪中表现出胰岛素相似的作用，主要生物学效应为促进细胞的有丝分裂，促进蛋白质、糖原、脂肪的合成，并能抑制细胞的凋亡。有研究显示[6,7]：冠心病患者血清 IGF－2 水平高于非冠心病患者；而高血压患者血清 IGF－2 水平较正常人群明显升高，但其在心脑血管系统生理、病理中的确切作用尚不明了。

HLP 是血管内皮受损及功能异常的主要病因，对内皮细胞有毒性作用，它可破坏细胞的结构和功能，导致内皮细胞凋亡或坏死[8,9]。IGF－2 可刺激细胞的增长，抑制细胞凋亡，从而减轻 HLP 时血管内皮的损伤；在 IGF 的生物活性中，IGF 的特异性低血糖作用最引人关注，在 1985 年，Froesch 等[10]证实用纯化的 IGF－2 制剂给小鼠静脉注射后，发现小鼠血糖急剧降低，在用抗胰岛素血清阻断内源性胰岛素效应后，IGF－2 仍可降低小鼠血糖；国内曾云先等[11]研究发现，与正常人群相比，糖尿病患者血清 IGF－2 浓度明显降低，显示 IGF－2 有类似于胰岛素的降糖作用。近年来发现[12]，HLP、高血压、糖尿病、肥胖等病具有共同的发病基础，而胰岛素抵抗可能为其重要纽带，胰岛素抵抗可以导致脂类代谢异常，形成 HLP，而高血脂患者中普遍存在胰岛素抵抗现象。因此，IGF－2 的类胰岛素作用可以改善 HLP 患者胰岛素抵抗，阻止 HLP 的发展。

本研究显示，经脂调康胶囊治疗后，随着血脂的下降，HLP 患者血清 IGF－2 水平明显升高，两者呈负相关，提示 HLP 患者血清中可能存在着下调的 IGF－2 水平。脂调康胶囊通过升高血清 IGF－2 的含量，抑制血管内皮细胞凋亡，改善 HLP 患者胰岛素抵抗状态，阻止 HLP 的发展。

参考文献

［1］刘鹏，韩琴琴，杨毅，等. 胰岛素样生长因子－1 在高脂血症发病中的意义［J］. 中国实用内科杂志，2002，22（4）：206－208.

［2］黄贵南，吕汉文，马伟东. 胰岛素样生长因子－1 与动脉硬化和高脂血症关系的探讨［J］. 中国现代医学杂志，2000，10（7）：77.

［3］杨牧祥，田元祥，刘建东，等. 脂调康胶囊治疗高脂血症多中心临床观察［J］. 河北中医药学报，2003，18（4）：6－9.

［4］杨牧祥，李莉，田元祥，等. 脂调康胶囊对高脂血症大鼠血脂的调节作用观察［J］. 河北中医，2000，22（11）：871－873.

［5］中华人民共和国卫生部. 中药新药临床研究指导原则（试行）（第 2 辑）［S］. 1995：171－174.

［6］樊必夫，季乃军，梅益斌，等. 冠心病患者血清胰岛素样生长因子－2 测定及其意义［J］. 放射免疫学杂志，2002，15（5）：265－266.

［7］魏友平，赵健，万建国. 高血压病患者血清胰岛素样生长因子－2 的变化［J］. 放射免疫学杂志，2003，16（5）：257－258.

［8］Hastie L E，Patton WF，Hechtman HB，et al. Metabolites of the phospholipase D pathway regulate H_2O_2 – induced filam in redistri – bution in endothelial cells. J Cell Biochem. 1998, 68 (4): 511 – 524.

［9］ Aliev G. Bodin P, Burnstock G. Free radical generator cause chan – ges in endothelial and inducible nitric oxide synthase snfend othe – lin – 1 immunoreacticity in endothelial cells from hyperlipidemic rab – bits. Mol Genel Metab. 1998, 63 (3): 191 – 197.

［10］ 方秀斌. 神经肽与神经营养因子 ［M］. 北京：人民卫生出版社，2002：335.

［11］ 曾云先，钟宇华，卢振环，等. 2 型糖尿病患者治疗前后血清胰岛素样生长因子 – 2 浓度改变及相关因素的研究 ［J］. 广西医科大学学报，2002，19 (1)：76 – 77.

［12］ 程云慧，魏茗. 正常肥胖、单纯高脂血症及 2 型糖尿病病人血浆中胰岛素抵抗素水平的研究 ［J］. 中国医科大学学报，2003，32 (5)：458 – 459.

【本文发表于：中国中西医结合杂志，2005，25 (1)：30 – 32】

自制复方中药对局灶性脑缺血大鼠
脑组织一氧化氮含量的影响

杨牧祥，于文涛，徐华洲，苏凤哲

（河北医科大学中医学院中医诊断学教研室　050091）

一氧化氮在缺血性脑损伤中起着重要作用[1]，中风康是根据中医理论及多年临床观察研制的治疗脑梗死的有效方药，本文动态观察了该药对局灶性脑缺血大鼠脑梗死体积和脑组织一氧化氮含量的影响。

1　材料和方法

①设计：随机对照的实验研究。

②单位：河北医科大学中医学院中医诊断学教研室。

实验于 2004 年 9 月至 2004 年 12 月在河北医科大学中医学院完成。

③材料：176 只二级雄性 SD 大鼠，鼠龄 50 天，体质量 250～300g，购自河北医科大学实验动物中心，于 18～22℃清洁级动物室环境饲养。（动物合格证号：DK0408－0106）

药物：中风康：由枸杞子、怀牛膝、川芎、水蛭、地龙、橘络、胆南星、石菖蒲、冰片等药物组成，使用前水煎分别浓缩成浓度为 1.88g/ml（高剂量组）和 0.94g/ml（低剂量组）的混悬液（冰片用药汁冲）。步长脑心通：咸阳步长制药有限公司生产，每粒 0.4g，使用前用生理盐水溶解成浓度为 0.033g/ml 的混悬液。

试剂及仪器：MSE－25 型高速冷冻离心机（上海安亭科学仪器厂）；一氧化氮试剂盒（南京建成生物工程研究所，批号：20041002）。

④设计、实施者：实验设计者：第一作者。实施者：第二作者、第三作者、第四作者。

⑤干预措施：动物分组及给药：动物随机分为 5 组，即假手术组、模型组、中风康高剂量组、中风康低剂量组、步长脑心通组，其中假手术组 32 只，其余组 36 只。中风康高、低剂量组和步长脑心通组从术前 5d 至处死前每天灌胃给药，中风康高、低剂量组分别予 18.8g/kg、9.4g/kg 的中风康灌胃，步长脑心通组予 0.33g/kg 的步长脑心通灌胃，假手术组、模型组予 5g/L 的羧甲基纤维素钠液灌胃，1 次/天。于造模成功后 6、12、24、48h 四个时间点检测指标，假手术组每组每时间点取 8 只大鼠，其余各组每时间点取 9 只大鼠。

模型建立：采用线栓法制备大脑中动脉局灶性脑缺血模型[2]，大鼠腹腔内注射 100g/L 水合氯醛（350mg/kg）麻醉后，仰卧固定，颈部正中切口，分离并暴露右侧颈总及颈内、外动脉，并在颈内外动脉分叉处结扎颈外动脉，右侧颈总动脉剪口，插入头端烧成圆钝形直径为 0.25mm 的尼龙鱼线，进线长度 18～19mm，在大脑中动脉起始端堵塞大脑中动脉，然后将颈总动脉连同尼龙鱼线一起结扎，缝合皮肤，放回笼内，单笼喂养。假手术组只分离、暴露血管，不结扎颈总动脉及颈外动脉，不插入尼龙鱼线。选择苏醒后左上肢屈曲、行走时向左侧旋转或左侧肢体瘫痪的大鼠为栓堵成功者进行实验，否则视为栓堵失败，弃之不用。手术过程中监测大鼠直肠温度，并保持在 36.5～37.5℃。

检测指标及方法：①脑梗死体积测定：动物麻醉后，断头取脑。脑组织冷冻后间隔 1mm 连续冠状位切片，加入 20g/L 的红四氮唑（TTC）染色，37℃恒温孵育 30min，正常脑组织染为深红色，脑梗死区不染色，呈灰白色，再置于 2% 多聚甲醛磷酸缓冲液固定 24h。剥离脑片的梗死区部分，按文献[3]用排水法测脑梗死体积。②一氧化氮含量测定：动物麻醉后，断头取右侧大脑，去除小脑和延髓部分，冰盘上匀浆，3500r/min 离心 10min 提取上清，用硝酸还原酶法测定脑组织一氧化氮含量，并用蛋白含量校正。

　　⑥主要观察指标：①脑梗死体积；②一氧化氮含量。

　　⑦统计学方法：采用 SPSS 10.0 统计软件进行数据处理，统计方法用方差分析。统计学处理者：第二作者。

2　结果

2.1　实验动物数量分析

　　参加试验动物数量共 176 只，模型组造模后死亡 1 只，造模失败淘汰 3 只，中风高剂量组和步长脑心通组各死亡 2 只，造模失败淘汰 2 只，中风低剂量组死亡 3 只，造模失败淘汰 1 只，进入结果分析数量：每组大鼠共 32 只，每时间点各 8 只。

2.2　中风康对局灶性脑缺血大鼠梗死灶体积的影响

　　与假手术组比较，局灶性脑缺血 6h，模型组梗死灶体积迅速扩大（$P<0.01$），随缺血时间延长，梗死灶体积缓慢进展，24h 达到高峰（$P<0.01$），至 48h 梗死灶略有缩小（$P<0.01$）；与同时点模型组比较，各治疗组梗死灶体积均有不同程度缩小，以中风康高剂量组效果最为显著（$P<0.05$ 或 $P<0.01$），且缺血 6h 中风康高剂量组梗死灶体积明显小于步长脑心通组（$P<0.01$）。（表 1）

表 1　各组大鼠梗死灶体积的比较（$\bar{x}\pm s$，n = 8，mm³）

组别	剂量（g/kg）	6h	12h	24h	48h
假手术组	—	0[b]	0[b]	0[b]	0[b]
模型组	—	151 ± 27	159 ± 30	174 ± 35	171 ± 53
中风康高剂量组	18.8	88 ± 31[bc]	115 ± 44[a]	120 ± 37[b]	127 ± 35[a]
中风康低剂量组	9.4	132 ± 38	135 ± 41	137 ± 43[a]	136 ± 40
步长脑心通组	0.33	136 ± 35	136 ± 55	156 ± 46	131 ± 40[a]
F 值		34.74	20.80	28.87	24.31

　　注：与模型组比较，aP < 0.05，bP < 0.01；与脑心通组比较，cP < 0.01

2.3　中风康对局灶性脑缺血大鼠脑组织一氧化氮的影响

　　局灶性脑缺血 6h，模型组脑组织一氧化氮含量开始升高，24h 达到高峰（$P<0.01$）；与同时点模型组比较，局灶性脑缺血 6h 和 12h，中风康高剂量组和中风康低剂量组的一氧化氮含量有所降低，但差异无显著性意义（$P>0.05$），局灶性脑缺血 24h 和 48h，中风康高剂量组一氧化氮含量显著下降（$P<0.05$ 或 $P<0.01$），局灶性脑缺血 48h，步长脑心通组一氧化氮含量亦显著下降（$P<0.05$）。（表 2）

表 2　各组大鼠脑组织一氧化氮含量的比较（$\bar{x}\pm s$，n = 8，μmol/g）

组别	剂量（g/kg）	6h	12h	24h	48h
假手术组	—	14.01 ± 2.55	13.93 ± 2.99[b]	13.87 ± 2.30[b]	13.92 ± 2.43[b]
模型组	—	16.45 ± 3.24	19.80 ± 3.05	24.89 ± 3.13	22.37 ± 3.04
中风康高剂量组	18.8	15.58 ± 2.80	18.94 ± 2.68	20.69 ± 3.52[a]	17.15 ± 4.07[b]
中风康低剂量组	9.4	16.35 ± 2.32	19.50 ± 3.82	22.14 ± 3.01	19.54 ± 3.75
步长脑心通组	0.33	17.45 ± 2.77	18.77 ± 2.97	22.18 ± 3.13	18.27 ± 3.35[a]
F 值		1.73	4.78	14.73	6.77

　　注：与模型组比较，aP < 0.05，bP < 0.01

3 讨论

脑梗死属中医"中风"范畴，为临床常见病、多发病。本病的发生与饮食不节、情志所伤、劳倦内伤、积损正衰等因素有关。其病位在脑和血脉，病之初在脉，病之渐及脑，病之成脑脉同病，为痰血瘀阻脑脉，与心、肾、肝、脾、血脉密切相关。主要病机是肝肾亏虚，痰血瘀阻脑脉。"中风"形成的病理过程较长，发病多见于老年人。因此，临床主要表现为肝肾亏虚，兼夹肝风痰瘀之上实下虚证，故治以补益肝肾、活血化瘀、熄风化痰、开窍醒神为主。课题组经多年临床观察，筛选枸杞子、怀牛膝、川芎、水蛭、地龙、橘络、胆南星、石菖蒲、冰片等药，研制成"中风康"。方中枸杞子为平补肝肾之药，怀牛膝补益肝肾，活血化瘀，引血下行，两者共图强本清源之效。现代药理研究表明[4]，两者具有降血脂、调节血压等作用，故为君药。川芎辛散温通，活血行气入心包，水蛭入肝经血分，具有逐瘀消癥通经之功，现代药理研究证明[4]，具有显著抗血小板凝聚、抗血栓形成的作用，两者共为臣药。佐以地龙、橘络、胆南星化痰熄风通经活络，其中橘络不仅化瘀通络，且有行气活血之功效，文献检索提示，该药用于治疗本病尚属首次。冰片微寒，石菖蒲微温，均为开窍醒神之要药，为之使。现代药理研究提示[5]，冰片可使血脑屏障生理性开放，使药力直达病所。诸药合用，标本兼治，共奏补益肝肾、活血化瘀、熄风化痰、开窍醒神之功效，经多年临床验证，该药治疗中风疗效显著。

一氧化氮是一种结构简单、性质活泼的气体分子，具有神经介质的功能和自由基性质，广泛参与体内的生理及病理活动。目前研究发现，一氧化氮在脑缺血损伤时具有双重作用。一方面，一氧化氮可以通过扩张血管，增加脑皮质血流，防止血小板和白细胞的聚集与黏附，下调 N - 甲基 D - 天冬氨酸受体，降低神经元胞浆中游离钙的水平等机制起到神经保护作用[6,7]；另一方面，一氧化氮也可通过诱导自由基堆积，影响细胞修复和蛋白合成，介导兴奋性氨基酸毒性等途径而产生毒性作用[8,9]。进一步研究发现，一氧化氮在脑缺血时的不同作用与一氧化氮产生的时间、浓度、来源的一氧化氮合酶（一氧化氮 S）的种类以及一氧化氮氧化还原状态等多种因素有关。Pellini 一氧化氮[10]研究认为在脑缺血早期数分钟内产生的一氧化氮对神经保护是有利的，但数小时至数天内产生的一氧化氮则有毒性作用；亦有研究表明，在缺血早期（尤其是 24h 以内），由神经元和内皮细胞产生的一氧化氮对神经元发挥保护作用，但缺血 24h 以后，主要由胶质细胞产生的一氧化氮则对神经产生损伤作用[11]。

本实验显示，与假手术组比较，局灶性脑缺血 6h，模型组脑组织一氧化氮含量开始升高，24h 达到高峰；与同时点模型组比较，局灶性脑缺血 6h 和 12h，中风康高、低剂量组一氧化氮含量有所降低，但差异无显著性意义，局灶性脑缺血 24h 和 48h，中风康高剂量组一氧化氮含量显著下降。与同时点模型组比较，各治疗组梗死灶体积亦有不同程度降低。说明中风康可降低脑组织一氧化氮含量（尤以缺血 24h 以后降低显著），减轻细胞毒作用，缩小梗死灶体积，有效减轻局灶性脑梗死引起的缺血性损伤。

参考文献

[1] 张会欣，张建新. 一氧化氮与脑缺血 [J]. 河北医药，2002，24（4）：297 - 299.

[2] Zea Longa EL, Weinstein PR, Carlson S, etal. Reversible middle cerebral - artery occlusion without craniectomy in rats. Stroke, 1989 (20)：84, PMID.

[3] 杨世方，闵宝珍. 定量测量大鼠实验性脑梗死范围的简易方法 [J]. 中国病理生理杂志，1996，12（1）：103 - 104.

[4] 高学敏. 中药学（第 1 版）[M]. 北京：中国医药科技出版社，1990.

[5] 赵保胜，刘启德. 冰片促血脑屏障开放与病理性开放的比较 [J]. 中药新药与临床药理，2002，13（5）：287 - 288.

[6] Staglia NO NF, Dietrich WD, Prado R, et al. The role of nitricoxide in the pathophysiology of

thromboembolic stroke in the rat. Brain Res, 1997, 759: 32 - 40.

[7] Choi DW. Nitricoxide: foeor friend to the injured brain? Proc Natl Acad Sci USA, 1993, 90: 9741.

[8] Faraci FM, Brian JE. Nitricoxide and the cerebral circulation. Stroke, 1994, 25: 692.

[9] Dawso VL, Dawson TM, Batley DA, et al. Mechanism of nitricoxide mediated neurotoxity in primary brain cultures. J Neurosic, 1993; 13 (6): 2651 - 2661.

[10] Pelligrion DA. SAYing NO to cerebral ischemmea. J Neurosurg Anesthesiol. 1993 (5): 221.

[11] Iadecloa, C. Bright and dark sides of nitric oxide in ischemic brain injury. Trends Neuropathol, 1996, 27: 275 - 284.

【本文发表于: 中国临床康复, 2005, 9 (29): 126 - 128】

中风康对局灶性脑缺血大鼠脑组织胰岛素样生长因子 - 1 含量的影响

杨牧祥，于文涛，苏凤哲

（河北医科大学中医学院   050091）

脑梗死是严重危害人类健康的常见病、多发病，致残率、病死率较高，目前尚缺乏理想的治疗药物。现代研究发现[1]，脑梗死后缺血区可诱发胰岛素样生长因子 - 1（IGF - 1）的表达，内源性和外源性的 IGF - 1 均有重要的神经保护作用，但局灶性脑缺血大鼠脑组织 IGF - 1 含量的动态变化及中药对其影响的报道较少。中风康是根据中医理论及多年临床实践研制的治疗脑梗死的有效方药，为了进一步阐明其作用机理，笔者动态观察了该药对局灶性脑缺血大鼠脑梗死体积和脑组织 IGF - 1 含量的影响，现报道如下。

1   材料

1.1   动物

健康雄性 SD 大鼠，体重 250～300g，购自河北医科大学实验动物中心。动物合格证号：DK0408 - 0106。

1.2   药物

中风康：由枸杞子、怀牛膝、川芎、水蛭、地龙、橘络、胆南星、石菖蒲、冰片等药物组成，使用前水煎分别浓缩成含量为 1.88g/ml 和 0.94g/ml 的混悬液（冰片用药汁冲）。步长脑心通（以下简称脑心通）：咸阳步长制药有限公司生产。每粒 0.4g，使用前用生理盐水溶解成含量为 0.033g/ml 的混悬液。

1.3   试剂及仪器

MSE - 25 型高速冷冻离心机（上海安亭科学仪器厂）；FJ - 2021 型 γ 射线计数仪（西安 262 厂）；IGF - 1 试剂盒（海军放免技术中心，批号：040917）。

2   方法

2.1   分组及给药

动物随机分为 5 组，每组 32 只，即假手术组、模型组、中风康高剂量组、中风康低剂量组、步长脑心通对照组。中风康高、低剂量组和步长脑心通对照组从术前 5d 至处死前每天给药，剂量见表 1，假手术组、模型组灌胃 0.5% 的羧甲基纤维素钠液，1 日 1 次。造模成功后分 6、12、24、48h 四个时间点检测指标，每时间点每组取 8 只大鼠。

2.2   模型建立

参照文献[2]，采用线栓法制备大脑中动脉局灶性脑缺血模型，大鼠腹腔内注射 10% 水合氯醛（350mg/kg）麻醉后，仰卧固定，颈部正中切口，分离并暴露右侧颈总及颈内、外动脉，并在颈内外动脉分叉处结扎颈外动脉，右侧颈总动脉剪口，插入头端烧成圆钝形直径为 0.25mm 的尼龙鱼线，进线长度约 18～19mm，在大脑中动脉起始端堵塞大脑中动脉，然后将颈总动脉连同尼龙鱼线一起结扎，缝合皮肤，放回笼内，单笼喂养。假手术组只分离、暴露血管，不结扎颈总动脉及颈外动脉，不插入尼龙鱼线。选择苏醒后左上肢屈曲、行走时向左侧旋转或左侧肢体瘫痪的大鼠为栓堵成功者进行实验，否则视为栓堵失败，弃之不用。手术过程中监测大鼠直肠温度，并保持在 36.5～37.5℃。

2.3   检测指标及方法

2.3.1   脑梗死体积测定   动物麻醉后，断头取脑。脑组织冷冻后间隔 1mm 连续冠状位切片，

加入 2% 的 TTC 染色，37℃恒温孵育 30min。正常脑组织染为深红色，脑梗死区不染色，呈灰白色，再置于 2% 多聚甲醛磷酸缓冲液固定 24h。剥离脑片的梗死区部分，按文献[3] 用排水法测脑梗死体积。

2.3.2　IGF-1 测定　动物麻醉后，断头取右侧大脑，去除小脑和延髓部分，冰盘上匀浆，3500r/min 离心 10min 提取上清，用放免法测定脑组织 IGF-1 含量，并用蛋白含量校正。

2.4　统计学方法

采用 SPSS 10.0 统计软件进行数据处理，统计方法用方差分析，方差不齐时用秩和检验。

3　结果

3.1　中风康对局灶性脑缺血大鼠梗死灶体积的影响

与假手术组比较，局灶性脑缺血 6h，梗死灶迅速扩大（$P < 0.01$），随缺血时间延长，局灶性脑缺血大鼠梗死灶体积缓慢进展，至 48 小时，梗死灶略有缩小（$P < 0.01$）；与同时点模型组比较，各治疗组梗死灶体积均有不同程度缩小，以高剂量组效果最为显著（$P < 0.05$ 或 $P < 0.01$），且缺血 6h 高剂量组梗死灶体积明显小于脑心通组（$P < 0.01$）。（表 1）

表 1　中风康对局灶性脑缺血大鼠梗死灶体积的影响（$\bar{x} \pm s$, n = 8, mm³）

组别	剂量/g·kg⁻¹	6h	12h	24h	48h
假手术组	—	0²⁾	0²⁾	0²⁾	0²⁾
模型组	—	151 ± 27	159 ± 30	174 ± 35	171 ± 53
中风康高剂量组	18.8	88 ± 31²,³⁾	115 ± 44¹⁾	120 ± 37²⁾	127 ± 35¹⁾
中风康低剂量组	9.4	132 ± 38	135 ± 41	137 ± 43¹⁾	136 ± 40
脑心通组	0.33	136 ± 35	136 ± 55	156 ± 46	131 ± 40¹⁾

注：与模型组比较 1）$P < 0.05$，2）$P < 0.01$；与脑心通组比较，3）$P < 0.01$

3.2　中风康对局灶性脑缺血大鼠脑组织 IGF-1 含量的影响

与假手术组比较，局灶性脑缺血 6h，模型组脑组织 IGF-1 含量开始增加，至 24h 达到高峰（$P < 0.01$）；与同时点模型组比较，各治疗组脑组织 IGF-1 含量有不同程度升高，以高剂量组升高最为显著（$P < 0.05$ 或 $P < 0.01$），且缺血 48h，中风康高、低剂量组脑组织 IGF-1 含量明显高于脑心通组（$P < 0.05$ 或 $P < 0.01$）。（表 2）

表 2　中风康对局灶性脑缺血大鼠脑组织 IGF-1 含量的影响（$\bar{x} \pm s$, n = 8, μg/g）

组别	剂量/g·kg⁻¹	6h	12h	24h	48h
假手术组	—	21.83 ± 2.8	21.20 ± 2.42²⁾	21.94 ± 2.44²⁾	21.46 ± 2.5²⁾
模型组	—	23.09 ± 3.58	26.94 ± 2.13	29.95 ± 2.75	25.52 ± 3.38
中风康高剂量组	18.8	26.45 ± 2.88¹⁾	30.82 ± 3.30¹⁾	35.38 ± 2.84²⁾	36.95 ± 2.94²,⁴⁾
中风康低剂量组	9.4	25.43 ± 3.35	28.35 ± 3.61	34.50 ± 3.72²⁾	34.42 ± 2.50²⁾³⁾
脑心通组	0.33	24.57 ± 3.10	28.45 ± 2.97	33.58 ± 2.92¹⁾	31.30 ± 3.19²⁾

注：与模型组比较 1）$P < 0.05$，2）$P < 0.01$；与脑心通组比较，3）$P < 0.05$，4）$P < 0.01$

4　讨论

4.1　组方依据

脑梗死属中医"中风病"范畴，为临床常见病、多发病。课题组经多年临床观察，认为肝肾亏虚，瘀阻脑脉为本病的主要病机，筛选枸杞子、怀牛膝、川芎、水蛭、地龙、橘络、胆南星、石菖蒲、冰片等药，研制成"中风康"。方中枸杞子为平补肝肾之药，怀牛膝补益肝肾，活血化瘀，引血下行，两者共图强本清源之效，现代药理研究表明[4]，具有降血脂，调节血压等作用，故为君药；川芎温通，活血行气入心包，水蛭入肝经血分，具有逐瘀消癥通经之功，现代药理研究证明[4]：具有显著抗血小板凝聚，抗血栓形成的作用，两者共为臣药；佐以地龙、橘络、胆南星化痰熄风通经活络，其中橘络不仅化痰通络，而且行气活血，文献检索提示，该药用于治疗本病尚属首次；冰片微寒，石菖蒲微温，均为开窍醒神之要药，共为之使，现代药理研究[5]：冰片可使血脑屏障生理性开放，使药力直达病所。诸药合用，标本兼治，共奏补益肝肾，活血化瘀，熄风化痰，开窍醒神之功效。

4.2　中风康可升高脑组织 IGF－1 含量，缩小梗死灶体积，有效减轻局灶性脑梗死引起的缺血性损伤

局灶性脑缺血后，IGF－1 系统被激活上调，在脑缺血部位的 IGF－1 表达明显增加，并与损伤程度呈正相关，损伤较轻时，IGF－1 表达增加仅局限于大脑皮质；严重损伤时，则弥漫于整个受损半球[6]。沈顺姬等[7]应用原位杂交及 RT－PCR 技术，检测大鼠局灶性缺血中心区及半暗带区 IGF－1mRNA 的表达，结果显示缺血中心区 IGF－1mRNA 在缺血 4h 表达最高，而半暗带区 IGF－1mRNA 表达至缺血 24h 达高峰。局灶性脑缺血损伤时，缺血中心区及半暗带区脑组织中的某些神经营养因子高浓度表达可以延缓神经细胞的凋亡或死亡，内源性和外源性的 IGF－1 也有类似作用。研究表明，在大脑中动脉闭塞 60min 后，脑表面注入 IGF－1 能使再灌注 24h 时大鼠梗死灶体积显著缩小[8]，脑室内注射 IGF－1 能显著减少脑区神经元凋亡数量[9]。Guan 等[10]发现，经侧脑室给予 IGF－1 的降解产物 GPE，亦能减轻局灶性脑缺血引起的皮质损害和海马区神经细胞缺失，说明 IGF－1 对脑缺血的神经元可产生多种保护机制。

本研究显示，中风康可通过升高脑组织 IGF－1 含量，缩小梗死灶体积，能有效地减轻局灶性脑梗死引起的缺血性损伤。

参考文献

［1］付学锋，吕云利，李柱一，等. 胰岛素样生长因子1与缺氧缺血性脑损伤研究进展［J］. 医学综述，2002，8（8）：489.

［2］Zea Longa E L，Weinstein P R，Carlson S，et al. Reversible middle cerebralartery occlusion without craniectomy in rats. Stroke，1989，20：84.

［3］杨世方，闵宝珍. 定量测量大鼠实验性脑梗死范围的简易方法［J］. 中国病理生理杂志，1996，12（1）：103.

［4］高学敏. 中药学［M］. 北京：中国医药科技出版社，1990：361，236，226，249.

［5］赵保胜，刘启德. 冰片促血脑屏障开放与病理性开放的比较［J］. 中药新药与临床药理，2002，13（5）：287.

［6］Beilharz E J，Russo V C，Butler，et al. Coordinated and cellular specific induction of the component soft the IGF－1/IGF－1BP axis in the rat brain following hypoxic is chemic injury. Brain Res Mol Brain Res，1998，59（2）：119，134.

［7］沈顺姬，张淑琴，陈嘉峰，等. 大鼠局灶性脑缺血损伤中 IGF－1mRNA 表达［J］. 中风与神经疾病杂志，2003，20（4）：327.

［8］WANG JM，Hayashi T，ZHANG WR，et al. Reduction of ischemic brain injury by topical application of insulin－like growth factor－l after trainsient middle cerebral artery occlusion in rats. Brain Res，2000，859（2）：381.

［9］Johnston B M，Mallard E C，Williams C E，et al. Insulin－like growth factor－1 is a potent neuronal rescue agent after hypoxic－I schemic injury in fetal lambs. Clin Invest，1996，97（2）：300.

［10］Guan J, Waldvogel HJ, Faull R L, et al. The effect soft the N－ter－minal tripe ptide of insulin like growth factor－1, glycine－proline－glutamate in different regions following hypoxic ischemic brain injury in adult rats. Neuro Science, 1999, 89 (3): 649.

【本文发表于：中国中药杂志，2005，30（19）：1546－1548】

中风康对局灶性脑缺血大鼠脑组织 MMP - 9 的影响

杨牧祥，于文涛，苏凤哲，徐华洲

（河北医科大学中医学院　050091）

脑梗死是严重危害人类健康的常见病、多发病，致残率、病死率较高，目前尚缺乏理想的治疗药物。中风康是根据中医理论及多年临床观察研制的治疗脑梗死的有效方药，课题组前期的研究显示，该药对脑梗死各期患者均有较好的疗效，且可改善局灶性脑缺血大鼠血脑屏障的超微结构。近年来有学者报道，基质金属蛋白酶 - 9（MMP - 9）在脑缺血后血脑屏障损伤和血管源性脑水肿的发生中发挥着重要作用[1]。是否中风康通过调节 MMP - 9，从而发挥维护血脑屏障，减轻脑水肿的作用？为了进一步阐明其作用机理，我们动态观察了该药对局灶性脑缺血大鼠脑组织含水量和脑组织 MMP - 9 的影响，现报道如下。

1　材料与方法

1.1　材料

1.1.1　动物　健康雄性 SD 大鼠，体重 250～300g，购自河北医科大学实验动物中心。动物合格证号：DK0408 - 0106。

1.1.2　药物　中风康：由枸杞子、怀牛膝、川芎、水蛭、地龙、橘络、胆南星、石菖蒲、冰片等药物组成，使用前水煎分别浓缩成含量为 1.88g/ml 和 0.94g/ml 的混悬液（冰片用药汁冲）。步长脑心通：咸阳步长制药有限公司生产，每粒 0.4g，使用前用生理盐水溶解成含量为 0.033g/ml 的混悬液。

1.1.3　试剂及仪器　AB204 - h 精密分析天平（梅特勒公司）；DHG - 781 烘干箱（湖北实验仪器有限公司）；MMP - 9 试剂盒（美国 DBR 公司，批号：041011）。

2.2　方法

2.2.1　分组及给药　动物随机分为 5 组，即假手术组、模型组、中风康高剂量组（简称高剂量组）、中风康低剂量组（简称低剂量组）、步长脑心通对照组（简称脑心通组）。高、低剂量组和脑心通组从术前 5 天至处死前每天灌胃给药，剂量见表 1，假手术组、模型组予 0.5% 的羧甲基纤维素钠液灌胃，1 日 1 次。于造模成功 6h、12h、24h、48h 四个时间点检测指标，每时间点每组取 8 只大鼠。

2.2.2　模型建立　参照文献[2]，采用线栓法制备大脑中动脉局灶性脑缺血模型，假手术组只分离、暴露血管，不结扎颈总动脉及颈外动脉，不插入尼龙鱼线。选择苏醒后左上肢屈曲、行走时向左侧旋转或左侧肢体瘫痪的大鼠为栓堵成功者进行实验，否则视为栓堵失败，弃之不用。手术过程中监测大鼠直肠温度，并保持在 36.5～37.5℃。

2.2.3　检测指标及方法　①脑组织含水量测定：取大鼠右侧大脑称湿重，置 90℃ 恒温干燥箱内，干燥 60h，称其干重，按 Elltot 公式计算脑含水量。含水量 =（湿重 - 干重）/湿重 × 100%。②MMP - 9 测定：动物麻醉后，断头取右侧大脑，去除小脑和延髓部分，冰盘上匀浆，3500r/min 离心 10min 提取上清，用双抗体夹心 ABC - ELISA 法检测脑组织 MMP - 9，用酶标仪测得 OD 值间接反映其量的变化。

1.3　统计学方法

采用 SPSS 10.0 软件进行统计处理，统计方法用方差分析。

2　结果

2.1　中风康对局灶性脑缺血大鼠脑组织含水量的影响

与假手术组比较，局灶性脑缺血6h，模型组大鼠脑组织含水量明显增加（$P<0.01$），随缺血时间延长，脑组织含水量持续增加，至24h达到高峰（$P<0.01$）；与同时点模型组比较，各治疗组大鼠脑组织含水量均有不同程度降低（$P<0.05$ 或 $P<0.01$），以高剂量组降低最为显著（$P<0.01$），其中局灶性脑缺血6h，高剂量组大鼠脑组织含水量明显低于脑心通组（$P<0.05$）。（表1）

表1　中风康对局灶性脑缺血大鼠脑组织含水量的影响（$\bar{x}\pm s$,%）

组别	剂量(g/kg)	6h	12h	24h	48h
假手术组	—	76.63±0.57**	76.55±0.63**	76.60±0.71**	76.41±0.66**
模型组	—	78.19±0.64	80.64±1.74	83.31±0.63	83.07±0.93
脑心通组	0.33	77.33±0.89*	79.37±0.90*	80.02±1.05**	81.58±0.61**
高剂量组	18.8	76.65±0.88**△	78.43±1.12**	80.46±0.93**	80.89±0.53**
低剂量组	9.4	77.63±1.06	79.52±0.87	81.49±1.32**	81.70±0.78**

注：与模型组比较，*$P<0.05$，**$P<0.01$；与脑心通组比较，△$P<0.05$

2.2　中风康对局灶性脑缺血大鼠脑组织 MMP-9 的影响

与假手术组比较，局灶性脑缺血6h，模型组脑组织 MMP-9 开始增加，至24h达到高峰（$P<0.01$）；与同时点模型组比较，各治疗组脑组织 MMP-9 均有不同程度降低（$P<0.05$ 或 $P<0.01$）。（表2）

表2　中风康对局灶性脑缺血大鼠脑组织 MMP-9 的影响（$\bar{x}\pm s$, OD 值 $\times10^{-2}$）

组别	剂量(g/kg)	6h	12h	24h	48h
假手术组	—	5.80±1.88	4.39±2.61**	2.74±1.35**	3.29±1.93**
模型组	—	6.84±3.29	11.99±4.77	19.58±6.72	12.77±5.64
脑心通组	0.33	4.26±2.18*	8.63±3.57	9.44±3.80**	6.52±2.72**
高剂量组	18.8	3.65±2.21*	7.57±2.71*	10.75±4.53**	6.88±4.42**
低剂量组	9.4	4.25±2.31*	8.76±3.11	12.34±4.67**	8.26±4.72*

注：与模型组比较，*$P<0.05$，**$P<0.01$

3　讨论

脑梗死属中医"中风"范畴，为临床常见病、多发病。课题组经多年临床观察，认为肝肾亏虚，瘀阻脑脉为本病的主要病机，筛选枸杞子、怀牛膝、川芎、水蛭、地龙、橘络、胆南星、石菖蒲、冰片等药，研制成"中风康"。方中枸杞子为平补肝肾之药，怀牛膝补益肝肾，活血化瘀，引血下行，两者共图强本清源之效，现代药理研究表明[4]，具有降血脂，调节血压等作用，故为君药。川芎温通，活血行气入心包，水蛭入肝经血分，具有逐瘀消癥通经之功，现代药理研究证明[4]，具有显著抗血小板凝聚，抗血栓形成的作用，两者共为臣药。佐以地龙、橘络、胆南星化痰熄风通经活络，其中橘络不仅化痰通络，而且行气活血，文献检索提示，该药用于治疗本病尚属首次。冰片微寒，石菖蒲微温，均为开窍醒神之要药，共为之使。现代药理研究[5]，冰片可使血脑屏障生理性开放，使药力直达病所。诸药合用，标本兼治，共奏补益肝肾、活血化瘀、熄风化痰、开窍醒神之功效。

细胞外基质（ECM）由细胞间的多种蛋白质和非蛋白质组成，构成细胞生活的微环境，具有支持、连接、营养和防御等生理作用。基底膜主要由 ECM 分子构成，如Ⅳ型胶原、层黏蛋白和纤维连接蛋白，为血管提供结构支持。ECM 的降解情况，在一定程度上决定着血管的完整性[6]。MMP 是一组含 Zn^{2+} 的能降解 ECM 的蛋白酶，在基底膜降解中起着主要作用，MMP－9 是 MMP 家族中的重要成员，它以Ⅳ型、Ⅴ型胶原酶、纤维连接蛋白、弹性蛋白和变性的基质胶原作为底物，可降解基底膜的 ECM 成分，基膜是构成血脑屏障的重要组成部分，脑缺血时 MMP－9 表达升高，可破坏血脑屏障的完整性，引起血脑屏障的开放和血管源性脑水肿[7]。

Romanic 等[8]采用 Western 印迹法研究持续性大脑中动脉闭塞大鼠模型 MMP 表达的时间关系，发现脑梗后 12h 在缺血脑组织中可以观察到显著的 MMP－9 活性，在 24h 达到高峰，持续 5d 后下降，在第 15d 降至 0；Gasche 等[9]报道小鼠持续性局灶性脑缺血 2h，可见缺血区 MMP－9 活性明显升高，且在 24h 内持续升高；我们的研究结果与上述结果类似，局灶性脑缺血 6h，模型组大鼠脑组织 MMP－9 开始增加，至 24h 达到高峰，同时观察到，脑组织含水量的动态变化与 MMP－9 同步，至 24h 达到高峰（$P < 0.01$），显示局灶性脑缺血时脑水肿的形成可能与 MMP－9 的表达升高有关。步长脑心通为临床治疗脑梗死的常用中成药，对脑梗死各期均有较好的疗效，该药在药物类型、治疗范围等方面，与中风康相似，两者具有可比性，因此本实验选取步长脑心通为对照药。本研究显示，与模型组比较，中风康和步长脑心通均能降低脑组织 MMP－9，减少脑组织含水量，说明两者均可通过降低脑组织 MMP－9，减轻脑水肿。

参考文献

［1］Asanhi M，Wang X，Mori T，et al. Effects of Matrix metallopro teinases－9 gene knock out on the proteolysis of blood brain barrier and white matter component after cerebral ischemia. J Neurosci，2001，21（19）：7724－7732.

［2］Zea Longa EL，Weinstein PR，Carlson S，etal. Reversible middle cerebral artery occlusion without craniectomy in rats. Stroke，1989，20：84.

［3］杨世方，闵宝珍. 定量测量大鼠实验性脑梗死范围的简易方法［J］. 中国病理生理杂志，1996，12（1）：103－104.

［4］高学敏. 中药学（第 1 版）［M］. 北京：中国医药科技出版社，1990：361，236，226，249.

［5］赵保胜，刘启德. 冰片促血脑屏障开放与病理性开放的比较［J］. 中药新药与临床药理，2002，13（5）：287－288.

［6］赵刚，李铁林，姜晓丹. 基质金属蛋白酶 2 和基质金属蛋白酶 9 与脑缺血［J］. 国外医学·脑血管疾病分册，2001，9（2）：75－77.

［7］戚基萍，赵晶，王德生. 基质金属蛋白酶和组织金属蛋白酶抑制剂与脑血管病的关系［J］. 黑龙江医学，2002，26（4）：261－262.

［8］Romanic AM，White RF，Arleth AJ，et al. Matrix metallopro teinase expression increases after cerebral ischemia in rats. Inhibition of Matrix metallopro teinase－9 reduces infarct size. Stroke，1998，29（8）：1020－1030.

［9］Gasche Y，Fujimura M，Morita－Fujimura Y，et al. Early appearance of activated Matrix metallopro teinase－9 after cerebral ischemia in mice：apossible role in blood brain barrier dys function. J cereb Blood Flow Metab，1999，19（9）：1020－1028.

【本文发表于：中华中医药杂志，2005，20（10）：626－627】

中风康对局灶性脑缺血大鼠脑组织
AQP－4mRNA 表达的影响

杨牧祥，于文涛，苏凤哲，徐华洲

（河北医科大学中医学院 050091）

脑梗死是严重危害人类健康的常见病、多发病，致残率、病死率较高，目前尚缺乏理想的治疗药物。研究表明，水通道蛋白（Aquaprovin）与缺血性脑水肿的发生关系密切[1]。目前有关于中药对局灶性脑缺血大鼠脑组织水通道蛋白4mRNA（AQP－4mRNA）表达影响的报道较少。为了进一步阐明中风康的作用机理，我们观察了局灶性脑缺血大鼠脑组织 AQP－4mRNA 表达的动态变化，并在 AQP－4mRNA 表达高峰时段，观察该药对局灶性脑缺血大鼠脑组织含水量和 AQP－4mRNA 表达的影响，现报道如下。

1 材料与方法

1.1 动物

健康雄性 SD 大鼠，体重 250～300g，购自河北医科大学实验动物中心。动物合格证号：DK0408－0106。

1.2 药物与试剂

中风康：由枸杞子、怀牛膝、川芎、水蛭、地龙、橘络、胆南星、石菖蒲、冰片等药物组成，使用前水煎分别浓缩成含量为 1.88g/ml（高剂量组，相当于 14 倍成人临床剂量）和 0.94g/ml（低剂量组，相当于 7 倍成人临床剂量）的混悬液（冰片用药汁冲）。步长脑心通：咸阳步长制药有限公司生产，每粒 0.4g，使用前用生理盐水溶解成含量为 0.033g/ml 的混悬液。Trizol（大连宝生物）；DEPC（大连宝生物）；RT 反应体系（北京赛百盛）；PCR 反应体系（北京赛百盛）；DNA Marker（大连宝生物）。

1.3 仪器

紫外－可见分光光度计（北京六一）；PCR 扩增仪（美国 9600 型）；电泳仪及电泳槽（北京六一）；凝胶图像分析系统（北京六一）。

1.4 方法

1.4.1 分组及给药 动物随机分为 5 组，即假手术组、模型组、中风康高剂量组（简称高剂量组）、中风康低剂量组（简称低剂量组）、步长脑心通对照组（简称脑心通组），每组 8 只大鼠。高、低剂量组和脑心通组从术前 5 天至处死前每天灌胃给药，剂量见表 2，假手术组、模型组予 0.5% 的羧甲基纤维素钠液灌胃，每天一次。

1.4.2 模型建立 参照文献[2]，采用线栓法制备大脑中动脉局灶性脑缺血模型，大鼠腹腔内注射 10% 水合氯醛（350mg/kg）麻醉后，仰卧固定，颈部正中切口，分离并暴露右侧颈总及颈内、外动脉，并在颈内外动脉分叉处结扎颈外动脉，右侧颈总动脉剪口，插入头端烧成圆钝形直径为 0.25mm 的尼龙鱼线，进线长度 18～19mm，在大脑中动脉起始端堵塞大脑中动脉，然后将颈总动脉连同尼龙鱼线一起结扎，缝合皮肤，放回笼内，单笼喂养。假手术组只分离、暴露血管，不结扎颈总动脉及颈外动脉，不插入尼龙鱼线。选择苏醒后左上肢屈曲、行走时向左侧旋转或左侧肢体瘫痪的大鼠为栓堵成功者进行实验。手术过程中监测大鼠直肠温度，并保持在 36.5～37.5℃。于造模成功后 12h、24h、48h、72h、96h 用 RT－PCR 法检测模型组大鼠 AQP－4mRNA 表达的变化，在 48h 检测各组大鼠脑水肿及 AQP－4mRNA 表达的变化。

1.5 脑组织含水量测定

取大鼠右侧大脑称湿重，置90℃恒温干燥箱内，干燥60h，称其干重，按Elltot公式计算脑含水量。含水量=（湿重−干重）/湿重×100%。

1.6 AQP−4mRNA 测定

1.6.1 总RNA的提取 取脑组织50~100mg，放入匀浆器内，加入1ml Trizol用匀浆器匀浆，然后转移至新的离心管中，15~30℃静置5min使其充分裂解，再加入0.2ml的氯仿，震荡混匀后15~30℃静置2~3min，2~8℃12000rpm离心15min。转移上层水相到另一新离心管中，加入0.5ml异丙醇，充分混匀后15~30℃静置10min，然后2~8℃12000rpm离心10min，RNA形成白色的小团沉淀在离心管的底部和侧面，弃上清，加入75%的乙醇1ml，2~8℃7500rpm离心5min，尽量弃上清，漂洗2~3次RNA表达沉淀。最后，在无菌工作台中干燥RNA沉淀5~10min，加入DEPC处理的50μl双蒸馏水，55~60℃温育10min使RNA充分溶解，取少许溶解的RNA，用双蒸馏水稀释于分光光度计260和280nm处读取A值，A260/A280=1.8~2.0方可使用，总RNA浓度=A260×4（μg/μl），用前调整为1μg/μl。

1.6.2 逆转录反应 取总RNA 2μg，随机引物0.5μg，70℃温育5min后放置冰上，加入RT反应体系（含逆转录反应缓冲液，dNTPs，M−MLV逆转录酶）管中，并用DEPC处理水补足到50μl反应液体积，震荡混匀溶解后短暂离心，加少许矿物油于PCR仪42℃60min（cDNA合成），94℃5min（逆转录酶失活）。−20℃保存备用。

1.6.3 PCR反应 ①PCR扩增引物：引物由北京赛百盛基因技术有限公司合成。AQP−4引物序列为：上游：5′−AGATCAGCATCGCCAAGTCT−3′，下游：5′−AGTGAGGTTTCCATGAACCG−3′，扩增片段为145bp；GAPDH引物序列为：上游：5′−TGCTGGTGCTGAGTATGTCG−3′，下游：5′−CCGACCGTAACGAGAGTTA−3′，扩增片段为646bp。

②PCR反应体系：50μl反应体系含TaqDNA聚合酶2unites，dNTPs各200μM，上样染料5μl，稳定剂5μl，10×反应缓冲液（500mM KCl，100mM Tris−HCl pH=8.4，20mM MgCl$_2$）5μl，逆转录反应产物3μl，上下游引物各30pmol。

③PCR反应条件：GAPDH：95℃5min，94℃1min，60℃1min，72℃1min×32个循环，延伸72℃5min；AQP−4：95℃4min，95℃45s，58℃45s，72℃75s×32个循环，延伸72℃30min。

1.6.4 半定量分析 取每个标本的扩增产物8μl于1%的含GV核酸染料的琼脂糖凝胶电泳，以DNAMarker作为标准分子量参照，电泳后摄片，并进行光密度扫描，以GAPDH校正做相对量分析，数值以两者之积分吸光度的比值表示

1.7 统计学方法

采用SPSS 10.0软件进行统计处理，统计方法两组比较用t检验，多组比较用方差分析。

2 结果

2.1 局灶性脑缺血大鼠不同时间点脑组织 AQP−4mRNA 表达的变化

与假手术组比较，局灶性脑缺血12h，模型组大鼠脑组织AQP−4mRNA表达相对含量开始增加，随缺血时间延长，AQP−4mRNA表达相对含量持续增加，至72h达到高峰（$P < 0.01$）。（表1）

表1 局灶性脑缺血大鼠脑组织 AQP−4mRNA 表达的变化（$\bar{x} \pm s$，$n=8$）

组别	假手术组	缺血12h	缺血24h	缺血48h	缺血72h	缺血96h
AQP−4mRNA	35.30±9.08	40.81±9.49	51.5±12.48*	72.31±12.73**	77.27±13.03**	68.07±14.92**

注：与假手术组比较，*$P < 0.05$，**$P < 0.01$

2.2 中风康对局灶性脑缺血大鼠脑组织含水量以及 AQP−4mRNA 表达的影响

局灶性脑缺血 48h，与假手术组比较，模型组大鼠脑水肿明显加重（$P < 0.01$），AQP -4 mRNA 表达相对含量升高（$P < 0.01$）；与模型组比较，各治疗组均可降低脑组织含水量（$P < 0.01$），高剂量组和对照组可降低 AQP -4 mRNA 表达相对含量（$P < 0.05$ 或 $P < 0.01$）。（表 2）

表 2 中风康对局灶性脑缺血大鼠脑组织含水量和 AQP -4 mRNA 表达的影响（$\bar{x} \pm s$）

组别	剂量/g·kg	n	脑组织含水量（%）	AQP -4 mRNA 表达相对含量
假手术组		8	76.41 ± 0.66**	37.15 ± 10.71**
模型组		8	83.07 ± 0.93	68.56 ± 13.58
高剂量组	18.8	8	80.89 ± 0.53**	44.55 ± 10.57**
低剂量组	9.4	8	81.70 ± 0.78**	66.96 ± 12.04
脑心通组	0.33	8	81.58 ± 0.61**	49.73 ± 14.51*

注：与模型组比较，$*P < 0.05$，$* * P < 0.01$

3 讨论

脑梗死属中医"中风"范畴，为临床常见病、多发病。本病的发生与饮食不节情志所伤、劳倦内伤、积损正衰等因素有关。其病位在脑和血脉，病之初在脉，病之渐及脑，病之成脑脉同病，为痰血瘀阻脑脉，与心、肾、肝、脾、血脉密切相关。主要病机是肝肾亏虚，痰血瘀阻脑脉。中风多见于老年人。因此，临床主要表现为肝肾亏虚，兼夹肝风痰瘀之上实下虚证，故治宜以补益肝肾、活血化瘀、熄风化痰、开窍醒神之药为主。课题组经多年临床观察，筛选枸杞子、怀牛膝、川芎、水蛭、地龙、橘络、胆南星、石菖蒲、冰片等药，研制成"中风康"。方中枸杞子为平补肝肾之药，怀牛膝补益肝肾，活血化瘀，引血下行，两者共图强本清源之效，故为君药。现代药理研究表明[4]，其具有降血脂、调节血压等作用。川芎辛散温通，活血行气入心包，水蛭入肝经血分，具有逐瘀消癥通经之功，两者共为臣药。现代药理研究证明[4]，具有显著抗血小板凝聚，抗血栓形成的作用。佐以地龙、橘络、胆南星化痰熄风通经活络，其中橘络不仅化瘀通络，且有行气活血之功效。冰片微寒，石菖蒲微温，均为开窍醒神之要药，为之使。现代药理研究提示[5]，冰片可使血脑屏障生理性开放，使药力直达病所。诸药合用，标本兼治，共奏补益肝肾、活血化瘀、熄风化痰、开窍醒神之功效。

水通道蛋白家族成员（AQP1 - AQP10）是一组分子量为 30kD 的小分子膜蛋白，广泛存在于生物组织的内皮细胞和表皮细胞膜上。水通道蛋白仅对水有选择性通透作用的，且它的功能不受温度、质膜成分的影响[6]。AQP4 在脑中的含量最高，主要分布在脑和脊髓中，尤其在神经胶质细胞和室管膜细胞上表达比较强烈[7]。彭雪华等[8]利用免疫组织化学方法对正常脑组织的 AQP4 分布进行定位研究，发现 AQP4 主要分布于软脑膜、脑室和导水管系统的室管膜、脉络丛等与脑脊液直接接触的组织中及脑实质的血管周围，推断 AQP4 涉及水平衡，并兼有细胞外渗透压感受器和水平衡调节器功能。Mahley 等[9]研究发现 AQP4 在急性水中毒脑水肿的大鼠水肿侧的脑内高表达，而正常侧低表达。应用基因敲除技术进一步研究发现，缺乏 AQP4 基因的大鼠缺血性中风时引起的脑水肿明显减轻，说明抑制 AQP4 的表达有助于脑水肿的治疗[9,10]。亦有研究显示，在脑缺血时 AQP4 通道的非正常开放与血脑屏障破坏，血管源性脑水肿的形成有关[11]。

孟繁峥等[12]用线栓法制备大鼠大脑中动脉栓塞模型，发现 AQP4 在缺血组织缺血 6h 即增强，3d 达高峰，7d 恢复正常。我们的研究结果与此类似，局灶性脑缺血 12h，模型组大鼠脑组织 AQP -4 mRNA 表达开始增加，至 72h 达到高峰，同时观察到，与模型组比较，中风康可降低缺血脑组织 AQP -4 mRNA 表达，减少脑组织含水量，说明中风康可通过降低脑组织 AQP -4 mRNA 表达，维护血脑屏障的完整性，减轻脑水肿。这可能是其治疗脑水肿的机制之一。

参考文献

［1］任丽，孙善全. 缺血性脑水肿的生理病理研究进展［J］. 国外医学·神经病学神经外科学分册，2003，30（5）：423－427.

［2］Zea Longa EL，Weinstein PR，Carlson S，et al. Reversible middle cerebralartery occlusion without craniectomy in rats［J］. Stroke，1989，20：84.

［3］崔尧元，史玉泉. 大鼠脑缺血后脑组织钙及脑水肿对于学习记忆的影响［J］. 中国行为医学科学，1995，4（3）：123－125.

［4］高学敏. 中药学［M］. 北京：中国医药科技出版社，1990：361，236，226，249.

［5］赵保胜，刘启德. 冰片促血脑屏障开放与病理性开放的比较［J］. 中药新药与临床药理，2002，13（5）：287－288.

［6］Agre P，Lee MD，Devidas S，et al. Aquaporins and Ion Conductance. Scinece，1997，275：1490－1492.

［7］Terris Y，Eeel barger CA，Nielsen S，et al. Long－term regulation of water renal aquaporin in rat. Am J Physiol，1996，271：F414.

［8］彭雪华，孙善全. 水通道蛋白4 在大鼠大脑中的定位研究［J］. 解剖学报，2004，35（2）：132－136.

［9］Mahley GT，Fujimura M，Ma T，et al. Aquaporin 4 deletion in mice reduces brain edema after acute water in toxication and ischemic stroke. Nat Med，2000，6（2）：159－163.

［10］Verkman AS，Yang B，Song Y，et al. Role of water channels in fluid transport studied by phenotype analysis of aqusporin knockout mice. Exp physiol，2000，85 spec，NO：233S－241S.

［11］李燕华，孙善全. 脑组织水通道蛋白的研究动态［J］. 解剖学杂志，2004，27（1）：96－99.

［12］孟繁峥，饶明俐. 大鼠局灶性脑缺血水通道蛋白4 的变化［J］. 中风与神经疾病杂志，2003，20（3）：202－204.

【本文发表于：中药新药与临床药理，2005，16（6）：402－405】

中风康对局灶性脑缺血大鼠脑组织 IGF-1 含量及其 mRNA 表达的影响

杨牧祥，于文涛，徐华洲

（河北医科大学中医学院　050091）

脑梗死是严重危害人类健康的常见病、多发病，致残率、病死率较高，目前尚缺乏理想的治疗药物。现代研究发现[1]，脑梗死后缺血区可诱发胰岛素样生长因子-1（Insulin-like growth factor-1，IGF-1）的表达，内源性和外源性的 IGF-1 均有重要的神经保护作用，但局灶性脑缺血大鼠脑组织 IGF-1mRNA 表达的动态变化及中药对其影响的报道较少。中风康是根据中医理论及多年临床观察研制的治疗脑梗死的有效方药，课题组前期研究表明[2]，该药可显著缩小局灶性脑缺血大鼠脑梗死体积。为了进一步阐明其作用机理，课题组观察了该药对局灶性脑缺血大鼠脑组织 IGF-1 含量和 IGF-1mRNA 表达的影响，现报道如下。

1　材料

1.1　动物

健康雄性 SD 大鼠，体重 250~300g，购自河北医科大学实验动物中心。动物合格证号：DK0408-0106。

1.2　药物

中风康：由枸杞子、怀牛膝、川芎、水蛭、地龙、橘络、胆南星、石菖蒲、冰片等药物组成，使用前水煎分别浓缩成含量为 1.88g/ml 和 0.94g/ml 的混悬液（冰片用药汁冲）。步长脑心通（以下简称脑心通）：咸阳步长制药有限公司生产。每粒 0.4g，使用前用生理盐水溶解成含量为 0.033g/ml 的混悬液。

1.3　试剂

Trizol，DEPC，RT 反应体系，PCR 反应体系，DNAMarker，IGF-1 试剂盒（海军放免技术中心，批号：040917）等。

1.4　仪器

FJ-2021 型 γ 射线计数仪，756MC 型紫外可见分光光度计，PE-9600 型 PCR 扩增仪，电泳仪，凝胶图像分析系统等。

2　方法

2.1　分组及给药

动物随机分为 5 组，假手术组、模型组、中风康高剂量组（简称高剂量组）、中风康低剂量组（简称低剂量组）、步长脑心通对照组（简称脑心通组）。中风康高、低剂量组和步长脑心通对照组从术前 5d 至处死前每天给药，剂量见表 2，假手术组、模型组灌胃 0.5% 的羧甲基纤维素钠液，1 日 1 次。

2.2　模型建立

参照文献[3]，采用线栓法制备大脑中动脉局灶性脑缺血模型，大鼠腹腔内注射 10% 水合氯醛（350mg/kg）麻醉后，仰卧固定，颈部正中切口，分离并暴露右侧颈总及颈内、外动脉，并在颈内外动脉分叉处结扎颈外动脉，右侧颈总动脉剪口，插入头端烧成圆钝形直径为 0.25mm 的尼龙鱼线，进线长度 18~19mm，在大脑中动脉起始端堵塞大脑中动脉，然后将颈总动脉连同尼龙鱼线一起结扎，缝合皮肤，放回笼内，单笼喂养。假手术组只分离、暴露血管，不结扎颈总动脉及颈外动脉，不插入尼龙鱼线。选择苏醒后左上肢屈曲、行走时向左侧旋转或左侧肢体瘫痪的大鼠为栓堵成功者进行实验,否则视为栓堵失败,弃之不用。手术过程中监测大鼠直肠温度,并保持在 36.5～37.5℃。于造模成功后 6、12、24、48h 用 RT－PCR 法检测模型组大鼠 IGF－1mRNA 表达的变化,在 24h 检测各组大鼠 IGF－1 含量及 IGF－1mRNA 表达的变化。

2.3 检测指标及方法

2.3.1 IGF－1 含量测定 动物麻醉后,断头取右侧大脑,去除小脑和延髓部分,冰盘上匀浆,3500r/min 离心 10min 提取上清,用放免法测定脑组织 IGF－1 含量,并用蛋白含量校正。

2.3.2 IGF－1mRNA 测定

2.3.2.1 总 RNA 的提取 取右侧脑皮层组织 50～100mg,放入匀浆器内,加入 1ml Trizol 用匀浆器匀浆,然后转移至新的离心管中,15～30℃静置 5min 使其充分裂解,再加入 0.2ml 的氯仿,震荡混匀后 15～30℃静置 2～3min,2～8℃ 12000rpm 离心 15min。转移上层水相到另一新离心管中,加入 0.5ml 异丙醇,充分混匀后 15～30℃静置 10min,然后 2～8℃ 12000rpm 离心 10min,RNA 形成白色的小团沉淀在离心管的底部和侧面,弃上清,加入 75% 的乙醇 1ml,2～8℃ 7500rpm 离心 5min,尽量弃上清,漂洗 2～3 次 RNA 沉淀。最后,在无菌工作台中干燥 RNA 沉淀 5～10min,加入 DEPC 处理的 50μl 双蒸馏水,55～60℃温育 10min 使 RNA 充分溶解,取少许溶解的 RNA,用双蒸馏水稀释 100 倍于分光光度计 260 和 280nm 处读取 A 值,A260/A280＝1.8～2.0 间方可使用,总 RNA 浓度＝A260×4（μg/μl）,用前调整为 1μg/μl。

2.3.2.2 逆转录反应 取总 RNA2μg,随机引物 0.5μg,70℃温育 5min 后放置冰上,加入 RT 反应体系（含逆转录反应缓冲液,dNTPs,M－MLV 逆转录酶）管中,并用 DEPC 处理水补足到 50μl 反应液体积,震荡混匀溶解后短暂离心,加少许矿物油于 PCR 仪 42℃ 60min（cDNA 合成）,94℃ 5min（逆转录酶失活）。－20℃保存备用。

2.3.2.3 PCR 反应 ①PCR 扩增引物:引物由北京赛百盛基因技术有限公司合成。IGF－1 引物序列为:上游:5′－CTTTGCGGGGCTGAGCTGGT－3′,下游:5′－CTTCAGGGGAGCACAGTACA－3′,扩增片段为 186bp；GAPDH 引物序列为:上游:5′－TGCTGGTGCTGAGTATGTCG－3′,下游:5′－CCGACCGTAACGAGAGTTA－3′,扩增片段为 646bp。

②PCR 反应体系:50μl 反应体系含 TaqDNA 聚合酶 2unites,dNTPs 各 200uM,上样染料 5μl,稳定剂 5μl,10×反应缓冲液（500mM KCl,100mM Tris－HCl pH 8.4,20mM MgCl$_2$）5μl,逆转录反应产物 3μl,上下游引物各 30pmol。

③PCR 反应条件:GAPDH:94℃ 4min,94℃ 45s,60℃ 1min,72℃ 1.5min×32 个循环,延伸 72℃ 7min；IGF－1:94℃ 4min,94℃ 45s,55℃ 1min,72℃ 1.5min×32 个循环,延伸 72℃ 7min。

2.3.2.4 半定量分析 取每个标本的扩增产物 8μl 于 1% 的含 GV 核酸染料的琼脂糖凝胶电泳,以 DNAMarker 作为标准分子量参照,电泳后摄片,并进行光密度扫描,以 GAPDH 校正做相对量分析,数值以两者之积分吸光度的比值表示。

2.4 统计学方法

采用 SPSS 10.0 统计软件进行数据处理,统计方法用 t 检验和方差分析。

3 结果

3.1 局灶性脑缺血大鼠不同时间点脑组织 IGF－1mRNA 表达的变化

与假手术组比较,局灶性脑缺血 6h,模型组大鼠脑组织 IGF－1mRNA 表达相对含量开始增加,随缺血时间延长,IGF－1mRNA 表达相对含量持续增加,至 24h 达到高峰（$P<0.01$）。（表 1）

表 1 局灶性脑缺血大鼠脑组织 IGF－1mRNA 表达的变化（$\bar{x}±s$,n＝8）

组别	假手术组	缺血 6h	缺血 12h	缺血 24h	缺血 48h
IGF－1mRNA	0.124±0.058	0.219±0.077*	0.347±0.092*	0.523±0.107*	0.473±0.081*

注:与假手术组比较,*$P<0.01$

3.2　中风康对局灶性脑缺血大鼠脑组织 IGF－1 含量的影响

与模型组比较，各治疗组脑组织 IGF－1 含量有不同程度升高（$P<0.05$ 或 $P<0.01$），以高剂量组升高最为显著（$P<0.01$）。（表2）

3.3　中风康对局灶性脑缺血大鼠脑组织 IGF－1mRNA 表达的影响

与假手术组比较，模型组 IGF－1mRNA 表达相对含量明显升高（$P<0.01$），与模型组比较，各治疗组均可升高脑组织 IGF－1mRNA 表达相对含量（$P<0.01$），高剂量组 IGF－1mRNA 表达相对含量明显高于脑心通对照组（$P<0.05$）。（表2）

表2　中风康对局灶性脑缺血大鼠脑组织 IGF－1 含量和 IGF－1mRNA
表达相对含量的影响（$\bar{x} \pm s$，$n=8$）

组别	剂量(g/kg)	n	IGF－1 含量(μg/g)	IGF－1mRNA 表达相对含量
假手术组	—	8	21.94 ± 2.44**	0.145 ± 0.059**
模型组	—	8	29.95 ± 2.75	0.535 ± 0.081
高剂量组	18.8	8	35.38 ± 2.84**	0.864 ± 0.074**△
低剂量组	9.4	8	34.50 ± 3.72**	0.812 ± 0.087**
脑心通组	0.33	8	33.58 ± 2.92*	0.761 ± 0.093**

注：与模型组比较，$*P<0.05$，$**P<0.01$；与脑心通组比较，$\triangle P<0.05$

4　讨论

4.1　组方依据

脑梗死属中医"中风"范畴，为临床常见病、多发病。中医学认为本病的发生与饮食不节、情志所伤、劳倦内伤、积损正衰等因素有关。其病位在脑和血脉，病之初在脉，病之渐及脑，病之成脑脉同病，为瘀阻脑脉，与心、肾、肝、脾等脏密切相关。主要病机是肝肾亏虚，瘀阻脑脉。"中风"形成的病理过程较长，发病多见于老年人。因此，临床主要表现为肝肾亏虚，兼夹肝风痰瘀之上实下虚证，故治以补益肝肾、活血化瘀、熄风化痰、开窍醒神为主。课题组经多年临床观察，筛选枸杞子、怀牛膝、川芎、水蛭、地龙、橘络、胆南星、石菖蒲、冰片等药，研制成"中风康"。方中枸杞子为平补肝肾之药，怀牛膝补益肝肾，活血化瘀，引血下行，两者共图强本清源之效，现代药理研究表明[4]，具有降血脂、调节血压等作用，故为君药。川芎温通，活血行气入心包，水蛭入肝经血分，具有逐瘀消癥通经之功，现代药理研究证明[4]，具有显著抗血小板凝聚、抗血栓形成的作用，两者共为臣药。佐以地龙、橘络、胆南星化痰熄风通经活络，其中橘络不仅化痰通络，且有行气活血之功效，文献检索提示，该药用于治疗本病尚属首次。冰片微寒，石菖蒲微温，均为开窍醒神之要药，共为之使，现代药理研究提示[5]，冰片可使血脑屏障生理性开放，使药力直达病所。诸药合用，标本兼治，共奏补益肝肾、活血化瘀、熄风化痰、开窍醒神之功效。

4.2　中风康可促进 IGF－1mRNA 表达，升高脑组织 IGF－1 含量，有效减轻局灶性脑梗死引起的缺血性损伤

脑梗死发生后，神经元损伤的严重程度取决于缺血面积大小、持续时间及内源性神经保护机制及时启动。内源性神经保护机制的启动主要包括：诱导神经营养因子的产生，释放抑制性神经递质，降低大脑温度，增加脑血流量等[6]。其中，IGF－1 作为重要神经营养因子备受人们关注。

局灶性脑缺血发生后，IGF－1 系统被激活上调，在脑缺血部位的 IGF－1 表达明显增加，并与损伤程度呈正相关，损伤较轻时，IGF－1 表达增加仅局限于大脑皮质；严重损伤时，则弥漫于整个受损半球[7]。沈顺姬等[8]应用原位杂交及 RT－PCR 技术，检测大鼠局灶性缺血中心区及半暗带区 IGF－1mRNA 的表达，结果显示缺血中心区 IGF－1mRNA 在缺血4h 表达最高，而半暗带区 IGF－

ImRNA 表达至缺血 24h 达高峰。局灶性脑缺血损伤时，缺血中心区及半暗带区脑组织中的某些神经营养因子高浓度表达可以延缓神经细胞的凋亡或死亡，内源性和外源性的 IGF－1 也有类似作用。研究表明，在大脑中动脉闭塞 60min 后，脑表面注入 IGF－1 能使再灌注 24h 时大鼠梗死灶体积显著缩小[9]，脑室内注射 IGF－1 能显著减少脑区神经元凋亡数量[10]。Guan 等[11] 发现，经侧脑室给予 IGF－1 的降解产物 GPE，亦能减轻局灶性脑缺血引起的皮质损害和海马区神经细胞缺失，说明 IGF－1 对脑缺血的神经元可产生多种保护机制。

　　脑组织 IGF－1 含量的升高，不仅是脑组织 IGF－1 表达增强的结果，可能与脑缺血时 IGF－1 在体内的重新分布有关，刘楠报道[12]，急性脑梗死患者血清胰岛素样生长因子 1 及其结合蛋白水平在发病后第 3 天和第 14 天均显著低于正常组，且发病后第 3 天显著低于发病后第 14 天，推测脑梗死发生后，血脑屏障受损，胰岛素样生长因子 1 由血液循环进入脑组织，导致血清胰岛素样生长因子 1 水平显著降低。本研究显示，局灶性脑缺血大鼠脑组织 IGF－1mRNA 表达 24h 达到高峰，中风康可促进脑组织 IGF－1mRNA 表达，从转录水平升高脑组织 IGF－1 含量，有效地减轻局灶性脑梗死引起的缺血性损伤。

参考文献

［1］付学锋，吕云利，李柱一，等. 胰岛素样生长因子 1 与缺氧缺血性脑损伤研究进展［J］. 医学综述，2002，8（8）：489－491.

［2］苏凤哲，杨牧祥，于文涛，等. 中风康对局灶性脑缺血大鼠脑梗死体积的影响［J］. 中国中医药信息杂志，2005，12（8）：17－18.

［3］Zea Longa E L，Weinstein P R，Carlson S，et al. Reversible middle cerebralartery occlusion without craniectomy in rats. Stroke，1989，20：84.

［4］高学敏. 中药学［M］. 北京：中国医药科技出版社，1990：361，236，226，249.

［5］赵保胜，刘启德. 冰片促血脑屏障开放与病理性开放的比较［J］. 中药新药与临床药理，2002，13（5）：287－288.

［6］刘宗超，王慕一. 胰岛素样生长因子 1 与脑缺血［J］. 国外医学·脑血管疾病分册，2001，9（3）：162－164.

［7］Beilharz E J，Russo V C，Butler，et al. Coordinated and cellular specific induction of the component soft the IGF－1/IGF－1BP axis in the rat brain following hypoxic is chemic injury. Brain Res Mol Brain Res，1998，59（2）：119，134－138.

［8］沈顺姬，张淑琴，陈嘉峰，等. 大鼠局灶性脑缺血损伤中 IGF－I mRNA 表达［J］. 中风与神经疾病杂志，2003，20（4）：327－329.

［9］WANG JM，Hayashi T，ZHANG WR，et al. Reduction of ischemic brain injury by topical application of insulin－like growth factor－1 after trainsient middle cerebral artery occlusion in rats. Brain Res，2000，859（2）：381－384.

［10］Johnston BM，Mallard E C，Williams C E，et al. Insulin－like growth factor－1 is a potent neuronal rescue agent after hypoxic－I schemic injury in fetal lambs. Clin Invest，1996，97（2）：300－302.

［11］Guan J，Waldvogel HJ，Faull RL，et al. The effect soft the N－terminal tripe ptide of insulin like growth factor－1，glycine－proline－glutamate in different regions following hypoxic ischemic brain injury in adult rats. Neuro Science，1999，89（3）：649－652.

［12］刘楠，郑安，陈玉玲，等. 急性脑梗死患者血清胰岛素样生长因子 1 和胰岛素样生长因子结合蛋白 3 水平的变化［J］. 中国动脉硬化杂志，2002，（10）4：338－340.

【本文发表于：中成药，2006，28（5）：742－744】

中风康治疗脑梗死临床疗效观察

杨牧祥[1]，王长垠[2]，于文涛[1]，王秉岳[3]，冀绪[4]，安俊岐[4]

（1 河北医科大学中医学院 050091；2 邯郸市中医院 056009；
3 行唐县中医院 050600；4 新乐市中医院 050700）

脑梗死是严重危害人类健康的常见病、多发病，致残率和病死率较高，目前缺乏理想的治疗药物。中风康是根据中医理论及多年临床实践研制的治疗脑梗死的有效方药，为进一步验证该药的临床疗效，笔者进行了随机临床对照观察，现报道如下。

1 临床资料

1.1 一般资料

全部病例为 2005 年 3 月到 2006 年 3 月入院患者，均符合病例选择标准，按入院先后顺序采用随机数字表法分为两组，治疗结束后，除去脱落病例，有效病例 259 例。治疗组 124 例，其中男 65 例，女 59 例；平均年龄（61.48 ± 11.61）岁；根据《中药新药临床研究原则》[1]病程分期标准，急性期 88 例，恢复期 27 例，后遗症期 9 例；根据中华医学会全国第四次脑血管病学术会议脑卒中患者神经功能缺损程度评分标准[2]，判断患者入院时病情轻重程度：轻度 33 例，中度 48 例，重度 43 例。对照组 135 例，其中男 72 例，女 63 例；平均年龄（63.17 ± 8.57）岁；急性期 104 例，恢复期 22 例，后遗症期 9 例；入院病情轻重程度：轻度 48 例，中度 49 例，重度 38 例。两组患者性别、年龄、病情程度、病程分期以及西药常规治疗等方面，经统计学处理无显著性差异（$P > 0.05$），具有可比性。

1.2 诊断标准

中医诊断标准参照 1986 年中华全国中医学会内科学会修订的《中风病中医诊断疗效评定标准》[2]。西医诊断标准参照中华医学会全国第四次脑血管病学术会议修订的《各类脑血管疾病诊断要点》[3]。

1.3 纳入病例标准

①符合上述中医及西医诊断标准。②签署知情同意书。

1.4 排除病例标准

①短暂性脑缺血发作或出血性中风及混合性中风患者。②伴有深度昏迷、伴发呕血等影响中药治疗的患者，经检查证实由脑肿瘤，脑外伤，脑寄生虫病，代谢障碍等原因引起脑栓塞者。③妊娠或哺乳期妇女，对本药过敏者。④合并有肝、肾、造血系统和内分泌系统等严重原发性疾病，精神病患者。⑤凡不符合纳入标准，未按规定用药，无法判断疗效或资料不全等影响疗效或安全性判断者。

2 研究方法

2.1 治疗方法

治疗组：在西药常规治疗基础上，加服中风康，中风康由枸杞子、怀牛膝、川芎、水蛭、地龙、橘络、胆南星、石菖蒲、冰片等药物组成，除冰片外其他药物采用自动煎药机水煎包装，200ml/次，2 次/日服用，冰片用药汁分次冲服。对照组：在西药常规治疗基础上，加服步长脑心通胶囊，由咸阳步长制药有限公司生产（生产批号：050102）0.4g/粒，3 粒/次，3 次/日服用。两组均治疗用药 6 周后观察疗效。

2.2 观察项目

参考中华医学会全国第四次脑血管病学术会议脑卒中患者神经功能缺损程度评分标准[1]，观察两组患者治疗前后神经功能缺损评分以及临床疗效。

2.3 疗效判定标准

参考中华医学会全国第四次脑血管病学术会议脑卒中患者神经功能缺损程度评分标准[2]。基本痊愈：功能缺损评分减少91%～100%，病残程度为0级；显效（显著进步）：功能缺损评分减少46%～90%，病残程度为1～3级；有效（进步）：功能缺损评分减少18%～45%；无效（无变化）：功能缺损评分减少17%以下。临床总有效率＝（基本痊愈例数＋显效例数＋有效例数）／总例数。

2.4 统计方法

采用SPSS 10.0 for Windows统计软件，两组间神经功能缺损评分比较采用配对样本t检验和独立样本t检验；两组间疗效比较采用χ^2检验。

3 结果

3.1 两组患者治疗前后神经功能缺损评分比较（表1、2）

两组脑梗死患者治疗后神经功能缺损评分和分期评分均较治疗前显著降低（$P < 0.01$），治疗组治疗后神经功能缺损评分与对照组比较有显著性差异（$P < 0.01$），其中从表2可以看出，治疗组急性期和恢复期治疗后神经功能缺损评分明显低于对照组（$P < 0.01$），而后遗症期则差别不明显（$P > 0.05$）。

表1 两组患者治疗前后神经功能缺损评分比较（分, $\bar{x} \pm s$）

组别	n	治疗前	治疗后
治疗组	124	26.82 ± 12.85	8.95 ± 7.62 *△
对照组	135	26.18 ± 12.15	12.54 ± 6.63 *

注：两组治疗前比较，$P > 0.05$；与本组治疗前比较，$*P < 0.01$；与对照组治疗后比较，$\triangle P < 0.01$

表2 两组患者脑梗死不同分期治疗前后神经功能缺损评分比较（分, $\bar{x} \pm s$）

脑梗死分期	组别	n	治疗前	治疗后
急性期	治疗组	88	30.91 ± 11.54	10.23 + 7.99 *△
	对照组	104	29.79 ± 10.93	13.03 + 6.31 *
恢复期	治疗组	27	17.67 ± 10.97	5.00 + 5.59 *△
	对照组	22	13.18 ± 4.93	9.36 + 4.85 *
后遗症期	治疗组	9	14.33 ± 7.53	8.33 + 5.00 *
	对照组	9	16.22 ± 11.16	14.67 + 11.27 *

注：两组治疗前比较，$P > 0.05$；两组各期与本组治疗前比较，$*P < 0.01$；与对照组治疗后比较，$\triangle P < 0.01$

3.2 两组患者临床疗效比较（表3、4）

表3 两组患者临床疗效比较（例,%）

组别	n	基本痊愈	显效	有效	无效	总有效
治疗组	124	14(11.29)	78(62.90)	31(25.00)	1(0.81)	123(99.19) *
对照组	135	3(2.22)	83(61.48)	26(19.26)	23(17.04)	112(82.96)

注：与对照组比较，$*P < 0.01$

表4　两组患者脑梗死不同分期临床疗效比较（例,%）

脑梗死分期	组别	n	基本痊愈	显效	有效	无效	总有效
急性期	治疗组	88	9	59	20	0	88(100)*
	对照组	104	1	79	15	9	95(91.35)
恢复期	治疗组	27	5	16	6	0	27(100)*
	对照组	22	0	4	9	9	13(59.09)
后遗症期	治疗组	9	0	3	5	1	8(88.89)
	对照组	9	2	0	2	5	4(44.44)

注：与对照组比较，＊$P < 0.01$

　　两组总体疗效比较具有显著性差异（$P < 0.01$），其中治疗组总有效率为99.19%，明显高于对照组（82.96%，$P < 0.01$）。从表4可以看出，治疗组急性期和恢复期总有效率分别高于对照组（$P < 0.01$）。

4　讨论

　　脑梗死属中医"中风"范畴，为临床常见病、多发病。中医学认为本病的发生与饮食不节，情志所伤，劳倦内伤，积损正衰等因素有关。其病位在脑和血脉，病之初在脉，病之渐及脑，病之成脑脉同病，为瘀阻脑脉，与心、肾、肝、脾等脏功能失调密切相关。主要病机是肝肾亏虚，瘀阻脑脉。"中风"形成的病理过程较长，发病多见于老年人。因此，主要临床表现为肝肾亏虚，兼夹肝风痰瘀之上实下虚证，故治以补益肝肾，活血化瘀，熄风化痰，开窍醒神。课题组经多年临床观察，筛选枸杞子、怀牛膝、川芎、水蛭、地龙、橘络、胆南星、石菖蒲、冰片等药，研制成"中风康"。方中枸杞子滋补肝肾，怀牛膝补益肝肾，活血化瘀，引血下行，现代药理研究表明具有降血脂，调节血压等作用[4]，故为君药。川芎温通，活血行气入心包，水蛭入肝经血分，具有逐瘀消癥通经之功，现代药理研究证明具有显著抗血小板凝聚，抗血栓形成的作用[4]，两者共为臣药。佐以地龙、橘络、胆南星化痰熄风通经活络，其中橘络不仅化痰通络，且有行气活血之功效，文献检索提示，该药用于治疗本病尚属首次。冰片微寒，石菖蒲微温，寒温相济，均为开窍醒神之要药，共为之使，现代药理研究提示冰片可使血脑屏障生理性开放[5]，使药力直达病所。诸药合用，标本兼治，共奏补益肝肾，活血化瘀，熄风化痰，开窍醒神之功效。

　　步长脑心通为临床治疗脑梗死的常用中成药，对脑梗死各期均有较好的疗效[6,7]，该药在药物类型、治疗范围等方面，与中风康相似，两者具有可比性，因此本项研究选取步长脑心通为对照药。临床疗效对比观察显示，中风康可显著降低脑梗死患者神经功能缺损评分，有效提高神经功能，对脑梗死各期均有改善作用，以急性期和恢复期效果尤为明显，整体疗效优于步长脑心通。

参考文献

［1］中华人民共和国卫生部制定发布. 中药新药临床研究原则（第1辑）［S］.1993：32 - 36.

［2］中华医学会全国第四次脑血管病学术会议. 脑卒中患者神经功能缺损程度评分标准［S］. 中华神经科杂志, 1996, 29（6）：381 - 383.

［3］中华医学会全国第四次脑血管病学术会议. 各类脑血管疾病诊断要点［J］. 中华神经科杂志, 1996, 29（6）：379 - 380.

［4］高学敏. 中药学［M］. 北京：中国医药科技出版社, 1990：361, 236, 226, 249.

［5］赵保胜, 刘启德. 冰片促血脑屏障开放与病理性开放的比较［J］. 中药新药与临床药理, 2002, 13（5）：287 - 288.

［6］王大模，钟光清. 步长脑心通治疗急性脑梗死的疗效分析［J］. 四川医学，2002，23（8）：863－864.

［7］李峻，李桂英. 步长脑心通治疗脑梗死恢复期125例［J］. 中国疗养医学，1999，8（3）：23－25.

【本文发表于：中医药临床杂志，2006，18（4）：338－340】

中风康对脑梗死患者血脂的影响

杨牧祥[1]，冀绪[2]，王少贤[1]，王长垠[3]，崔娅晖[3]，张伟国[4]

（1 河北医科大学中医学院　050091；2 新乐市中医院　050700；

3 邯郸市中医院　056009；4 行唐县中医院　050600）

　　脑梗死为缺血性脑血管病，发病率和致残率较高，严重危害患者身体健康，目前缺乏理想的治疗药物。近年来，脂代谢紊乱作为脑血管病的危险因素日益受到广泛重视，脂质代谢紊乱主要是通过引起动脉粥样硬化，尤其是颈动脉的粥样硬化而引起脑血管病。中风康是根据中医理论及多年临床实践研制的治疗脑梗死的有效方药，为进一步探讨该药的临床疗效，课题组观察了其对 124 例脑梗死患者神经功能缺损评分和血脂的影响，现报道如下。

1　临床资料

1.1　一般资料

　　全部患者均符合病例选择标准，按入院先后顺序采用随机数字表法分为两组，治疗结束后，除去脱落病例，有效病例 259 例。治疗组 124 例，其中男 65 例，女 59 例；平均年龄（61.48 ± 11.61）岁；根据《中药新药临床研究原则》[1]病程分期标准，急性期 88 例，恢复期 27 例，后遗症期 9 例；根据中华医学会全国第四次脑血管病学术会议脑卒中患者神经功能缺损程度评分标准[2]，判断患者入院时病情轻重程度：轻度 33 例，中度 48 例，重度 43 例。对照组 135 例，其中男 72 例，女 63 例；平均年龄（63.17 ± 8.57）岁；急性期 104 例，恢复期 22 例，后遗症期 9 例；入院病情轻重程度：轻度 48 例，中度 49 例，重度 38 例。两组患者性别、年龄、病情程度、病程分期以及西药常规治疗等方面，经统计学处理差异无显著性意义（$P > 0.05$），具有可比性。

1.2　诊断标准

　　中医诊断标准参照 1986 年中华全国中医学会内科学会修订的《中风病中医诊断疗效评定标准》[2]。西医诊断标准参照中华医学会全国第四次脑血管病学术会议修订的《各类脑血管疾病诊断要点》[3]。

1.3　纳入病例标准

　　①符合上述中医及西医诊断标准。②签署知情同意书。

1.4　排除病例标准

　　①短暂性脑缺血发作或出血性中风及混合性中风患者。②伴有深度昏迷、伴发呕血等影响中药治疗的患者，经检查证实由脑肿瘤、脑外伤、脑寄生虫病、代谢障碍等原因引起脑栓塞者。③妊娠或哺乳期妇女，对本药过敏者。④合并有肝、肾、造血系统和内分泌系统等严重原发性疾病，精神病患者。⑤凡不符合纳入标准，未按规定用药，无法判断疗效或资料不全等影响疗效或安全性判断者。

2　研究方法

2.1　治疗方法

　　治疗组：在西药常规治疗基础上，加服中风康，中风康由枸杞子、怀牛膝、川芎、水蛭、地龙、橘络、胆南星、石菖蒲、冰片等药物组成，除冰片外其他药物采用自动煎药机水煎包装，200ml/次，2 次/日服用，冰片用药汁分次冲服。对照组：在西药常规治疗基础上，加服步长脑心通胶囊，由咸阳步长制药有限公司生产，0.4g/粒，3 粒/次，3 次/日服用。两组均治疗用药 6 周后检测指标。

2.2　观察指标

观察两组临床疗效和治疗前后神经功能缺损评分，并检测两组患者治疗前后血脂变化。

2.3　疗效判定标准

参考中华医学会全国第四次脑血管病学术会议脑卒中患者神经功能缺损程度评分标准[2]。基本痊愈：功能缺损评分减少91%～100%，病残程度为0级；显效（显著进步）：功能缺损评分减少46%～90%，病残程度为1～3级；有效（进步）：功能缺损评分减少18%～45%；无效（无变化）：功能缺损评分减少17%以下。临床总有效率＝（基本痊愈例数＋显效例数＋有效例数）／总例数。

2.4　统计方法

采用SPSS 10.0 for Windows统计软件，两组神经功能缺损评分和血脂比较采用配对样本t检验和独立样本t检验；两组间疗效比较采用χ^2检验。

3　结果

3.1　两组患者治疗前后神经功能缺损评分比较（表1）

两组脑梗死患者治疗后神经功能缺损评分较治疗前显著降低（$P<0.01$），治疗组治疗后神经功能缺损评分与对照组比较差异有显著性意义（$P<0.01$）。

表1　两组患者治疗前后神经功能缺损评分比较（分，$\bar{x}\pm s$）

组别	n	治疗前	治疗后
治疗组	124	26.82±12.85	8.95±7.62[*△]
对照组	135	26.18±12.15	12.54±6.63[*]

注：两组治疗前比较，$P>0.05$；与本组治疗前比较，$*P<0.01$；与对照组治疗后比较，$\triangle P<0.01$

3.2　两组患者临床疗效比较（表2）

两组总体疗效比较具差异有显著性意义（$P<0.01$），其中治疗组总有效率为99.19%，明显高于对照组（82.96%，$P<0.01$）。

表2　两组患者临床疗效比较（例，%）

组别	n	基本痊愈	显效	有效	无效	总有效
治疗组	124	14(11.29)	78(62.90)	31(25.00)	1(0.81)	123(99.19)[*]
对照组	135	3(2.22)	83(61.48)	26(19.26)	23(17.04)	112(82.96)

注：与对照组比较，$*P<0.01$

3.3　两组患者治疗前后血脂变化比较（表3）

表3　两组患者治疗前后血脂变化比较（$\bar{x}\pm s$，mmol/L）

组别		TG	TC	LDL-C	HDL-C
治疗组	治疗前	2.75±1.07	5.72±1.21	3.45±0.79	1.49±0.31
（n=124）	治疗后	1.70±0.55[*△]	5.04±1.08[*△]	2.92±0.53[*△]	1.68±0.32[*△]
对照组	治疗前	2.59±0.83	5.93±1.18	3.59±0.74	1.50±0.52
（n=135）	治疗后	1.88±0.44[*]	5.50±0.99[*]	3.24±0.72[*]	1.51±0.24

注：两组治疗前比较，$P>0.05$；与本组治疗前比较，$*P<0.01$；与对照组治疗后比较，$\triangle P<0.01$

两组治疗后甘油三酯（TG）、总胆固醇（TC）、低密度脂蛋白胆固醇（LDL-C）均较治疗前显著降低（$P<0.01$），治疗组治疗后高密度脂蛋白胆固醇（HDL－C）含量较治疗前有明显升高（$P<0.01$），而对照组则变化不明显。治疗组治疗后 TG、TC、LDL－C 水平明显低于对照组（$P<0.01$），HDL－C 水平明显高于对照组（$P<0.01$）。

4 讨论

脑梗死属中医"中风"范畴，为临床常见病、多发病。中医学认为本病的发生与饮食不节、情志所伤、劳倦内伤、积损正衰等因素有关。其病位在脑和血脉，病之初在脉，病之渐及脑，病之成脑脉同病，为瘀阻脑脉，与心、肾、肝、脾等脏功能失调密切相关。主要病机是肝肾亏虚，瘀阻脑脉。"中风"形成的病理过程较长，发病多见于老年人。因此，主要临床表现为肝肾亏虚，兼夹肝风痰瘀之上实下虚证，故治以补益肝肾、活血化瘀、熄风化痰、开窍醒神。课题组经多年临床观察，筛选枸杞子、怀牛膝、川芎、水蛭、地龙、橘络、胆南星、石菖蒲、冰片等药，研制成"中风康"。方中枸杞子滋补肝肾，怀牛膝补益肝肾，活血化瘀，引血下行，现代药理研究表明具有降血脂，调节血压等作用[4]，故为君药。川芎温通，活血行气入心包，水蛭入肝经血分，具有逐瘀消癥通经之功，现代药理研究证明具有显著抗血小板凝聚、抗血栓形成的作用[4]，两者共为臣药。佐以地龙、橘络、胆南星化痰熄风通经活络，其中橘络不仅化痰通络，且有行气活血之功效，文献检索提示，该药用于治疗本病尚属首次。冰片微寒，石菖蒲微温，寒温相济，均为开窍醒神之要药，共为之使，现代药理研究提示冰片可使血脑屏障生理性开放[5]，使药力直达病所。诸药合用，标本兼治，共奏补益肝肾、活血化瘀、熄风化痰、开窍醒神之功效。

脑梗死是一多因素共同作用所致的疾病，动脉粥样硬化是其基本病因之一。刘卫红等[6]报道，脑动脉粥样硬化是脑卒中先兆的病理基础，其形成与脂质浸润、内皮损伤、平滑肌增殖等有密切关系，而脂质代谢紊乱异常是动脉粥样硬化的主要病理改变之一。血中 TC 的异常升高，可损伤血管内皮细胞，使血管内皮通透性增高，沉积于血管壁，形成粥样斑块；TG 的异常增高，可促使 TC 向血管壁内沉积；LDL 是动脉粥样硬化的促进因子，是构成动脉粥样硬化的关键因素之一，HDL 可以接受组织释放的游离胆固醇到肝脏进行代谢和排泄，竞争地结合 LDL 受体，阻断 LDL 进入动脉壁细胞内。

临床观察显示，治疗后中风康治疗组 TG、TC、LDL－C 均显著下降，HDL－C 显著升高，说明中风康有明显调脂作用，能有效纠正脑梗死患者脂代谢紊乱，抑制动脉粥样硬化形成，改善患者神经功能，遏制病情进一步发展，其临床疗效优于步长脑心通胶囊。

参考文献

[1] 中华人民共和国卫生部制定发布. 中药新药临床研究原则（第1辑）[S].1993：32－36.

[2] 中华医学会全国第四次脑血管病学术会议. 脑卒中患者神经功能缺损程度评分标准 [S]. 中华神经科杂志，1996，29（6）：381－383.

[3] 中华医学会全国第四次脑血管病学术会议. 各类脑血管疾病诊断要点 [J]. 中华神经科杂志，1996，29（6）：379－380.

[4] 高学敏. 中药学 [M]. 北京：中国医药科技出版社，1990：361，236，226，249.

[5] 赵保胜，刘启德. 冰片促血脑屏障开放与病理性开放的比较 [J]. 中药新药与临床药理，2002，13（5）：287－288.

[6] 刘卫红，邵念. 脑卒中先兆证候分类与血压、血脂、血液流变学的相关性研究方 [J]. 中西医结合心脑血管病杂志，2003，1（3）：146－147.

【本文发表于：中西医结合心脑血管病杂志，2006，4（9）：768－770】

缺血性中风患者证型分布规律的研究

杨牧祥[1]，于文涛[1]，魏萱[1]，王长垠[2]，王秉岳[3]，安俊岐[4]

（1 河北医科大学中医学院　050091；2 邯郸市中医院　056009；
3 行唐县中医院　050600；4 新乐市中医院　050700）

缺血性中风是严重危害人类健康的常见病、多发病，为中医四大难证之一。中医学认为[1]，中风病为本虚标实之证，肝肾阴虚为病之本，风、火、痰、瘀为病之标，但是各致病因素在发病过程中的地位及其影响因素，目前尚无统一认识。课题组回顾分析了 259 例中风患者辨证分型与疾病分期、病情程度、既往病史之间的关系，以探讨中风证型分布规律及其影响因素，现报道如下。

1　临床资料

1.1　一般资料

259 例均符合病例选择标准，其中男 137 例，女 122 例；平均年龄（62.32 ± 10.10）岁；根据《中药新药临床研究原则》[2]病程分期标准，急性期 192 例，恢复期 49 例，后遗症期 18 例；根据中华医学会全国第四次脑血管病学术会议脑卒中患者神经功能缺损程度评分标准[3]，判断患者入院时病情轻重程度：轻度（0～15 分）81 例，中度（16～30 分）97 例，重度（31～45 分）81 例。

1.2　诊断标准

中医诊断标准参照 1986 年中华全国中医学会内科学会修订的《中风病中医诊断疗效评定标准》[3]。西医诊断标准参照中华医学会全国第四次脑血管病学术会议修订的《各类脑血管疾病诊断要点》[4]。

1.3　纳入病例标准

①符合上述中医及西医诊断标准。②签署知情同意书。

1.4　排除病例标准

①短暂性脑缺血发作或出血性中风及混合性中风患者。②经检查证实由脑肿瘤、脑外伤、脑寄生虫病、代谢障碍等原因引起脑栓塞者。③妊娠或哺乳期妇女。④合并有肝、肾、造血系统和内分泌系统等严重原发性疾病，精神病患者。

2　研究方法

2.1　填写病例观察表

病例观察表中包括患者既往史、现病史、发病时间、辨证分型等内容。

2.2　证型的判断

根据国家中医药管理局脑病急症协作组制订的中风病辨证诊断标准（试行）[1]，由课题组具有副主任医师以上职称人员共同量化诊断，每个证以 >7 分为证候诊断成立，最高分 30 分，证型分为阴虚阳亢证、气虚证、风证、痰证、火热证、血瘀证共 6 个证型，一名患者的辨证结果可由多个证型构成。

2.3　神经功能缺损程度评分

参考中华医学会全国第四次脑血管病学术会议脑卒中患者神经功能缺损程度评分标准[3]，由课题组具有副主任医师以上职称人员共同测定患者神经功能缺损评分，取平均值。

3　结果

3.1　缺血性中风患者不同分期与证型的关系（表 1）

急性期前 2 周以风证为最常见的证候，痰证次之；至发病 2～4 周，风证和痰证并重；在恢复期前 3 个月，血瘀证为最常见证候，痰证、火热证次之；在恢复期的后 3 个月，气虚、血瘀、痰阻为其主要证候；后遗症期，气虚血瘀为其主要证候，阴虚阳亢、风证、痰证次之。

表1 缺血性中风患者不同分期与证型的关系（例,%）

缺血性 中风分期		n	阴虚阳亢证	气虚证	风证	痰证	火热证	血瘀证
急性期 (n=192)	发病2 周内	121	46(38.0)	26(21.4)	119(98.3)	96(79.3)	74(61.1)	57(47.1)
	发病2周 至4周	71	44(61.9)	22(30.9)	65(91.5)	64(90.1)	51(71.8)	45(63.3)
恢复期 (n=49)	发病1个 月至3个 月	27	8(29.6)	9(33.3)	11(40.7)	16(59.2)	14(51.8)	20(74.0)
	发病4个 月至6个 月	22	12(54.5)	18(81.8)	13(59.1)	15(68.1)	12(54.5)	17(77.2)
后遗症期 (n=18)	发病6个 月以上	18	13(72.2)	16(88.8)	11(61.1)	11(61.1)	7(38.8)	14(77.7)
总计		259	123(47.5)	91(35.1)	219(84.6)	202(77.9)	158(61.0)	15(59.1)

3.2 缺血性中风患者病情程度与证型的关系（表2）

病情轻、中、重度患者均以风证、痰证为主要证候，病情轻度患者血瘀证次之，病情中度患者火热证、血瘀证次之；病情重度患者火热证、血瘀证次之，但出现概率与风证、痰证相近。

表2 缺血性中风患者病情程度与证型的关系（例,%）

病情程度	n	阴虚阳亢证	气虚证	风证	痰证	火热证	血瘀证
轻度	81	41(50.6)	26(32.1)	71(87.6)	71(87.6)	41(50.6)	45(55.5)
中度	97	42(43.2)	43(44.3)	84(86.5)	68(70.1)	55(56.7)	46(47.4)
重度	81	40(49.3)	22(27.1)	64(79.0)	63(77.7)	62(76.5)	62(76.5)
总计	259	123(47.5)	91(35.1)	219(84.6)	202(77.9)	158(61.0)	153(59.1)

3.3 缺血性中风患者既往病史与证型的关系（表3）

缺血性中风合并高血压、高脂血症、高黏血症的患者均以风证为主要证候，高血压患者阴虚阳亢证次之；高脂血症、高黏血症患者均以痰证、血瘀证次之；糖尿病患者以阴虚阳亢证和火热证为主要证候，风证次之。

表3 缺血性中风患者既往病史与证型的关系（例,%）

既往病史	n	阴虚阳亢证	气虚证	风证	痰证	火热证	血瘀证
高血压	138	88(63.7)	46(33.3)	112(81.1)	54(39.1)	38(27.5)	42(30.4)
高脂血症	174	62(35.6)	51(29.3)	148(85.0)	115(66.0)	71(40.8)	97(55.7)
高黏血症	186	44(23.6)	32(17.2)	158(84.9)	146(78.4)	101(54.3)	135(72.5)
糖尿病	84	75(89.2)	33(39.2)	64(76.1)	56(66.6)	71(84.5)	56(66.6)

4　讨论

中医学认为，中风病的主要病机是以气虚、阴虚为本，风、火、痰、瘀为标[1]。验之于临床，风（肝风）、火（心火、肝火）、痰（风痰、痰湿）、瘀、虚（气虚、阴虚）是相互联系、互为因果的病机演变过程，既可在中风患者证候表现中单独出现，也可合并出现，既可出现在不同患者的证候中，也可出现在同一患者病程的不同阶段[5]。中风病的辨证分型直接反映了中风病因病机的变化，因此从临床流行病学调查的角度探讨中风病的辨证规律和影响因素，对于开展证候的规范化研究，指导临床治疗具有重要意义。

本项研究所观察的 259 例中风病患者中，以风证和痰证为最常见证型，各占 84.6% 和 77.9%；火热证、血瘀证次之，气虚和阴虚阳亢证最少；单证出现较少，而以 2～3 种组合证出现较多。显示中风病为本虚标实之证，而偏重邪实，其中风证和痰证为本病的常见证候。在中风急性期以邪实为主，2 周以内，风证是最为常见的证候，痰证次之，以后风证逐渐减少，至发病 2～4 周，风证和痰证并重，说明肝风夹痰是引起中风急性发作的主要病机。有学者认为[6]，肝阳暴亢是中风病发病前三天的主要证型，肝阳暴亢化风可能是中风病"风""火""痰""瘀"级联反应的始动因子，与本研究结果相似。因此，中风病急性期的治疗以祛邪为主，包括平肝潜阳、熄风通络、清热化痰等治法。中风病发展到恢复期，气血瘀滞之象逐渐显著。在恢复期前三个月，血瘀证为最常见证候，痰证、火热证次之，说明风痰阻络、瘀血停滞、心火亢盛为该阶段的主要病机。在恢复期的后三个月，气虚之象逐渐显著，气虚、血瘀、痰阻为其主要证候，显示中风病恢复期由实转虚的病机变化过程。因此，中风病恢复期的治疗宜祛邪扶正兼顾，早期应重在清热化痰、活血化瘀，后期佐以益气养阴、熄风通络等治法。到中风后遗症期，气虚血瘀为其主要证候表现，阴虚阳亢、风证、痰证次之，治疗当以益气活血为主，兼顾养阴清热，熄风化痰。

从中风患者病情的轻重与证型分布的关系来看，中风患者虽然病情程度不同，但均以风证、痰证为主要证候表现，病情轻度患者血瘀证次之，病情中度患者火热证、血瘀证次之；病情重度患者风、火、痰、瘀证候均表现较为显著，说明病情程度越重，其病机变化越复杂。

从中风患者既往病史与证型分布的关系来看，中风合并高血压、高脂血症、高黏血症的患者均以风证为主要证候，高血压患者阴虚阳亢证次之；高脂血症、高黏血症患者均以痰证、血瘀证次之；糖尿病患者以阴虚阳亢证和火热证为主要表现，风证次之。高血压、高脂血症、高黏血症、糖尿病为诱发中风病发生的主要危险因素。崔晓琳认为[7]，高血压病的病机与肝火上炎、风阳上扰有关；高脂血症病机以痰湿阻滞多见；糖尿病则以阴虚燥热、气阴两伤为基本病机。本项研究表明，中风病证型的分布受到患者既往病史的影响，因此通过防治中风病的危险因素，可改善患者风、痰、瘀的体质，预防中风的发生。

参考文献

［1］国家中医药管理局脑病急症协作组. 中风病辨证诊断标准（试行）［S］. 北京中医药大学学报，1994，17（3）：64－66.

［2］中华人民共和国卫生部制定发布. 中药新药临床研究原则（第 1 辑）［S］. 1993：32－36.

［3］中华医学会全国第四次脑血管病学术会议. 脑卒中患者神经功能缺损程度评分标准［S］. 中华神经科杂志，1996，29（6）：381－383.

［4］中华医学会全国第四次脑血管病学术会议. 各类脑血管疾病诊断要点［J］. 中华神经科杂志，1996，29：379－380.

［5］郦永平，符为民，奚肇庆. 急性脑梗死的中医辨证分型探讨［J］. 中国中医急症，2003，12（3）：245－126.

［6］樊永平，周纡，熊飏，等. 258 例急性中风中医证型变化的观察及小复方辨证治疗在卒中

单元中的疗效评价［J］. 中华中医药杂志，2006，21（1）：23 – 27.

　　［7］崔晓琳，蔡业峰，卢明，等. 739 例首发中风急性期辨证分型与危险因素关系的回顾性分析［J］. 中国中医急症，2005，14（10）：974 – 976.

【本文发表于：中医药学刊，2006，24（9）：1593 – 1595】

醒脑启智胶囊药物血清对 PC12 细胞
谷氨酸损伤的保护作用

杨牧祥，田元祥，于文涛，徐华洲，王少贤

（河北医科大学中医学院　050091）

行为学实验已经表明，醒脑启智胶囊（XNQZ）对脑缺血再灌注学习记忆障碍模型小鼠的学习记忆障碍有明显的改善作用[1]。为了进一步探讨 XNQZ 对脑缺血再灌注损伤的保护作用机制，运用血清药理学方法，采用形态学观察、MTT 法细胞活力和 LDH 活性测定，观察 XNQZ 药物血清对 PC12 细胞 GLU 损伤的保护作用。

1　材料与方法

1.1　材料

1.1.1　实验动物　健康雄性 SD 大鼠 40 只，体重 230~270g，由同济医科大学实验动物学部提供（合格证号：医动字第 19-020 号）。

1.1.2　药物、细胞株及主要试剂　XNQZ 由枸杞子、石菖蒲、川芎、橘络组成，为水煎醇沉工艺制作胶囊，每克浸膏相当于中药生药 6.24g；PC12 细胞株购自中国医学科学院细胞中心；MTT［溴化 -（4，5-二甲-2-噻唑基）-2，5-二苯基四氮唑］，胰蛋白酶，Sigma 公司；RPMI1640 培养基，Gibco 公司；胎牛血清，马血清，Hyclone 公司；GLU，北京奥博星生物技术有限责任公司；其他试剂均为进口或市售分析纯。

1.1.3　主要仪器 MK3 型酶联免疫检测仪　芬兰雷勃；IX-70 倒置相差显微镜，日本 Olympus；CO_2 培养箱，美国 Revco；超净工作台，中国哈尔滨；离心机，中国上海；等。

1.2　方法

1.2.1　XNQZ 药物血清的制备方法　SD 大鼠于 18~22℃ 明暗各 12h 的清洁级动物实验室内适应饲养 1 周，随机分成两大组，即对照血清组 12 只和药物血清组 28 只，其中药物血清组 7 只为 1 小组，共 4 小组。药物血清组每小组分别以 60kg 成人等体重 25 倍、12.5 倍、6.25 倍、3.125 倍临床剂量的 XNQZ 按 10ml/kg 给药 25.42g/kg、12.71g/kg、6.35g/kg、3.18g/kg，每日分 2 次灌胃给药，间隔 12h，连续给药 3 天，末次给药后 1h 乙醚麻醉，股动脉采血，分离血清。将每小组 7 只大鼠的血清混合，经 56℃ 水浴 30min 灭活后，用 0.45μm 的微孔滤膜过滤除菌，分装，置 -80℃ 保存备用。对照血清组以生理盐水 10ml/kg 灌胃，其余同药物血清组。

1.2.2　嗜铬细胞瘤 PC12 细胞培养　PC12 细胞冻存于液氮中，用时进行复苏。培养液为 1640 培养液，含 10% 马血清，5% 胎牛血清，青霉素 100U/ml，链霉素 100μg/ml，用 $NaHCO_3$ 调至 pH = 7.2 左右。在 37℃，5% CO_2 饱和湿度培养箱中培养，待细胞长满培养瓶底后，倒掉培养液，用 D-Hank's 液轻轻荡洗 1 次，加入浓度为 0.25% 的胰蛋白酶液，消化 2~3min，吸弃消化液，加入 1640 培养液终止消化，用吸管轻轻吹打，使细胞分散开，倒置相差显微镜下观察，计数，然后用 1640 培养液将细胞稀释为 5×10^5 个/ml 的细胞悬液，接种于 24 孔培养板，1ml/孔，在其培养条件下继续培养，待细胞长满单层，即可用于实验。

1.2.3　实验方法　取细胞铺满单层的 24 孔培养板，吸弃原培养液，用 D-Hank's 液洗 1 次，每孔加入 1640 液 1ml，再分别加入 5% 不同灌胃剂量的 XNQZ 药物血清，培养 1h 后加入 GLU，使其终浓度为 500μmol/L，继续培养 18h。同时设模型组（对照血清）及对照组（对照血清，但不加 GLU 损伤，其他条件同实验组）。

1.2.4　观察指标

1.2.4.1　形态学观察　倒置相差显微镜下观察各组 PC12 细胞生长及形态的变化。

1.2.4.2　LDH 活性测定　按上述损伤发生后的不同时间，收集培养上清液，以辅酶 I 为受氢体，LDH 催化 L - 乳酸脱氢生成丙酮酸，丙酮酸与 2，4 - 二硝基苯肼作用，生成丙酮酸二硝基苯腙，在碱性溶液中呈棕红色。颜色的深浅与丙酮酸的浓度成正比，同时以丙酮酸标准液做标准曲线，由此推算出 LDH 的活性单位。LDH 释放抑制率按下式计算：抑制率 = （$LDH_{模型组}$ - $LDH_{给药组}$）／（$LDH_{模型组}$ - $LDH_{对照组}$）×100%。

1.2.4.3　MTT 法细胞存活力测定　在上述损伤结束时，加入 MTT（终浓度为 0.5mg/ml），继续培养 3 小时，吸去培养液，每孔加入二甲基亚砜（DMSO）500μl，待孔内颗粒完全溶解后，移入 96 孔培养板内用酶标仪（λ = 492nm）测定其光密度值（OD）。并根据下式计算药物对各损伤因素引起的 PC12 细胞损伤的抑制率：抑制率 = （$OD_{给药组}$ - $OD_{模型组}$）／（$OD_{对照组}$ - $OD_{模型组}$）×100%。

1.2.5　统计学处理　数据处理运用 SPSS for Windows 10.0 统计软件，各组间比较采用单因素方差分析。

2　结果

2.1　形态学观察

倒置相差显微镜下 PC12 细胞形状呈圆形，为贴壁细胞，折光性较强，生长速度较快，培养 3d 后细胞生长成簇。PC12 细胞在 500μmol/L GLU 作用下有明显的损伤，镜下可见细胞肿胀圆缩，折光性下降，贴壁功能下降，细胞聚集现象明显，部分细胞裂解成碎片；给予 XNQZ 药物血清均能明显减轻 GLU 对 PC12 细胞形态学变化的影响，表现为细胞折光性较好，细胞碎片形成减少，细胞聚集减少。

2.2　XNQZ 药物血清对 PC12 细胞 GLU 损伤的影响

由表 1 可见，GLU 神经毒性损伤后的 PC12 细胞 LDH 活性明显高于对照组（$P < 0.01$），表明细胞受到 GLU 损伤。加入 XNQZ 血清后，与模型组相比 LDH 活性明显降低（$P < 0.01$）。说明 XNQZ 具有保护作用。GLU 神经毒性损伤后的 PC12 细胞活力下降，OD_{492nm} 值明显低于对照组（$P < 0.01$），表明细胞因受损伤或死亡而导致细胞活力明显下降。XNQZ 血清各组细胞活力显著高于模型组（$P < 0.01$），表明 XNQZ 能明显改善细胞活力。XNQZ 25.42g/kg、12.71g/kg、6.35g/kg、3.18g/kg 各组的抑制率依次为 52.2%、50.0%、45.7%、34.8%，呈现剂量依赖关系。

表 1　XNQZ 药物血清对 PC12 细胞 GLU 损伤的影响（$\bar{x} \pm s$, $n = 8$）

组别	剂量	MTT 法细胞存活力（OD_{492} 值）	抑制率（%）	LDH 活性（KU/L）	抑制率（%）
对照组		0.80 ± 0.05☆		1.01 ± 0.20☆	
模型组		0.34 ± 0.02		3.58 ± 0.12	
模型 + 25 倍组	25.42g/kg	0.58 ± 0.04☆	52.2	1.91 ± 0.55☆	65.0
模型 + 12.5 倍组	12.71g/kg	0.55 ± 0.05☆	50.0	2.27 ± 0.23☆	51.0
模型 + 6.25 倍组	6.35g/kg	0.55 ± 0.04☆	45.7	1.93 ± 0.14☆	64.2
模型 + 3.125 倍组	3.18g/kg	0.50 ± 0.05☆	34.8	2.39 ± 0.13☆	46.3

注：与模型组相比☆ $P < 0.01$

3　讨论

XNQZ 是本课题组经多年临床筛选总结出治疗血管性痴呆（VD）的效方。该方针对 VD 以虚（肝肾亏虚）为本，以实（痰瘀凝结）为标的病机特点，采取以补益肝肾固其本，化痰祛瘀治其标，标本兼顾原则研制而成。方中枸杞子具有滋补肝肾、补精益智功效；石菖蒲可化痰开窍，醒神健脑，聪耳益智；川芎为血中之气药，活血通络；橘络功擅活血通络，行气化痰。四药合用，标本兼治，共奏补益肝肾、祛瘀通络、化痰开窍之功。

以 GLU 为代表的兴奋性氨基酸（EAA）的神经毒性损伤是脑缺血再灌注损伤的主要生化机制之一[2]。在脑缺血时，由于 ATP 耗竭，Ca^{2+} 大量内流，导致 EAA 的再摄取减少、释放增多，引发神经细胞毒性损伤：①渗透性损害，EAA 作用于突触后受体（AMPA），直接改变膜对离子的通透性，胞外 Na^+、Cl^- 及 H_2O 内流，导致毒性神经元肿胀。②钙依赖性损害，即 EAA 受体介导的钙内流，胞内游离钙增高，可激活蛋白激酶和磷脂酶，产生自由基。钙还能干扰线粒体功能，激活磷脂酶 C 引起甘油三酯合成增多，使胞内结合钙进一步释放。此种钙依赖性损害在迟发性神经元损伤中起更重要的作用。

本实验结果表明，GLU 神经毒性损伤后的 PC12 细胞活力下降，LDH 活性明显增强，表明 PC12 细胞因 GLU 神经毒性细胞损伤或死亡而导致细胞活力明显下降。XNQZ 血清可使各组细胞活力显著增强，LDH 活性明显下降。表明 XNQZ 能保护细胞，明显改善细胞活力。XNQZ 对 GLU 神经毒性引起的 PC12 细胞损伤的抑制率呈现一定的剂量依赖关系。形态学观察也证实，给予 XNQZ 药物血清均能明显减轻 GLU 神经毒性损伤对 PC12 细胞形态学的影响，表现为细胞折光性较好，细胞碎片形成减少，细胞聚集减少。可见，通过减轻 EAA 的神经毒性损伤，可能是该药防治脑缺血再灌注引起学习记忆障碍的机制之一。

参考文献

［1］田元祥，杨牧祥. 血管性痴呆学习记忆障碍小鼠行为学变化及醒脑启智胶囊的影响［J］. 中国病理生理杂志，2004，20（6）：1104 – 1107.

［2］王尧，杜子威. 神经生物化学与分子生物学［M］. 北京：人民卫生出版社，1997：396.

【本文发表于：中国医药学报，2004，19（12）：724 – 726】

醒脑启智胶囊药物血清对 PC12 细胞
缺糖损伤的保护作用

杨牧祥，田元祥，徐华洲，赵建新，于文涛，王少贤

（河北医科大学中医学院　　050091）

行为学实验已经表明，醒脑启智胶囊对脑缺血再灌注学习记忆障碍模型小鼠的学习记忆障碍有明显的改善作用[1]。为了进一步探讨醒脑启智胶囊对脑缺血再灌注损伤的保护作用机制，运用血清药理学方法，采用形态学观察、MTT 法细胞活力和乳酸脱氢酶（lactate dehydrogenase，LDH）活性测定，观察醒脑启智胶囊药物血清对 PC12 细胞缺糖损伤的保护作用。

1　材料和方法

1.1　设计

随机对照的实验研究。

1.2　单位

一所大学中医学院的中医诊断学教研室。

1.3　材料

1.3.1　实验与实验动物　2003 年 6 月至 12 月在河北医科大学动物实验室和细胞培养实验室完成。选择二级雄性 SD 大鼠 40 只，质量 230~270g，由同济医科大学实验动物学部提供（合格证号：医动字第 19-020 号），于 18~22℃明暗各 12h 的清洁级动物室环境适应饲养 1 周，自由饮水。

1.3.2　药物、细胞株及主要试剂　醒脑启智胶囊由枸杞子、石菖蒲、川芎、橘络组成，为水煎醇沉工艺制作胶囊，每克浸膏相当于中药生药 6.24g；PC12 细胞株购自中国医学科学院细胞中心；MTT［溴化-（4, 5-二甲-2-噻唑基）-2, 5-二苯基四氮唑］，胰蛋白酶，Sigma 公司；RPMI1640 培养基，Gibco 公司；胎牛血清，马血清，Hyclone 公司；其他试剂均为进口或市售分析纯。

1.3.3.1　D-Hank's 液　NaCl 137mmol/L，KCl 5.0mmol/L，Na_2HPO_4 0.6mmol/L，KH_2PO_4 0.4mmol/L，$NaHCO_3$ 3.0mmol/L，pH 7.4。

1.3.3.2　无糖 Earle's 液　NaCl 116.4mmol/L，KCl 5.4mmol/L，$CaCl_2$ 1.8mmol/L，$MgSO_4$ 0.8mmol/L，NaH_2PO_4 2.6mmol/L，$NaHCO_3$ 26.2mmol/L，Mannitol 5.5mmol/L，pH 7.4。

1.3.3　仪器　MK3 型酶联免疫检测仪，芬兰雷勃；IX-70 倒置相差显微镜，日本 Olympus；CO_2 培养箱，美国 Revco；超净工作台，中国哈尔滨；离心机，中国上海；等。

1.3.4　设计、实施者　实验设计者：第一作者。实施者：第二作者、第三作者、第四作者。

1.3.5　干预措施

1.3.5.1　醒脑启智胶囊药物血清的制备方法　大鼠随机分成两大组，即对照血清组 12 只和药物血清组 28 只，其中药物血清组 7 只为 1 小组，共 4 小组。药物血清组每小组分别以 60kg 成人等质量 25 倍、12.5 倍、6.25 倍、3.125 倍临床剂量，按 10ml/kg 给药 25.42g/kg、12.71g/kg、6.35g/kg、3.18g/kg，每日分 2 次灌胃给药，间隔 12h，连续给药 3d，末次给药后 1h 乙醚麻醉，股动脉采血，分离血清。将每小组 7 只大鼠的血清混合，经 56℃水浴 30min 灭活后，用 0.45μm 的微孔滤膜过滤除菌，分装，置-80℃保存备用。对照血清组以生理盐水 10ml/kg 灌胃，其余同药物血清组。

1.3.5.2　嗜铬细胞瘤 PC12 细胞培养　PC12 细胞冻存于液氮中，用时进行复苏。培养液为 1640 培养液，含 10% 马血清，5% 胎牛血清，青霉素 100U/L，链霉素 100μg/L，用 $NaHCO_3$ 调至

pH = 7.2 左右。在 37℃，0.05CO_2 饱和湿度培养箱中培养，待细胞长满培养瓶底后，倒掉培养液，用 D – Hank's 液轻轻荡洗 1 次，加入浓度为 2.5g/L 的胰蛋白酶液，消化 2.0 ~ 3.0min，吸弃消化液，加入 1640 培养液终止消化，用吸管轻轻吹打，使细胞分散开，倒置相差显微镜下观察，计数，然后用 1640 培养液将细胞稀释为 5×10^5 个/ml 的细胞悬液，接种于 24 孔培养板，1×10^{-3} L/孔，在其培养条件下继续培养，待细胞长满单层，即可用于实验。

1.4 实验方法

依据文献[2]，取细胞铺满单层的 24 孔培养板，吸弃原培养液，用 D – Hank's 液洗 1 次，每孔加入 1640 液 1ml，再分别加入 5% 不同灌胃剂量的醒脑启智胶囊药物血清，培养 6h 后吸弃上清液，用 D – Hank's 液洗 1 次，然后每孔加入无糖的 Earle's 液 1ml 继续培养 14h。同时设模型组（对照血清）及对照组（对照血清，以 1640 维持液代替无糖的 Earle's 液）。

1.4.1 形态学观察 倒置相差显微镜下观察各组 PC12 细胞生长及形态的变化。

1.4.2 LDH 活性测定 按上述损伤发生后的不同时间，收集培养上清液，以辅酶 I 为受氢体，LDH 催化 L – 乳酸脱氢生成丙酮酸，丙酮酸与 2,4 – 二硝基苯肼作用，生成丙酮酸二硝基苯腙，在碱性溶液中呈棕红色。颜色的深浅与丙酮酸的浓度成正比，同时以丙酮酸标准液做标准曲线，由此推算出 LDH 的活性单位。LDH 释放抑制率按下式计算：抑制率 = （LDH$_{模型组}$ – LDH$_{给药组}$）/（LDH$_{模型组}$ – LDH$_{对照组}$）×100%。

1.4.3 MTT 法细胞存活力测定 在上述损伤结束时，加入 MTT（终浓度为 0.5mg/L），继续培养 3h，吸去培养液，每孔加入二甲基亚砜（DMSO）500μl，待孔内颗粒完全溶解后，移入 96 孔培养板内用酶标仪（λ = 492nm）测定其光密度值 A。并根据下式计算药物对各损伤因素引起的 PC12 细胞损伤的抑制率：抑制率 = （A$_{给药组}$ – A$_{模型组}$）/（A$_{对照组}$ – A$_{模型组}$）×100%。

1.4.4 主要结局观察指标 ①形态学观察；②LDH 活性；③MTT 法细胞活力。

1.5 统计学分析

统计学处理者：第五作者、第六作者，数据处理运用 SPSS for Windows 10.0 统计软件，各组间比较采用单因素方差分析。

2 结果

2.1 实验动物的数量分析

参加实验 SD 大鼠 40 只，进入结果分析 40 只，中途无脱落者。

2.2 形态学观察

倒置相差显微镜下 PC12 细胞形状呈圆形，为贴壁细胞，折光性较强，生长速度较快，培养 3d 后细胞生长成簇。PC12 细胞在缺糖作用下有明显的损伤，镜下可见细胞肿胀圆缩，折光性下降，贴壁功能下降，部分细胞裂解成碎片；给予醒脑启智胶囊药物血清均能明显减轻缺糖对 PC12 细胞形态学变化的影响，表现为细胞折光性较好，细胞碎片形成减少。

2.3 醒脑启智胶囊药物血清对 PC12 细胞缺糖损伤的影响（表 1）

由表 1 可见，缺糖损伤后的 PC12 细胞 LDH 活性明显高于对照组（$P < 0.01$），表明细胞受到缺糖损伤。加入醒脑启智胶囊血清后，与模型组相比 LDH 活性明显降低（$P < 0.01$）。醒脑启智胶囊 25.42g/kg、12.71g/kg、6.35g/kg、3.18g/kg 各组的抑制率依次为 83.5%、66.5%、68.9%、37.8%，呈现剂量依赖关系。

由表 1 可见，缺糖损伤后的 PC12 细胞活力下降，A 值明显低于对照组（$P < 0.01$），表明细胞因受损伤或死亡而导致细胞活力明显下降。醒脑启智胶囊血清各组细胞活力显著高于损伤组（$P < 0.01$），表明醒脑启智胶囊能明显改善细胞活力。随着药物血清组药物剂量的降低，抑制率依次降低，显示其保护作用呈现剂量依赖关系。

表 1　醒脑启智胶囊药物血清对 PC12 细胞缺糖损伤的影响（$\bar{x} \pm s$, n = 8）

组别	剂量	MTT 法细胞存活力(A)	抑制率(%)	LDH 活性(kU/L)	抑制率(%)
对照组		0.48 ± 0.04[a]		1.85 ± 0.23[a]	
模型组		0.20 ± 0.03		3.49 ± 0.29	
模型 + 25 倍组	25.42g/kg	0.43 ± 0.03[ab]	82.1	2.12 ± 0.14[abc]	83.5
模型 + 12.5 倍组	12.71g/kg	0.41 ± 0.02[ab]	75.0	2.40 ± 0.22[ab]	66.5
模型 + 6.25 倍组	6.35g/kg	0.40 ± 0.04[ab]	71.4	2.36 ± 0.10[ab]	68.9
模型 + 3.125 倍组	3.18g/kg	0.33 ± 0.04[a]	46.4	2.87 ± 0.33[a]	37.8

注：与模型组相比，[a]$P < 0.01$；与模型 + 3.125 倍组相比，[b]$P < 0.01$；与模型 + 12.5 倍组相比，[c]$P < 0.05$

3　讨论

醒脑启智胶囊是本课题组经多年临床筛选总结出的治疗血管性痴呆（VD）的效方。该方针对 VD 以虚（肝肾亏虚）为本，以实（痰瘀凝结）为标的病机特点，采取以补益肝肾固其本，化痰祛瘀治其标，标本兼顾原则研制而成。方中枸杞子具有滋补肝肾、补精益智功效；石菖蒲可化痰开窍，醒神健脑，聪耳益智；川芎为血中之气药，活血通络；橘络功擅活血通络，行气化痰。四药合用，标本兼治，共奏补益肝肾、祛瘀通络、化痰开窍之功。

大鼠肾上腺髓质嗜铬瘤分化细胞株 PC12 细胞具有神经内分泌细胞一般特征，因其可传代特点，广泛用于神经生理学和神经药理学研究[3]。核苷酸能量衰竭是脑缺血再灌注损伤的主要生化机制之一。脑组织代谢活跃，对葡萄糖和氧的需求量很高，但脑组织几乎没有葡萄糖和氧的储备，完全依赖血流供给，一旦相应脑组织区域动脉闭塞，就会造成脑缺血损伤[4]，缺血缺氧时，ATP 的产生依靠无氧代谢的糖酵解来完成，但从这种无氧化学反应产生的 ATP 量较少，而 AMP 相应增多。ATP 不足时膜上的 ATP 依赖性 $Na^+ - K^+$ 泵亦受损，造成细胞 K^+ 外流，Na^+ 和 Cl^- 内流，引起细胞肿胀与破坏，同时钙泵亦受损，Ca^{2+} 通过电压门控性钙通道大量进入细胞内引发破坏反应。ATP 在再灌注以后会很快恢复[5]，但其后伴随着一段长时间的脑血流量和葡萄糖、氧代谢率的降低[6]。脑缺血再灌后能量代谢障碍可引发各种损伤，导致细胞死亡，学习记忆能力受损。目前研究显示[7,8]，多种中药对 PC12 细胞缺糖损伤具有保护作用。

4　结论

本实验结果表明，缺糖损伤后的 PC12 细胞活力下降，LDH 活性明显增高，表明 PC12 细胞因受缺糖损伤或死亡而导致细胞活力明显下降。醒脑启智胶囊血清可使各组细胞活力显著增强，LDH 活性明显降低。表明醒脑启智胶囊能保护细胞，明显改善细胞活力。醒脑启智胶囊对缺糖损伤引起的 PC12 细胞损伤的抑制率呈现剂量依赖关系。形态学观察也证实，给予醒脑启智胶囊药物血清均能明显减轻无糖环境下的 PC12 细胞形态学的变化，表现为细胞折光性较好，细胞碎片形成减少。可见，通过减轻细胞缺糖损伤，可能是该药防治脑缺血再灌注引起学习记忆障碍的机制之一。

参考文献

［1］田元祥，杨牧祥. 血管性痴呆学习记忆障碍小鼠行为学变化及醒脑启智胶囊的影响［J］. 中国病理生理杂志，2004，20（6）：1104 - 1107.

［2］Tian YX, Yang MX. The praxiology change of Vascular Dementia mouse and effect of XingNao-QiZhi Capsule. Chinese Journal of Pathophysiology，2004，20（6）：1104 - 1107.

［3］何丽娜，何素冰，杨军，等. 赤芍总苷对原代大鼠神经细胞损伤模型的保护作用［J］. 中国临床药理学与治疗学，2000，5（1）：28.

［4］He LN, He SB, Yang J, et al. Protective effect of Total Peony glycoside againstsis chemia injury in cultured primary cortexneurons. Chin J clin Pharmacol ther, 2000, 5 (1): 28 – 30.

[5] Peruche B, Krieglsten J, Neuroblastoma cell for testing neuroprotective effects. J pharmacol. Meth, 1991, 23: 63.

[6] Heye N, Paet ZC, Cewos NJ. The role of microthrombi and microcirculatory factors in localization and evolution of focal cerebral ischemia. Neurosurg Rev, 1991, 14 (1): 7 – 16.

[7] Shimizu H, Garham SH, Chang LH, et al. Relationship between extracellular neurotransmitter amino acids and energy metabolism during cerebral ischemia in rats monitored by microdialysis and in vivo magnetic resonance spectroscopy, Brain Res, 1993, 605: 33 – 42.

[8] Sims NR. Energy metabolism and selective neuronal vulnerability following global cerebral ischemia, Neurochemical Research, 1992, 17: 923 – 931.

[9] 何素冰, 何丽娜, 杨军, 等. 赤芍总苷对 PC12 细胞缺血性损伤的保护作用 [J]. 华西药学杂志, 2000, 15 (6): 409 – 412.

[10] He SB, He LN, Yang J, et al. Protective effect of Total Peony glycoside againstis chemia injury in cultured PC12 cell. West China Journal of Pharmaceutical Sciences, 2000, 15 (6): 409 – 412.

[11] 何丽娜, 杨军, 姜怡, 等. 丹参酮对培养 PC12 细胞损伤模型的保护作用 [J]. 中国中药杂志, 2001, 26 (6): 414 – 416.

[12] He LN, Yang J, Jiang Y, et al. Protective effect of Tanshinone on injuried cultured PC12 cell in Vitro. China Journal of Chinese Materia Medica, 2001, 26 (6): 414 – 416.

【本文发表于: 中国临床康复, 2005, 9 (1): 134 – 135】

醒脑启智胶囊药物血清对 PC12 细胞 NO 损伤的保护作用

杨牧祥，田元祥，于文涛，徐华洲，王少贤
（河北医科大学中医学院　050091）

行为学实验已经表明，醒脑启智胶囊（XNQZ）对脑缺血再灌注学习记忆障碍模型小鼠的学习记忆障碍有明显的改善作用[1]。为了进一步探讨 XNQZ 对脑缺血再灌注损伤的保护作用机制，运用血清药理学方法，采用形态学观察、MTT 法细胞活力和 LDH 活性测定，观察 XNQZ 药物血清对 PC12 细胞 NO 损伤的保护作用。

1 材料与方法

1.1 材料

1.1.1 实验动物　健康雄性 SD 大鼠 40 只，体重 230~270g，由同济医科大学实验动物学部提供（合格证号：医动字第 19－020 号）。

1.1.2 药物、细胞株及主要试剂　XNQZ 由枸杞子、石菖蒲、川芎、橘络组成，为水煎醇沉工艺制作胶囊，每克浸膏相当于中药生药 6.24g；PC12 细胞株购自中国医学科学院细胞中心；MTT［溴化－（4，5－二甲－2－噻唑基）－2，5－二苯基四氮唑］，胰蛋白酶，Sigma 公司；RPMI1640 培养基，Gibco 公司；胎牛血清，马血清，Hyclone 公司；硝普钠（SNP），北京双鹤药业；其他试剂均为进口或市售分析纯。

D－Hank's 液（mmol/L）：NaCl 137，KCl 5.0，Na_2HPO_4 0.6，KH_2PO_4 0.4，$NaHCO_3$ 3.0，pH 7.4。

1.1.3 仪器　MK3 型酶联免疫检测仪，芬兰雷勃；IX－70 倒置相差显微镜，日本 Olympus；CO_2 培养箱，美国 Revco；超净工作台，中国哈尔滨；离心机，中国上海；等。

1.2 方法

1.2.1 XNQZ 药物血清的制备方法　SD 大鼠于 18~22℃明暗各 12h 的清洁级动物实验室内适应饲养 1 周，随机分成 2 大组，即对照血清组 12 只和药物血清组 28 只，其中药物血清组 7 只为 1 小组，共 4 小组。药物血清组每小组分别以 60kg 成人等体重 25 倍、12.5 倍、6.25 倍、3.125 倍临床剂量的 XNQZ 按 10ml/kg 给药 25.42g/kg、12.71g/kg、6.35g/kg、3.18g/kg，每日分 2 次灌胃给药，间隔 12h，连续给药 3 天，末次给药后 1h 乙醚麻醉，股动脉采血，分离血清。将每小组 7 只大鼠的血清混合，经 56℃水浴 30min 灭活后，用 0.45μm 的微孔滤膜过滤除菌，分装，置 －80℃保存备用。对照血清组以生理盐水 10ml/kg 灌胃，其余同药物血清组。

1.2.2 嗜铬细胞瘤 PC12 细胞培养　PC12 细胞冻存于液氮中，用时进行复苏。培养液为 1640 培养液，含 10% 马血清，5% 胎牛血清，青霉素 100U/ml，链霉素 100μg/ml，用 $NaHCO_3$ 调至 pH＝7.2 左右。在 37℃，5% CO_2 饱和湿度培养箱中培养，待细胞长满培养瓶底后，倒掉培养液，用 D－Hank's 液轻轻荡洗 1 次，加入浓度为 0.25% 的胰蛋白酶液，消化 2~3min，吸弃消化液，加入 1640 培养液终止消化，用吸管轻轻吹打，使细胞分散开，倒置相差显微镜下观察，计数，然后用 1640 培养液将细胞稀释为 $5×10^5$ 个/ml 的细胞悬液，接种于 24 孔培养板，1ml/孔，在其培养条件下继续培养，待细胞长满单层，即可用于实验。

1.2.3 实验方法　取细胞铺满单层的 24 孔培养板，吸弃原培养液，用 D－Hank's 液洗 1 次，每孔加入 1640 液 1ml，再分别加入 5% 不同灌胃剂量的 XNQZ 药物血清，培养 1h 后加入 SNP，使其终浓度为 500μmol/L，继续培养 16h。同时设模型组（对照血清）及对照组（对照血清，但不加

SNP 损伤，其他条件同实验组）。

　　1.2.4　观察指标　①形态学观察：倒置相差显微镜下观察各组 PC12 细胞生长及形态的变化。

　　②LDH 活性测定：按上述损伤发生后的不同时间，收集培养上清液，以辅酶 I 为受氢体，LDH 催化 L-乳酸脱氢生成丙酮酸，丙酮酸与 2，4-二硝基苯肼作用，生成丙酮酸二硝基苯腙，在碱性溶液中呈棕红色。颜色的深浅与丙酮酸的浓度成正比，同时以丙酮酸标准液做标准曲线，由此推算出 LDH 的活性单位。LDH 释放抑制率按下式计算：抑制率 =（LDH$_{模型组}$ - LDH$_{给药组}$）/（LDH$_{模型组}$ - LDH$_{对照组}$）×100%。

　　③MTT 法细胞存活力测定：在上述损伤结束时，加入 MTT（终浓度为 0.5mg/ml），继续培养 3 小时，吸去培养液，每孔加入二甲基亚砜（DMSO）500μl，待孔内颗粒完全溶解后，移入 96 孔培养板内用酶标仪（λ=492nm）测定其光密度值（OD）。并根据下式计算药物对各损伤因素引起的 PC12 细胞损伤的抑制率：抑制率 =（OD$_{给药组}$ - OD$_{模型组}$）/（OD$_{对照组}$ - OD$_{模型组}$）×100%

　　1.2.5　统计学处理　数据处理运用 SPSS for Windows 10.0 统计软件，各组间比较采用单因素方差分析。

2　结果

2.1　形态学观察

　　倒置相差显微镜下 PC12 细胞形状呈圆形，为贴壁细胞，折光性较强，生长速度较快，培养 3d 后细胞生长成簇。PC12 细胞在 500μmol/L SNP 作用下有明显的损伤，镜下可见细胞肿胀圆缩，折光性下降，贴壁功能下降，部分细胞裂解成碎片；给予 XNQZ 药物血清均能明显减轻 NO 对 PC12 细胞形态学变化的影响，表现为细胞折光性较好，细胞碎片形成减少。

2.2　XNQZ 药物血清对 PC12 细胞 NO 损伤的影响（表 1）

表 1　XNQZ 药物血清对 PC12 细胞 NO 损伤的影响（$\bar{x}$±s，n=8）

组别	剂量	MTT 法细胞存活力（OD 值）	抑制率(%)	LDH 活性(KU/L)	抑制率(%)
对照组		0.65±0.02*		1.00±0.22*	
模型组		0.26±0.05		3.02±0.19	
模型+25 倍组	25.42g/kg	0.58±0.05*	82.1	1.30±0.23*	85.1
模型+12.5 倍组	12.71g/kg	0.56±0.04*	76.9	1.62±0.24*	69.3
模型+6.25 倍组	6.35g/kg	0.53±0.04*	69.2	1.88±0.10*	56.4
模型+3.125 倍组	3.18g/kg	0.48±0.03*	56.4	2.21±0.16*	40.1

注：与模型组相比，$^*P<0.01$

　　由表 1 可见，NO 神经毒性损伤后的 PC12 细胞 LDH 活性明显高于对照组（$P<0.01$），表明细胞受到 NO 损伤。加入 XNQZ 血清后，与模型组相比 LDH 活性明显降低（$P<0.01$），说明 XNQZ 具有保护作用。随着药物血清组药物剂量的降低，LDH 活性依次升高和抑制率依次降低，显示其保护作用呈现剂量依赖关系。

　　由表 1 可见，NO 神经毒性损伤后的 PC12 细胞活力下降，OD$_{492nm}$ 值明显低于对照组（$P<0.01$），表明细胞因受损伤或死亡而导致细胞活力明显下降。XNQZ 血清各组细胞活力显著高于损伤组（$P<0.01$），随着药物血清组药物剂量的降低，抑制率依次降低，显示其保护作用呈现剂量依赖关系。

3　讨论

　　XNQZ 是本课题组经多年临床筛选总结出的治疗血管性痴呆（VD）的效方。该方针对 VD 以虚

（肝肾亏虚）为本，以实（痰瘀凝结）为标的病机特点，采取以补益肝肾固其本、化痰祛瘀治其标、标本兼顾原则研制而成。方中枸杞子具有滋补肝肾、补精益智功效；石菖蒲可化痰开窍，醒神健脑，聪耳益智；川芎为血中之气药，活血通络；橘络功擅活血通络，行气化痰。四药合用，标本兼治，共奏补益肝肾、祛瘀通络、化痰开窍之功。

NO 神经毒性损伤是脑缺血再灌注损伤的主要生化机制之一。脑缺血发生后即有短暂的 NO 增高，主要由 eNOS 和 nNOS 介导，eNOS 来源的 NO 可通过扩张血管，抑制血小板聚集，增加缺血半暗区脑血流量，起着神经保护作用；而 nNOS 来源的 NO 有神经毒性作用[2,3]。脑缺血中、晚期，梗死灶内的炎症细胞、吞噬细胞诱导产生大量 iNOS，造成 NO 持续过度释放，继续起神经毒性作用[4]。NO 的过量释放影响了海马 LTP 及小脑 LTD，造成学习记忆障碍。

本实验将 SNP 溶解在培养液中产生 NO，进行 NO 毒性实验。结果表明，NO 神经毒性损伤后的 PC12 细胞活力下降，LDH 活性明显增强，表明 PC12 细胞因 NO 神经毒性细胞损伤或死亡而导致细胞活力明显下降。XNQZ 血清可使各组细胞活力显著增强，LDH 活性明显降低。表明 XNQZ 能保护细胞，明显改善细胞活力。XNQZ 对 NO 神经毒性引起的 PC12 细胞损伤的抑制率呈现剂量依赖关系。形态学观察也证实，给予 XNQZ 药物血清均能明显减轻 NO 神经毒性损伤对 PC12 细胞形态学的影响，表现为细胞折光性较好，细胞碎片形成减少。可见，通过减轻 NO 神经毒性损伤，可能是该药防治脑缺血再灌注引起学习记忆障碍的机制之一。

参考文献

[1] 田元祥，杨牧祥. 血管性痴呆学习记忆障碍小鼠行为学变化及醒脑启智胶囊的影响 [J]. 中国病理生理杂志，2004，20（6）：1104 - 1107.

[2] Iadecola C，Zhang F，Casey R，et al. Inducible nitric oxide synthase gene expression in vascular cells after transient focal cerebral ischemia. Stroke，1996，27（8）：1373 - 1380.

[3] Zhang ZG，Chopp M，Gautam S，et al. Upregulation of neuronal nitric oxide synthase and mRNA，and selective sparing of nitric oxide synthase - containing neurons after focal cerebral ischemia in rat. Brain Res，1994，654（1）：85 - 95.

[4] Zhang F，White JG，Iadecola C. Nitric oxide donors increase blood flow and reduce brain damage in focal ischemia：evidence that nitric oxide is beneficial in the early stages of cerebral ischemia. J Cereb Blood Flow Metab，1994，14（2）：217 - 226.

【本文发表于：中国中医基础医学杂志，2005，11（1）：25 - 26】

醒脑启智胶囊药物血清对缺氧诱导的 PC12 细胞凋亡的影响

杨牧祥，田元祥，苏凤哲，于文涛

（河北医科大学中医学院　050091）

　　脑发生缺血缺氧损伤时常出现神经元迟发性死亡[1]，其主要机理是细胞凋亡[2]，而细胞凋亡受基因调控。前期行为学研究已经表明，醒脑启智胶囊（XNQZ）对脑缺血再灌注学习记忆障碍模型小鼠的学习记忆障碍有明显的改善作用[3]，XNQZ 药物血清能明显减轻缺血缺氧、缺糖、钙离子、谷氨酸、一氧化氮、自由基对 PC12 细胞的损伤[4-9]。为了进一步探讨 XNQZ 对脑缺血再灌注损伤的保护作用机制，运用流式细胞术（FCM）和末端标记法（TUNEL），观察了 XNQZ 药物血清体外抑制 PC12 细胞凋亡作用。

1　材料与方法

1.1　材料

1.1.1　实验动物　健康雄性 SD 大鼠 40 只，体重 230～270g，由华中科技大学同济医学院实验动物学部提供（合格证号：医动字第 19－020 号）。

1.1.2　药物、细胞株及主要试剂　XNQZ 由枸杞子、石菖蒲、川芎、橘络组成，为水煎醇沉工艺制作胶囊，每克浸膏相当于中药生药 6.24g；PC12 细胞株购自中国医学科学院细胞中心；胰蛋白酶，Sigma 公司；RPMI1640 培养基，Gibco 公司；胎牛血清，马血清，Hyclone 公司；连二亚硫酸钠（$Na_2S_2O_4$），天津南开化工厂；TUNEL 试剂盒为德国 Boechringer Mannheim 公司；其他试剂均为进口或市售分析纯。D－Hank's 液（mmol/L）：NaCl 137，KCl 5.0，Na_2HPO_4 0.6，KH_2PO_4 0.4，$NaHCO_3$ 3.0，pH 7.4。

1.1.3　仪器　IX－70 倒置相差显微镜，日本 Olympus；CO_2 培养箱，美国 Revco；超净工作台，中国哈尔滨；离心机，中国上海；EPICS Ⅱ 型流式细胞仪（美国 Coulter 公司），激光波长 488nm，空气冷却 15mw 氩离子激光作为光源；HPIAS－1000 型高清晰度彩色病理图像分析仪，同济医科大学千屏影像工程公司。

1.2　方法

1.2.1　XNQZ 药物血清的制备方法　同文献[4]。

1.2.2　嗜铬细胞瘤 PC12 细胞培养　同文献[4]。

1.2.3　实验方法　取细胞铺满单层的 50ml 培养瓶，吸弃原培养液，用 D－Hank's 液洗 1 次，每瓶加入 1640 液 4ml，再按组别分别加入 5% 不同灌胃剂量的 XNQZ 药物血清，培养 1h 后加入 $Na_2S_2O_4$，使其终浓度为 5mmol/L，继续培养 16h。其中药物血清组 4 组，另设模型组（对照血清）及对照组（对照血清，但不加 $Na_2S_2O_4$ 损伤，其他条件同实验组）两组，共 6 组，每组取 8 瓶（n=8）细胞予实验。缺氧培养 16h 后，直接吹打下培养瓶贴壁的 PC12 细胞，用 PBS 液洗涤细胞 2 次，同时用 6 号针头将 PC12 细胞抽吸 2 次，使细胞尽量分散开成单个细胞，取部分细胞用于 TUNEL 检测，观察细胞凋亡指数的变化；其余细胞 70% 乙醇固定，4℃ 保存，用于 FCM 检测，观察细胞增殖周期和凋亡率的变化。

1.2.4　TUNEL 法检测　涂于预先用多聚赖氨酸处理的载玻片上，吹风机冷风吹干后用新配制的 4% 多聚甲醛溶液（溶于 pH＝7.4 PBS 中）室温下固定 30min；PBS 洗片后，与阻断剂（0.3% H_2O_2 甲醇溶液）室温孵育 30min。PBS 洗片，与通透液（0.1% TritonX－100 溶于 0.1% 枸橼酸钠溶液中）在冰浴中孵育 2min；PBS 冲洗片 2 次，擦干样品周围的水，滴加 50μl 的 TUNEL 反应混合液，在湿盒中 37℃ 孵育 60min；PBS 冲洗 3 次，擦干样品周围的水，加入 50μl 转化剂－POD，在湿盒中37℃孵育30min。PBS冲洗3次，加入50～100μl DAB底物溶液，室温孵育10min，PBS冲洗3次，封片。同时做阳性对照（标本先用DnaseI处理）和阴性对照（用无末端转移酶的标记液代替TUNEL反应混合液）。在光镜下观察结果，病理图像分析仪处理。

1.2.5 FCM检测细胞DNA染色 取1×10^5/ml 0.1ml，加入10%鸡红细胞作为内参标准，与样品同步染色，加入碘化丙啶（PI）（PI：50mg/L，triton－X 100 1.0%）1ml，在4℃冰箱染色30min，以500目铜网过滤，使样品成为合格的单细胞悬液，即可上机检测。

1.2.6 FCM检测条件与参数 采用美国Coulter公司生产的EPICS II型流式细胞仪，激光光源为空气冷却15mw氩离子激光器，激光波长为488nm，DNA检测以线性方式采集数据，免疫荧光检测以对数方式采集数据，测量的数据输入EXPO 32计算机进行处理并打印出结果。检测前以鸡红细胞作为标准样品调整仪器CV值在5%以内。

1.2.7 测量资料分析方法 依据二倍体参考细胞$G_{0/1}$期细胞DNA含量定为2C值DI＝1.0，基于标准CV值在5%，判定标准为：DNA二倍体＝（2C±2CV）值，DNA异倍体≠（2C±2CV）。即：DI＝（1.0±0.1）（0.9～1.1）为二倍体；DI＝（1.0±0.15）（0.85～1.15）为近二倍体；DI＝（2.0±2CV）（1.9～2.1）为四倍体；DI＞2.1为多倍体；其余DI值均为非整倍体。但在计算DNA异倍体时，把近二倍体、四倍体、多倍体、非整倍体划为异倍体的范畴。

1.2.8 细胞增殖指数的计算方法 应用DNA细胞周期分析软件，计算出DNA组方图各时相的分布百分比，以增殖指数（Proliferation Iondex，PI）表示细胞的增殖活性。PI＝（S＋G_2M）／（G_0/G_1＋S＋G_2M）×100%。

1.2.9 统计学处理 实验结果均用均数±标准差（$\bar{x}$±s）表示，数据处理运用SPSS for Windows 10.0统计软件，组间比较采用单因素方差分析，然后用Student－Newman－Keuls Test进行每两组间比较。显著性差异水平以0.05和0.01为标准。

2 结果

2.1 TUNEL染色结果

显微镜下，由于细胞所处的周期不同，凋亡细胞DNA断裂的数量不同，阳性细胞呈强弱不同的黄色，细胞核呈明显的棕黄色为典型阳性染色。图像分析结果显示，模型组PC12细胞的凋亡指数（AI）显著高于对照组（$P < 0.01$）。XNQZ药物血清25.42g/kg、12.71g/kg、6.35g/kg、3.18g/kg组AI较模型组显著下降，差异有显著性意义（$P < 0.01$），并呈剂量依赖性（表1）。

表1 XNQZ药物血清对缺氧诱导的PC12细胞凋亡指数的影响（$\bar{x}$±s）

组别	n	剂量	凋亡指数（AI）
对照组	8		1.04±0.35☆
模型组	8		39.31±2.17
模型＋25倍组	8	25.42g/kg	5.96±0.74☆
模型＋12.5倍组	8	12.71g/kg	10.01±2.21☆
模型＋6.25倍组	8	6.35g/kg	17.11±1.99☆
模型＋3.125倍组	8	3.18g/kg	19.88±2.13☆

注：与模型组相比，☆$P < 0.01$

2.2 PC12细胞凋亡率的变化

由表2可见，模型组PC12细胞的凋亡率显著高于对照组（$P < 0.01$）。药物血清各组均较模型组有明显下降（$P < 0.01$）。在DNA直方图上，模型组于G_1峰左侧出现了一个明显的亚二倍体峰（细胞凋亡峰），表明DNA的降解增多，药物血清各组的DNA直方图中也可见到凋亡峰，但明显低

于模型组。对照组则未见到明显的凋亡峰。

表2　XNQZ药物血清对缺氧诱导的PC12细胞凋亡率的影响（$\bar{x} \pm s$）

组别	n	剂量	凋亡率（%）
对照组	8		1.31 ± 0.53☆
模型组	8		32.45 ± 2.09
模型 + 25 倍组	8	25.42g/kg	3.09 ± 0.71☆★★△▲
模型 + 12.5 倍组	8	12.71g/kg	8.12 ± 2.06☆★★△
模型 + 6.25 倍组	8	6.35g/kg	13.92 ± 0.43☆★
模型 + 3.125 倍组	8	3.18g/kg	15.68 ± 1.55☆

注：与模型组相比，☆$P < 0.01$；与模型 + 3.125 倍组相比，★$P < 0.05$★★$P < 0.01$；与模型 + 6.25 倍组相比，△$P < 0.01$；与模型 + 12.5 倍组相比，▲$P < 0.01$

2.3　PC12 细胞增殖周期的变化

由表3可见，模型组 G_0/G_1 期细胞百分率较对照组明显升高（$P < 0.05$）；S期细胞百分率均较对照组明显降低（$P < 0.01$），G_2/M 期细胞百分率均较对照组升高（$P < 0.01$）。药物血清各组 G_0/G_1 期细胞百分率除 3.18g/kg 组外均明显低于模型组（$P < 0.01$）；S期细胞百分率显著高于模型组（$P < 0.01$）。G_2/M 期细胞百分率除药物血清 25.42g/kg 组外均明显低于模型组（$P < 0.05$ 或 $P < 0.01$）。

模型组 PI 较对照组降低（$P < 0.05$）；药物血清 25.42g/kg、12.71g/kg、6.35g/kg 组，PI 均较模型组明显增高（$P < 0.01$），3.18g/kg 组 PI 也较模型组增高，但差异未见显著性意义（$P > 0.05$）。药物血清 25.42g/kg、12.71g/kg、6.35g/kg 组 PI 均高于 3.18g/kg（$P < 0.01$），药物血清 25.42g/kg 组 PI 高于 12.71g/kg、6.35g/kg 组（$P < 0.01$），显示药物血清具有一定的量效关系。

表3　XNQZ药物血清对缺氧诱导的凋亡 PC12 细胞周期的影响（$\bar{x} \pm s$，n = 8）

组别	剂量	G_0/G_1（%）	S（%）	G_2/M（%）	PI（%）
对照组		61.16 ± 0.68☆	34.29 ± 3.67☆☆	4.55 ± 3.20☆☆	0.408 ± 0.041☆
模型组		63.11 ± 0.65	14.76 ± 1.66	22.13 ± 1.24	0.369 ± 0.007
模型 + 25 倍组	25.42g/kg	52.01 ± 4.12☆☆★△▲	26.91 ± 1.47☆☆★△△▲▲	21.08 ± 2.88△▲	0.480 ± 0.041☆☆★△△▲▲
模型 + 12.5 倍组	12.71g/kg	57.78 ± 0.66☆☆★	23.69 ± 0.26☆☆★	18.54 ± 0.42☆☆△	0.422 ± 0.007☆☆★
模型 + 6.25 倍组	6.35g/kg	59.04 ± 0.60☆☆★	22.86 ± 0.56☆☆★	18.10 ± 0.19☆☆	0.410 ± 0.006☆☆★
模型 + 3.125 倍组	3.18g/kg	62.38 ± 0.25	17.89 ± 1.61☆☆	19.74 ± 1.43☆	0.376 ± 0.002

注：与模型组相比，☆$P < 0.05$☆☆$P < 0.01$；与模型 + 3.125 倍组相比，★$P < 0.01$；与模型 + 6.25 倍组相比，△$P < 0.05$，△△$P < 0.01$；与模型 + 12.5 倍组相比，▲$P < 0.05$，▲▲$P < 0.01$

3　讨论

细胞增殖与凋亡过程的动态平衡调节着机体的生长、发育与进化，维持着细胞群体数量的自身稳定和内环境的相对稳定。

目前细胞凋亡研究的常用方法有：形态学检测方法（光镜观察法、荧光显微镜观察法、透射电镜观察法）、琼脂糖凝胶电泳检测方法、末端标记检测方法（TUNEL：TdT 介导的 dUTP 缺口末端标记技术，ISNT：原位末端标记）、FCM 监测方法等。TUNEL 是在末端脱氧核苷酸转移酶（TdT）介导下将含有标记物的脱氧核糖核苷酸连接于凋亡细胞断裂 DNA 的 3′ - OH 末端，根据标记物的显色检出凋亡细胞。由于该方法可在光镜下观察，敏感性和特异性高，可检出极少量的凋亡细胞，故得到广泛应用，多用于组织切片和培养细胞的凋亡检测，具有较强的特异性和敏感性[10]。FCM 集流体喷射技术、激光技术、荧光检测技术以及电子和计算机技术于一体，在完整细胞的基础上，通过定量测定细胞 DNA 的荧光改变及调控基因蛋白表达量的变化而提供凋亡的综合信息，其方法简单、快速和敏感性高[11]。由于不同检测方法具有不同的敏感性和特异性，在进行凋亡有关研究时，需要结合既特异、灵敏又能定量的多种检测手段联合应用，检测细胞在凋亡发生过程中的不同事件，提供更加准确、客观、全面的实验依据[11]。文献研究发现[12]，大鼠全脑缺血再灌后海马区出现的延迟性缺血性损伤是由凋亡作为主要机制参与的神经元死亡方式，且以海马 H1 区锥状神经元为主。脑缺血再灌 3d 后，缺血神经细胞出现细胞凋亡改变[13]。本实验同时采用特异性和敏感性较强的 TUNEL 法和 FCM 法，研究结果显示，模型组 PC12 细胞的凋亡率较对照组显著增高，这说明由于缺氧缺血的缺血再灌注损伤，在能量急性消耗、离子平衡失调、细胞内 Na^+、Ca^{2+} 积聚、渗透性肿胀，加之兴奋性氨基酸（EAA）和自由基的细胞毒性等作用下，细胞损伤可能引发了细胞阻滞（Cellarrest）状态，当细胞和 DNA 的损伤未能及时得以修复时，导致程序性细胞死亡。细胞增殖周期中，模型组 G_0/G_1 期细胞百分率、G_2/M 期细胞百分率较对照组明显升高，S 期细胞百分率均较对照组明显降低，其综合各时相变化的 PI 明显较对照组降低。显示模型组 PC12 的 DNA 合成减慢，静止期细胞居多，增殖期细胞减少，细胞再生和修复能力减弱。药物血清组 G_0/G_1 期细胞百分率均明显低于模型组，S 期细胞百分率显著高于模型组。虽然 G_2/M 期细胞百分率与模型组持平或低于模型组，但药物血清组 PI 较模型组明显增高，显示药物血清干预后，细胞抗损伤和修复能力增强。

　　总之，XNQZ 通过抑制细胞凋亡，加速其增殖水平，以达到对抗神经元迟发性死亡，抑制智力减退的作用。

参考文献

［1］丁艳洁，蒋犁，汤云珍，等. 缺氧缺血与迟发性神经元坏死［J］. 国外医学·儿科学分册，1998，25：119.

［2］田金洲. 血管性痴呆［M］. 北京：人民卫生出版社，2003：272.

［3］田元祥，杨牧祥. 血管性痴呆学习记忆障碍小鼠行为学变化及醒脑启智胶囊的影响［J］. 中国病理生理杂志，2004，20（6）：1104－1107.

［4］杨牧祥，田元祥，徐华洲，等. 醒脑启智胶囊药物血清对 PC12 细胞缺氧损伤的保护作用［J］. 中西医结合心脑血管病杂志，2004，2（11）：651－652.

［5］杨牧祥，田元祥，徐华洲，等. 醒脑启智胶囊药物血清对 PC12 细胞缺糖损伤的保护作用［J］. 中国临床康复，2005，9（1）：134－135.

［6］杨牧祥，田元祥，于文涛，等. 醒脑启智胶囊药物血清对 PC12 细胞咖啡因损伤的保护作用［J］. 中医药学刊，2004，22（12）：2176－2177.

［7］杨牧祥，田元祥，于文涛，等. 醒脑启智胶囊药物血清对 PC12 细胞谷氨酸损伤的保护作用［J］. 中国医药学报，2004，19（12）：724－726.

［8］杨牧祥，田元祥，于文涛，等. 醒脑启智胶囊药物血清对 PC12 细胞 NO 损伤的保护作用［J］. 中国中医基础医学杂志，2005，11（1）：25－26.

［9］牧祥，田元祥，徐华洲，等. 醒脑启智胶囊药物血清对 PC12 细胞自由基损伤的保护作用［J］. 中华实用中西医杂志，2004，4（23）：3526－3527.

［10］志竑，林玲. 神经细胞培养理论与实践［M］. 北京：科学出版社，2002：206－207.

［11］姜泊. 分子生物学常用实验方法［M］. 北京：人民军医出版社，1996：26－28.

［12］善荣，孟琳. 大鼠暂时性全脑缺血再灌后海马区凋亡检测［J］. 解剖学杂志，1998，21（3）：206－210.

［13］文萍，杨期东，谢光洁. 实验性脑缺血再灌后迟发性神经元死亡表现为细胞凋亡［J］. 中国现代医学杂志，2001，11（3）：30－31，110.

【本文发表于：中国中医基础医学杂志，2005，11（7）：514－516】

醒脑启智胶囊对血管性痴呆患者血脂的影响

杨牧祥[1]，王长垠[2]，于文涛[1]，王秉岳[3]，
裴建伟[3]，崔娅晖[2]，冀绪[4]，张素英[4]
（1 河北医科大学中医学院 050091；2 邯郸市中医院 056009；
3 行唐县中医院 050600；4 新乐市中医院 050700；）

血管性痴呆（VD）是因脑血管疾病所引起的智能及认知功能障碍临床综合征[1]。近年来随着脑血管病的发病率逐年上升，VD 的发病也日益增高，目前国内外无理想的治疗药物，醒脑启智胶囊是根据中医理论及多年临床实践研制的治疗血管性痴呆的有效方药，为了进一步验证该药的临床疗效，课题组观察了该药对血管性痴呆患者认知能力、日常生活能力及血脂的影响。现报道如下。

1 临床资料

1.1 一般资料

全部病例均符合病例选择标准。患者按照入院先后采用随机数字表法分为两组，治疗结束后，除去脱落病例，治疗组 92 例，其中男 48 例，女 44 例；平均年龄（64.66 ± 8.59）岁；文化程度：文盲 22 例，小学 20 例，中学 32 例，大学 18 例；病程 6 个月至 7 年。对照组 90 例，其中男 47 例，女 43 例；平均年龄（66.13 ± 7.98）岁；文化程度：文盲 24 例，小学 20 例，中学 27 例，大学 19例；病程 5 个月至 6 年。两组性别、年龄、文化程度、病程、治疗前精神状态简易速检表（MMSE）和日常生活自理能力量表（ADL－R）积分等方面经统计学处理，差异无显著性意义（$P > 0.05$），具有可比性。

1.2 诊断标准

根据 2000 年中国中医药学会内科分会延缓衰老委员会制订的诊断标准[2]。该标准以美国第Ⅳ版《精神病诊断和统计手册》（DSM－Ⅳ）痴呆诊断标准以及美国国立神经系统疾病与卒中研究所和瑞士神经科学研究国际协会（NINDS/AIREN）制订的很可能血管性痴呆诊断标准为依据，其要点是：①认知功能障碍，表现为：记忆力障碍和失语、失用、失认或抽象思维或判断力损害等认知障碍之一。②认知功能障碍明显干扰了职业和社交活动，或与个人以往相比明显减退。③上述损害不只是发生在谵妄的病程之中，且不能用其他的精神及情感性疾病来解释。④有脑血管病的证据。⑤上述两种损害有明显的因果关系。

1.3 纳入病例标准

①符合诊断标准的 VD 患者；②Hachinski 缺血量表积分≥7 分；③精神状态简易速检表（MMSE）评分 < 23 分。④签署知情同意书。

1.4 排除病例标准

①年龄在 45 岁以下或 80 岁以上，过敏体质或对本药过敏者。②合并有肝、肾、心、造血系统、内分泌系统严重原发性疾病患者。③老年抑郁症、精神病以及癔病等引起之继发性智能障碍者。④其他原因引起的各种痴呆：老年性痴呆（AD）（采用 Hachinski 缺血计分法区分 AD 与 VD），神经病变性疾病、代谢障碍性疾病、肿瘤和脑积水、中枢神经系统感染以及炎症、中毒、头部外伤、缺氧、神经遗传病等引起的痴呆。⑤正在使用其他治疗 VD 药物的患者。⑥凡不符合纳入标准，未按规定用药，有严重视听和语言障碍，神志不清等无法判断疗效或资料不全等影响疗效和安全性判断者。

2 研究方法

2.1 治疗方法

治疗组：口服醒脑启智胶囊（由枸杞子、石菖蒲、川芎、橘络等组成），每粒 0.5g，每次 5 粒，每日 3 次。对照组：口服舒血宁片，每片含银杏叶提取物 50mg，广西半宙制药股份有限公司生产，每次 0.1g，每日 3 次。两组治疗以 6 周为一疗程，连服 2 个疗程。

2.2　观察指标

2.2.1　临床疗效　参考 2000 年中国中医药学会内科分会延缓衰老委员会制订的认知功能和生活行为能力的评价量表[2]，以 MMSE 评价认知功能，用 ADL – R 评价生活行为能力，比较两组患者治疗前后及组间积分。

2.2.2　血脂检测　采用全自动生化分析仪对两组患者治疗前后的总胆固醇、甘油三酯、高密度脂蛋白、低密度脂蛋白进行检测。

2.3　统计方法

采用 SPSS 10.0 for Windows 统计软件，两组治疗前后比较采用配对 t 检验；组间比较采用独立样本 t 检验。

3　结果

3.1　两组治疗前后 MMSE 评分比较（表 1）

表 1　两组患者治疗前后 MMSE 评分比较（$\bar{x} \pm s$）

组别	n	治疗前	治疗后
治疗组	92	13.15 ± 4.98	19.75 ± 5.76※△
对照组	90	13.07 ± 4.31	18.02 ± 4.16※

与本组治疗前比较，※$P < 0.01$；与对照组治疗后比较，△$P < 0.05$

两组治疗后 MMSE 评分较治疗前显著升高（$P < 0.01$），治疗后治疗组 MMSE 评分与对照组比较差异有显著性意义（$P < 0.05$）。说明醒脑启智胶囊在提高认知功能方面优于对照组。

3.2　两组治疗前后 ADL – R 评分比较（表 2）

两组治疗后 ADL – R 评分较治疗前显著降低（$P < 0.01$），治疗后治疗组 ADL – R 评分与对照组比较差异有显著性意义（$P < 0.05$）。说明醒脑启智胶囊在改善日常生活能力方面优于对照组。

表 2　两组患者治疗前后 ADL – R 评分比较（$\bar{x} \pm s$）

组　别	n	治疗前	治疗后
治疗组	92	53.30 ± 11.83	38.10 ± 10.03※△
对照组	90	52.27 ± 11.06	41.63 ± 9.88※

与本组治疗前比较，※$P < 0.01$；与对照组治疗后比较，△$P < 0.05$

3.3　两组患者治疗前后血脂比较（表 3）

表 3　两组患者治疗前后血脂比较（$\bar{x} \pm s$, mmol/L）

组　别		甘油三酯	胆固醇	低密度脂蛋白	高密度脂蛋白
治疗组	治疗前	1.93 ± 0.33	5.84 ± 0.57	3.12 ± 0.40	1.43 ± 0.22
	治疗后	1.69 ± 0.25※※△	5.42 ± 0.61※※△	2.96 ± 0.48※	1.47 ± 0.26
对照组	治疗前	1.87 ± 0.37	5.80 ± 0.74	3.14 ± 0.44	1.48 ± 0.34
	治疗后	1.79 ± 0.31※※	5.65 ± 0.75※	3.08 ± 0.56	1.55 ± 0.33※

与本组治疗前比较，※$P < 0.05$，※※$P < 0.01$；与对照组治疗后比较，△$P < 0.05$

两组治疗后甘油三酯、胆固醇较治疗前显著降低（$P < 0.05$ 或 $P < 0.01$），治疗组还可显著降低低密度脂蛋白（$P < 0.05$），对照组可显著升高高密度脂蛋白（$P < 0.05$）；治疗后治疗组甘油三酯、胆固醇与对照组比较差异有显著性（$P < 0.05$）。说明醒脑启智胶囊在降低甘油三酯、胆固醇方面优于对照组。

4　讨论

VD 属中医学"健忘""呆病""文痴""癫病"等疾病范畴。本病病位在脑，与肝、肾、心、脾等脏密切相关，肝肾亏虚为本，痰瘀凝结为标，为本虚标实之病证。针对本病主要病机，课题组经多年临床筛选具有补益肝肾、化痰祛瘀等功效药物，研制成醒脑启智胶囊。方中枸杞子具有滋补肝肾、填精益智功效，现代研究表明，枸杞子具有调节机体免疫功能和抗衰老作用[3]；石菖蒲可化痰开窍，醒神健脑，聪耳益智，现代研究表明，石菖蒲挥发油有抑制大鼠神经细胞凋亡的作用[4]，可降低小鼠脑组织兴奋性氨基酸的含量，对痴呆大鼠学习记忆具有显著改善作用[5,6]；川芎为血中之气药，活血行气，现代研究表明，川芎嗪可通过上调脑缺血再灌注诱导的 Bcl-2 蛋白表达，下调 Fas-L 蛋白表达，抑制细胞凋亡[7]；橘络功擅活血通络，行气化痰。诸药相伍，标本兼治，共奏补益肝肾、祛瘀通络、化痰开窍之功。

血脂代谢紊乱、动脉粥样硬化的形成是造成脑血流量下降的主要因素。高脂血症可致脑动脉内粥样硬化斑块形成，导致血管管径狭窄，脑血流量下降，从而促使 VD 的形成与加重，因而调节血脂代谢，延缓脑动脉硬化的形成与发展，是促进 VD 患者脑细胞功能恢复的重要途径。徐书雯报道[8]，与正常老人相比，VD 患者血浆甘油三酯含量显著升高（$P < 0.05$），总胆固醇虽有升高，但差异无显著性意义，血浆甘油三酯水平可能是 VD 患者的危险因素。本研究显示，醒脑启智胶囊不仅可明显提高血管性痴呆患者的认知功能和日常生活自理能力，而且可以改善血脂代谢，有利于血管性痴呆患者的恢复。

参考文献

[1] 王维治，罗祖明. 神经病学 [M]. 北京：人民卫生出版社，2002，253-255.

[2] 田金洲，韩明向，涂晋文，等. 血管性痴呆的诊断、辨证及疗效判定标准 [S]. 北京中医药大学学报，2000，23（5）：16-24.

[3] 邹俊华，梁红业，刘林，等. 枸杞子对人成纤维细胞寿命及 c-fos 基因表达的影响 [J]. 中国临床康复，2005，9（7）：110-111.

[4] 方永奇，匡忠生，谢宇辉，等. 石菖蒲对缺血再灌注脑损伤大鼠神经细胞凋亡的影响 [J]. 现代中西医结合杂志，2002，11（17）：1647-1649.

[5] 景玉宏，冯慎远，汤晓琴. 石菖蒲对学习记忆的影响及突触机制 [J]. 中国中医基础医学杂志，2002，8（6）：38-41.

[6] 唐洪梅，席萍，吴敏，等. 石菖蒲对小鼠脑组织氨基酸类神经递质的影响 [J]. 中药新药与临床药理，2004，15（5）：310-311.

[7] 曲友直，高国栋，赵振伟，等. 川芎嗪对局灶性脑缺血再灌注后 Bcl-2 和 Fas-L 表达的影响 [J]. 中国临床康复，2004，8（16）：3082-3083.

[8] 徐书雯，饶丽芬，叶瑞繁，等. 老年性痴呆患者血浆胆碱酯酶及脂类的变化 [J]. 中国实用内科杂志，2002，22（9）：549-550.

【本文发表于：中华实用中西医杂志，2005，18（22）：1590-1592】

醒脑启智胶囊药物血清对缺氧诱导的 PC12 细胞凋亡及凋亡基因的影响

杨牧祥，田元祥，于文涛

（河北医科大学中医学院 050091）

缺血缺氧损伤时常出现神经元迟发性死亡[1]，其主要机理是细胞凋亡[2]，而细胞凋亡受基因调控。前期行为学研究已经表明，醒脑启智（XNQZ）胶囊对脑缺血再灌注（I/R）学习记忆障碍模型小鼠的学习记忆障碍有明显的改善作用[3]，XNQZ 药物血清能明显减轻缺血缺氧、缺糖、钙离子、谷氨酸、一氧化氮、自由基对 PC12 细胞的损伤[4-9]。为了进一步探讨 XNQZ 对脑 I/R 损伤的保护作用机制，运用流式细胞术（FCM），观察了 XNQZ 药物血清对缺氧诱导的 PC12 细胞凋亡以及凋亡相关基因 bcl－2、bax 表达的影响。

1 资料与方法

1.1 实验动物

健康雄鼠 40 只 47d 鼠龄，体重 230～270g，由华中科技大学同济医学院实验动物学部提供（合格证号：医动字第 19－020 号）。

1.2 药物、细胞株及主要试剂

XNQZ 由枸杞子、石菖蒲、川芎、橘络组成，为水煎醇沉工艺制作胶囊，每克浸膏相当于中药生药 6.24g；PC12 细胞株购自中国医学科学院细胞中心；胰蛋白酶，Sigma 公司；RPMI1640 培养基，Gibco 公司；胎牛血清，马血清，Hyclone 公司；连二亚硫酸钠（$Na_2S_2O_4$），天津南开化工厂；其他试剂均为进口或市售分析纯。D－Hank 液：NaCl 137mmol/L，KCl 5.0mmol/L，Na_2HPO_4 0.6mmol/L，KH_2PO_4 0.4mmol/L，$NaHCO_3$ 3.0mmol/L，pH 7.4。

1.3 仪器

IX－70 倒置相差显微镜（日本 Olympus），CO_2 培养箱（美国 Revco），超净工作台（中国哈尔滨仪器制造有限公司），离心机（中国上海安亭科学仪器厂），EPICSò II 型流式细胞仪（美国 Coulter 公司，激光波长 488nm，空气冷却 15mW 氩离子激光作为光源）。

1.4 XNQZ 药物血清的制备方法

同文献[4]。

1.5 嗜铬细胞瘤 PC12 细胞培养

同文献[4]。

1.6 实验方法

取细胞铺满单层的培养瓶，吸弃原培养液，用 D－Hank 液洗 1 次，每瓶加入 RPMI1640 液 4ml，再按组别分别加入 5% 不同灌胃剂量的 XNQZ 药物血清，培养 1h 后加入 $Na_2S_2O_4$，使其终浓度为 5mmol/L，继续培养 16h。其中药物血清组 4 组，另设模型组（对照血清）及对照组（对照血清，但不加 $Na_2S_2O_4$ 损伤，其他条件同实验组）两组，共 6 组，每组取 8 瓶（n＝8）细胞预实验。

1.7 FCM 检测

1.7.1 单细胞悬液制备 缺氧培养 16h 后，直接吹打下贴壁的 PC12 细胞，用 PBS 液洗涤细胞 2 次，同时用 6 号针头将 PC12 细胞抽吸 2 次，使细胞尽量分散开成单个细胞，70% 乙醇固定，4℃ 保存待测。

1.7.2 细胞 DNA 染色 取 $1 \times 10^5 ml^{-1}$ 0.1ml，加入 10% 鸡红细胞作为内参标准，与样品同步染色，加入碘化丙啶（PI）（PI：50mg/L，Triton－X 100 1.0%）1ml，在 4℃ 冰箱染色 30min，以

500 目铜网过滤，使样品成为合格的单细胞悬液，即可上机检测。

1.7.3　bcl - 2、bax 蛋白免疫荧光样品的制备　取单细胞悬液 $1 \times 10^6 ml^{-1}$ 1ml，加入 1：100 的鼠抗人 bcl - 2 蛋白单克隆抗体工作液 100μl 室温孵育 30min，加入 PBS 10ml 洗涤 1 次，弃上清液，加入 1：100 的羊抗鼠 FITC - IgG 二抗工作液 100 避光室温孵育 30min，加入 PBS 10ml 离心洗涤，弃上清液，以除去未结合的荧光二抗，上机检测前加入 PBS 0.1ml，经 500 目铜网过滤后即可上机检测。在对蛋白免疫荧光标记物测定时，设 PBS 代替一抗和二抗的阴性对照，以及只加一抗和二抗的阳性对照。bax 蛋白免疫荧光样品制备步骤及剂量同上，一抗为 1：100 稀释的鼠抗人 bax 蛋白单克隆抗体，二抗为 1：100 稀释的羊抗鼠 FITC - IgG。

1.7.4　FCM 检测条件与参数　采用 EPICSδ Ⅱ 型流式细胞仪，DNA 检测以线性方式采集数据，免疫荧光检测以对数方式采集数据，测量的数据输入 EXPO32 计算机进行处理并打印出结果。检测前以鸡红细胞作为标准样品调整仪器 CV 值在 5% 以内。

1.8　统计学处理

实验结果用（$\bar{x} \pm s$）表示，数据处理运用 SPSS 10.0 统计软件，各组间比较采用单因素方差分析，然后再用 Student - Newman - Keuls 检验进行每两组间比较。

2　结果

2.1　PC12 细胞凋亡率的变化

由表 1 可见，模型组 PC12 细胞的凋亡率显著高于对照组（$P < 0.01$）。药物血清各组凋亡率均较模型组有明显下降（$P < 0.01$）。

表 1　XNQZ 药物血清对缺氧诱导的 PC12 细胞凋亡率的影响（$\bar{x} \pm s$，n = 8）

组别	剂量(g/kg)	凋亡率(%)
对照组	—	1.31 ± 0.53[1]
模型组	—	32.45 ± 2.09
模型 + 25 倍组	25.42	3.09 ± 0.71[1)3)4)5]
模型 + 12.5 倍组	12.71	8.12 ± 2.06[1)3)4]
模型 + 6.25 倍组	6.35	13.92 ± 0.43[1)2]
模型 + 3.125 倍组	3.18	15.68 ± 1.55[1]

与模型组相比，1）$P < 0.01$；与模型 + 3.125 倍组相比，2）$P < 0.05$，3）$P < 0.01$；与模型 + 6.25 倍组相比，4）$P < 0.01$；与模型 + 12.5 倍组相比，5）$P < 0.01$

2.2　PC12 细胞凋亡相关基因 bcl - 2、bax 蛋白表达的变化

表 2　XNQZ 药物血清对缺氧诱导的 PC12 细胞凋亡相关基因 bcl - 2，
bax 蛋白表达的影响（$\bar{x} \pm s$，n = 8%）

组别	剂量(g/kg)	bcl - 2		bax	
		标记率	荧光表达率	标记率	荧光表达率
对照组	-	1.96 ± 1.21	0.16 ± 0.05	11.04 ± 3.35[2]	0.56 ± 0.17[2]
模型组	-	2.43 ± 0.92	0.18 ± 0.05	19.46 ± 3.57	0.94 ± 0.25
模型 + 25 倍组	25.42	10.42 ± 1.25[2)4)6)7]	0.29 ± 0.08[2)3]	11.71 ± 2.57[2)3]	0.58 ± 0.31[2)3)5]
模型 + 12.5 倍组	12.71	8.05 ± 1.60[2)4)6]	0.26 ± 0.07[1]	14.18 ± 4.10[1]	0.68 ± 0.15[1]
模型 + 6.25 倍组	6.35	3.88 ± 0.57[1]	0.23 ± 0.07	14.81 ± 5.15[1]	0.79 ± 0.12
模型 + 3.125 倍组	3.18	3.54 ± 0.88	0.21 ± 0.08	17.03 ± 6.05	0.84 ± 0.19

与模型组相比，1）$P < 0.05$，2）$P < 0.01$；与模型 + 3.125 倍组相比，3）$P < 0.05$，4）$P < 0.01$；与模型 + 6.25 倍组相比，5）$P < 0.05$，6）$P < 0.01$；与模型 + 12.5 倍组相比，7）$P < 0.01$

由表 2 可见，与对照组比较，模型组 PC12 细胞 bcl – 2 基因蛋白的标记率及荧光表达量升高，但差异未见显著性意义（$P > 0.05$）。而 bax 基因蛋白的标记率和荧光表达量较对照组也升高，差异具有显著性意义（$P < 0.01$）。其升高幅度明显以 bax 基因蛋白为甚。经药物血清干预，药物血清各组 bcl – 2 基因蛋白的标记率及荧光表达量较模型组明显增加，而 bax 基因蛋白的标记率和荧光表达量较模型组则明显减少（$P < 0.05$ 或 $P < 0.01$）。说明随凋亡率增加，bax 基因表达量明显增加。药物血清干预后，bax 基因表达量减少，而 bcl – 2 基因表达量增加。药物血清 25.42g/kg 组的 bcl – 2 基因蛋白的标记率及荧光表达量高于药物血清其他组（$P < 0.01$），bax 基因蛋白的标记率及荧光表达量低于药物血清 6.35 和 3.18g/kg 组（$P < 0.05$）。

3　讨论

研究发现[10]，大鼠全脑 I/R 后海马区出现的延迟性缺血性损伤是以凋亡作为主要机制参与的神经元死亡的方式，且以海马 H1 区锥状神经元为主。脑 I/R 3d 后，缺血神经细胞出现细胞凋亡改变；I/R 6h 及 1d 出现 bcl – 2 蛋白表达增加，而 bax 蛋白则在 I/R 后 6h 至 7d 呈现持续强阳性表达。显示短暂脑 I/R 后迟发性神经元死亡表现为细胞凋亡，而 bax 蛋白的高表达可能是导致细胞凋亡的重要因素之一[11]。

3.1　XNQZ 药物血清对缺氧诱导的 PC12 细胞凋亡的影响

FCM 是目前细胞凋亡研究的常用方法，其集流体喷射技术、激光技术、荧光检测技术以及电子和计算机技术于一体，在完整细胞的基础上，通过定量测定细胞 DNA 的荧光改变及调控基因蛋白表达量的变化而提供凋亡的综合信息，方法简单、快速和敏感性高[12]。本研究结果显示，模型组 PC12 细胞的凋亡率较对照组显著增高，这说明由于缺氧缺血的 I/R 损伤，在能量急性消耗，离子平衡失调，细胞内 Na^+、Ca^{2+} 积聚，渗透性肿胀，加之兴奋性氨基酸和自由基的细胞毒性等作用下，细胞损伤，可能引发了细胞阻滞（cell arrest）状态，当细胞和 DNA 的损伤未能及时得以修复时，导致程序性细胞死亡。

3.2　XNQZ 药物血清对缺氧诱导的 PC12 细胞凋亡相关基因 bcl – 2、bax 蛋白表达的影响

bcl – 2 基因产物并不促进细胞分裂，而是增强细胞的存活，通过抵抗多种形式的细胞凋亡延长细胞寿命，从而使细胞数目增加，促进细胞生存[13]。曾有报道 Bcl – 2 过度表达可抑制多种因素诱导的多种细胞凋亡，而 bax 过度表达不仅可使许多细胞自发凋亡，而且可促进不同因素诱导的多种细胞凋亡[14]。本实验结果与报道一致，说明 bcl – 2 蛋白表达下降和 bax 蛋白表达上调，使细胞凋亡趋势增强，在脑 I/R 致学习记忆障碍的发生中有一定意义。对照组凋亡率最低，Bcl – 2 基因表达量最低，bax 基因表达量也最低，可能与该组细胞凋亡少有关。根据细胞自身平衡原理，对照组细胞无损伤因素作用，凋亡率低，其自身的促凋亡因素和抑凋亡因素不活跃，因此 bcl – 2 和 bax 基因表达量均处于最低水平。经药物血清干预后，与模型组相比，药物血清组 bcl – 2 基因表达量增加，bax 基因表达量降低，细胞凋亡趋势减弱，尤以药物血清 25.42g/kg 组最为明显，说明 XNQZ 可通过抑制细胞凋亡，促进细胞的 DNA 合成，以达到对抗神经元迟发性死亡/抑制智力减退的作用。

参考文献

[1] 丁艳洁，蒋犁，汤云珍，等. 缺氧缺血与迟发性神经元坏死 [J]. 国外医学·儿科学分册，1998，25（2）：119.

[2] 田金洲. 血管性痴呆 [M]. 北京：人民卫生出版社，2003：272.

[3] 田元祥，杨牧祥. 血管性痴呆学习记忆障碍小鼠行为学变化及醒脑启智胶囊的影响 [J]. 中国病理生理杂志，2004，2（6）：1104 – 1107.

[4] 杨牧祥，田元祥，徐华洲，等. 醒脑启智胶囊药物血清对 PC12 细胞缺氧损伤的保护作用 [J]. 中西医结合心脑血管病杂志，2004，2（11）：651 – 652.

[5] 杨牧祥，田元祥，徐华洲，等. 醒脑启智胶囊药物血清对 PC12 细胞缺糖损伤的保护作用

[J]. 中国临床康复，2005，9（1）：34 – 35.

[6] 杨牧祥，田元祥，于文涛，等. 醒脑启智胶囊药物血清对 PC12 细胞咖啡因损伤的保护作用 [J]. 中医药学刊，2004，22（12）：2176 – 2177.

[7] 杨牧祥，田元祥，于文涛，等. 醒脑启智胶囊药物血清对 PC12 细胞谷氨酸损伤的保护作用 [J]. 中国医药学报，2004，19（12）：724 – 726.

[8] 杨牧祥，田元祥，于文涛，等. 醒脑启智胶囊药物血清对 PC12 细胞 NO 损伤的保护作用 [J]. 中国中医基础医学杂志，2005（1）：25 – 26.

[9] 杨牧祥，田元祥，徐华洲，等. 醒脑启智胶囊药物血清对 PC12 细胞自由基损伤的保护作用 [J]. 中华实用中西医杂志，2004，23（4）：3526 – 3527.

[10] 刘善荣，孟琳. 大鼠暂时性全脑缺血再灌后海马区凋亡检测 [J]. 解剖学杂志，1998，21（3）：206 – 210.

[11] 谷文萍，杨期东，谢光洁，等. 实验性脑缺血再灌后迟发性神经元死亡表现为细胞凋亡 [J]. 中国现代医学杂志，2001，11（3）：30 – 31，110.

[12] 姜泊. 分子生物学常用实验方法 [M]. 北京：人民军医出版社，1996：26 – 28.

[13] 彭黎明，王曾礼. 细胞凋亡的基础与临床 [M]. 北京：人民卫生出版社，2000：366.

[14] 杨连君，王文亮，司晓辉. 肝细胞癌细胞凋亡相关基因蛋白 bcl – 2 和 bax 的表达及意义 [J]. 中华肝脏病杂志，2001，97：36 – 38.

【本文发表于：中国老年学杂志，2005，25（11）：1385 – 1387】

醒脑启智胶囊治疗血管性痴呆 92 例

杨牧祥[1]，王长垠[2]，王秉岳[3]，于文涛[1]，

崔娅晖[2]，裴建伟[3]，冀绪[4]，张素英[4]

(1 河北医科大学中医学院　050091；2 邯郸市中医院　056009；

3 行唐县中医院　050600；4 新乐市中医院　050700)

　　血管性痴呆（VD）是因脑血管疾病所引起的智能及认知功能障碍临床综合征[1]。近年来随着脑血管病的发病率逐年上升，VD 的发病也日益增高，目前国内外无理想的治疗药物，醒脑启智胶囊是根据中医理论及多年临床实践研制的治疗血管性痴呆的有效方药，为了进一步验证该药的临床疗效，自 2002 年 9 月至 2005 年 9 月课题组进行了随机、对照临床观察。现报道如下。

1　临床资料

1.1　一般资料

　　全部病例均符合病例选择标准。患者按照入院先后采用随机数字表法分为两组，治疗结束后，除去脱落病例，治疗组 92 例，其中男 48 例，女 44 例；平均年龄（64.66 ± 8.59）岁；文化程度：文盲 22 例，小学 20 例，中学 32 例，大学 18 例；病程 6 个月至 7 年。对照组 90 例，其中男 47 例，女 43 例；平均年龄（66.13 ± 7.98）岁；文化程度：文盲 24 例，小学 20 例，中学 27 例，大学 19 例；病程 5 个月至 6 年。两组性别、年龄、文化程度、病程、治疗前精神状态简易速检表（MMSE）和日常生活自理能力量表（ADL－R）积分等方面经统计学处理，差异无显著性意义（$P > 0.05$），具有可比性。

1.2　诊断标准

　　根据 2000 年中国中医药学会内科分会延缓衰老委员会制订的诊断标准[2]。该标准以美国第Ⅳ版《精神病诊断和统计手册》（DSM－Ⅳ）痴呆诊断标准以及美国国立神经系统疾病与卒中研究所和瑞士神经科学研究国际协会（NINDS/AIREN）制订的很可能血管性痴呆诊断标准为依据，其要点是：①认知功能障碍，表现为记忆力障碍和失语、失用、失认或抽象思维或判断力损害等认知障碍之一。②认知功能障碍明显干扰了职业和社交活动，或与个人以往相比明显减退。③上述损害不只是发生在谵妄的病程之中，且不能用其他精神及情感性疾病来解释。④有脑血管病的证据。⑤上述两种损害有明显的因果关系。

1.3　纳入病例标准

　　①符合诊断标准的 VD 患者；②Hachinski 缺血量表积分 ≥ 7 分；③精神状态简易速检表（MMSE）评分 < 23 分。④签署知情同意书。

1.4　排除病例标准

　　①年龄在 45 岁以下或 80 岁以上，过敏体质或对本药过敏者。②合并有肝、肾、心、造血系统、内分泌系统严重原发性疾病患者。③老年抑郁症、精神病以及癔病等引起之继发性智能障碍者。④其他原因引起的各种痴呆：老年性痴呆（AD）（采用 Hachinski 缺血计分法区分 AD 与 VD），神经病变性疾病、代谢障碍性疾病、肿瘤和脑积水、中枢神经系统感染以及炎症、中毒、头部外伤、缺氧、神经遗传病等引起的痴呆。⑤正在使用其他治疗 VD 药物的患者。⑥凡不符合纳入标准，未按规定用药，有严重视听和语言障碍、神志不清等无法判断疗效或资料不全等影响疗效和安全性判断者。

2　研究方法

2.1　治疗方法

治疗组：口服醒脑启智胶囊（由枸杞子、石菖蒲、川芎、橘络等组成），每粒0.5g，每次5粒，每日3次。对照组：口服舒血宁片，每片含银杏叶提取物50mg，广西半宙制药股份有限公司生产，制剂批号：桂卫药准字（1995）第079144号，每次0.1g，每日3次。两组治疗以6周为一疗程，连服2个疗程。

2.2 观察指标

参考2000年中国中医药学会内科分会延缓衰老委员会制订的认知功能和生活行为能力的评价量表[2]，以MMSE评价认知功能，用ADL-R评价生活行为能力。

2.3 疗效判定标准

依据2000年中国中医药学会内科分会延缓衰老委员会制订的认知功能改善疗效判定标准[2]，采用尼莫地平法计算疗效指数，疗效指数=（治疗后积分-治疗前积分）/治疗前积分×100%。临床基本控制：疗效指数≥85%。显效（显著进步）：疗效指数≥50%，<85%。有效（进步）：疗效指数≥20%，<50%。无效（无变化）：疗效指数<20%。

2.4 统计方法

采用SPSS 10.0 for Windows统计软件，两组治疗前后及组间评分比较采用t检验；两组疗效比较采用χ^2检验。

3 结果

3.1 两组治疗前后MMSE评分比较（表1）

两组治疗后MMSE评分较治疗前显著升高（$P<0.01$），治疗后治疗组MMSE评分与对照组比较差异有显著性意义（$P<0.05$）。说明醒脑启智胶囊在提高认知功能方面优于对照组。

表1 两组患者治疗前后MMSE评分比较（$\bar{x} \pm s$）

组别	n	治疗前	治疗后
治疗组	92	13.15 ± 4.98	19.75 ± 5.76※△
对照组	90	13.07 ± 4.31	18.02 ± 4.16※

与本组治疗前比较，※$P<0.01$；与对照组治疗后比较，△$P<0.05$

3.2 两组治疗前后ADL-R评分比较（表2）

两组治疗后ADL-R评分较治疗前显著降低（$P<0.01$），治疗后治疗组ADL-R评分与对照组比较差异有显著性（$P<0.05$）。说明醒脑启智胶囊在改善日常生活能力方面优于对照组。

表2 两组患者治疗前后ADL-R评分比较（$\bar{x} \pm s$）

组别	n	治疗前	治疗后
治疗组	92	53.30 ± 11.83	38.10 ± 10.03※△
对照组	90	52.27 ± 11.06	41.63 ± 9.88※

与本组治疗前比较，※$P<0.01$；与对照组治疗后比较，△$P<0.05$

3.3 两组患者临床疗效比较（表3）

表3 两组患者临床疗效比较（例，%）

组别	n	临床基本控制	显效	有效	无效	总有效率
治疗组	92	19	31	41	1	98.9※
对照组	90	12	29	36	13	85.6

与对照组比较，※$P<0.01$（$\chi^2 = 11.43$）

治疗组临床总有效率为 98.9%，对照组临床总有效率为 85.6%，两者比较差异有显著性意义（$P < 0.01$）。说明醒脑启智胶囊疗效优于对照组。

4 讨论

中医药治疗 VD 的临床研究多有报道，并显示了较好的临床疗效，但也有学者指出[3]，由于研究中采用的诊断及疗效判断标准不一致，从而影响了中医药临床研究的科学性及重复性。本项研究采用 2000 年中国中医药学会内科分会延缓衰老委员会制订的诊断及疗效判定标准，该标准中 MMSE 是世界卫生组织推荐最常用的认知功能量表，它包括时间、地点、定向、语言、短程记忆、计算、阅读理解及图形描画能力等内容，对 VD 诊断有重要参考价值[4]。ADL - R 是 1969 年制定的用于评价骨折病人生活能力的量表，它包括进食、穿衣、梳洗、行走、做家务和使用交通工具等内容，开始现已广泛用于评价痴呆病人的生活能力状态[2]。其疗效判定标准采用尼莫地平法，可尽量避免主观判断所导致的误差。

VD 属中医学"健忘""呆病""文痴""癫病"等疾病范畴。《灵枢·海论》曰："脑为髓之海……髓海不足，则脑转耳鸣，胫酸眩冒，目无所见，懈怠安卧。"《医林改错》有"高年无记性者，脑髓渐空"及"凡有瘀血也令人善忘"的认识，指出其病因与肾虚、髓海不足及瘀血有关。陈士铎的《辨证录》专立有呆病门，对病因病机分析甚详："大约其始也，起于肝气之郁；其终也，由于胃气之衰，肝郁则木克土，而痰不能化，胃衰则土制水，而痰不能消，于是痰积于胸中，盘踞于心外，是神明不清，而成呆疾矣。"综上表明，本病病位在脑，与肝、肾、心、脾等脏密切相关，其病理性质为本虚标实，肝肾亏虚为本，痰瘀凝结为标。针对本病主要病机，课题组经多年临床筛选具有补益肝肾、化痰祛瘀等功效药物，研制成醒脑启智胶囊。方中枸杞子具有滋补肝肾、填精益智功效，现代研究表明，枸杞子具有调节机体免疫功能和抗衰老作用[5]；石菖蒲可化痰开窍，醒神健脑，聪耳益智；现代研究表明，石菖蒲挥发油有抑制大鼠神经细胞凋亡的作用[6]，可降低小鼠脑组织兴奋性氨基酸的含量，对痴呆大鼠学习记忆具有显著改善作用[7,8]；川芎为血中之气药，活血行气，现代研究表明，川芎嗪可通过上调脑缺血再灌注诱导的 Bcl - 2 蛋白表达，下调 Fas - L 蛋白表达，抑制细胞凋亡[9]；橘络功擅活血通络，行气化痰。诸药相伍，标本兼治，共奏补益肝肾、祛瘀通络、化痰开窍之功。封银曼报道[10]，具有补肾益气、祛瘀化痰、醒脑开窍作用的补肾醒脑方能抑制脑组织兴奋性氨基酸的释放，调节谷氨酸和 γ - 氨基丁酸的平衡，从而减轻 VD 大鼠的神经损害。杨辰华认为[11]，肾精亏虚、痰瘀阻滞、玄府不通为 VD 的主要病理机制，采用补肾活血化痰法可取得较好的疗效。本研究结果与上述报道一致，以补益肝肾、祛瘀通络、化痰开窍治法组方的醒脑启智胶囊可明显改善 VD 患者的认知功能，提高患者的日常生活自理能力，疗效优于舒血宁片。

参考文献

[1] 王维治，罗祖明. 神经病学 [M]. 北京：人民卫生出版社，2002：253 - 255.

[2] 田金洲，韩明向，涂晋文，等. 血管性痴呆的诊断、辨证及疗效判定标准 [S]. 北京中医药大学学报，2000，23（5）：16 - 24.

[3] 王四平，张凯，王鑫国，等. 血管性痴呆的中医药治疗进展 [J]. 河北中医药学报，2004，19（1）：33 - 35.

[4] 和姬苓，耿虹，和彦苓. 痴呆量表对血管性痴呆诊断的应用与评价 [J]. 包头医学院学报，1998，14（3）：37 - 38.

[5] 邹俊华，梁红业，刘林，等. 枸杞子对人成纤维细胞寿命及 $c - fos$ 基因表达的影响 [J]. 中国临床康复，2005，9（7）：110 - 111.

[6] 方永奇，匡忠生，谢宇辉，等. 石菖蒲对缺血再灌注脑损伤大鼠神经细胞凋亡的影响 [J]. 现代中西医结合杂志，2002，11（17）：1647 - 1649.

[7] 景玉宏，冯慎远，汤晓琴. 石菖蒲对学习记忆的影响及突触机制 [J]. 中国中医基础医学

杂志，2002，8（6）：38 - 41.

　　［8］唐洪梅，席萍，吴敏，等. 石菖蒲对小鼠脑组织氨基酸类神经递质的影响［J］. 中药新药与临床药理，2004，15（5）：310 - 311.

　　［9］曲友直，高国栋，赵振伟，等. 川芎嗪对局灶性脑缺血再灌注后 Bcl - 2 和 Fas - L 表达的影响［J］. 中国临床康复，2004，8（16）：3082 - 3083.

　　［10］封银曼，郑攀，任小巧. 补肾醒脑方对实验性血管性痴呆大鼠脑组织中谷氨酸、γ - 氨基丁酸含量的影响［J］. 中医研究，2004，17（2）：22 - 24.

　　［11］杨辰华，王永炎. 血管性痴呆的中医病机及辨治思路［J］. 中医研究，2005，18（5）：6 - 7.

【本文发表于：中医研究，2005，18（12）：18 - 19】

醒脑启智胶囊对血管性痴呆患者血液流变学的影响

杨牧祥[1]，王秉岳[2]，于文涛[1]，王长垠[3]，

崔娅晖[3]，裴建伟[2]，冀绪[4]，张素英[4]

（1 河北医科大学　050091；2 行唐县中医院　050600；

3 邯郸市中医院　056009；4 新乐市中医院　050700）

血管性痴呆（VD）是因脑血管疾病所引起的智能及认知功能障碍临床综合征[1]。近年来随着脑血管病的发病率逐年上升，VD 的发病也日益增高，目前国内外无理想的治疗药物，醒脑启智胶囊是根据中医理论及多年临床实践研制的治疗血管性痴呆的有效方药，为了进一步验证该药的临床疗效，课题组观察了该药对血管性痴呆患者认知能力、日常生活能力及血液流变学的影响。现报道如下。

1　临床资料

1.1　一般资料

全部病例均符合病例选择标准。患者按照入院先后采用随机数字表法分为两组，治疗结束后，除去脱落病例，治疗组 92 例，其中男 48 例，女 44 例；平均年龄（64.66 ± 8.59）岁；文化程度：文盲 22 例，小学 20 例，中学 32 例，大学 18 例；病程 6 个月至 7 年。对照组 90 例，其中男 47 例，女 43 例；平均年龄（66.13 ± 7.98）岁；文化程度：文盲 24 例，小学 20 例，中学 27 例，大学 19 例；病程 5 个月至 6 年。两组性别、年龄、文化程度、病程、治疗前精神状态简易速检表（MMSE）和日常生活自理能力量表（ADL－R）积分等方面经统计学处理，差异无显著性意义（$P > 0.05$），具有可比性。

1.2　诊断标准

根据 2000 年中国中医药学会内科分会延缓衰老委员会制订的诊断标准[2]。该标准以美国第Ⅳ版《精神病诊断和统计手册》（DSM－Ⅳ）痴呆诊断标准以及美国国立神经系统疾病与卒中研究所和瑞士神经科学研究国际协会（NINDS／AIREN）制订的很可能血管性痴呆诊断标准为依据，其要点是：①认知功能障碍，表现为记忆力障碍和失语、失用、失认或抽象思维或判断力损害等认知障碍之一。②认知功能障碍明显干扰了职业和社交活动，或与个人以往相比明显减退。③上述损害不只是发生在谵妄的病程之中，且不能用其他的精神及情感性疾病来解释。④有脑血管病的证据。⑤上述两种损害有明显的因果关系。

1.3　纳入病例标准

①符合诊断标准的 VD 患者；②Hachinski 缺血量表积分 ≥7 分；③精神状态简易速检表（MMSE）评分 <23 分。④签署知情同意书。

1.4　排除病例标准

①年龄在 45 岁以下或 80 岁以上，过敏体质或对本药过敏者。②合并有肝、肾、心、造血系统、内分泌系统严重原发性疾病患者。③老年抑郁症、精神病以及癔病等引起之继发性智能障碍者。④其他原因引起的各种痴呆：老年性痴呆（AD）（采用 Hachinski 缺血计分法区分 AD 与 VD），神经病变性疾病、代谢障碍性疾病、肿瘤和脑积水、中枢神经系统感染以及炎症、中毒、头部外伤、缺氧、神经遗传病等引起的痴呆。⑤正在使用其他治疗 VD 药物的患者。⑥凡不符合纳入标准、未按规定用药、有严重视听和语言障碍、神志不清等无法判断疗效或资料不全等影响疗效和安全性判断者。

1.5　治疗方法

治疗组：口服醒脑启智胶囊（由枸杞子、石菖蒲、川芎、橘络等组成），每粒0.5g，每次5粒，每日3次。对照组：口服舒血宁片（广西半宙制药股份有限公司生产），每片含银杏叶提取物50mg，每次0.1g，每日3次。两组治疗以6周为1个疗程，连服2个疗程。

1.6 观察指标

1.6.1 临床疗效 参考2000年中国中医药学会内科分会延缓衰老委员会制订的认知功能和生活行为能力的评价量表[2]，以MMSE评价认知功能，用ADL-R评价生活行为能力，比较两组病人治疗前后及组间积分。

1.6.2 血液流变指标检测 采用血流变仪对两组病人治疗前后的血液流变学指标进行检测。

1.7 统计学处理

采用SPSS 10.0统计软件，两组治疗前后比较采用配对t检验；组间比较采用独立样本t检验。

2 结果

2.1 两组治疗前后MMSE评分比较（表1）

表1 两组患者治疗前后MMSE评分比较（$\bar{x} \pm s$）

组 别	n	治疗前	治疗后
治疗组	92	13.15 ± 4.98	19.75 ± 5.76[1)2)]
对照组	90	13.07 ± 4.31	18.02 ± 4.16[1)]

与本组治疗前比较，1）$P < 0.01$；与对照组治疗后比较，2）$P < 0.05$

两组治疗后MMSE评分较治疗前显著升高（$P < 0.01$），治疗后治疗组MMSE评分与对照组比较差异有显著性意义（$P < 0.05$）。说明醒脑启智胶囊在提高认知功能方面优于对照组。

2.2 两组治疗前后ADL-R评分比较（表2）

表2 两组患者治疗前后ADL-R评分比较（$\bar{x} \pm s$）

组 别	n	治疗前	治疗后
治疗组	92	53.30 ± 11.83	38.10 ± 10.03[※△]
对照组	90	52.27 ± 11.06	41.63 ± 9.88[※]

与本组治疗前比较，1）$P < 0.01$；与对照组治疗后比较，2）$P < 0.05$

两组治疗后ADL-R评分较治疗前显著降低（$P < 0.01$），治疗后治疗组ADL-R评分与对照组比较差异有显著性意义（$P < 0.05$）。说明醒脑启智胶囊在改善日常生活能力方面优于对照组。

2.3 两组患者治疗前后血液流变学的比较（表3）

表3 两组患者治疗前后血液流变学的比较

组 别		全血高切黏度 150I/S(mpa·s)	全血低切黏度 10I/S(mpa·s)	血浆黏度 120I/S(mpa·s)	红细胞压积 (%)	纤维蛋白原 (g/L)
治疗组	治疗前	5.14 ± 0.75	11.02 ± 0.85	1.78 ± 0.14	48.20 ± 5.20	4.05 ± 0.50
	治疗后	4.78 ± 0.29[2)3)△]	10.40 ± 0.74[2)3)]	1.72 ± 0.16[1)]	45.67 ± 4.89[2)3)]	3.91 ± 0.47[1)]
对照组	治疗前	5.11 ± 0.76	11.24 ± 1.05	1.79 ± 0.16	47.65 ± 3.06	3.97 ± 0.49
	治疗后	4.93 ± 0.53[2)]	10.66 ± 0.69[2)]	1.76 ± 0.19	46.90 ± 2.24	3.82 ± 0.44[1)]

与本组治疗前比较，1）$P < 0.05$，2）$P < 0.01$；与对照组治疗后比较，3）$P < 0.05$

两组治疗后全血高切黏度、全血低切黏度、纤维蛋白原较治疗前显著降低（$P<0.05$ 或 $P<0.01$），治疗组还可显著降低血浆黏度、红细胞压积（$P<0.05$ 或 $P<0.01$），治疗后治疗组全血高切黏度、全血低切黏度、红细胞压积与对照组比较差异有显著性意义（$P<0.05$）。说明醒脑启智胶囊在降低全血高切黏度、全血低切黏度、红细胞压积方面优于对照组。

3 讨论

VD 属中医学"健忘""呆病""文痴""癫病"等疾病范畴。本病病位在脑，与肝、肾、心、脾等脏密切相关，肝肾亏虚为本，痰瘀凝结为标，为本虚标实之病证。针对本病主要病机，课题组经多年临床筛选具有补益肝肾、化痰祛瘀等功效药物，研制成醒脑启智胶囊。方中枸杞子具有滋补肝肾、填精益智功效，现代研究表明，枸杞子具有调节机体免疫功能和抗衰老作用[3]；石菖蒲可化痰开窍，醒神健脑，聪耳益智，现代研究表明，石菖蒲挥发油有抑制大鼠神经细胞凋亡的作用[4]，可降低小鼠脑组织兴奋性氨基酸的含量，对痴呆大鼠学习记忆具有显著改善作用[5,6]；川芎为血中之气药，活血行气，现代研究表明，川芎嗪可通过上调脑缺血再灌注诱导的 Bcl-2 蛋白表达，下调 Fas-L 蛋白表达，抑制细胞凋亡[7]；橘络功擅活血通络，行气化痰。诸药相伍，标本兼治，共奏补益肝肾、祛瘀通络、化痰开窍之功。

血液流变学的异常说明体内存在"血瘀"状态，是引发脑血栓形成的重要因素，血液黏度增加，血流速度减慢，可导致脑灌注降低，从而加速痴呆的形成过程。陈楷报道[8]，与正常对照组相比，血管性痴呆无论是总体还是病情程度的不同各切变率下的全血黏度均显著升高，平均血流速度显著低于对照组。王晓朵亦报道[9]，与 30 例正常老人相比，30 例血管性痴呆患者全血黏度值明显升高，说明血液流变学异常为血管性痴呆的危险因素。本研究显示，醒脑启智胶囊不仅可明显改善血管性痴呆患者的认知功能，提高患者的日常生活自理能力，而且可改善患者血液流变学，减少痴呆的危险因素。

参考文献

[1] 王维治，罗祖明. 神经病学 [M]. 北京：人民卫生出版社，2002：253-255.

[2] 田金洲，韩明向，涂晋文，等. 血管性痴呆的诊断、辨证及疗效判定标准 [S]. 北京中医药大学学报，2000，23（5）：16-24.

[3] 邹俊华，梁红业，刘林，等. 枸杞子对人成纤维细胞寿命及 c-fos 基因表达的影响 [J]. 中国临床康复，2005，9（7）：110-111.

[4] 方永奇，匡忠生，谢宇辉，等. 石菖蒲对缺血再灌注脑损伤大鼠神经细胞凋亡的影响 [J]. 现代中西医结合杂志，2002，11（17）：1647-1649.

[5] 景玉宏，冯慎远，汤晓琴，等. 石菖蒲对学习记忆的影响及突触机制 [J]. 中国中医基础医学杂志，2002，8（6）：38-41.

[6] 唐洪梅，席萍，吴敏，等. 石菖蒲对小鼠脑组织氨基酸类神经递质的影响 [J]. 中药新药与临床药理，2004，15（5）：310-311.

[7] 曲友直，高国栋，赵振伟，等. 川芎嗪对局灶性脑缺血再灌注后 Bcl-2 和 Fas-L 表达的影响 [J]. 中国临床康复，2004，8（16）：3082-3083.

[8] 陈楷，陈可冀，周文泉，等. 老年血管性痴呆和脑血管病患者血液流变学及脑动脉血流速度的研究 [J]. 中国老年学杂志，1998，18（1）：12-15.

[9] 王晓朵，颜文伟，陈月敏. 阿尔茨海默病及血管性痴呆的血液流变学初步研究 [J]. 中国民政医学杂志，2002，14（2）：78，96.

【本文发表于：中西医结合心脑血管病杂志，2005，3（12）：1064-1066】

醒脑启智胶囊对血管性痴呆小鼠脑组织海马区乙酰胆碱酯酶的影响

杨牧祥，武常生，于文涛，胡金宽

（河北医科大学中医学院　050091）

血管性痴呆（Vascular Dementia，VD）是指因脑血管病所致的智能及认知障碍临床综合征[1]，主要与缺血性脑血管病有关。本文观察醒脑启智胶囊对 VD 模型小鼠行为学、脑海马区病理形态学、脑海马区乙酰胆碱酯酶（AChE）活力的影响，验证醒脑启智胶囊对 VD 的疗效并探讨其作用机制。

1　实验材料

1.1　动物

健康雄性昆明小鼠 120 只，体重 28～32g，由河北省实验动物中心提供（昆明小鼠二级实验动物，合格证号：DK0412－0112）。

1.2　药物

醒脑启智胶囊：由枸杞子、石菖蒲、川芎、橘络等（购自石家庄乐仁堂药房，经河北医科大学中医学院中药系鉴定）组成，常规水煎醇沉工艺制成胶囊。1g 浸膏相当于中药生药品 6.24g，实验时用蒸馏水配成所需含量的混悬液（以下简称"醒脑液"）。银杏叶片：广西金嗓子药业有限公司生产，每片含银杏叶提取物 50mg，批号：20040902。用蒸馏水配制成含量为 5mg/ml 的混悬液（以下简称"银杏叶"）。尼莫地平片：石家庄市华龙药业股份有限公司生产，规格是 20mg，批号：20041017。用蒸馏水配制成含量为 2mg/ml 的混悬液（以下简称"尼莫地平"）。

1.3　主要试剂

AChe 试剂盒：南京建成生物工程研究所生产，批号：20041115。

1.4　主要仪器

小鼠电子水迷宫，中国医学科学院药物研究所；XTS20 型连续变倍体视显微镜，北京；LEICA RM2125 型切片机，德国 LEICA 公司；HM－200 型电子天平，日本 OLYMPUS 公司；半自动生化仪（Humalyzer 2000），美国。

2　研究方法

2.1　动物分组和模型制备

将小鼠随机分为：假手术组，模型组，醒脑液高剂量组，醒脑液低剂量组，银杏叶组，尼莫地平组。参考文献[2]将动物用水合氯醛 0.35g/kg 腹腔注射麻醉，颈正中部常规消毒后切口，分离双侧颈总动脉，并在双侧颈总动脉套"4"号丝线扣。拉紧丝扣，同时在距尾尖 1cm 处剪断放血约 0.3ml，热凝止血。阻断血流 20min，松开丝扣使血液灌注 10min 后，再次阻断血流 20min，第 2 次再灌后观察 30min，缝合皮肤，切口局部注射庆大霉素 0.2 万单位。术后每日肌注青霉素 0.2 万单位，连续 3 天。其中假手术组只分离颈总动脉，穿线但不结扎，尾部不放血，余各组反复结扎双侧颈总动脉阻断血流加尾部放血，制备反复缺血再灌注 VD 模型。

2.2　治疗方法

术后第 2 天进行治疗。醒脑液高、低剂量组分别灌服醒脑液 1.84、0.92g/kg，银杏叶组灌服银杏叶液 0.05g/kg，尼莫地平组灌服尼莫地平液 0.02g/kg，假手术组和模型组均灌服生理盐水 10ml/kg，均 1 次/天，治疗 1 周。

2.3　检测方法

2.3.1　行为学检测　采用电子水迷宫测试。水迷宫由黑色有机玻璃板制成，水深 22cm，水温

（24±1）℃，分为终点区、A区、B区、C区，终点区有台阶供动物爬出水面。每个区至终点作为一个阶段的训练，每个阶段训练3次。之后记录5min内动物由C区的起点游至终点区台阶处的游全程所需时间及进入盲端次数（错误次数），作为学习成绩。24h后再测游全程所需时间及进入盲端次数（错误次数），作为记忆成绩。

2.3.2　病理组织学观察　行为学实验结束后断头处死小鼠，将脑组织用4%多聚甲醛（4℃）溶液固定2天后，逐级酒精脱水、透明、浸蜡、包埋、切片，HE染色，光镜下观察小鼠脑组织海马区的形态学改变。

2.3.3　乙酰胆碱酯活力的检测　将海马组织匀浆后用分光光度法测乙酰胆碱酯活力（按试剂盒说明书进行检测）。

2.4 统计学处理

数据用均数±标准差（$\bar{x}±s$）表示，应用SPSS统计软件，采用方差分析、Student – Newman – Keuls法检验。显著性差异水平以0.05、0.01为标准。

3　结果

3.1　醒脑启智胶囊对VD小鼠行为学实验的影响

结果见表1。

表1　水迷宫学习记忆成绩（$\bar{x}±s$）

组别	n	学习成绩		记忆成绩	
		游全程时间(S)	错误次数(次)	游全程时间(S)	错误次数(次)
假手术组	12	40.36±10.59△△	4.00±1.86△△	41.17±9.14△△	3.92±1.93△△
模型组	11	129.28±21.82	11.58±2.83	126.74±20.28	11.50±2.94
醒脑液高剂量组	12	98.74±18.71△△	8.25±2.05△△	97.95±16.39△△	7.58±2.78△△
醒脑液低剂量组	12	104.96±17.75△△	8.75±2.53△△	106.26±17.29△△	8.58±2.23△△
银杏叶组	12	107.80±21.78△△	9.08±2.81△	108.66±18.65△△	8.83±2.86△
尼莫地平组	12	109.68±20.78△	9.25±2.22△	109.38±19.27△	9.33±2.15△

注：与模型组比，△$P<0.05$，△△$P<0.01$

3.2　醒脑启智胶囊对拟VD小鼠病理形态学的影响

光镜下病理形态学显示，术后假手术组小鼠脑组织海马区锥体细胞及神经纤维排列整齐，结构清晰；模型组小鼠脑组织海马CA_1区锥体细胞层次减少，排列稀疏，明显脱失，细胞核体积变小，结构不清。各用药组小鼠病变轻于模型组。

3.3　醒脑启智胶囊对拟VD小鼠海马组织乙酰胆碱酯酶活力的影响

表2　各组小鼠海马组织乙酰胆碱酯酶活力的比较（$\bar{x}±s$）

组别	n	AChE(U/mg·prot)
假手术组	9	497.51±43.45△△
模型组	8	334.12±58.07
醒脑液高剂量组	9	450.59±77.88△△
醒脑液低剂量组	9	427.94±61.59△△
银杏叶组	9	409.26±63.40△
尼莫地平组	9	401.76±54.46△

注：与模型组比，△$P<0.05$，△△$P<0.01$

结果见表2。

4　讨论

有关 VD 造模方法的报道较多，如：永久性结扎双侧颈总动脉法、Pulsinelli4 血管闭塞法、双侧颈总动脉反复结扎法等[2,3]，经预实验研究，与其他造模方法比较，双侧颈总动脉反复结扎法具有手术操作较简便、术后小鼠成活率高、恢复快、脑损伤的指标明确等优点，适于药物筛选。因此，本实验采用双侧颈总动脉结扎反复脑缺血再灌注的方法制备 VD 小鼠模型。

本实验在光镜下观察，术后模型组小鼠脑组织海马 CA₁ 区锥体细胞层次减少，排列稀疏，明显脱失，细胞核体积变小，结构不清，改变符合 VD 病理特征。水迷宫实验结果显示，模型组小鼠游全程时间均显著延长，错误次数明显增加，与假手术组比较具有统计学意义（$P < 0.01$），表明模型组小鼠学习成绩和记忆成绩下降。这与 VD 的智能水平下降、记忆力减退相符，可模拟人的多次脑缺血引起的痴呆，说明本实验采用反复结扎双侧颈总动脉方法复制的 VD 模型，在病理学方面及其在引起智能水平下降方面是成功的。

VD 属中医学"健忘""呆病""文痴""癫病"等病证范畴，其病位在脑，与肝、肾、心、脾等脏密切相关，肝肾亏虚为本，痰瘀凝结为标，为本虚标实之病证。针对本病主要病机，课题组经多年临床筛选具有补益肝肾、化痰祛瘀等功效药物，研制成醒脑启智胶囊。方中枸杞子具有滋补肝肾、填精益智功效，现代研究表明，枸杞子具有调节机体免疫功能和抗衰老作用[4]；石菖蒲可化痰开窍，醒神健脑，聪耳益智，现代研究表明，石菖蒲挥发油有抑制大鼠神经细胞凋亡的作用[5]，可降低小鼠脑组织兴奋性氨基酸的含量，对痴呆大鼠学习记忆具有显著改善作用[6,7]；川芎为血中之气药，活血行气，现代研究表明，川芎嗪可通过上调脑缺血再灌注诱导的 Bcl-2 蛋白表达，下调 Fas-L 蛋白表达，抑制细胞凋亡[8]；橘络功擅活血通络，行气化痰。诸药相伍，标本兼治，共奏补益肝肾、祛瘀通络、化痰开窍之功效。

乙酰胆碱（ACh）是脑内的经典神经递质，与认知、学习、记忆等大脑高级神经功能有关。学习记忆任务的完成伴随着脑内乙酰胆碱的变化[9]。AChE 是乙酰胆碱的分解酶，它的活力变化可间接反映脑内乙酰胆碱含量和代谢情况。当 AChe 活力降低时，对乙酰胆碱的降解作用减弱，突触间隙乙酰胆碱浓度增高，突触后效应增强，可加强谷氨酸的神经兴奋毒性作用[10]。本研究显示，反复脑缺血再灌后，模型组小鼠脑组织海马区乙酰胆碱酯酶活力明显低于假手术组（$P < 0.01$）；各用药组均高于模型组（$P < 0.05$ 或 $P < 0.01$）；这些结果一方面表明醒脑启智胶囊通过调节脑组织乙酰胆碱酯酶的活性，减轻缺血再灌注损伤，从而起到治疗作用，同时也从另一个侧面验证了乙酰胆碱酯酶活性的改变在 VD 发病中的作用。

综上所述，醒脑启智胶囊对实验性 VD 模型小鼠具有明显的治疗作用，其治疗 VD 的机理之一是调节脑组织海马区乙酰胆碱酯酶的活性，减轻缺血再灌注损伤。

参考文献

［1］王维治，罗祖明. 神经病学［M］. 北京：人民卫生出版社，2002：253-255.

［2］徐秋萍，李云谷，蒋爱华，等. 脑缺血再灌致学习记忆损伤小鼠模型的建立及益脑冲剂的保护作用［J］. 北京中医药大学学报，1999，19（6）：62.

［3］赵小贞，陈春鹏，徐剑文，等. 两种血管性痴呆动物模型的研究［J］. 中国行为医学科，2003，5（12）：484-486.

［4］邹俊华，梁红业，刘林，等. 枸杞子对人成纤维细胞寿命及 $c-fos$ 基因表达的影响［J］. 中国临床康复，2005，9（7）：110-111.

［5］方永奇，匡忠生，谢宇辉，等. 石菖蒲对缺血再灌注脑损伤大鼠神经细胞凋亡的影响［J］. 现代中西医结合杂志，2002，11（17）：1647-1649.

［6］景玉宏，冯慎远，汤晓琴. 石菖蒲对学习记忆的影响及突触机制［J］. 中国中医基础医学

杂志，2002，8（6）：38 – 41.

　　［7］唐洪梅，席萍，吴敏，等. 石菖蒲对小鼠脑组织氨基酸类神经递质的影响［J］. 中药新药与临床药理，2004，15（5）：310 – 311.

　　［8］曲友直，高国栋，赵振伟，等. 川芎嗪对局灶性脑缺血再灌注后 Bcl – 2 和 Fas – L 表达的影响［J］. 中国临床康复，2004，8（16）：3082 – 3083.

　　［9］Nagahara A. H，Brioni J. D，McCaugh J. L. Effects of intraseptal infusion of muscimol on inhibitory avoidance and spatial learning. Psycholobiology，1992，20：198 – 204.

　　［10］邢宏，王才源，关新民. 急性脑缺血再灌注大鼠不同脑区乙酰胆碱酯酶活性的变化［J］. 脑与神经疾病杂志，1999，7（2）：65 – 67.

【本文发表于：北京中医药大学学报，2006，29（3）：177 – 180】

专题五 其他课题研究

一、概 述

该部分包括 2 个课题 19 篇论文,其中"酒速愈治疗急性酒精中毒机制研究"13 篇、"河北省中西医结合治疗 SARS 临床疗效回顾性研究"6 篇。选入本节论文 8 篇。

长期过度饮酒会导致酒精性肝损伤,而一次性大量饮酒,会引起急性酒精中毒。"酒速愈治疗急性酒精中毒机制研究"是本人在完成"解酒护肝饮治疗酒精性肝损伤的实验与临床研究"课题后进行的进一步研究。实验研究观察了自创验方——酒速愈对急性酒精中毒小鼠多个指标的影响,结果表明,酒速愈可提高乙醇脱氢酶活性,促进乙醇代谢,具有显著的解酒促醒作用,并可显著加强胃黏膜的黏液——碳酸氢盐屏障,降低肝组织炎性介质含量,改善肝功能,调节小鼠脑纹状体中单胺类神经递质含量,改善神经行为学异常。临床研究对 182 例急性酒精中毒患者进行多中心、随机对照临床观察,结果显示,酒速愈治疗 93 例,可促进急性酒精中毒患者神志恢复和肢体运动恢复,减少酒后 24 小时不适症状,临床总有效率为 98.9%,明显优于对照组葛花解醒汤(89 例,临床总有效率为 83.1%)。该研究 2008 年获河北省科技进步三等奖。

2003 年冬春之交,我国广东省爆发了震惊世界的 SARS 疫情,不久在全国传播流行。本人被省中医药管理局聘为省中医药防治 SARS 专家组组长,对我省的 SARS 疫情进行专项研究。在此背景下,本人主持的"河北省中西医结合治疗 SARS 临床疗效回顾性研究"被国家中医药管理局批准资助立项。本课题采用流行病学调查的方法,客观地分析了河北省 SARS(实际采集 213 例)病情的发展规律、治疗及预后情况,并对中西医结合治疗及单纯西医治疗 SARS 的临床疗效进行对比分析,探讨中西医结合治疗 SARS 的作用与优势。该研究获 2005 年河北省科技进步三等奖。

上述研究发表论文 19 篇,获得河北省科技进步三等奖 2 项。

二、入选论文

［1］杨牧祥，于文涛，徐华洲，等. 酒速愈对急性酒精中毒小鼠胃黏膜的保护作用的研究［J］. 中华中医药杂志，2006，21（6）：341 – 343.

［2］杨牧祥，于文涛，胡金宽. 酒速愈对急性酒精中毒小鼠海马 AChE 和纹状体单胺神经递质含量的影响［J］. 北京中医药大学学报，2007，30（2）：112 – 114，123.

［3］杨牧祥，于文涛，王长垠，等. 酒速愈治疗急性酒精中毒的临床疗效观察［J］. 中外健康文摘·医药月刊，2007，4（11）：47 – 49.

［4］杨牧祥，郭纪生，张波，等. SARS 中医药治疗经验［J］. 河北中医药学报，2003，18（3）：8 – 10.

［5］杨牧祥，苏凤哲，高永刚，等. 河北省中西医结合治疗重症 SARS 临床疗效分析［J］. 河北中医药学报，2004，19（2）：9 – 10.

［6］杨牧祥，姚树坤，王振邦，等. 河北省 213 例严重急性呼吸综合征临床分析［J］. 临床荟萃，2004，19（24）：1381 – 1383.

［7］杨牧祥，高永刚，王少贤，等 . 11 例 SARS 死亡病例分析［J］. 中华实用中西医杂志，2004，4（24）：3756 – 3757.

［8］杨牧祥，姚树坤，王振邦，等. 中西医结合治疗严重急性呼吸综合征 129 例临床疗效分析［J］. 河北中医，2004，26（11）：844 – 846.

酒速愈对急性酒精中毒小鼠胃黏膜保护作用的研究

杨牧祥，于文涛，徐华洲，胡金宽，李国明

（河北医科大学中医学院　050091）

急性酒精中毒是指由于饮酒过量引起的中枢神经系统由兴奋转为抑制的状态。酒精中毒可引起多脏器的损伤，尤其可导致胃黏膜的急性糜烂出血，患者表现恶心，呕吐，甚至呕血。酒速愈为临床效方，为了进一步探讨酒速愈治疗急性酒精中毒的作用机制，课题组观察了该药对急性酒精中毒小鼠胃黏膜病理组织学和超氧化物歧化酶（SOD）、丙二醛（MDA）、一氧化氮（NO）、内皮素 1（ET－1）的影响，现报道如下。

1 材料与方法

1.1 动物

清洁级昆明小鼠 80 只，雌雄各半，体重 24～28g，由河北省实验动物中心提供。

1.2 药物与试剂

酒速愈：由葛花、枳椇子、葛根、竹茹、枇杷叶、人参、绞股蓝、麦冬等药物组成，使用前水煎分别浓缩成含量为 1.62g/ml 和 3.24g/ml 的混悬液；葛花解醒汤：按《脾胃论》组方，由木香 10g，橘皮 10g，人参 10g，猪苓 10g，茯苓 10g，炒神曲 10g，泽泻 10g，干姜 10g，白术 12g，青皮 12g，白豆蔻仁 15g，砂仁 6g，葛花 15g 组成，使用前水煎浓缩成含量为 1.31g/ml 的混悬液；56°红星二锅头酒：北京红星股份有限公司，批号：041028；SOD、MDA、NO、ET－1 试剂盒：南京建成生物工程研究所，批号：20041106

1.3 动物分组与给药

小鼠随机分为 5 组：正常组、模型组（灌服等容积生理盐水）、酒速愈低剂量组（灌服酒速愈 16.2g/kg）、酒速愈高剂量组（灌服酒速愈 32.4g/kg）、葛花解醒汤组（灌服葛花解醒汤 13.1g/kg），每组 16 只。

1.4 模型建立与取材

各组小鼠禁食 12h，除正常组外均以 14ml/kg 体重 56°红星二锅头酒灌胃（相当于 7.84ml/kg 体重的乙醇灌胃），30min 后，各治疗组分别给药，模型组灌服等容积生理盐水。给药 6h 后断头处死小鼠，取出胃，沿胃大弯剪开，生理盐水漂洗，滤纸吸干，剪取部分胃窦组织，4% 多聚甲醛固定；取其余胃黏膜组织称重，冰浴下制备 5% 组织匀浆，3000r/min 离心 15min，取上清，－20℃ 以下保存，留作 SOD、MDA、NO、ET－1 检测。

1.5 检测指标

1.5.1 胃黏膜病理组织学观察　胃黏膜固定后 HE 染色，光镜下观察胃黏膜的病理组织学的变化。

1.5.2 胃黏膜 SOD、MDA 检测　用黄嘌呤氧化酶法测定胃黏膜 SOD 活性，用硫代巴比妥酸法测定 MDA 含量，并用蛋白含量校正。

1.5.3 胃黏膜 NO、ET－1 检测　用硝酸还原酶法测定胃黏膜 NO 含量，用放射免疫法测定 ET－1 含量，并用蛋白含量校正。

1.6 统计学方法

采用 SPSS 10.0 统计软件进行数据处理，统计方法采用方差分析。

2 结果

2.1 酒速愈对急性酒精中毒小鼠胃黏膜病理组织学的影响

与正常组比较，模型组小鼠胃黏膜出现明显出血、糜烂，点片状溃疡，黏膜下可见大量炎细胞浸润；与模型组比较，酒速愈高、低剂量组和葛花解醒汤组出血、糜烂较轻，炎细胞浸润较少，酒速愈高剂量组最佳。

2.2 酒速愈对急性酒精中毒小鼠胃黏膜 SOD、MDA 的影响

与正常组比较，模型组小鼠胃黏膜 SOD 活性下降（$P < 0.01$），MDA 含量升高（$P < 0.01$），与模型组比较，酒速愈高、低剂量组和葛花解醒汤组可明显升高 SOD 活性（$P < 0.05$ 或 $P < 0.01$），降低 MDA 含量（$P < 0.01$）（表1）。

表1 酒速愈治疗性给药对急性酒精中毒小鼠胃黏膜 SOD、MDA 的影响（$\bar{x} \pm s$）

组别	剂量/g·kg⁻¹	n	SOD(KU·g⁻¹pro)	MDA(μmol·g⁻¹pro)
正常组	—	16	97.53 ± 7.73**	0.543 ± 0.12**
模型组	—	16	86.52 ± 8.45	0.940 ± 0.19
酒速愈高剂量组	32.4	16	97.38 ± 8.70**	0.602 ± 0.15**
酒速愈低剂量组	16.2	16	94.40 ± 10.73*	0.708 ± 0.16**
葛花解醒汤组	13.1	16	94.72 ± 9.64*	0.710 ± 0.12**

注：与模型组比较，* $P < 0.05$，** $P < 0.01$

2.3 酒速愈对急性酒精中毒小鼠胃黏膜 NO、ET–1 的影响

与正常组比较，模型组小鼠胃黏膜 NO 水平下降（$P < 0.01$），ET–1 含量升高（$P < 0.01$），与模型组比较，酒速愈高、低剂量组和葛花解醒汤组可明显升高 NO 水平（$P < 0.05$ 或 $P < 0.01$），降低 ET–1 含量（$P < 0.05$ 或 $P < 0.01$）（表2）。

表2 酒速愈治疗性给药对急性酒精中毒小鼠胃黏膜 NO、ET–1 的影响（$\bar{x} \pm s$）

组别	剂量/g·kg⁻¹	n	NO(μmol·g⁻¹pro)	ET–1(ng·g⁻¹pro)
正常组	—	16	4.55 ± 1.44**	102.4 ± 53.6**
模型组	—	16	2.62 ± 1.12	207.5 ± 52.0
酒速愈高剂量组	32.4	16	4.01 ± 1.29**	121.4 ± 72.3**
酒速愈低剂量组	16.2	16	3.77 ± 1.08*	127.1 ± 83.4**
葛花解醒汤组	13.1	16	3.91 ± 1.18**	142.5 ± 72.6*

注：与模型组比较，* $P < 0.05$，** $P < 0.01$

3 讨论

3.1 组方依据

急性酒精中毒中医学认为，由于酒性热而气悍，饮酒过量，酒毒蓄积，痰热内蕴，气阴两伤，肝胃等脏腑受损所致。其病理特点是病势较急，实中夹虚。故治当以清解酒毒为主，辅以清热化痰，益气养阴。课题组经多年临床观察，反复筛选葛花、枳椇子、葛根、竹茹、枇杷叶、人参、绞股蓝、麦冬等药，研制成"酒速愈"用于急性酒精中毒的实验与临床研究。方中葛花、枳椇子、葛根清解酒毒，为治疗酒精中毒之要药，现代研究表明[1]，葛花、枳椇子可促进酒精在体内代谢，降低血浆乙醇浓度，葛根具有明显抗氧化作用，可减轻酒精中毒所致的肝脏损伤和中枢神经系统异常，以治其本，故为君药；竹茹、枇杷叶清热化痰，降逆止呕，有效减轻酒精中毒引起的胃肠道反应，以治其标，两者共为臣药；佐以人参、绞股蓝、麦冬益气养阴，现代药理研究表明，人参可增

强乙醇脱氢酶和乙醛脱氢酶的活性，加速乙醇在体内的代谢[1]。诸药相伍，共奏清解酒毒，清热化痰，益气养阴之功效。

3.2　酒速愈具有调节自由基代谢，抗氧化损伤，调节血管收缩舒张因子，改善胃黏膜微循环，保护急性酒精中毒小鼠胃黏膜的作用

酒的主要成分是乙醇，体内少量乙醇可在乙醇脱氢酶（ADH）和乙醛脱氢酶（ALDH）作用下代谢成 CO_2 和 H_2O 排出体外，但若一次过量的饮酒，使乙醇在体内不能及时氧化代谢，酒精可通过酶或非酶系统产生氧自由基，引起脂质过氧化，并形成脂质过氧化物[2]。研究显示，以 30% 或 60% 酒精给大鼠灌胃，门脉血中 MDA 含量明显增加，随着酒精浓度升高，胃黏膜出血性损害逐渐加重[3]；无水乙醇灌胃可致大鼠胃黏膜 MDA 含量增加，SOD 活性下降，并诱发黏膜的严重损伤[4]。本研究结果与上述研究结果类似，急性酒精中毒模型小鼠胃黏膜出现明显出血、糜烂，点片状溃疡，黏膜下可见大量炎细胞浸润，同时伴有 MDA 含量增加，SOD 活性下降，酒速愈可明显升高 SOD 活性，降低 MDA 含量，改善病理组织学，说明酒速愈具有调节自由基代谢，抗氧化损伤，保护急性酒精中毒小鼠胃黏膜的作用。

ET 是由血管内皮细胞合成和释放的生物活性因子，亦是一种强有力的致溃疡因子，它可导致胃黏膜微血管收缩，微循环障碍，黏膜受损，引起溃疡发生[5]。NO 是由血管内皮细胞产生的具有自由基化学特性的一种简单气体，具有舒张血管作用，在调节胃黏膜血流量、维持黏膜完整性和防御功能方面起着重要的作用。Masuda E 等研究认为，NO 对胃黏膜保护作用的机制除与扩张毛细血管，增加黏膜血流量的作用有关外，还可能与其抑制胃黏膜微循环的血小板凝集，改善血管通透性，增加黏膜上皮完整性，促进胃黏液分泌，减轻炎症反应等机制有关[6]。多数研究显示，急性酒精损害时，ET 与 NO 在胃黏膜的表达呈负相关，胃黏膜的损害程度与两者的比例有关。李春艳等报道[7]，大鼠给予不同浓度的酒精灌胃，发现随着酒精浓度增加，大鼠门脉血 NO 含量降低，ET 浓度增加，胃黏膜损害加重；予 NO 合酶抑制剂，NO 含量进一步下降，而 ET 浓度更为升高，黏膜损伤明显加重，提示在酒精性胃损害中，NO 通过抑制 ET 生成，改善胃黏膜血流而发挥保护作用。

目前尚无公认的解酒药物，故本项研究以古方葛花解醒汤为对照药，课题组前期的研究表明，酒速愈对急性酒精中毒小鼠具有显著的解酒促醒作用，疗效优于古方葛花解醒汤[8]。本研究表明，酒速愈和葛花解醒汤均可显著降低模型组小鼠胃黏膜的 ET-1 含量，提高 NO 含量，通过调节两者的比例，改善胃黏膜微循环，促进局部血流供应，从而发挥抗酒精损伤作用。

参考文献

[1] 张若明，李经才. 解酒天然药物研究进展［J］. 沈阳药科大学学报，2001，18（2）：138-142.

[2] Niemela O, Parkklia S, Britton RS, et al. Hepatic lipid peroxidation in hereditary hemochromatosis and alcoholic-liver injury. J-lab-Clin-Med. 1999, 133 (5): 451.

[3] 李春艳，刘丽娜，吕申，等. 一氧化氮、内皮素及氧自由基对大鼠酒精性胃损害的作用研究［J］. 胃肠病学和肝病学杂志，2000，9（1）：14-16.

[4] 王立新，林三仁. 2（3）-叔丁基-4-羟基茴香醚对乙醇诱发大鼠胃黏膜损伤的保护作用［J］. 药学学报，1999，34（3）：168-171.

[5] 李小平，徐家瑞，王崇文. 内皮素在急性胃黏膜损伤中的作用［J］. 江西医药，1998，33（5）：278.

[6] Masuda E, Kawano S, Nagano K, et al. Endogenous nitric oxide modulates ethanol-induced gastric mucosal injury in mice. Gastroenterology, 1995, 108: 58.

[7] 李春艳，刘丽娜，吕申，等. 大鼠酒精性胃损害中一氧化氮与内皮素的关系研究［J］. 大连医科大学学报，1999，21（4）：254-256.

［8］杨牧祥，于文涛，王蕊，等. 酒速愈对急性中毒小鼠的药效学研究［J］. 中草药，2005，36（增刊）：179－180.

【本文发表于：中华中医药杂志，2006，21（6）：341－343】

酒速愈对急性酒精中毒小鼠海马 AChE 和纹状体单胺神经递质含量的影响

杨牧祥，于文涛，胡金宽

（河北医科大学中医学院　050091）

急性酒精中毒是指饮入过量酒精引起的中枢神经系统由兴奋转为抑制的状态[1]。临床表现为兴奋、激动、欣快多言，继而出现语无伦次、站立不稳、嗜睡等症状，当意识障碍进一步加重时，可出现昏迷、抽搐，严重者可因呼吸中枢受抑而死亡[2]。研究表明[3]，急性酒精中毒时神经行为的异常与脑组织神经递质的异常释放有关。中药对急性酒精中毒时神经递质的影响尚未见报道，酒速愈为临床效方，为了进一步探讨该药治疗急性酒精中毒的作用机制，课题组观察了该药对急性酒精中毒小鼠醉酒时间、醉酒率以及脑纹状体 5 羟色胺（5 – HT）、多巴胺（DA）含量以及海马胆碱酯酶（AChE）活性的影响，现报道如下。

1　材料与方法

1.1　动物

健康昆明种小鼠，雌雄各半，体重 24 ~ 28g，由河北省实验动物中心提供。

1.2　药物与试剂

酒速愈：由葛花、枳椇子、葛根、竹茹、枇杷叶、人参、绞股蓝、麦冬等药物组成，使用前水煎分别浓缩成含量为 1.62g/ml 和 3.24g/ml 的混悬液；葛花解醒汤：按《脾胃论》组方与药量，使用前水煎浓缩成含量为 1.31g/ml 的混悬液；每只小鼠以 1ml/100g 体重的容量灌胃。56°红星二锅头酒：北京红星股份有限公司，批号：041028。DA、5 – HT 标准品：Sigma 公司。

1.3　观察指标及方法

1.3.1　酒速愈对急性酒精中毒小鼠醉酒时间、醉酒率的影响　小鼠随机分为 4 组：模型组（灌服等容积生理盐水）、酒速愈低剂量组（灌服酒速愈 16.2g 生药/kg 体重）、酒速愈高剂量组（灌服酒速愈 32.4g 生药/kg 体重）、葛花解醒汤组（灌服葛花解醒汤 13.1g 生药/kg 体重），每组 20 只。各组小鼠禁食 12h，各治疗组均一次性给药，30min 后，各组均以 14ml/kg 体重 56°红星二锅头酒灌胃。观察记录小鼠醉酒时间（从清醒到翻正反射消失的时间），并计算 24h 内的醉酒率。小鼠醉酒与否以翻正反射是否消失为标准：小鼠灌酒后将其背向下轻轻放入动物笼，若动物背向下的姿势保持 30s 以上，则认为翻正反射消失，即为醉酒。

1.3.2　酒速愈对急性酒精中毒小鼠脑纹状体 DA、5 – HT 含量和脑海马 AChE 活性的影响　小鼠随机分为 5 组：正常组、模型组、酒速愈低剂量组、酒速愈高剂量组、葛花解醒汤组，每组 16 只，给药剂量同上。各组小鼠禁食 12h，除正常组外均以 14ml/kg 体重 56°红星二锅头酒灌胃，30min 后，各治疗组分别给药，模型组灌服等容积生理盐水。给药 1h 后断头处死小鼠，在冰浴中迅速剥离脑纹状体及海马组织待测。

1.3.2.1　AChE 活性检测　用化学比色法测定脑海马 AChE 活性。乙酰胆碱酯酶水解乙酰胆碱生成胆碱及乙酸、胆碱可以与巯基显色剂反应生成三硝基苯（TNB）黄色化合物，根据颜色深浅进行比色定量，水解产物胆碱的数量可反映胆碱酯酶的活力。

1.3.2.2　DA、5 – HT 提取　采用溶剂提取法，脑纹状体用电子天平称重，取 0.5g 组织加入正丁醇 5ml 和 0.01mol HCl 适量，粉碎匀浆，1500r/min 离心 10min，首先吸取上层液正丁醇 2ml 加入含 1.5ml 0.1mol 磷酸盐缓冲液，在离心管中振摇 10min，将 DA 抽提到缓冲液中；再吸取上层液正丁醇 2ml 加入含 5ml 正庚烷和 0.5ml HCl，在离心管中振摇 10min，将 5 – HT 抽提到 HCl 中，分别离心，分开有机相和水相。

1.3.2.3　DA、5-HT 检测　吸取 1ml 磷酸盐缓冲液用碘试剂氧化法测定 DA 含量：DA 在一定条件下，与氧化剂碘试剂反应，生成三羟基吲哚化合物，具有荧光，可在荧光计上以 310nm 激发，在 390nm 处测量荧光强度为 DA 的含量。吸取 0.3ml HCl 溶液用 OPT 缩合法测定 5-HT 含量：5-HT 在酸性条件下与 OPT 缩合，形成具有荧光化合物，可在荧光计上以 365nm 激发，在 470nm 处测量荧光强度为 5-HT DA 的含量。

1.4　统计学方法

采用 SPSS 10.0 统计软件进行数据处理，统计方法用方差分析。

2　结果

2.1　一般情况

模型组小鼠酒精灌胃后，出现耸毛以及奔跑、跳跃、撕咬等兴奋性活动明显增多，随后步履不稳，继而转为沉睡状态。各治疗组小鼠上述症状表现较轻。

2.2　酒速愈对急性酒精中毒小鼠醉酒时间、醉酒率的影响

与模型组比较，酒速愈高、低剂量组预防性给药可明显降低小鼠醉酒率（$P<0.05$），延长醉酒时间（$P<0.05$ 或 $P<0.01$），且酒速愈高剂量组醉酒时间长于葛花解醒汤组（$P<0.05$）（表1）。

表1　各组小鼠醉酒时间和醉酒率的比较

组　别	剂量(g/kg)	n	醉酒数/率(n,%)	醉酒时间(min)
模型组	—	20	15(75)	18.87±9.94
酒速愈高剂量组	32.4	20	8(40)*	46.50±17.21**△
酒速愈低剂量组	16.2	20	8(40)*	33.25±15.58*
葛花解醒汤组	13.1	20	10(50)	31.9±15.93*

注：与模型组比较，$*P<0.05$，$**P<0.01$；与葛花解醒汤组比较，$△P<0.05$

2.3　酒速愈对急性酒精中毒小鼠脑纹状体 DA、5-HT 含量的影响

与正常组比较，模型组小鼠脑纹状体 DA、5-HT 含量明显升高（$P<0.01$），与模型组比较，酒速愈高、低剂量组和葛花解醒汤组可明显降低 DA、5-HT 含量（$P<0.05$ 或 $P<0.01$）。酒速愈高剂量组降低 DA 作用优于葛花解醒汤组（$P<0.05$）（表2）。

表2　各组小鼠脑纹状体 DA、5-HT 的比较（$\mu g/g$, $\bar{x}\pm s$）

组别	剂量(g/kg)	n	DA	5-HT
正常组	—	16	4.19±1.11**	0.49±0.11**
模型组	—	16	7.32±1.37	0.82±0.18
酒速愈高剂量组	32.4	16	4.77±1.56**△	0.61±0.15**
酒速愈低剂量组	16.2	16	5.45±1.61**	0.67±0.14**
葛花解醒汤组	13.1	16	6.06±1.31*	0.69±0.14*

注：与模型组比较，$*P<0.05$，$**P<0.01$；与葛花解醒汤组比较，$△P<0.05$

2.4　酒速愈对急性酒精中毒小鼠海马 AChE 活性的影响

表3　各组小鼠海马 AChE 活性的比较（$\bar{x}\pm s$）

组别	剂量(g/kg)	n	AChE(U/gpro)
正常组	—	16	208.83±27.86**
模型组	—	16	252.43±29.72
酒速愈高剂量组	32.4	16	213.36±39.57**
酒速愈低剂量组	16.2	16	232.32±29.38
葛花解醒汤组	13.1	16	225.68±34.97*

注：与模型组比较，$*P<0.05$，$**P<0.01$

　　与正常组比较，模型组小鼠脑海马 AChE 活性升高（$P < 0.01$），与模型组比较，酒速愈高剂量组和葛花解醒汤组可明显降低 AChE 活性（$P < 0.05$ 或 $P < 0.01$）（表3）。

3　讨论

　　中医学认为，酒性热而气悍，饮酒过度，酒毒蓄积。肝脾胃诸脏受损，气阴两伤为本病主要病机。故治当以清解酒毒，清热化痰，益气养阴。经多年临床观察，筛选葛花、枳椇子、葛根、竹茹、枇杷叶、人参、绞股蓝、麦冬等药，研制成"酒速愈"用于治疗急性酒精中毒，疗效显著。方中葛花、枳椇子、葛根清解酒毒，为治疗酒精中毒之要药，现代研究表明[4]，葛花、枳椇子可促进酒精在体内代谢，降低血浆乙醇浓度，葛根具有明显抗氧化作用，可减轻酒精中毒所致的肝脏损伤和中枢神经系统异常，为君药；竹茹、枇杷叶清热化痰，降逆止呕，可有效减轻酒精中毒引起的胃肠道反应，两者共为臣药；佐以人参、绞股蓝、麦冬益气养阴，现代药理研究表明，人参可增强乙醇脱氢酶和乙醛脱氢酶的活力，加速乙醇在体内的代谢[4]。诸药合用，全方共奏清解酒毒、清热化痰、益气养阴等功效。酒精及其代谢产物乙醛对机体产生较大的毒性作用，并可诱发异常的氧化还原反应[5]。研究表明，酒精中毒可导致胃组织、肝组织多脏器的损伤，中药对酒精损伤的靶器官具有显著保护作用[6]，但是酒精对脑神经递质的影响及其中药的干预作用目前尚未见报道。脑纹状体为多种单胺类神经递质释放异常性疾病的常见损害部位，而脑海马与人体的记忆能力密切相关，因此本项研究观察了酒速愈对急性酒精中毒小鼠海马 AChE 和纹状体单胺神经递质 DA、5 - HT 的影响，以揭示中药对急性酒精中毒神经递质的调节作用。

　　DA、5 - HT 为单胺类神经递质，参与机体内运动、睡眠、记忆、情绪等多种神经活动的调节。纹状体内 DA 和 5 - HT 的含量异常可导致多种运动、精神系统疾病的产生，如帕金森病就是原因不明的黑质 DA 能神经元变性丢失，导致纹状体内 DA 释放量减少，从而出现僵直、静止性震颤和运动障碍等症状[7]；大鼠腹腔注射苯环己哌啶（PCP）升高大鼠纹状体内多巴胺含量，可模拟人类精神分裂症多巴胺亢进的发生过程[8]。5 - HT 系统功能障碍与情感性精神障碍发病机制有关，5 - HT 回收抑制剂（SSRIs）通过阻断 5 - HT 的再摄取，从而使中枢神经突触间隙 5 - HT 浓度增加而发挥治疗抑郁症的作用[9]。

　　乙醇对 DA 和 5 - HT 的释放、代谢以及受体等多方面产生影响，项翠琴等研究显示[3]，一次性乙醇灌胃可使大鼠纹状体中 DA 和 5 - HT 含量显著增加，且与灌胃乙醇的剂量呈量效关系，但在高剂量（51.3%）乙醇灌胃后 DA 代谢产物反而下降，推测高浓度乙醇除了可促进 DA 的释放，还可抑制 DA 的分解，从而升高 DA 的含量；高剂量乙醇灌胃对 5 - HT 的代谢产物无明显影响，可能为乙醇的中间代谢产物——乙醛可抑制醛脱氢酶，影响 5 - HT 在中枢神经系统中的代谢降解，致 5 - HT 含量升高。本研究结果与上述研究结果一致，采用 56°酒精灌胃后，小鼠纹状体 DA 和 5 - HT 均明显升高，说明酒精可干扰单胺类神经递质的代谢，从而导致模型小鼠神经行为异常。

　　乙酰胆碱是脑内的经典神经递质，与认知、学习、记忆等大脑高级神经功能有关，学习记忆任务的完成伴随着脑内 AChE 的变化[10]。AChE 是乙酰胆碱的分解酶，它的活力变化可间接反映脑内乙酰胆碱含量和代谢情况。Lee 研究认为[11]，酒精不但影响神经递质受体、线粒体电子传递链，而且影响胆碱酯酶、腺苷环化酶等酶类的活性；Fadda 研究显示[12]，急性酒精中毒后海马中胆碱酯酶出现先上升后下降的双向性变化。本研究结果表明，56°酒精灌胃 1.5h 后，小鼠海马胆碱酯酶活性明显增加，说明急性酒精中毒早期通过提高胆碱酯酶的活性，加速乙酰胆碱的水解，继而导致神经行为的异常。

　　本研究还显示，酒速愈高低剂量组均可降低脑组织单胺类神经递质 DA、5 - HT 含量以及 AChE 的活性，同时延长急性酒精中毒小鼠醉酒时间，降低醉酒率。说明酒速愈可调节脑组织单胺类神经递质 DA、5 - HT 含量以及 AChE 的活性，改善急性酒精中毒时神经行为异常。

参考文献

　　[1] 陈灏珠. 实用内科学（第 10 版）[M]. 北京：人民卫生出版社，1999：693 - 694.

［2］焦健. 酒精中毒性神经系统损伤［J］. 中国社区医师，2001，23（10）：23.

［3］项翠琴，汪根盛，傅慰祖，等. 乙醇对大鼠脑纹状体和海马神经递质的影响［J］. 环境与职业医学，2004，21（2）：121 – 123.

［4］张若明，李经才. 解酒天然药物研究进展［J］. 沈阳药科大学学报，2001，18（2）：138 – 142.

［5］田德录，丁霞. 酒精性肝病研究述评［J］. 北京中医药大学学报，1999，22（1）：10 – 14.

［6］王新月，田德录，孙承琳. 乙醇中毒小鼠肝、胃病理形态学特征及解酒口服液的保护作用［J］. 北京中医药大学学报，1999，22（2）：24 – 25.

［7］冯定庆，陈晓蓉，王慧珠，等. 大鼠行为学改变与黑质多巴胺能神经元的相关性研究［J］. 中风与神经疾病杂志，2005，22（1）：37 – 41.

［8］尹乾坤，王晓峰，李拴德，等. 伏核毁损对精神分裂症大鼠行为和纹状体多巴胺含量的影响［J］. 中国临床康复，7（15）：2146 – 2147.

［9］高树贵，刘少文 . 5 – 羟色胺转运体基因与情感性精神障碍［J］. 国外医学·精神病学分册，2005，32（1）：61 – 64.

［10］Nagahara A. H，Brioni J. D，McCaughey J. L. Effects of intraseptal infusion of muscimol on inhibitory avoidance and spatial learning［J］. Psychobiology，1992，20：198 – 204.

［11］Lee NM，Smith AS. Ethanol. In：Toxicology of CNS Depressants［J］. Holk（editor），CRC Press，1986：75 – 86.

［12］Fadda F，Rossetti ZL. Chronic ethanol consumption：From neuroadation to neuroade generation［J］. Progress in Neurobiology，1998，56：385 – 431.

【本文发表于：北京中医药大学学报，2007，30（2）：112 – 114，123】

酒速愈治疗急性酒精中毒的临床疗效观察

杨牧祥[1]，于文涛[1]，王长垠[2]，王秉岳[3]，赵新义[4]，崔娅晖[2]，裴建卫[3]
（1 河北医科大学中医学院　050091；2 河北省邯郸市中医院　056009；
3 河北省行唐县中医院　050600；4 河北省新乐市中医院　050700）

急性酒精中毒是指饮入过量酒精引起的中枢神经系统由兴奋转为抑制的状态[1]，目前缺乏理想的治疗药物。酒速愈是根据中医理论及多年临床实践研制的治疗急性酒精中毒的有效方药，为进一步验证该药的临床疗效，课题组进行了随机临床对照观察，现报道如下。

1　临床资料

1.1　一般资料

全部病例均符合病例选择标准，按入院先后顺序采用随机数字表法分为两组，治疗结束后，除去脱落病例，有效病例 182 例。治疗组 93 例，其中男 71 例，女 22 例；平均年龄（31.48 ± 11.61）岁。对照组 89 例，其中男 68 例，女 21 例；平均年龄（30.17 ± 8.57）岁。两组患者性别、年龄、病情程度以及西药常规治疗等方面，经统计学处理差异无显著性意义（$P > 0.05$），具有可比性。

1.2　诊断标准

参照文献[1]制订：①有过量饮酒史，呼气或呕吐物有酒味。②出现兴奋、共济失调、昏睡等各期的神经系统异常的临床表现。③排除其他原因所致的昏睡及昏迷。症状分期标准：参考文献[1]制订。①兴奋期：患者头昏、乏力、自控能力丧失、欣快感、言语增多、颜面潮红或苍白。②共济失调期：动作不协调、步态不稳、语无伦次或伴有眼球震颤。③昏睡期：沉睡不醒、颜面苍白、皮肤湿冷、呼吸表浅、口唇发绀，严重者出现陈 - 施二氏呼吸、心跳加快、二便失禁，可因呼吸衰竭而死亡。

1.3　纳入病例标准

①符合上述诊断标准。②兴奋期病情轻，一般可自然恢复；昏睡期病情重，服药困难，一般不易接受治疗。因此，按诊断标准和症状分期标准选取共济失调期病例。③就诊时间均在饮酒后 4 小时内。④家属签署知情同意书。

1.4　排除病例标准

①70 岁以上，妊娠或哺乳期妇女，对本药过敏者。②合并有肝、肾、造血系统和内分泌系统等严重原发性疾病，精神病患者。③合并急性心脑血管疾病或药物中毒者。④患者出现昏迷、消化道出血、肺炎等意外情况。⑤凡不符合纳入标准，未按规定用药，无法判断疗效或资料不全等影响疗效或安全性判断者。

2　研究方法

2.1　治疗方法

治疗组：口服酒速愈。酒速愈由葛花、枳椇子、竹茹、枇杷叶、麦冬、绞股蓝、葛根、人参组成，采用自动煎药机水煎包装，200ml/次，每隔 6 小时一次，共服用 2 次。对照组：口服葛花解醒汤，由木香、橘皮、人参、猪苓、茯苓、炒神曲、泽泻、干姜、白术、青皮、白豆蔻仁、砂仁、葛花组成，采用自动煎药机水煎包装，200ml/次，每隔 6 小时一次，共服用 2 次。两组均可配合纳洛酮、维生素 B、维生素 C 等常规西药治疗。

2.2　观察项目

2.2.1　两组患者神志恢复正常时间和肢体运动恢复正常时间比较

神志恢复正常时间指开始治疗至神志恢复正常时间，肢体运动恢复时间指开始治疗至肢体运动恢复正常时间。依据参考文献[2]：神志恢复正常标准：（1）对外界环境的认知功能：即对时间、地点和人物的定向力正常；（2）对自身的认知功能：包括对自己的姓名、性别、年龄、住址、职业等回答正确。运动功能恢复正常标准：能独立行走，步态稳健。

2.2.2　两组患者酒后 24 小时不适症状比较　观察两组患者酒后 24 小时（用药 20 小时）临床症状（头痛、头晕、心悸、恶心、腹痛）是否存在，比较两组的酒后不适症状和酒后不适人数的差异。

2.2.3　两组患者临床疗效比较　根据临床疗效判定标准，比较两组临床总有效率。总有效率 =（治愈例数 + 显效例数）/总例数。

2.3　疗效判定标准

参考文献[3]，以开始治疗 12 小时后临床表现为准。治愈：经治疗 12 小时后，头晕、头痛、恶心、呕吐等症状完全消失，精神语言行为及体力完全恢复。显效：语言行为精神基本正常，有恶心无呕吐，仍有轻度头晕、头痛、体力疲劳等症状。无效：症状无明显改善。

2.4　统计方法

采用 SPSS 10.0 for Windows 统计软件，计量资料用 t 检验，计数资料用 χ^2 检验。

3　结果

3.1　两组患者神志恢复正常时间和肢体运动恢复正常时间比较（表 1）

与对照组比较，治疗组神志恢复正常时间和肢体运动恢复正常时间明显缩短，具有统计学意义（$P < 0.01$）。

表 1　两组患者神志恢复正常时间和肢体运动恢复正常时间比较（$\bar{x} \pm s$, min）

组　别	n	神志恢复正常时间	肢体运动恢复正常时间
治疗组	93	58.4 + 9.4*	71.7 + 12.6*
对照组	89	66.2 + 11.6	85.5 + 14.6

注：与对照组比较，*$P < 0.01$

3.2　两组患者酒后 24 小时不适症状比较（表 2）

与对照组比较，治疗组头晕、恶心症状以及酒后不适人数明显减少，具有统计学意义（$P < 0.05$）。

表 2　两组患者酒后 24 小时不适症状比较（例,%）

组　别	n	酒后不适人数	头痛	头晕	心悸	恶心	腹痛
治疗组	93	9*	3	4*	1	4*	2
对照组	89	18	8	12	5	11	4

注：与对照组比较，*$P < 0.05$

3.3　两组患者临床疗效比较（表 3）

表 3　两组患者临床疗效比较（例,%）

组　别	n	治愈	显效	无效	总有效率
治疗组	93	52	40	1	98.9*
对照组	89	32	42	15	83.1

注：与对照组比较，*$P < 0.01$

与对照组比较，治疗组临床总有效率为 98.9%，明显优于对照组 83.1%，具有统计学意义（P

<0.01）。

4 讨论

中医学认为，酒性热而气悍，饮酒过度，酒毒蓄积。肝脾胃诸脏受损，气阴两伤为本病主要病机。故治当以清解酒毒，清热化痰，益气养阴。课题组经多年临床观察，筛选葛花、枳椇子、葛根、竹茹、枇杷叶、人参、绞股蓝、麦冬等药，研制成"酒速愈"用于治疗急性酒精中毒及酒精性肝损伤，疗效显著。方中葛花、枳椇子、葛根清解酒毒，为治疗酒精中毒之要药，现代研究表明[4]，葛花、枳椇子可促进酒精在体内代谢，降低血浆乙醇浓度，葛根具有明显抗氧化作用，可减轻酒精中毒所致的肝脏损伤和中枢神经系统异常，为君药；竹茹、枇杷叶清热化痰，降逆止呕，可有效减轻酒精中毒引起的胃肠道反应，两者共为臣药；佐以人参、绞股蓝、麦冬益气养阴，现代药理研究表明，人参可增强乙醇脱氢酶和乙醛脱氢酶的活力，加速乙醇在体内的代谢[4]。诸药合用，全方共奏清解酒毒、清热化痰、益气养阴等功效。

乙醇具有脂溶性，吸收后可以迅速透过大脑神经细胞膜，高浓度的乙醇可抑制延髓中枢，引起脑组织的氧化损伤和神经递质的紊乱，患者表现为兴奋、激动、欣快多言，继而出现语无伦次、站立不稳、嗜睡等症状，当意识障碍进一步加重时，可出现昏迷、抽搐，严重者可因呼吸中枢受抑而死亡[5]。据报道，中药针剂清开灵注射液、醒脑静注射液、葛根素注射液对急性酒精中毒均有一定的疗效[6-8]，但目前缺乏国药准字批号的中药口服制剂。葛花解酲汤为金元医家李东垣所创，载于《脾胃论》，是治疗酒精中毒的著名方剂，因此本项研究以葛花解酲汤为对照，观察酒速愈的临床疗效。

课题组前期动物实验研究表明[9,10]，酒速愈对急性酒精中毒的多脏器氧化损伤具有保护作用，并可调节神经递质的释放，改善急性酒精中毒后嗜睡、共济失调等神经行为学异常。本研究显示，酒速愈可促进急性酒精中毒患者神志恢复和肢体运动恢复，减少酒后24小时不适症状，疗效优于葛花解酲汤。

参考文献

[1] 陈灏珠. 实用内科学（第10版）[M]. 北京：人民卫生出版社，1999：693-694.

[2] 郭长吉，林三仁，陈菲，等. 古拉定对急性酒精中毒的治疗作用[J]. 医师进修杂志，2003，26（4）：42-43.

[3] 王孔芳. 异丙嗪治疗急性轻度非嗜酒性酒精中毒疗效观察[J]. 广西中医学院学报，2003，6（3）：19-20.

[4] 张若明，李经才. 解酒天然药物研究进展[J]. 沈阳药科大学学报，2001，18（2）：138-142.

[5] 焦健. 酒精中毒性神经系统损伤[J]. 中国社区医师，2001，23（10）：23.

[6] 李锐，王芸，刘大宾. 清开灵治疗急性酒精中毒35例[J]. 中国中医急症，2002，11（3）：219-220.

[7] 陈明，戴光厚. 醒脑静注射液治疗急性乙醇中毒38例[J]. 安徽中医临床杂志，2001，13（3）：172-173.

[8] 张兆志，王利红，李广琪，等. 葛根素治疗重度急性酒精中毒60例疗效观察[J]. 中国中西医结合急救杂志，2005，12（5）：271-272.

[9] 杨牧祥，于文涛，田元祥，等. 酒速愈对急性酒精中毒小鼠多脏器氧化损伤的保护作用[J]. 中医研究，2007，20（9）：6-8.

[10] 杨牧祥，于文涛，胡金宽. 酒速愈对急性酒精中毒小鼠海马AChE和纹状体单胺神经递质含量的影响[J]. 北京中医药大学学报，2007，30（2）：112-114，123.

【本文发表于：中外健康文摘医药月刊，2007，4（11）：47-49】

SARS 中医药治疗经验

杨牧祥，郭纪生，张波，苏凤哲
（河北医科大学中医学院　050091）

河北省 SARS 临床诊断病例 215 例，其中中医药汤剂参与治疗 127 例，临床取得显著效果，我们在系统回顾总结中西结合治疗 SARS 临床效果的基础上，现将中医药对 SARS 的治疗经验总结如下，以为今后 SARS 的防治和临床研究奠定基础。

1　对 SARS 病因病机的分析

我们认为 SARS 的病因病机应为温毒兼挟湿热犯肺。

1.1　温毒致病

我省各地均认为 SARS 的病因病机为感受疫毒温邪，或感受雾露污浊之邪，毒热侵犯呼吸道及肺脏而发病，重则累及肝脏、心脏等，造成多脏器的损伤。正如清·叶天士《外感温热篇》中指出的温毒致病的规律："温邪上受，首先犯肺，逆传心包……"

1.2　温毒兼挟湿邪

由于地域气候和个体体质的差异，可出现或为温毒炽盛，或为湿邪更甚。据临床所见，多数患者既有发热恶寒、口干咽痛、咳嗽咯痰或干咳少痰、痰中带血、大便干燥、脉象滑数、舌苔黄厚等温热炽盛的症状，同时也可兼见舌苔白腻、黄腻、脉象濡数，或伴有胸闷腹泻等湿盛的症状，呈现湿热内盛的特点。本病虽发于冬末春初，但由于 2003 年北方春季雨量较往年增多，湿气增大，所以临床表现也多出现舌苔白腻或黄腻并可兼见腹泻等湿盛之象。从河北发病情况来看，湿热兼夹是其证候特点，这对临床辨证用药是至关重要的依据。辨别热盛还是湿盛是论治的第一要务，可导致用药原则的不同，直接关系着疗效，所以临床务必认真辨证。正如《温病条辨》所论："温热湿热为本书两大纲，温热从口鼻吸受，并无寒证最忌辛温表散……湿温为，浊阴弥漫，有寒有热，传变不一，全要细察兼证，湿热二气偏多偏少，方可论治，以此意求之无余蕴矣。"

2　SARS 的中医辨证论治

2.1　治疗法则及辨治要点

根据上述病因病机的分析和临床表现，地处河北对 SARS 的治疗法则确定为清热解毒、宣肺化湿为主。由于本病病位在肺，所以对肺进行辨证治疗要贯穿于治疗过程的始终。把握的原则是：早期温毒始犯宜宣肺；中期热盛宜清肺；后期肺气虚又当益肺；湿象显现时宜及时兼施化湿。当化湿与宣肺、清热兼施时，孰轻孰重，必须根据个体病情而定。《温病条辨》认为："热证清之则愈，湿证宣之则愈，重者往往宣之未愈者，待等化热而后清，清而后愈。"所以宣肺清热化湿是很重要的基本法则。

在基本治则的基础上还应根据患者不同的临床表现实行辨证论治，围绕治疗法则随证加减。我们提出七条辨证（"七条辨"），即：表邪尚盛，发热恶寒者，正如"在卫汗之可也"，宜清瘟解毒，宣肺解表，辨治要点在发汗；高热，咳吐黄痰者，正如"到气才可清气"，宜清瘟解毒，清肺化痰，辨治要点在清热；高热，咳嗽痰盛，呼吸喘促者，宜清瘟解毒，降逆化痰，辨治要点在降逆；湿热郁阻，发热而见黄疸，肝脏损伤者，清瘟解毒，利湿退黄，辨治要点在利湿；高热不甚，胸闷，脘腹胀满伴腹泻者，见有脾虚湿蕴者，宜清瘟解毒，化湿健脾，辨治要点在健脾；病后余热未解，低热不退，气阴两伤，肺部阴影吸收缓慢者，宜清瘟解毒，益气化瘀，辨治要点在养阴；正气虚衰，呼吸困难，痰涎壅盛，四肢厥逆，正气虚脱者，宜急回阳救逆，益气固脱，辨治要点重在救逆。

2.2　治疗方药

在 SARS 方药的使用上，我们认为既不宜分型过细使得临床不好掌握，又不宜过于简单，以一方敌百病，方药的应用应向规范化、标准化方面努力，达原饮、白虎汤、麻杏石甘汤、清瘟败毒饮等都是规范化的经验总结。我省在临床实践中拟定了 SARS 基本方，命名为"救肺五妙汤"。方中金银花清热解毒，藿香化湿，重用麻黄（或以沙参易麻黄）、杏仁、石膏三味药清肺为主而组成救肺五妙汤（抗 SARS 基本方），适用于发热、咳嗽、咯痰等各型病证。救肺五妙汤药物组成：金银花、连翘各 15g，藿香、菊花各 10g，大青叶 15g，麻黄 10g 或沙参 15g，炒杏仁 10g，生石膏 30g，射干 10g，炒苏子 12g，前胡、白前各 10g，浙贝母 12g，炙杷叶 10g，紫菀、鱼腥草各 15g，生甘草 10g。以"救肺五妙汤"为基础，结合"七条辨"原则在临床中具体辨证加减如下。

①发热初期，症见恶寒，伴有咳嗽少痰或痰中带血丝，周身酸痛，脉象滑数，舌苔白或腻。治宜清瘟解毒，宣肺解表，救肺五妙汤加薄荷 6g，羌活、香薷各 10g（可配制成救肺五妙汤 1 号方），亦可兼用清瘟败毒饮。②高热者，症见咳嗽，有痰，痰黄或痰中带血，胸闷气促，溲黄，脉象滑数，舌苔黄腻。治宜清瘟解毒，清肺化痰，救肺五妙汤生石膏加至 60g，加黄芩 12g、款冬花 10g（可配成救肺五妙汤 2 号方）。③症见高热，咳嗽，痰涎壅塞，呼吸困难，喘促胸闷，苔白厚腻，脉象弦滑。治宜清瘟解毒、宣肺化痰，基本方加麻黄 5g、葶苈子 10g、大枣 8 枚（可配制成救肺五妙汤 3 号方）。④发热不高者，症见咳嗽少痰，可伴有腹胀满，纳差，黄疸，溲黄赤，便干，脉象滑数，舌苔黄腻。治宜清瘟解毒，利湿退黄，基本方金银花加至 30g，加茵陈 60g、芦根 30g、白茅根 30g、焦三仙 30g（可配制成救肺五妙汤 4 号方）。⑤病后低热不退者，症见咳嗽少痰，偶有痰中带血，胸闷，气短乏力，食纳不振，脉象数或无力，黄苔或少苔。治宜清瘟解毒，益气化瘀，基本方加百合、丹参各 15g、赤芍 10g、牡蛎粉 30g、党参 12g（可配制成救肺五妙汤 5 号方）。⑥症见身热不扬，咳嗽少痰，胸闷，脘腹胀满，伴有轻度腹泻，脉象濡数，舌苔白腻。治宜清瘟解毒，化湿健脾，基本方减生石膏，加苍术、白扁豆、厚朴各 10g（可配制成救肺五妙汤 6 号方）。⑦重症见呼吸困难，痰涎壅盛，四肢厥逆，脉象细微，舌苔浊腻。治宜回阳救逆，益气固脱，应急服参附汤：附子 10g、西洋参 15g 水煎分次急服，兼和生脉散更行益气敛阴固脱之功；再行清瘟解毒清肺化痰之剂。

3　中药药膳的制定和应用

为了促进患者痊愈，加强饮食调理也很重要。我们特制定中药药膳，以食辅药，双管齐下，治肺兼养脾胃，加速患者康复。具体内容如下。

3.1　梨

滋肺润肺，止咳化痰。用法：每天一个梨，生吃或炖汤或食梨罐头。

3.2　银耳

润肺养阴，用于阴虚盗汗者。用法：凉拌、炖汤、炒菜。

3.3　百合粥

润肺止咳化痰，滋补肝肾。用法：百合、杏仁、核桃、枸杞与白米熬粥。

3.4　绿豆汤

清热解毒。用法：绿豆加白糖熬汤，每日 500ml 代茶饮。

3.5　藕粉

清热止血。用法：藕粉冲粥食用。制定药膳意在充分运用梨、百合、绿豆、银耳、藕等食品的调养，对疾病的康复起到很好的辅助作用。

4　治疗中应注意的几个问题

4.1　关于补益药的应用

清热解毒为治温之要法。SARS 患者多有脉数、苔黄、干咳、少痰或痰中带血，热象显著稍用补药如党参等，即出现咽干、咽痛等，就是在恢复期用补药往往也会出现此种现象。总结我省病案我们认为病后"恐灰中有火"或"死灰复燃",始终坚持清热为主,使用补药当审慎用之,使用补药应在疾病的后期,视证而行,或采取补中有清之法妥善处理。这和前人所说的温病需要"一清再清,一下再下"原则是相符合的。以此说明突出使用清热法的重要性。

4.2 关于合并肝脏损伤的治疗

我省患者在病程中多出现肝功能损伤,转氨酶、总胆红素增高,所以在清热宣肺治疗的同时,注意清肝利胆的治疗具有很重要的意义,可选用茵陈、芦根等清肝利胆的药物。应及时观察肝功能的改变,治肺兼顾养肝治肝,适时的保护肝脏。通过保肝清利肝胆的治疗,肝功能恢复多在 10～15 天之间。

4.3 关于后期低血钙肺纤维化的预防

针对本病后期血钙普遍降低,患者出现汗出、手足震颤、腓肠肌抽痛、夜寐不安的表现,在恢复期选用丹参、赤芍、百合的同时辨证使用牡蛎、黄精、珍珠母、党参等。对病后气阴虚弱,肺津耗伤,钙的缺少和防止肺的纤维化起到了比较理想的治疗效果。

5 典型病例

任某,女,19 岁,于 2003 年 5 月 8 日入院。主诉:发热咳嗽 13 天,气短胸闷 3 天。患者于 2 个月前由山西到保定涞水,在某村卫生所打工,病前一周曾接触"发热"病人。入院前 13 天无明显诱因出现发热,发热不甚,体温 37.6℃,伴有轻度恶寒,肢体酸痛,1 天后体温升高,达 39.4℃,出现咳嗽,咯痰,为少量白色泡沫样痰,遂在本村卫生所按"感冒"给予阿奇霉素、病毒唑、严迪等药物治 2 天,症状无好转,后又改为菌必治静脉点滴 8 天,效果仍不显著,并又出现气短、胸闷,即转入当地县医院就诊,拍胸片提示:"两肺炎性改变",经隔离观察治疗 3 天,体温不降,病证如前,转入保定市传染病医院治疗。入院证见:发热,体温 39℃,咳嗽咯痰,痰量少色白黏稠不易咳出,气短胸闷喘憋,活动后加重,汗出口干口渴而不欲饮水,舌暗红少苔,脉弦细数。胸片示:"双肺下野炎性病变"。临床诊断:SARS。初诊中医辨证属热毒炽盛,郁阻肺络,痰瘀互结。治以清泻肺热,化痰活瘀,泻火解毒。药用:生石膏 100g,知母 10g,金银花 20g,连翘 10g,鱼腥草 30g,三七粉 6g(冲服),桔梗、杏仁、川贝母、黄芩各 10g,苇根、生地各 15g,配合西医补液吸氧,抗感染激素等治疗。用药 2 天后二诊时,发热消退,体温 36.2℃,咳嗽减轻,仍有气短喘憋,动则加重,咽痛,痰少色白而易出,舌脉如前。治疗依前法,减生石膏至 30g,加葶苈子 6g,枇杷叶 10g。治疗 1 周后三诊时,患者发热完全消退,自感气短憋闷好转,胸闷多发于活动后,干咳无痰,口干不喜饮水,神疲乏力,舌红苔薄,脉细数无力。证属热伤气阴,治宜益气养阴,清肺化痰,活血化瘀。药用:金银花 20g,连翘 15g,桔梗、杏仁、西洋参各 10g,三七粉 6g(冲服),丹参 20g,玄参、石斛各 15g,生地 20g,川贝、丹皮各 10g,连续用药 10 余天。四诊时病情明显好转,已无喘憋,咳嗽消失,但活动后稍感气短,时有心悸,每晨起后较重,口干但喜饮水,四肢酸软乏力,舌淡红苔薄白,脉弦细无力,胸片示:双肺阴影明显吸收,轻度纤维化改变。证属:气阴亏虚,余热未清。治当养阴清热,补气定悸,活血化瘀。药用:金银花 20g,连翘、五味子、麦冬各 10g,西洋参 6g,石斛、当归各 15g,三七粉 6g(冲服),黄芪 30g,桔梗 10g,炒枣仁 15g,炙甘草 10g,山药 20g。服药 8 天,患者病情平稳,呼吸正常,体力恢复,活动无碍,心悸消失。胸片示:双肺阴影大部分吸收,根据卫生部 SARS 出院标准,经专家组同意,患者于 6 月 3 日出院。

【本文发表于:河北中医药学报,2003,18(3):8-10】

河北省中西医结合治疗重症SARS临床疗效分析

杨牧祥[1]，苏凤哲[2]，高永刚[1]，张波[3]，

郭纪生[4]，王少贤[1]，于文涛[1]，王霞[1]

（1 河北医科大学中医学院　050091；2 河北省专家诊疗中心医院　050017；

3 河北省保定市第一中医院　071000；4 石家庄传统医学国际交流中心　050012）

河北省确诊重症SARS（严重急性呼吸道综合征）50例，其中中药汤剂参与治疗（中西医结合组）33例，纯西药治疗（西医组）17例。通过采集病例，回顾分析，对照比较，评价中西医结合治疗重症SARS的临床疗效。

1 资料与方法

1.1 一般资料

中西医结合组33例中，男16例，女17例，平均年龄（39.45±15.95）岁；西医组中17例，男10例，女7例，平均年龄（40.47±14.70）岁。两组性别、年龄分布经统计学处理差异无显著性意义（$P > 0.05$），具有可比性。

1.2 诊断标准

根据卫生部办公厅2003年5月3日修订的《传染性非典型肺炎临床诊断标准（试行）》，符合下列标准中的1条即可诊断为重症SARS：（1）呼吸困难，呼吸频率>30次/min。（2）低氧血症，在吸氧3~5L/min条件下，动脉血氧分压（PaO_2）<70mmHg，或脉搏容积血氧饱和度（SPO_2）<93%；或已可诊为急性肺损伤（ALI）或急性呼吸窘迫综合征（ARDS）。（3）多叶病变且病变范围超过1/3或X线胸片显示48h内病灶进展>50%。（4）休克或多器官功能障碍综合征（MODS）。（5）具有严重基础性疾病或合并其他感染或年龄>50岁。

1.3 数据的采集与整理

采用流行病学调查方法，流调员经统一培训，到各定点医院如实采集确诊重症SARS病例，录入计算机，建立《SARS病历摘要表》数据库。

1.4 治疗方法

1.4.1 西医组 采用常规治疗，使用的药物有激素（甲强龙、氟美松、氢化可的松）、抗生素（阿奇霉素、左氧氟沙星）、病毒唑、胸腺肽等药物，部分患者给予吸氧和呼吸机治疗。

1.4.2 中西医结合组 在西药常规治疗基础上施以中药治疗。治以清瘟解毒，宣肺利气，活血化瘀，益气养阴。基本方：连翘15g，金银花15g，生石膏30g，大青叶15g，蒲公英15g，杏仁10g，前胡10g，射干10g，浙母贝10g，鱼腥草30g，生甘草10g，桃仁10g，赤芍药10g，西洋参10g，天花粉15g。随证加减。日一剂，水煎服。

1.5 观测项目

①患者吸氧和呼吸机使用情况；②患者发热、干咳为代表的症状复发率，及血象（白细胞、中性粒细胞）再次异常率；③患者胸片阴影消散时间和死亡情况。

1.6 统计学方法

计数资料采用相对数表示，用卡方检验；计量资料采用均数±标准差（$\bar{x} \pm s$）表示，用t检验或t检验。

2 结果

2.1 两组患者主要症状复发情况和血象再次异常情况的比较（表1）

表 1　两组患者主要症状复发情况和血象再次异常情况比较（例,%）

组别	n	发热	干咳	白细胞	中性粒细胞
中西医结合组	33	2(6.06)*	4(12.12)*	1(3.03)*	1(3.03)*
西医组	17	5(29.41)	6(35.29)	5(29.41)	4(23.53)

注：*与西医组比较，$P < 0.05$

2.2　两组患者吸氧和呼吸机使用情况、胸片阴影消散时间、死亡率比较（表 2）

表 2　两组患者吸氧和呼吸机使用情况、阴影消散时间、死亡率比较（例,%）

组别	n	吸氧	呼吸机	胸片阴影消散时间（天, $\bar{x} \pm s$)	死亡
中西医结合组	33	14(42.42)	3(9.09)*	10.00±11.17*	3(9.09)*
西医组	17	10(58.82)	8(47.06)	18.26±10.31	6(35.29)

注：*与西医组比较，$P < 0.05$

　　由表 1、表 2 可见，中西医结合组发热、干咳复发率和白细胞、中性粒细胞再次异常率、呼吸机使用率、胸片阴影消散时间、死亡率与西医组比较差异均有显著性意义（$P < 0.05$），说明中西医结合组在减轻 SARS 患者病情、促进炎症吸收\降低死亡率方面优于西医组。

3. 讨论

3.1　中西医结合治疗可减少病情反复和血象的异常波动

　　临床观察发现，重症 SARS 患者易出现病情的反复，血象的异常波动，这可能与大量使用抗生素、激素导致机体免疫力下降，病毒复燃，及细菌感染有关。研究结果表明，中西医结合组发热、咳嗽的复发率明显降低，说明重症 SARS 患者使用中药后，症状消除快，不易复发。同时中西医结合组白细胞和中性粒细胞的异常波动情况减少，说明中药在改善炎症方面具有一定的疗效。

3.2　中西医结合治疗可缩短胸片阴影消散时间，减少肺部渗出，促使炎症吸收，改善肺部症状

　　通过对中西医结合组和纯西医组两组患者胸片的对比研究，结果显示，中西医结合组胸片肺部阴影消退时间较西医组明显缩短（$P < 0.05$），说明经中西医结合治疗可明显减少肺部渗出，促使炎症吸收，改善肺部症状，从而减轻患者病情。

3.3　中西医结合治疗可减轻患者病情，减少吸氧、呼吸机的使用率，降低死亡率

　　重症 SARS 病情危重，死亡率高，抢救的主要手段为吸氧、使用呼吸机。研究结果显示，中西医结合治疗可延缓病情发展，减少吸氧率和呼吸机的使用率，从而避免呼吸机对气道和肺的损伤以及呼吸道医源性感染，同时降低医疗费用。研究结果亦显示，随着患者的病情减轻，死亡率下降，这可能与中药调节机体状态，促使炎症吸收，减少药物的毒副作用有关。

　　总之，中西医结合治疗重症 SARS，可减少症状复发率，促使炎症吸收，延缓病情发展，降低病死率，疗效优于单纯西药治疗。

河北省 213 例严重急性呼吸综合征临床分析

杨牧祥[1]，姚树坤[2]，王振邦[3]，高永刚[1]，苏凤哲[4]，王少贤[1]，于文涛[1]

（1 河北医科大学中医学院　050091；2 河北医科大学第四附属医院　050011；
3 河北省中医药管理局　050051；4 河北省专家诊疗中心医院　050017）

　　严重急性呼吸综合征（Sever acture respiratory syndrome，SARS）是一种传染性极强的呼吸道疾病，有证据表明它是由一种新的冠状病毒（Novel corona virus）亚型变种引起，临床主要表现为肺炎，发病有家庭和医院聚集传播的现象。由于本病具有传染性强、病死率高、SARS 病毒抗体检测方法尚不成熟等特点，SARS 的诊断主要以临床诊断为主。为更好地掌握和总结这一新增传染病的病情发展规律，本文对河北省临床诊断 SARS 病例（实际采集 213 例）进行回顾性分析。

1　资料与方法

1.1　资料来源

　　2003 年 4 月 19 日至 5 月 31 日我省 11 地市共收治 SARS 患者 215 例，本研究共采集 213 例，有效采集率 99.07%。其中，男 125 例，女 88 例；年龄 7～69 岁，平均年龄（32.7±13.65）岁，7～17 岁 9 例（4.22%），～29 岁 93 例（43.66%），～39 岁 56 例（26.29%），～49 岁 29 例（13.62%），～59 岁 18 例（8.45%），～69 岁 8 例（3.76%），～59 岁 196 例（92.02%）。职业分布：工人（含民工）38 例（17.84%），农民 51 例（23.94%），职员 19 例（8.92%），学生 35 例（16.43%），医务人员 21 例（9.86%），其他患者分布于多个行业。地区分布：张家口 56 例，唐山 48 例，石家庄 33 例，保定 31 例，廊坊 17 例，承德 11 例，邯郸 9 例，秦皇岛 5 例，沧州 1 例，衡水 1 例，邢台 1 例；入院诊断分型：普通型 163 例，重型 50 例。死亡 12 例，本研究采集 11 例。

1.2　诊断标准

　　符合 2003 年 5 月 3 日中华人民共和国卫生部修订的《传染性非典型肺炎临床诊断标准（试行）》[1]。

1.3　方法

　　采用流行病学调查方法，如实采集确诊 SARS 病例，录入计算机，用 Access 建立《SARS 病历摘要表》数据库，以 SPSS 11.5 版统计软件进行数据整理和分析。

2　结果

2.1　流行病学资料

　　我省 SARS 病例绝大多数为输入病例，其中有明显接触史或来自疫区（北京、山西、内蒙古等）者 194 例（91.08%），医务人员全部有密切接触史，流行病学资料未明确的 20 例（9.39%）。

2.2　临床特征

表 1　213 例 SARS 患者的主要临床表现

症状、体征	n	%
干咳	190	89.20
恶寒	35	16.43
头痛	32	15.02
乏力	71	33.33
气短	49	23.00
肺部湿啰音	69	32.39
肺部干啰音	16	7.51

2.2.1　临床表现　213 例 SARS 确诊病例资料显示，从发病到确诊时间，平均 8.82 天；住院时间最长 47 天，最短 2 天，平均 21.52 天；入院时患者均有发热，体温 > 40℃ 10 例（4.69%），39 ~ 40℃ 21 例（9.86%），38.6 ~ 38.9℃ 87 例（40.85%），37.4 ~ 38.5℃ 95 例（44.60%）；入院前平均发热时间 5.4 天；入院时平均体温 38.4℃。主要临床表现见表 1。

2.2.2　血象检查情况（表 2）

表 2　213 例 SARS 患者血象检查情况

项目	测定数值	n	%
白细胞	$\geqslant 10 \times 10^9/L$	15	7.04
	$(4 \sim 10) \times 10^9/L$	129	60.56
	$< 4 \times 10^9/L$	69	32.40
血红蛋白	$< 110g/L$	20	9.39
	$110 \sim 120g/L$	159	74.65
	$> 120g/L$	34	15.96
中性粒细胞	$\leqslant 0.50$	62	29.11
	$0.50 \sim 0.75$	105	49.30
	> 0.75	46	21.59
血小板	$< 100 \times 10^9/L$	37	17.37

2.2.3　胸部 X 线表现　一侧病变 29 例，占 13.61%；双侧改变 145 例，占 68.08%；点片状影 153 例，占 71.83%。

2.3　治疗及预后

213 例 SARS 患者中，单纯西医药治疗 84 例，中西医结合治疗 129 例。西医药治疗：使用的药物有激素（甲基强的松龙、氟美松、氢化可的松）、抗生素（阿奇霉素、氧氟沙星）、抗病毒药、免疫增强剂等药物。部分患者给予吸氧和呼吸机治疗，其中使用鼻导管吸氧治疗 52 例，使用平均时间 10.7 天，流量平均值 2 ~ 3L/min。213 例 SARS 患者，治愈 202 例，治愈率 94.84%，死亡 11 例，病死率 5.16%。死亡患者中 6 例有基础疾病，9 例死于急性呼吸窘迫综合征（ARDS），2 例死于休克。平均住院时间 21.52 天。药物使用情况见表 3。中西医结合治疗组、单纯西医药治疗组患者预后情况见表 4。

表 3　213 例 SARS 患者西药使用情况

药物名称		n	平均使用时间	最大剂量	最小剂量	平均剂量	用药方式
激素	甲基强的松龙	103	14.15	1000	40	193	静脉
	氟美松	78	8.89	80	3	16	静脉
	氢化可的松	9	4.33	400	100	200	静脉
抗生素	阿奇霉素	151	9.39	1000	250	500	静脉
	甲磺酸左氧氟沙星	64	11.06	400	100	200	静脉
抗病毒药	病毒唑	194	11.1	1500	50	900	静脉/口服
	阿昔洛韦	36	13.5	1000	50	750	静脉/口服
免疫增强剂	胸腺肽	137	12.2	200	20	40	静脉
	丙种球蛋白	52	19.2	10000	50	5000	静脉

其他用药：干扰素、注射用香菇多糖（天地欣）、白细胞介素

表4　中西医结合治疗组、单纯西医药治疗组患者预后情况比较（例,%）

组　别	n	死亡	痊愈
中西医结合组	129	3（2.33）[※]	126（97.67）
西医组	84	8（9.52）	76（90.48）
合计	213	11（5.16）	202（94.84）

注：与西医组比较,[※]P = 0.027 < 0.05

　　中医认为，SARS 发病主要病因病机为感受疫毒温邪，多挟湿邪犯肺，重则累及心肝两脏，甚者造成多脏器的损伤，与"温邪上受，首先犯肺，逆传心包"的温病传变规律相一致。其发病类型，根据患者临床表现，概括为以下证型：①温邪袭肺，肺失宣肃；②痰湿蕴肺，肺失宣肃；③热毒壅盛，痰热郁肺；④湿热蕴蒸；肺失宣肃；⑤余热未清，气阴两伤；⑥正不胜邪，元气欲脱。治疗以清瘟解毒、宣肺化痰、止咳平喘为主要治法，贯穿于治疗过程的始终。基本治法是，早期温毒犯肺宜宣肺，中期热盛宜清肺，后期肺气阴两虚当益肺。湿象显现时宜及时兼以化湿，当化湿与宣肺、清热并用时，宜分清孰轻孰重，根据患者病情而定[2-4]。

3　讨论

3.1　流行病学特点分析

　　河北省 SARS 患者属输入型病例并引起当地传播，有明显 SARS 接触者 194 例（91.08%），医务人员全部有密切接触史，表明该病有较强的传染性，传播速度快，且年龄以青壮年为主（18～59岁）196 例，占 92.0%。人群普遍易感，发病有家庭和医院聚集传播的现象。

3.2　临床特征分析

　　本研究中 213 例患者均有发热，体温 38.5℃ 以上者 118 例，占 55.40%，伴有干咳 190 例（89.20%），乏力 71 例（33.30%），气短 49 例（23.00%）；213 例患者中有 69 例（32.40%）白细胞下降，应用糖皮质激素后，大多数患者白细胞明显升高，血小板减少者 37 例（17.37%），但未见明显出血倾向；胸片表现早期有异常，在发病 2～4 天后，一般以点片状影、单侧或双侧肺叶的炎性浸润性阴影为主。

3.3　治疗效果分析

　　通过对 213 例 SARS 患者回顾性分析，绝大多数患者预后良好，治愈率达 94.84%，死亡 11 例，病死率 5.16%，与中国大陆确诊 SARS 患者病死率 7%[5] 相比，我省治疗 SARS 效果较好。考虑其原因，一是省、市、县各级领导高度重视，治疗抢救措施得力。二是我省 SARS 病情发病较晚，充分借鉴了广东、北京治疗 SARS 的经验；三是结合我省实际，采取综合治疗方案准确有效，主要经验如下：①严格掌握糖皮质激素的治疗时机及用量、疗程，如甲基强的松龙平均用量仅为 193mg/d，平均使用时间为 14.15 天，远小于平均住院时间 21.52 天，这有利于防止 SARS 患者的继发性感染及药物不良反应的发生；②早期氧疗，及时对重症 SARS 患者给予无创持续正压通气治疗，这样有利于增加 SARS 患者肺容量和功能残气量，防止肺泡萎陷，减轻肺泡受损。四是中医药在治疗 SARS 的过程中发挥了重要作用。研究显示，中西医结合组可促进血象恢复、胸片阴影吸收，在降低病死率方面优于单纯西医组，并且对重症 SARS 中西医结合治疗作用尤著[3]。其经验如下，中医治疗始终以清瘟解毒为主；补益药审慎用之，一般用在疾病后期，采取补中有清之法，以防"死灰复燃"；SARS 患者在整个病变过程中都存在不同程度的瘀血表现，注重配伍活血化瘀药物，对促进肺部病变的吸收及防止肺纤维化有较好的疗效；清热宣肺同时应兼顾保肝护肝，适当配合使用清肝利胆药物。

参考文献

［1］中华人民共和国卫生部. 传染性非典型肺炎临床诊断标准（试行）［S］. 2003 - 05 - 04.

［2］杨牧祥，郭纪生，张波，等. SARS 中医药治疗经验［J］. 河北中医药学报，2003，18（3）：8－10.

［3］杨牧祥，姚树坤，王振邦，等. 河北省中西医结合治疗 SARS 129 例临床疗效分析［J］. 河北中医，2004，26（11）：844－846.

［4］杨牧祥，苏凤哲，高永刚，等. 河北省中西医结合治疗重症 SARS 临床疗效分析［J］. 河北中医药学报，2004，19（2）：9－10.

［5］孟庆云. 中医基础性研究的历史责任［J］. 中国中医基础医学杂志，2004，10（1）：1－2.

【本文发表于：临床荟萃，2004，19（24）：1381－1383】

11 例 SARS 死亡病例分析

杨牧祥，高永刚，王少贤，于文涛，张波，苏凤哲

（1 河北医科大学　050091；2 河北省保定市第一中医院　071000；

3 河北省专家诊疗中心医　050071）

传染性非典型肺炎（简称"非典"）是由新型冠状病毒引起的一种发病急、传播快、病死率高的呼吸道传染病。2003 年 3 月世界卫生组织将其命名为严重急性呼吸综合征（Severe Acute Respiratory syndrome，SARS）。河北省 11 地市共收治 SARS 确诊患者 215 例，其中死亡 12 例。本研究共采集死亡病例 11 例，现将死亡情况分析如下。

1　临床资料

1.1　一般资料

11 例死亡病例中，男 7 例，女 4 例；年龄分布：平均（48.27 ± 16.82）岁，最小 18 岁，最大 68 岁，<40 岁 3 例，>40 岁 8 例，其中 60～68 岁 4 例；职业分布：工人 3 例，农民 4 例，退休工人 1 例，干部 1 例，服务行业 2 例；地区分布：保定 5 例，廊坊、秦皇岛各 2 例，唐山、张家口各 1 例。

1.2　发病及就诊时间

发病时间最早 4 月 1 日，最晚 5 月 1 日；发病到就诊时间（2.4 ± 1.6）天，就诊到死亡时间（13.1 ± 7.8）天。

1.3　接触史

9 例明确接触临床确诊 SARS 前期患者，占 81.8%；无明确接触史者 2 例，占 18.2%。

1.4　基础疾病或并发症

11 例中 6 例有基础疾病，如糖尿病、高血压、脑梗死、胆囊炎、癫痫等；有并发症者 6 例：肺部合并细菌、真菌感染 2 例，休克 2 例，消化道出血、气胸各 1 例。

1.5　临床症状、体征特点

11 例入院时均有发热，体温 >38℃，呼吸加快，干咳或咳痰，5 例发热时伴头痛、肌肉酸痛和咽痛，8 例出现呼吸窘迫，5 例有发绀，3 例肺部有湿啰音。

1.6　就诊时实验室检查

血白细胞（WBC）多降低，WBC（4～10）×10^9/L 3 例（27.3%），WBC <4×10^9/L 7 例（63.6%），WBC >10×10^9/L 1 例（9.1%），淋巴细胞 <0.20 5 例（45.5%），中性粒细胞 >0.75 1 例（9.1%）。10 例患者就诊时曾进行动脉血氧分压（PaO_2）测定，PaO_2 <12.6kPa（95mmHg）7 例（70%）。11 例血小板计数、丙氨酸氨基转移酶（ALT）、天门冬氨酸氨基转移酶（AST）、肌酸激酶（CK）、肌酸激酶同工酶 MB（CK－MB）均基本正常。

1.7　胸片特点

8 例为双侧肺部病变，3 例为单侧病变；10 例为片状炎性浸润。

1.8　死亡原因

死于急性呼吸窘迫综合征（ARDS）9 例（90.9%），死于休克 2 例（9.1%），病死率为 5.16%。

1.9　治疗情况

中西医结合治疗 3 例，纯西医治疗 8 例。西医治疗以抗炎、抗病毒、提高机体免疫力以及对症治疗为主。常规使用左旋氧氟沙星 0.4g/d，阿奇霉素 0.4～0.5g/d，均为 4～7d；利巴韦林 1.0g/d，

$4 \sim 14d$，甲基强的松龙 $160 \sim 1000mg/d$，合并感染者予抗生素联合使用抗感染，并加用胸腺肽和白蛋白等。中西医结合组：在西药常规治疗基础上施以中药治疗[1,2]。11 例患者均在病程中给予无创呼吸机辅助通气，无创呼吸机的压力最高为吸气气道正压 $30cmH_2O$，呼气气道正压 $16cmH_2O$。其中 1 例在无创通气无效的情况下才开始应用有创通气，但采取有创通气的时间较晚，病情已至晚期，最终死亡。

2 讨论

本组 11 例均符合 SARS 诊断标准[3]，入院后予以积极治疗，并全力抢救，最终死亡。

2.1 年龄偏大、病情较重、有基础病或有并发症者病死率较高

SARS 属于自限性疾病，通过综合治疗和自身免疫力的提高达到痊愈，而 50 岁以上患者体质相对较差，部分患者合并有基础疾病，感染后病情容易恶化，抢救成功率较低。本研究 50 岁以上者 6 例，占 54.5%；11 例中 6 例有基础疾病和（或）并发症，各占 54.5%。

2.2 治疗用药的有关问题

2.2.1 糖皮质激素的使用 激素对 SARS 的治疗是必不可少的，它在缓解发热、消炎镇痛等方面具有独特的疗效，但激素的应用是一把"双刃剑"，运用不当反而会适得其反。因此对于年龄偏大、病情较重的患者，应选用起效快、副作用少的甲基强的松龙，用量依病情而定，使用 2 周左右后可逐渐减量至停药，不宜用氟美松。

2.2.2 中药的使用 研究结果显示[1,4]，中西医结合治疗 SARS 在缓解病情、降低病死率方面明显优于单纯西医治疗。

2.3 死因

11 例患者中绝大多数死于 ARDS，占 90.9%，患者多为呼吸衰竭，表现为呼吸急促，喘憋，气道分泌物不多。文献报告 SARS 患者尸检可见肺泡壁水肿，肺泡内大量渗出，形成透明膜，病理表现为弥漫性肺泡损伤（DAD）[5,6]。如有的患者表现为双肺浸润性病变，进展迅速，给予充分治疗，仍死于 I 型呼吸衰竭。

2.4 建议

利用媒体等形式向广大群众宣传 SARS 防治知识，一旦发病，立即就诊和接受治疗。注重对医务人员的培训，特别是对新发病地区和未发病地区的县乡级医务人员进行培训，提高诊治水平，降低病死率。对老年人、有基础疾病患者要加强个人防护，一旦发病，医务人员要提高警惕，防止病情恶化。为进一步对该病进行深入探讨，建议在具有严密防护措施的基础上，做尸解检查。

参考文献

［1］杨牧祥，苏凤哲，高永刚，等. 河北省中西医结合治疗重症 SARS 临床疗效分析［J］. 河北中医药学报，2004，19（2）：9 – 10.

［2］杨牧祥，郭纪生，张波，等. SARS 中医药治疗经验［J］. 河北中医药学报，2003，18（3）：8 – 10.

［3］WHO. Case definitions for surveillance of severe acute respiratory syndrome（SARS） ［J］. 2003 – 04 – 14.

［4］杨牧祥，姚树坤，王振邦，等. 河北省中西医结合治疗 SARS 129 例临床疗效分析［J］. 河北中医，2004，26（11）：844 – 846.

［5］Tsang KW, Ho PL, Ooi GC, et al. A cluster of cases of severe acute respiratory syndrome in Hongkong［J］. New Eng J Med, 2003 – 03 – 31.

［6］Nicholls JM, poon LLM, Lee KC, et al. Lung pathology of fatal severe acuter respiratory syndrome［J］. Lancet, 2003 – 05 – 16.

【本文发表于：中华实用中西医杂志，2004，4（24）：3756 – 3757】

河北省中西医结合治疗严重急性呼吸
综合征 129 例临床疗效分析

杨牧祥，姚树坤，王振邦，高永刚，王少贤，苏凤哲，郭纪生，张波，于文涛

（河北医科大学中医学院　050091）

2003 年 4 月 19 日至 5 月 31 日，河北省各市定点医院共收治严重急性呼吸综合征（SARS）确诊病例 215 例（课题组实际采集 213 例），其中中医药汤剂参与治疗（中西医结合组）129 例，西医治疗（西医组）84 例，通过采集病例、回顾分析、对照比较，评价中西医结合治疗 SARS 的临床疗效。

1　资料与方法

1.1　一般资料

中西医结合组 129 例中，男 76 例，女 53 例，平均年龄（33.09 ± 13.23）岁；西医组 84 例中，男 49 例，女 35 例，平均年龄（32.17 ± 14.34）岁。两组病例性别、年龄分布经统计学处理差异无显著性意义（$P > 0.05$），具有可比性。

1.2　诊断标准

根据中华人民共和国卫生部办公厅 2003 年 5 月 3 日修订的《传染性非典型肺炎临床诊断标准（试行）》[1]制订。

1.3　数据的采集与整理

采用流行病学调查方法，流调员经统一培训，到各定点医院通过与一线医生合作，如实采集确诊 SARS 病例，录入计算机，用 Access 建立《SARS 病历摘要表》数据库。

1.4　治疗方法

1.4.1　西医组

采用常规治疗，予激素（甲强龙、氟美松、氢化可的松）、抗生素（阿奇霉素、左氧氟沙星）、抗病毒药（病毒唑、阿昔洛韦）、免疫增强剂（胸腺肽）等，部分患者给予吸氧和呼吸机治疗。

1.4.2　中西医结合组

在西医常规治疗基础上施以中药治疗。治以清瘟解毒，止咳平喘为主，以救肺五妙汤为基本方[2]，重症 SARS 治法、方药见文献[3]。

1.5　方法

对采集的 213 例病历资料，以 SPSS 11.5 版统计软件进行数据整理和分析。根据数据是否是正态分布采用不同的描述和检验方法：正态分布的计数资料描述方法采用相对数，分析方法采用卡方检验，计量资料的描述方法采用均数，分析方法根据其是否方差齐采用 t 检验或 t' 检验；偏态分布资料的描述则采用随访资料统计，分析方法用 logrank 卡方检验。

2　结果

2.1　两组患者发热、干咳症状消失时间比较（表 1、2）

表 1　两组患者发热症状消失时间比较（例）

组　别	体温降至正常时间(d)											
	1	2	3	4	5	6	7	8	9	10	11	12
中西医结合组	29	20	11	16	4	8	5	3	3	2	2	1
西医组	21	12	13	6	2	0	2	0	2	0	0	0

注：中西医结合组平均 2.84d，西医组平均 2.16d，经统计学处理 $P > 0.05$，差异无显著性意义

表2　两组患者干咳症状消失时间比较（例）

组别	干咳好转时间(d)										
	1	2	3	4	5	6	7	8	9	10	11
中西医结合组	19	20	17	16	15	10	11	6	4	4	2
西医组	12	14	11	9	5	3	4	3	2	2	1

注：中西医结合组平均4.50d，西医组4.25d，经统计学处理 $P>0.05$，差异无显著性意义

2.2　两组患者白细胞、中性粒细胞恢复正常时间比较（表3、4）

表3　两组白细胞恢复正常时间比较（例）

组别	白细胞好转时间(d)																			
	1	2	3	4	5	6	7	8	9	10	11	12	13	14	15	16	17	18	19	20
中西医结合组	1	2	5	4	7	4	2	2	2	0	5	3	2	1	2	0	0	1	1	1
西医组	2	1	3	7	2	2	3	1	1	3	1	0	3	1	0	1	2	2	2	1

注：中西医结合组平均9.23d，西医组9.91d，经统计学处理 $P>0.05$，差异无显著性意义

表4　两组中性粒细胞恢复正常时间比较（例）

组别	中性粒细胞好转时间(d)																		
	1	2	3	4	5	6	7	8	9	10	11	12	13	14	15	16	17	18	19
中西医结合组	2	4	5	6	5	5	2	1	4	4	3	3	3	3	2	3	3	2	3
西医组	2	2	5	2	0	2	7	0	4	1	1	3	3	0	3	2	3	2	2

注：中西医结合组平均9.13d，西医组10.37d，经统计学处理 $P>0.05$，差异无显著性意义

2.3　两组患者激素（以甲基强的松龙为例）使用情况比较（表5）

表5　两组患者甲基强的松龙使用时间和使用量的比较

组别	n	时间(d)	平均用量(mg/d)
中西医结合组	65	12.31[※]	165.77[※]
西医组	38	17.31	208.87

注：与西医组比较，[※] $P>0.05$

2.4　两组患者胸片影像学改善情况比较（表6）

中西医结合组平均拍片时间为（4.45±2.225）天，西医组为（4.11±2.932）天，两组比较差异无显著性意义（$P>0.05$），具有可比性。

表6　两组患者胸片阴影吸收时间比较（例）

组别	胸片阴影吸收时间(d)																							
	1	2	3	4	5	6	7	8	9	10	11	12	13	14	15	16	17	18	19	20	21	22	23	24
中西医结合组	0	3	3	3	4	5	7	6	4	10	6	6	6	5	4	3	3	3	3	2	0	1	1	1
西医组	0	2	1	2	2	3	5	5	1	3	3	5	2	6	2	3	2	0	0	5	4	2	0	1

注：中西医结合组平均12.93d，西医组13.22d，经统计学处理 $P>0.05$，差异无显著性意义

2.5　两组患者预后情况比较（表7）

　　两组共死亡 11 例，中西医结合组 3 例，其中男 2 例，女 1 例，平均年龄为（45.33 ± 23.86）岁，有基础疾病者 2 例，占 66.7%；西医组 8 例，其中男 5 例，女 3 例，平均年龄为（49.38 ± 15.37）岁，有基础疾病者 4 例，占 50.0%。经统计学处理，两组死亡病例在性别、年龄、病情等方面差异无显著性意义（$P > 0.05$），具有可比性。

表 7　两组患者预后情况比较（例,%）

组　别	n	死亡	痊愈
中西医结合组	129	3(2.33)[※]	126(97.67)
西医组	84	8(9.52)	76(90.48)
合计	213	11(5.16)	202(94.84)

注：与西医组比较，[※]$P < 0.05$

　　由表 1、2、3、4、5、6 可见，中西医结合组患者的发热、干咳症状消失时间，白细胞、中性粒细胞恢复正常时间和胸片阴影吸收时间，甲强龙使用情况与西医组比较差异无显著性意义（$P > 0.05$），两组病死率比较差异有显著性（$P < 0.05$），说明中西医结合组在促进 SARS 患者血象恢复和胸片阴影吸收、减少甲强龙使用方面有差别，在降低病死率方面明显优于单纯西医组。

3　讨论

3.1　中西医结合治疗可在一定程度上促进 SARS 患者血象恢复正常，减少激素用量

　　SARS 初起多见发热、干咳、呼吸急促、肌肉酸痛、乏力等症状，尤以发热、干咳突出。临床统计分析显示中西医结合组与西医组在平均退热时间、干咳症状消失时间方面差异无显著性意义。但 50 例重症 SARS 患者，发热、干咳的复发率中西医结合组明显低于西医组（$P < 0.05$）[3]。同时，中药能更快促使血象恢复正常，说明中药在抗病毒、消除炎症反应方面具有一定作用，并且持续稳定。本研究中，中西医结合组甲强龙平均使用时间和用量与西医组比较虽无统计学意义，但临床数据表明，中西医结合组可使激素用药时间平均缩短 5 天，药物用量平均减少 43.1mg/d，说明中西医结合治疗可减少激素用量，缩短使用时间，从而减轻药物毒副反应的发生。

3.2　中西医结合治疗可缩短胸片阴影吸收时间，减少肺部渗出，促使炎症吸收，改善肺部症状

　　通过对中西医结合组和西医组患者胸片的对比分析，结果显示，中西医结合组胸片肺部阴影吸收时间较西医组有所缩短，说明经中西医结合治疗可在一定程度上减轻 SARS 患者的肺部渗出，促使炎症吸收，改善肺部症状，从而缓解病情。

3.3　中西医结合治疗可减轻患者病情，降低病死率

　　SARS 发病急骤，病情凶险，病死率高。本研究显示，中西医结合组 SARS 患者病死率（2.33%）与西医组（9.52%）比较差异有显著性意义（$P < 0.05$），其中中西医结合组重症 SARS 患者病死率（9.09%）明显低于西医组（35.29%，$P < 0.05$）[3]，说明中西医结合治疗 SARS 可明显降低病死率，可能与中药调节机体状态、促使炎症吸收、减轻药物的毒副作用有关。

参考文献

［1］中华人民共和国卫生部. 传染性非典型肺炎临床诊断标准（试行）［S］. 2003 - 05 - 04.

［2］杨牧祥，郭纪生，张波，等. SARS 中医药治疗经验［J］. 河北中医药学报，2003，18（3）：8 - 10.

［3］杨牧祥，苏凤哲，高永刚，等. 河北省中西医结合治疗重症 SARS 临床疗效分析［J］. 河北中医药学报，2004，19（2）：9 - 10.

【本文发表于：河北中医，2004，26（11）：844 - 846】

第三部分　临床经验拾遗篇

一、概　　述

　　该部分选取了学术经验继承人整理的有关本人临床经验论文 18 篇，包括有关用药经验 3 篇，有关方剂经验 2 篇，有关治疗方法 1 篇，有关疾病治疗经验 10 篇，有关医案 2 篇。其内容涵盖病、证、理、法、方、药等多个方面，涉及中风病、脑动脉硬化、高血压病、高脂血症、高脂血症性脂肪肝、慢性支气管炎、支气管哮喘、慢性胃炎、脱发、发热、前列腺增生、痤疮等二十余种病证。

　　在用药方面，总结了运用生水蛭治疗脑动脉硬化、脑梗死、脑出血等脑血管病的临床经验，主张水蛭宜生用，研粉冲服，每日用量可达 3～6g，并认为水蛭药性平和，祛瘀之力甚宏，而几无伤正之弊；在夏枯草的运用方面，认为夏枯草苦中蕴甘，泻中兼补，性寒而不伤阳气，味苦而不碍脾胃，擅清肝热，散结之力甚宏，一般清郁热用量相对较轻，可用至 10～15g，散结用量宜大，可用至 15～30g，可用于临床各种有形痞块、瘰疬、瘿瘤等症，凡病位在肝，病机系肝郁热结者，均可酌情配伍使用；总结常用的 7 对对药——羌活与独活、苏梗与荷梗、郁金与姜黄、木香与砂仁、猪苓与茯苓、荆芥与防风、丝瓜络与橘络，分析其主治、功效以及证治范围。

　　在方剂运用方面，分析了三仁汤的组成配伍原则，并结合自己的临床经验，提出"临诊辨证审疾，首察舌象，参以问便，施法用药，重在三仁"和"舌苔腻滞为湿阻之明征，便感滞爽为湿阻之旁证，治湿重在三仁之妙用"的学术观点，运用该方治疗不明原因低热、胃痛、阳痿等病证，收到理想效果；自拟具有补益肝肾功效的八味饮，根据中医"治病求本""异病同治"的治疗法则，灵活运用本方治疗癃闭、眩晕、脱发等多种疑难杂症，并取得了显著疗效。

　　在治疗方法方面，总结了内外合治疑难杂症的临床经验。在辨证用药基础上，采用云南白药外涂治疗口腔溃疡；采用鲜生姜片搓擦患处治疗斑秃；采用口含丁香治疗口臭；均取得显著疗效。

　　在病证治疗方面，认为脑动脉硬化多由于肝肾阴虚，肝阳上亢，或肝阳化风所致，因其病程较长，"久病多瘀"，兼夹痰湿、瘀血阻滞，形成本虚标实之证，故主张以滋补肝肾、平肝潜阳、活血通络为主要治法，自拟眩晕方加减施治；在慢性支气管炎和支气管哮喘方面，认为气虚血瘀是慢性支气管炎和支气管哮喘的主要病机，根据气血相关理论，将补气活血化瘀贯穿于慢性肺病的治疗始终，提出化痰止咳平喘、补气活血祛瘀的治疗方法，研制成咳喘宁方，经临床验证，治疗慢性支气管炎和支气管哮喘疗效显著。在治疗高脂血症方面，认为高脂血症的形成与肝、脾、肾的功能失调密切相关。脾肾亏虚为本，痰瘀阻滞为标，主张采用化痰降浊、活血化瘀、健脾益气为主要治法，自拟脂调康方加减治疗；认为高脂血症性脂肪肝的形成是由于脾失健运，浊脂不化，随血藏于肝，肝失疏泄，肝血瘀滞所致，病机以肝脾功能失调为病之本，痰瘀互结，阻滞肝络为标，主张采用疏肝健脾、消痰化瘀为主要治法，自拟脂肝泰方加减治疗。

　　本部分还列举运用望闻问切四诊辨治"面黑"案、"阳郁"案、"湿阻"案、"假虚"案四则验案；本人治疗喘证（慢性支气管炎）、消渴（糖尿病）、胸痹（冠心病）三则验案，论述三病的辨证用药特点。

　　本部分论文发表于《中华中医药杂志》《天津中医》《河北中医》等杂志，其中论文《杨牧祥教授辨治眩晕的诊疗方案及应用》获得中华中医药学会"第八次著名中医药学家学术传承研讨会暨优秀论文评选"二等奖，这些论文从不同角度反映了本人多年临床经验。

二、入选论文

[1] 王占波，方朝义. 杨牧祥教授运用生水蛭治疗脑血管病经验 [J]. 河北中医，1999，21（6）：358－359.

[2] 于文涛，魏慧利，祝厚光. 杨牧祥运用夏枯草治疗疑难杂症的临床经验 [J]. 中华中医药杂志，2010，25（3）：394－396.

[3] 田元祥，李进龙. 杨牧祥教授运用对药经验举隅 [J]. 河北中医，2004，26（12）：887－888.

[4] 方朝义，王占波. 杨牧祥教授运用三仁汤的经验 [J]. 河北中医药学报，1999，14（1）：32－33.

[5] 聂金涛，于文涛. 杨牧祥教授应用八味饮异病同治验案举隅 [J]. 河北中医，2013，35（12）：1765－1767.

[6] 魏慧利，于文涛，王杜强. 杨牧祥内外合治疑难杂症举隅 [J]. 河北中医，2011，33（1）：8－9.

[7] 李进龙，于文涛，田元祥. 杨牧祥教授从气血论治慢性支气管炎的经验 [J]. 河北中医，2005，27（12）：887－888.

[8] 于文涛，李进龙，田元祥，等. 杨牧祥教授从痰瘀论治高脂血症经验 [J]. 河北中医，2006，28（3）：165－167.

[9] 王少贤，于文涛，魏萱. 杨牧祥教授从痰瘀论治高脂血症性脂肪肝 [J]. 中医研究，2006，19（6）：49－50.

[10] 王占波，方朝义. 杨牧祥教授自拟眩晕方治疗脑动脉硬化症的经验 [J]. 河北中医药学报，1999，14（3）：31－32.

[11] 魏慧利，于文涛. 杨牧祥教授治疗支气管哮喘的临床经验 [J]. 天津中医药，2011，28（2）：93－94.

[12] 陈分乔，成立，于文涛. 杨牧祥教授辨证治疗咳喘的临床经验 [J]. 河北中医，2014，36（9）：1285－1286.

[13] 成立，陈分乔. 杨牧祥教授治疗慢性支气管炎经验浅谈 [J]. 中国中医急症，2014，23（10）：1872－1873.

[14] 田元祥，李进龙，于文涛. 杨牧祥教授治疗胃脘痛病证经验 [J]. 河北中医药学报，2004，19（4）：35－36.

[15] 田元祥. 杨牧祥教授对胃脘痛的认识及诊治经验 [J]. 河北中医，2007，29（4）：293－296.

[16] 于文涛，方朝义，聂金涛. 杨牧祥教授辨治眩晕的诊疗方案及临床应用 [J]. 中华中医药学会师承会议，2013－11.

[17] 方朝义，王占波. 杨牧祥教授趣案选析 [J]. 河北中医药学报，1999，14（4）：36－37.

[18] 李进龙，田元祥，于文涛，等. 杨牧祥教授验案三则 [J]. 河北中医药学报，2004，19（4）：33－34.

杨牧祥运用生水蛭治疗脑血管病经验

王占波，方朝义
（河北医科大学中医学院 050091）

杨牧祥为河北医科大学教授、主任医师、博士生导师，并系全国第二、三、四批老中医药专家学术经验继承工作指导老师，全国优秀科技工作者，享受国务院特殊津贴专家，河北省首届十二大名中医。他从医执教近五十载，临床经验丰富，辨证用药独特，笔者有幸师从于侧，受益匪浅，现将其运用生水蛭治疗脑血管病简介如下。

脑动脉硬化症、脑出血、动脉硬化性脑梗死、脑萎缩等是脑血管病的常见病，更是老年人的多发病，导师认为，四病共同的病理基础是血管动脉硬化，使管壁增厚变硬，失去弹性和管腔缩小，血流受阻，以致脑缺血或脑出血两类疾病。脑缺血可引起眩晕、头痛和晕厥等症状，即临床常见的脑动脉硬化症。随年龄老化，缺血日久，进一步发展有可能出现脑萎缩，症见痴呆、行动失常、精神变态等症状；若脑动脉血栓形成或破裂出血时，引起脑血管意外，出现头痛、眩晕、呕吐、意识丧失，肢体瘫痪，偏盲或失语等。脑血管病多发生于 40 岁以上的中老年人。中医学将上述脑血管病分别归属于眩晕、呆病、中风（中脏、中络）。虽症状不同，名称各异，究其病理则一，不外肝肾阴虚，以致肝阳上亢或化风，痰血互结，瘀阻脑络。尤其是瘀血阻滞是整个病理机制的终端结果。无论是缺血性脑血管病还是出血性脑血管病，两者皆因血运受阻，瘀血阻于脑络所致。只因病者体质、性别、年龄、发病时间、诱因等不同，致病各有深浅。但皆属本虚标实，虚实夹杂之证，故治疗当以标本兼顾，补益肝肾顾其本，活血化瘀通络治其标，临床时还须注意据证将平肝熄风、祛痰开窍、醒脑益智等治法寓于其中。

1 病案举隅

例1：张某，男，54 岁。1997 年 5 月初诊。头晕 6 年，加重 3 日，伴头痛、耳鸣、失眠多梦、腰膝酸软，舌淡红有瘀斑，少苔，脉弦细。血压 180/105mmHg。血脂：胆固醇 7.3mmol/L，甘油三酯 2.8mmol/L。脑血流图示：脑动脉粥样硬化。证属肝肾阴虚，肝阳上亢，脉络瘀滞。治宜滋水涵木，平肝潜阳，活血通络。自拟眩晕方加减：天麻 10g，钩藤（后下）15g，刺蒺藜 15g，女贞子 15g，决明子 15g，旱莲草 15g，夏枯草 15g，益母草 15g，丹参 15g，虎杖 15g，地龙 10g，桑寄生 15g，杜仲 10g，怀牛膝 15g。水煎分 2 次温服，日一剂。服药 7 剂，诸症递减，但时有反复，舌质仍有较明显的紫斑。导师认为此乃活血化瘀药力不足之故，遂于原方中加用生水蛭，将水蛭研成细粉并装入胶囊，以汤药送服，每次 3g，每日 2 次。如此连续服药 20 剂，诸症悉除。血压：130/85mmHg。血脂：胆固醇 6.0mmol/L，甘油三酯 1.2mmol/L。随访 1 年，未见复发。

例2：刘某，男，63 岁。1997 年 6 月初诊。罹患高血压、脑动脉硬化 18 年，因情绪激动突然昏仆，不省人事，伴口眼歪斜、左侧肢体偏瘫、语言謇涩。在某医院 CT 检查示：右侧脑实质内有一 1.6cm×2.7cm 的血肿。确诊为脑出血。经对症处理，虽生命得救，但左半身不遂已达 2 月，伴眩晕欲仆、口角流涎、语言謇涩、口舌斜、舌体强硬、舌色紫黯，脉弦。查：颈软，瞳孔等大，光反射存在，左侧上下肢肌力 Ⅰ 级，血压：184/100mmHg。证属肝肾亏虚，脉络瘀滞。治宜滋补肝肾，化瘀通络。处方：枸杞子 15g，女贞子 15g，旱莲草 15g，桑寄生 15g，杜仲 10g，怀牛膝 15g，当归 15g，赤芍 15g，川芎 15g，桃仁 10g，红花 10g，鸡血藤 15g，地龙 10g。水煎分 2 次温服，日一剂。另配生水蛭粉，装入胶囊，以汤药送服，每次 5g，每日 2 次。经连续治疗 20 日，患者语言清晰，口舌不斜，上肢肌力 Ⅲ 级，下肢肌力 Ⅳ 级。守原方继续治疗月余，肢体功能基本恢复正常。复查 CT 示：颅内血肿已完全吸收，血压：130~140/80~90mmHg。

例3：杜某，女，58岁。1998年10月初诊。患脑动脉硬化10年，今晨起发觉右半身不遂，肢体麻木，语言不利，心悸气短，神疲乏力，口舌歪斜，舌质紫黯，苔薄白，脉弦细。CT检查示：脑梗死。辨证属气虚血瘀，脉络阻滞。治宜益气活血，逐瘀通络。拟补阳还五汤加味。处方：生黄芪30g，当归15g，赤芍15g，川芎15g，桃仁10g，红花10g，地龙10g，石菖蒲10g，郁金10g，丹参15g，鸡血藤30g，桑寄生15g，杜仲10g，怀牛膝15g。水煎分2次温服，日一剂。另配生水蛭粉，装入胶囊，以汤药送服，每次4g，每日2次。治疗月余，语言清晰，肢麻消失，行走稳健。

2　小结

在上述脑血管病的治疗中，导师殊以生水蛭启沉疴而祛宿疾，屡获奇效。导师认为，脑血管病成疾，有较长的病理过程，少则几年，多则几十年。成疾后，瘀血之祛则非一般活血化瘀所动，非运用生水蛭活血逐瘀、搜剔络瘀而不效。

水蛭，味苦咸腥，功擅破瘀散结。古今本草专著多谓其性峻猛，而且有毒，嘱之慎用，故世人多畏之不用或用量轻微，入煎剂3～6g，研末服1.5～3g，且经焙炙后方可使用，意在去其毒性和减其峻猛之性，以防伤正。殊不知，水蛭经焙炙后功效大减，加之用量轻微，实难发挥其活血逐瘀的功效。张仲景之抵当丸水蛭用至20枚，大黄䗪虫丸水蛭用至100枚。近代名医张锡纯亦擅用水蛭治疗妇人癥瘕积聚、瘀血内停等症，张锡纯之理冲丸以水蛭为君药，理冲汤证中，瘀血坚甚者加生水蛭，并赞水蛭"破瘀血而不伤新血""凡破血之药，多伤气分，惟水蛭味咸专入血分，于气分丝毫无损……而瘀血默消于无形，真良药也"。因此，导师治疗脑血管病强调水蛭宜生用，研粉末服，每日用量可达3～6g，并经多年临床实践体会，水蛭药性平和，祛瘀之力甚宏，凡病机系瘀血阻滞者，不论新疾沉疴及体质强弱，均可酌情配伍处方，未见不良反应。

据现代药理研究，水蛭含水蛭素、多肽类、肝素、抗血栓素，有抗凝血、扩张血管、降低血液黏稠度、改善微循环、促进血肿吸收等作用。水蛭素在不受热破坏时，能抑制纤维蛋白凝固，溶解血栓，促进血液循环。鲜品中含水蛭素较多，而炙水蛭中水蛭素多已被破坏。因此，炙水蛭之效远不如生水蛭佳。但因水蛭腥味较大，入煎剂易致人恶心呕吐，为使患者免受服药之苦，导师医嘱将生水蛭研成细粉，分装胶囊，用汤药送服，以除其腥味之弊。

【本文发表于：河北中医，1999，21（6）：358－359】

杨牧祥教授运用夏枯草治疗疑难杂症的临床经验

于文涛[1]，魏慧利[2]，祝厚光[3]

（1 河北医科大学中医学院 050091；2 河北省儿童医院成人内科 050031；
3 河北省名医馆 050011）

杨牧祥为河北医科大学教授、主任医师、博士生导师，并系全国第二、三、四批老中医药专家学术经验继承工作指导老师，河北省首届十二大名中医。他从医四十余年，临证经验丰富，辨证用药独特，笔者有幸师从于侧，受益匪浅，现将其运用夏枯草治疗各种疑难杂症的临证经验简介如下。

1 高血压病

高血压病是指在静息状态下动脉收缩压和或舒张压大于或等于 140/90mmHg，以体循环动脉压增高为主要表现的临床综合征，本病可引起小动脉的痉挛、玻璃样变，是诱发冠心病、脑血管病的重要危险因素。中医学中无高血压病名，按其临床表现，属于"眩晕""头痛"等病证范畴。导师根据多年临床观察，认为本病临床表现虽有轻重不同，但病位在肝肾，肝肾阴虚为病之本，阴虚不能敛阳，肝阳上亢，清窍受扰为病之标，故以滋补肝肾、平肝熄风为主要治法。导师认为，夏枯草味苦性寒而润，临床常与旱莲草或益母草合用[1]，以滋养肝肾、平肝熄风，标本兼顾，切合病机，对于日久血压不稳、心烦不寐者，尤为适宜。

例1：刘某，女，71 岁。2008 年 9 月初诊。头晕 6 年，间断发作，重时眼前景物旋转，站立不稳，伴头痛，耳鸣，两目干涩，失眠多梦，腰膝酸软，大便干结，舌质稍红、少苔，脉弦细。血压 180/100mmHg。证属肝肾阴虚，肝阳上亢。治宜滋补肝肾，平肝潜阳。自拟四草饮加减：天麻 10g，钩藤 15g（后下），刺蒺藜 15g，女贞子 15g，旱莲草 15g，夏枯草 30g，益母草 15g，龙胆草 6g，决明子 15g，丹参 15g，虎杖 15g，桑寄生 30g，杜仲 10g，怀牛膝 15g，茯神 15g，远志 10g，合欢花 15g，合欢皮 15g，夜交藤 30g，郁李仁 10g，火麻仁 10g。水煎分 2 次温服，日一剂。服药 14 剂，头晕、失眠、腰酸明显减轻，便已不干，血压 150/90mmHg。原方减去郁李仁、火麻仁、龙胆草，加枸杞子 15g、菊花 10g、生龙骨 30g（先煎）、生牡蛎 30g（先煎）。继服 7 剂，血压 130/80mmHg。本方加减连服 14 剂，诸症悉除，血压平稳。

2 前列腺增生

前列腺增生为老年男性常见病、多发病。主要病理改变为前列腺的腺管扩大及增生，平滑肌及胶原纤维增生，增生的组织形成结节，进而压迫尿道，严重者可造成尿道梗阻，患者表现为尿频、排尿困难、尿失控，甚至尿潴留，部分患者可伴有尿道感染、血尿等。本病属于中医学"精癃""癃闭"等病证范畴。导师认为本病多发生于老年男性，年老体弱，肝肾亏衰，瘀血败精阻滞下焦，久之结成癥积，阻塞水道，气化不利所致，肝肾亏虚、瘀血阻滞为本病的主要病机，补益肝肾、活血通络为其主要治法。但癥积已成，单纯活血化瘀往往药力不济。夏枯草归肝经，可行肝气，通经络，功擅解郁散结，对于本病尤为适宜。临床常配伍王不留行、金铃子、香附、丹参等药，引药达于肝经，增强活血祛瘀之力。

例2：杨某，男，70 岁。2008 年 6 月初诊。患前列腺增生十余年，小腹胀满不适，腰膝酸软无力，尿频尿急，排尿无力，点滴不尽，舌淡红、苔白，脉沉细。证属肝肾亏虚，瘀血阻滞。治宜滋补肝肾，活血通络。自拟八味饮加减：熟地 15g，山萸肉 15g，怀山药 15g，茯苓 15g，丹皮 10g，泽泻 10g，女贞子 15g，旱莲草 15g，丹参 15g，虎杖 15g，香附 10g，金铃子 10g，桑寄生 30g，杜仲 10g，怀牛膝 15g，夏枯草 30g，王不留行 10g，石韦 30g。水煎分 2 次温服，日一剂。上方加减连续治疗 2 月余，患者小腹胀满、腰膝酸软、小便频急递减，排尿通畅。原方化裁治疗月余，复查 B 超示：前列腺较治疗前明显缩小。随访 1 年，未有复发。

3 痤疮

痤疮是一种常见的毛囊、皮脂腺的慢性炎症性疾患，因其皮损丘疹如刺，并可挤出白色粉汁，故又称粉刺。本病好发于青春期男女，轻者仅出现毛囊性丘疹，重者可产生脓疱、结节、囊肿。导师认为该病多因过食肥甘辛辣，湿毒蕴结脾胃，复感风热，郁于肌肤而发。故治疗以疏风活血、清热祛湿为主。对于本病重症，形成结节囊肿者，导师以夏枯草配伍连翘，两者同用，取其清散郁火、解毒散结之功效，以消除痤疮的增生、结节、囊肿等病理表现，每获佳效。

例 3：张某，男，25 岁。2008 年 7 月初诊。患痤疮一年余，时轻时重，重时皮损丘疹呈红色，伴有脓疱、结节、痒痛，舌尖红、苔薄黄微腻，脉浮滑略数。证属肺经风热，湿热瘀阻。治宜疏风活血，清热祛湿。自拟蒲丹饮加减：荆芥 10g（后下），防风 10g，蒲公英 15g，紫花地丁 15g，连翘 15g，丹皮 10g，赤芍 15g，苦参 15g，土茯苓 15g，地肤子 15g，白鲜皮 15g，生桑白皮 15g，生杷叶 15g，桑叶 15g，白蒺藜 15g，白花蛇舌草 15g，夏枯草 30g，生甘草 10g，野菊花 10g，蝉蜕 6g。水煎分 2 次温服，日一剂。嘱其忌食辛辣、油腻食品。服用 14 剂，患者脓疱、结节、痒痛已减。上方化裁治疗月余，丘疹、脓疱、痒痛消失。半年后随访未复发。

4 甲状腺功能亢进

甲状腺功能亢进是由各种原因引起的甲状腺激素分泌过多，从而导致机体神经、循环、消化、心血管等多系统高代谢综合征为特征的内分泌疾病。据其临床表现，属于中医学"瘿瘤"范畴，本病多因情志内伤，肝气郁结，气郁化火，炼液成痰，痰气凝结而成，初起多实，若迁延日久，血脉瘀阻，痰瘀互结，病证复杂。导师认为肝气郁结、痰瘀互结为其主要病机，治疗当疏肝解郁、活血祛瘀、化痰散结为主要治法。夏枯草苦寒入肝，可清肝火而散郁结，恰合病机，常配生牡蛎、浙贝母、山慈姑，增强软坚开郁散结之功效。

例 4：米某，女，21 岁。2006 年 11 月初诊。甲状腺肿大 6 个月，伴心悸，性情急躁易怒，消谷善饥，自汗，舌尖红、苔白腻，脉弦滑数。甲状腺功能：T3：15.61nmol/L，T4：107nmol/L，TSH：0.02μIU/ml。B 超：双侧甲状腺弥漫性肿大。河北省三院诊为"甲状腺功能亢进"。证属肝气郁结，痰瘀阻滞。治宜疏肝理气，活血化瘀，化痰散结。自拟柴附饮加减：柴胡 10g，香附 10g，川楝子 10g，郁金 10g，姜黄 10g，陈皮 10g，清半夏 10g，丹参 15g，虎杖 15g，生牡蛎 15g（先煎），浙贝母 15g，山慈姑 6g，夏枯草 30g，益母草 15g，连翘 15g，元参 15g。水煎分 2 次温服，日一剂。服用 14 剂，患者药后心悸，自汗递减，舌尖略红、苔白，脉弦滑。上方加减继服 3 月余，诸症消失，1 月后复查甲状腺功能和 B 超未见异常。

5 体会

夏枯草，味苦辛，性寒，入肝、胆经，功擅清泄肝火，散结消肿。《本草求真》称"一切热郁肝经等证，得此治无不效，以其得借解散之功耳"。有医家指出，该药兼甘之味，具有补血和脉之功，《本草通玄》称："夏枯草，补养厥阴血脉，又能疏通结气。"《重庆堂随笔》中记载"夏枯草，微辛而甘，故散结之中，兼有和阳养阴之功，失血后不寐者服之即寐，其性可见矣，陈久者其味尤甘，入药为胜"。本药性寒，医家大多畏之苦寒伤胃，不宜久用。《本草通玄》提到："久用亦防伤胃，与参、术同行，方可久服无弊。"然《本草正义》指出："夏枯草之性，《本经》本言苦辛，并无寒字，孙氏问经堂本可证。而自《千金》以后，皆加一寒字于辛字之下，然此草夏至自枯，故得此名。丹溪谓其禀纯阳之气，得阴气而即死，观其主瘰疬，破癥散结，脚肿湿痹，皆以宣通泄化见长，必具有温和之气，方能消释坚凝，疏通窒滞，不当有寒凉之作用。石顽《逢原》改为苦辛温，自有至理，苦能泄降，辛能疏化，温能流通，善于宣泄肝胆木火之郁窒，而顺利气血之运行。"导师经多年临床实践体会到，本药苦中蕴甘，泻中兼补，性寒而不伤阳气，味苦而不碍脾胃，善清肝热，尤其散结之力甚宏，可用于临床各种有形痞块、瘰疬、瘿瘤等症，而几无伤阳之弊，凡肝郁热结者，不论新疾沉疴，亦不论体质强弱，均可酌情配伍，未见不良反应。本药常规用量为 10～15g，导师清解郁热用量相对较轻，用至 10～15g，软坚散结用量宜大，可用至 15～30g，并根据临床辨证适当调节剂量。

现代药理研究表明[2]，夏枯草含三萜皂苷、咖啡酸、生物碱、水溶性盐类等多种物质，其三萜皂苷和无机盐成分均有显著降压作用，并可抑制高血压导致的心肌肥大；夏枯草提取液对大肠杆菌、金黄色葡萄球菌、枯草杆菌、青霉和黑曲霉均有明显的抑菌作用，三萜皂苷还具有抗病毒作用；从夏枯草中提取的熊果酸具有强大的抗炎活性，能调节免疫功能，抑制肿瘤增长，这可能是夏枯草解热散结作用的物质基础。

参考文献

［1］田元祥，李进龙. 杨牧祥教授运用对药经验举隅［J］. 河北中医，2004，26（12）：887－889.

［2］谭惠子，聂少平. 夏枯草研究概述［J］. 食品科技，2008，13（2）：38－40.

【本文发表于：中华中医药杂志，2010，25（3）：394－396】

杨牧祥教授运用对药经验举隅

田元祥，李进龙

（河北医科大学中医学院　050091）

导师杨牧祥为河北医科大学中医学院博士生导师、教授、主任医师，全国第二、三批 500 名老中医药专家，从事医教研工作 40 余年，擅长治疗内科疑难病证。我们有幸跟师以来，深感其临床经验丰富，尤其善于运用对药，每获佳效。现将导师临床运用对药部分经验简介如下。

1　羌活与独活

导师认为羌活与独活均可祛风解表，胜湿止痛，可用于外感风寒表证，或风寒夹湿表证，又可用于风寒湿痹痛。不同之处在于羌活偏行于人体之上部，独活偏行于人体之下部，两者相伍，恰可浑圆一体，统治人体上下风寒湿痹，且作用可协同，疗效良佳。羌活辛、苦，温，归膀胱、肾经，可散寒祛风，胜湿止痛。性味浓烈，即《汤液本草》所谓"气雄"，发表力强，且辛能散风，味苦燥湿，性温散寒，常用于风寒外感头身疼痛较重者，或者是风寒湿痹疼痛较明显者，尤以肩背肢节疼痛为佳。《药类法象》云其："治肢节疼痛，为君，通利诸节如神。"独活辛苦微温，归肝、膀胱经，可祛风湿，止痹痛，解表。独活以祛风除湿、散寒通痹止痛为长。正如《神农本草经》所云："主治风寒所击，金创，止痛。"《名医别录》亦云："主治诸贼风，百节痛风无久新者。"两药相伍，则祛风解表、胜湿通痹止痛功效峻长，因此，两味上下互补，浑然一身之邪俱可尽除。

2　苏梗与荷梗

导师认为中药为自然之精华，其作用机制与植物部分密切相关，凡梗类中药多具有"通"的作用，两者均可行气宽胀，作用可叠加，而且较为平和。考苏梗为唇形科植物紫苏的叶和茎枝，长于理气宽胸，止痛安胎，虚胀与实胀均可应用。如《景岳全书》谓"苏梗，能顺气，其性缓，体虚者可用"。《神农本草经读》云："其梗下气宽胀。"荷梗为莲的叶柄及花柄，味苦性平，可通气宽胸，和胃安胎，可用于外感暑湿、胸闷不畅、妊娠呕吐、胎动不安等。导师临床主要取其宽胸理气功效，屡用屡验。

3　郁金与姜黄

导师认为两者均具有活血行气止痛作用。郁金性寒，姜黄性温，相伍使用寒温相适，故可适用于各种类型。考郁金性味辛苦寒，归肝、胆、心经，可活血行气止痛，解郁清心，利胆退黄，凉血，常用于气滞血瘀的胸痛、胁痛、腹痛、热病神昏、癫痫痰闭、肝胆湿热、气火上逆之血证等。《本草经疏》云其："其性轻扬，能开郁滞，故为调逆气，行瘀血之要药。"姜黄性味辛苦温，归肝、脾经，可活血行气，通经止痛。常用于血瘀气滞的心痛、腹痛、胸痛、胁痛、经闭、产后腹痛、跌打损伤，以及风湿痹痛。《本草纲目》云："郁金入心治血；而姜黄兼入脾，兼治气。"导师认为郁金与姜黄的药物来源与功效相似，块根是郁金，根茎为姜黄，两者均可活血行气止痛，但郁金优于清心凉血利胆，而姜黄善于治寒痹、痹痛。两者相伍，临床常用于治疗冠心病、高脂血症、慢性肝病、慢性胃病等，屡收良效。

4　木香与砂仁

导师认为该药对于脾胃、肝胆、大肠等气滞夹湿者最宜。砂仁辛温，归脾胃经，专主中焦，可化湿行气，温中止呕止泻，安胎，常用于湿困脾土、脾胃气滞，及脾胃虚寒吐泻、气滞妊娠恶阻与胎动不安。《本草备要》谓："辛温香窜。补肺益肾，和胃醒脾，快气调中，通行结滞。"由于其含挥发油，故宜后下。研究显示砂仁挥发油有芳香健胃作用，可促进胃液分泌，排除消化道积气，即行气消胀。木香辛苦温，归脾胃、大肠、胆、三焦经。辛可散可行，温可通，苦能泄、能降、能燥，故专主行气止痛，常用于脾胃气滞证。其归大肠经，故善行大肠之滞气，常用于湿热痢、食滞。归胆经，可疏理肝胆，常用于肝胆湿热等。《景岳全书》谓其"行肝脾肺气滞如神，止心腹胁气痛甚捷"。两者相伍，可统治脾胃、肝胆、大肠、三焦之气滞，正如《本草纲目》所云："木香乃三焦气分之药，能升降诸气。"如气滞夹湿，更为相宜。

5　猪苓与茯苓

导师认为，该药对可用于一切水湿停聚病证，或水湿夹寒，或水湿夹热，或水湿夹虚，皆可应用。猪苓与茯苓均为菌核，性味甘淡平，茯苓归心、脾、肾经，猪苓归肾、膀胱经，故猪苓专于利水渗湿，而茯苓兼可健脾安神，因此茯苓亦用于补益剂中，猪苓利水作用较茯苓为强。两药相伍，健脾渗湿利水，因其性平，无偏性，故常配伍应用于各种水湿病证，每获佳效。

6　荆芥与防风

导师认为，该药对可发表散风，祛痒，胜湿止痛。荆芥为植物的地上部分，防风为植物的根，两者均辛微温，归肝经，可发表散风祛痒。荆芥且归肺经，尚可透疹消疮，炒炭止血；防风归膀胱、脾经，尚可胜湿止痛，止痉，止泻。两者相伍，辛散发表散风，多用于外感病表证，因其性微温，故寒热皆可。也可用于风湿痹阻不通、肢节疼痛、筋脉拘挛或挛急等症。

7　丝瓜络与橘络

导师认为凡植物之络类均能入人体之络，丝瓜络、橘络均为络类，故皆入络，而长于通络。丝瓜络为丝瓜的果络，性味甘平，归肺、胃、肝经，通经活络，主治风湿痹痛，关节不利。橘络为橘的中果皮及内果皮之间的维管束群，性味甘苦平，归肝、肺经，可通络化痰，顺气活血。导师常用于治疗脑血管病、高脂血症[1,2]，疗效显著。

参考文献

[1]　杨牧祥，田元祥，徐华洲．醒脑启智胶囊药物血清对 PC12 细胞缺氧损伤的保护作用[J]．中西医结合心脑血管病杂志，2004，2（11）：65，126，522．

[2]　杨牧祥，田元祥，刘建东．脂调康胶囊治疗高脂血症多中心临床观察[J]．河北中医药学报，2003，18（4）：72，10．

【本文发表于：河北中医，2004，26（12）：887－888】

杨牧祥教授运用三仁汤的经验

方朝义，王占波

（河北医科大学中医学院 050091）

杨牧祥教授，从事医教研工作 30 余年，擅长以古方化裁变通，用治多种疑难杂症，学用颇深，获验宏硕。今撷其运用三仁汤的经验特色，管窥一斑。

1 辨证审疾，首察舌象，参以问便

三仁汤原系吴鞠通专为湿温初起而设。该方由杏仁、白蔻仁、薏苡仁、滑石、通草、竹叶、半夏、厚朴组合而成，旨在宣畅气机，清利湿热。吾师根据方剂的组成配伍规律，揣摩其药性至理，认为只要把握了其方证特点，谨守其致病机理，临床可广为其用。

1.1 舌苔腻滞是湿邪滞阻之明征

舌象乃脏腑气血盛衰及疾病虚实的反映，而病理舌苔由胃气夹邪气上泛而成。湿邪滞阻，气机不展，阳气被遏，则舌苔腻滞不化，如油垢面。此种舌象的特征多表现为舌苔浊腻，满布舌面，厚薄不一，或黄或白，并多兼口中黏腻不爽之感。

1.2 问诊便感为湿阻气机之旁证

湿邪内阻，多著中州。盖脾为湿土，喜燥恶湿。故察湿之征，又当参以大便。杨师临证一则以排便感是否畅爽，辨其有湿无湿；一则以便质是否干硬，察其有热无热。叶天士曾以"粪燥为无湿"立论，专以"大便溏"作为湿温病"邪未尽"之征，但非绝对。因湿热致病有湿热并重、热重于湿、湿重于热之不同，而大便质地可偏软或偏干，故问便察湿，当重便感，确切地说，当以排便不畅为准。

2 临证用药，三仁为主，随证化裁

三仁汤制方，妙在"三仁"。杨师认为，杏仁轻开肺气，宣畅上焦，宗"肺主一身之气"之旨，冀其气化则湿亦化；白蔻仁化湿和中，治在中焦；薏苡仁甘淡性寒，淡渗下焦。如此，上、中、下三焦一气贯通，宣上、畅中、渗下，使湿得化，热自清。杨师每于此方化裁变通，治疗多种疑难杂症偏于湿热蕴者。①湿胜者，酌加石菖蒲、佩兰、荷叶；②头窍昏蒙者，加葛根、羌活；③热多口苦者，加龙胆草、柴胡；④肺热咳嗽者，加黄芩、桑叶、紫菀、款冬花、鱼腥草；⑤阳痿早泄者，加鹿角霜、杜仲、仙茅、枸杞子、女贞子、怀牛膝；⑥胸闷窒塞者，加瓜蒌、薤白等。

3 病案举例

3.1 低热不退案

续某，男，75 岁，某军区离休干部，1998 年 2 月 25 日初诊。反复低热月余，体温在 37.5～38℃之间。患者源于一月前无明显诱因出现午后低热，当时测体温 37.6℃，遂到解放军某医院输注青霉素治疗，用药后体温即平复如常，住院 5 天出院。但回家两天后低热复作，急至该医院又作输液治疗，药用"先锋霉素"，与前次相似，药后热平，但出院后体温复升。查血常规：白细胞 $9.5 \times 10^9 L$；肿瘤 4 项（AFP、CEA、SF、β_2 - MG）均属正常范围。遂请杨师诊治。刻诊：轻咳，咯痰不爽，体温 37.5℃，舌暗红有瘀点，苔黄厚腻，脉弦滑略数。病属湿热蕴郁，湿遏热伏。治以清热利湿，宣畅气机。方用三仁汤加减：炒杏仁、白蔻仁各 10g，薏苡仁 12g，川厚朴、紫菀各 10g，款冬花、桑白皮各 15g，前胡、马兜铃各 10g，鱼腥草 20g，赤芍、枳壳、栀子各 10g。水煎分两次温服。3 剂后复诊：自述服药一剂，体温即降至正常，未再复升。现咳减痰少，心中烦热，舌黯红，苔白厚松腐，脉滑数。知药后气机已畅，阳气得振，邪将渐解。原药迭进 4 剂后，症情大减，体温正常，咳平痰净，精神爽悦，苔白微腻，脉滑略数。参其舌脉，阳气尚未展布，气有所升浮，为防

"灰中有火"，仍以三仁汤守方化裁，共服 30 余剂，苔退脉静，病告痊愈。

3.2 胃痛案

王某，女，56 岁，农民，1997 年 4 月 16 日初诊。自述胃脘闷痛不适两年，嘈杂不舒，有灼热，食少纳呆，口苦，便干，两三日一次，排出不畅。伴见腰部酸痛，不耐劳作。舌淡红，苔白腻，脉缓少力，胃镜检查未见异常。证属肝肾阴亏，湿热蕴郁。宜先治其标，必待湿去热除后，方可固其本。处方：白蔻仁、炒杏仁各 10g，薏苡仁 12g，川厚朴、清半夏、枳壳各 10g，焦三仙 15g，竹叶 6g。水煎分两次温服。7 剂后，自觉胃痛转轻，症状渐减，上方加香附 10g，续进 7 剂，自述胃痛消失，胃纳亦佳，但觉倦怠腰酸，苔白微腻，脉缓。原方去竹叶，加桑寄生、女贞子各 15g，旱莲草 10g，怀牛膝 15g，缓补肝肾为治。如此调理两月病愈。

3.3 阳痿案

牛某，男，39 岁，已婚，干部，1997 年 8 月 27 日初诊。患"阳痿"半年，经治无效来诊。自述半年来性欲低下，阴器举而不坚，近两月房事全无。阴囊潮湿浸衣，健忘，咽干，大便稍干，排出不爽，舌略红苔微黄厚腻，脉缓弱，西医诊为"性神经衰弱"。证属湿热郁滞，随经注于宗筋，筋纵不聚，阳事难举。治以淡渗湿热，宣气起阳。方用三仁汤加减：薏苡仁 30g，白蔻仁、炒杏仁、川厚朴、清半夏各 10g，滑石（包煎）20g，木瓜 10g，猪苓 15g。水煎，分两次温服。嘱其节制性欲，以养其精。7 剂后阳事渐兴，性欲渐增，但恐失败，未敢合房，囊湿亦减，苔薄白微腻，脉缓少力。上方加淫羊藿、鹿角霜各 10g，续服 7 剂，病情大见好转，精神亦佳，记忆力增强，因感药效颇佳，自购原方 7 剂，房室欣悦。嘱其节制房事，查见其苔薄白，脉缓有神，继以六味地黄丸调治，以善其后。

按语：以上所示 3 例，虽病证各不相同，然湿热困阻气机则一，故当异病同治。所治长期低热一案，西医理论检查未能明确诊断，此时当发挥中医辨证论治之优势，综合望、闻、问、切四诊所得全部病情资料，尤其参照其"咯痰不爽，舌苔腻滞"之征，病属湿热困遏无疑。宗吴鞠通"肺主一身之气，气化则湿亦化"之旨，以三仁汤宣上、畅中、达下，使湿有出路，热无所羁，气机畅达，病自易愈。体温平复后，结合舌象，又虑其"死灰复燃"，故仍遵原方调治。胃痛一案，病较复杂，患者肝肾阴虚与湿热邪气搏结于一体，当属临床棘手之证。因"湿为胶滞阴邪，再加柔润阴药，二阴相合，同气相求，遂有锢结而不可解之势"（吴鞠通语），此时，宜审时度势，辨其标本虚实。初诊之时，湿热较盛，故主以治标，待热减湿退，阴虚之象明显时，酌加柔补之品，调理肝肾以固本。所示阳痿一案，传统认识上多从"肾虚"立论，然察其脉证，显系湿热循经注阴所致。盖湿热蕴蒸，阳气被遏，郁而不宣，则阴器难举，或举而不坚，故该患亦以宣畅气机，清利湿热而收功。

4 结语

三仁汤一方，源出《温病条辨·上焦篇》。杨师早年即志于湿热病的研究，每有心悟，认为本方治证范围广泛，临床无论外感，还是内伤，只要谨守湿热郁阻三焦气机之理，参以舌象、大便等症征黏滞不爽之变，定会收取桴鼓之效。

【本文发表于：河北中医药学报，1999，14（1）：32 - 33】

杨牧祥教授运用八味饮异病同治举隅

聂金涛，于文涛

（河北中医学院　050091）

导师杨牧祥为河北中医学院教授、主任医师、博士生导师，全国第二、三、四、五批老中医药专家学术经验继承工作指导老师，全国中医药传承博士后合作导师，河北省首届十二大名中医。他从医五十余载，临证经验丰富，辨证用药独特。"八味饮"是导师运用多年的经验方，方由熟地、山萸肉、怀山药、茯苓、丹皮、泽泻、女贞子、旱莲草等药组成，具有滋补肝肾的功效。导师根据"治病求本""异病同治"的治疗法则，灵活运用本方治疗临床多种疑难杂症，并取得了显著疗效。现将其运用"八味饮"的临床验案，简介如下。

1　精癃

刘某，男，70 岁，2008 年 6 月 3 日初诊。间断性小便不畅十余年，小腹胀满不适，腰膝酸软，尿频尿急，排尿无力，点滴不尽，舌淡红而暗，苔白，脉沉细涩。辅助检查：①直肠指诊：前列腺增大，质地较硬，表面光滑，中央沟消失。②B 超：前列腺增生。③尿常规：白细胞（＋＋＋），红细胞（＋＋）。

中医诊断为精癃。证属肝肾亏虚，瘀血阻滞。治以滋补肝肾，活血通络。予自拟八味饮加味。方药组成：熟地 15g，山萸肉 15g，怀山药 15g，茯苓 15g，丹皮 10g，泽泻 10g，女贞子 15g，旱莲草 15g，丹参 15g，虎杖 15g，香附 10g，川楝子 10g，桑寄生 30g，杜仲 10g，怀牛膝 15g，夏枯草 30g，王不留行 10g，石韦 30g。14 剂，日 1 剂，水煎服，分 2 次温服。

二诊：2008 年 6 月 17 日，小腹胀满、腰膝酸软、小便频急递减，仍觉小便不畅，余沥不尽，原方加通草 10g、路路通 10g，继服 14 剂。

三诊：2008 年 7 月 1 日，患者腰膝酸软无力、小腹胀满消失，尿频尿急、排尿无力明显减轻，舌淡红、苔白，脉略细。复查尿常规：白细胞、红细胞均为阴性。继服前列康胶囊善后。

按语："精癃"为临床多发病、疑难病。导师认为，本病老年人多发，年老体弱，肝肾虚衰，为本病发生的病理基础。《素问·阴阳应象大论》指出"年四十而阴气自半"。《素问·水热穴论》又谓"肾者，胃之关也，关门不利，故聚水而生病也。"元气亏虚，气化失司，行血无力，瘀血败精阻滞下焦，阻塞水道。正如张景岳所言："或以败精，或以槁血，阻塞水道而不通也。"本例患者"精癃"的形成即为肝肾亏虚，瘀血阻滞，膀胱气化不利所致。腰为肾之府，肾主骨，肝主筋，肝肾亏虚，故见腰膝酸软无力；肾司二便，肾气亏虚，膀胱气化不利，故而尿频尿急，排尿无力，点滴不尽；下焦气机郁滞，故小腹胀满不适；舌淡红而暗，脉沉细涩，为瘀血阻滞之征象。

"精癃"为有形可征，其增生的前列腺腺体变大、隆起、质地较正常为硬，符合中医的"癥积"特点。但究其形成，肝肾亏虚为本，瘀血阻络为标。《医林改错》指出："元气既虚，必不达于血管，血管无气，必停留而瘀。"肾虚与血瘀相互影响，构成"精癃"形成和发展的基本病理机制。故治疗当以补益肝肾治其本，活血化瘀治其标。但癥积已成，单纯活血化瘀往往药力不济，尚需配伍行气通络，解郁散结等功效的药物，方能取效。故方中以八味饮滋补肝肾，培元固本；酌加桑寄生、杜仲、怀牛膝，以增强补益肝肾、强健筋骨之力；丹参、虎杖、香附、川楝子行气活血通络，小腹胀满则除；夏枯草解郁散结，使增生递消；王不留行、石韦利尿通淋，尿频尿急之症则减。诸药配伍，标本兼顾，而获良效。

2　眩晕

任某，女，51 岁，2008 年 3 月 18 日初诊。主诉：间断性头晕一年余。患者一年前因劳累出现头晕，伴见腰膝酸软，耳鸣乏力，心烦不寐，舌红、少苔，脉弦细略数。辅助检查：血压 180/100mmHg。

中医诊断为眩晕。证属心肾不交。治以滋养肝肾，养心安神。予自拟八味饮加减。方药组成：熟地 15g，山萸肉 15g，怀山药 15g，丹皮 10g，泽泻 10g，女贞子 15g，旱莲草 15g，杜仲 10g，桑寄生 15g，川断 10g，茯神 15g，远志 10g，合欢花 20g，合欢皮 20g，夜交藤 30g。7 剂，日一剂，水煎服，分 2 次温服。

二诊：2008 年 3 月 25 日，患者药后头晕、腰膝酸软减轻，原方继服 7 剂。

三诊：2008 年 4 月 1 日，患者药后头晕耳鸣、腰膝酸软、乏力明显减轻，仍心烦，血压 150/90mmHg，原方加阿胶 10g、黄连 10g，继服 14 剂。

四诊：2008 年 4 月 15 日，患者药后头晕乏力、腰膝酸软等症消失，偶有耳鸣，原方去阿胶 10g，加生磁石 30g（先煎），继服 14 剂，煎服法同前。血压 135/80mmHg。

按语：眩晕一证，虽致病因素不同，临床表现各异，但其病位均在脑窍，与肝肾密切相关。《素问·阴阳应象大论》云："年四十而阴气自半也，起居衰矣。"《灵枢·海论》云："脑为髓之海。"导师认为，肾为先天之本，藏精生髓，若禀赋不足，肾精不充，或老年精亏，或房劳过度，可致精亏不能生髓，髓海空虚而发生眩晕。本例患者肾阴亏虚，阴不制阳，心火偏亢，发为眩晕；肾开窍于耳，肾精不能充养于耳，故耳鸣；腰为肾之府，故腰膝酸软；虚火扰动，心神失养，故见心烦不寐；舌红、少苔，脉细数，皆为阴虚火旺之征象。

肾为水脏，心为火脏，肾水亏虚，不能制约心火，则心火上炎，导致水火失既，心神不安，治当滋养肝肾、养心安神为主要治法，方以八味饮加减，方中八味饮减茯苓滋补肝肾；加杜仲、桑寄生、川断以壮腰健骨；加茯神、远志、合欢花、合欢皮、夜交藤养心安神。

3　脱发

白某，女，36 岁，2008 年 6 月 26 日初诊。主诉：脱发半年余。伴腰背酸痛，时有头痛，盗汗，手足心热，便秘，舌淡，苔剥，脉细而无力。既往腰椎间盘突出，颈椎钙化史。

中医诊断为脱发。证属肝肾亏虚，精血不足。治以滋补肝肾，养血生发。予自拟八味饮加味。方药组成：熟地 30g，山萸肉 15g，怀山药 15g，茯苓 15g，丹皮 10g，泽泻 10g，女贞子 15g，旱莲草 15g，当归 15g，赤芍 15g，川芎 15g，羌活 10g，天麻 10g，菟丝子 10g，火麻仁 15g。7 剂，日一剂，水煎服，分 2 次温服。

二诊：2008 年 7 月 3 日，自述便秘消失，脱发较前有所好转，偶伴腰背酸痛，仍盗汗，舌红、苔薄白，有剥脱，脉细，重按无力。上方减火麻仁，加浮小麦 30g、麻黄根 15g、五味子 15g，继服 14 剂。

三诊：2008 年 7 月 17 日，脱发，盗汗，失眠明显好转，时有背痛，舌红、苔薄白，脉细。上药继服 7 剂。

四诊：2008 年 7 月 24 日，腰痛、盗汗、脱发诸症则除，新发渐生，舌淡红、苔薄白，脉弦细。患者欣然，停服中药汤剂，继以养血生发胶囊善后。

按语：肾藏精，其华在发，发之生长与脱落，润泽与枯槁，均与肾中精气盛衰密切相关。肝藏血，发为血之余，精血充足则毛发润泽，精血亏虚则毛发稀疏易落。本例患者肝肾亏虚，腰府失养，故腰酸；肾脉通督，精血亏虚，督脉失荣，故后背疼痛；肝经上达于巅顶，精血失充，髓海空虚，故头痛；元阴不足，阴虚阳亢，虚火扰动，故盗汗，手足心热；肾司二便，肾阴亏虚，肠道失濡，故便秘；舌淡苔剥，脉细无力，均为肝肾亏虚、精血不足之象。

导师根据"肾藏精，其华在发""肝藏血，发为血之余"等相关理论，认为本病多由于七情不遂，思虑过度、暗耗心血所致，或与肝肾亏虚，精血不足相关。肝藏血，肾藏精，精血不足，发失所养，故强调补益肝肾，充盈精血为生发之根本，则以补益肝肾，养血活血为主要治法。方中以八味饮滋补肝肾，酌加菟丝子温补肾阳，并可阳中求阴；当归、赤芍、川芎，补血活血行气；天麻、羌活，祛风通络，引药上行，药力直达病所；火麻仁润肠通便。脱发为临床常见难治病证，病情易反复，故治疗不宜急求速效，汤药取效后，缓治其本，故以养血生发胶囊巩固疗效。

4　讨论

导师基于"乙癸同源"理论，注重调补肝肾，并认为肝肾不足是临床多种疾病的发病基础，尤其多见于老年性疾病，"年四十而阴气自半，起居衰矣"。人至老年，阴气自半，肾精渐亏，下元亏虚，可见眩晕、目涩、耳鸣；若阴虚不能制阳，则阳亢于上，突发昏仆，诱发中风；肾主骨生髓，髓有骨髓、脊髓、脑髓之分，三者均属于肾中精气化生。若肾精不能上充于脑，脑髓空虚，元神无依，神明失职，可现痴呆；精气不足，不能充养骨髓，则骨髓空虚，骨质脆弱，易于骨折，或患骨痛、骨质增生、骨质疏松等疾病。《素问·灵兰秘典论》说："肾者，作强之官，伎巧出焉。"如果肾中精气不足，则不能保持精力充沛、强壮矫健的功能，而导致头昏健忘、反应迟钝、倦怠乏力、行动迟缓的现象。"齿为骨之余"，牙齿为骨中精气所养，肾气足则牙齿坚固，肾气衰则牙齿脱落；肾其华在发，若精血虚衰，毛发早白而脱落；肾开窍于耳，若肾精亏虚，则髓海失养，听力减退，发生耳鸣、耳聋等。导师认为，肝肾之间，生理上相互依赖，病理上相互影响。肝的疏泄有度，才能使得肾藏精不泻，肾的封藏有节，才能使肝藏血不失。肝肾正常，使脏腑功能协调，气机调畅，达到"正气存内，邪不可干"的目的。因此，在临床上很多疾病导师都从调补肝肾论治，并取得显著的疗效。

八味饮组方源自六味地黄汤和二至丸，二方均能滋补肝肾，主要用于肝肾阴虚所致诸症，两方合用加强了滋补肝肾的功效，且性味平和，滋而不腻，补而不滞。导师在临床应用本方时，重在抓住肝肾亏虚的病机，将本方运用于治疗前列腺增生、腰椎病、低热、妇女更年期综合征、月经不调、脱发等多种病证中，体现了"异病同治、治病求本"的治疗法则。现代研究亦表明，两方均有提高机体免疫力、抗衰老、调节内分泌、改善肝肾功能等作用[1-3]。

导师认为，临证时根据患者表现侧重不同，在八味饮中随证加减：腰膝酸痛甚者，酌加杜仲、桑寄生、川断，补肾壮腰；精血不足，心神失养者，酌加茯神、远志、合欢花、合欢皮、夜交藤养心安神；五心烦热，潮热盗汗，阴虚内热甚者，酌加地骨皮、五味子、浮小麦，以滋阴清热敛汗；头晕胀痛，面红目赤，性情急躁，肝阳上亢者，可加天麻、钩藤，以平肝潜阳；眩晕较甚，时时欲仆，肢体麻木，阴虚阳浮者，酌加生龙骨、生牡蛎、怀牛膝，以潜浮阳。并嘱患者劳逸适度，避免情绪波动及恣情纵欲，损伤肝肾。

参考文献

[1] 张永宁，袁丽超，佟书，等. 二至丸、地黄煎影响小鼠免疫功能的比较研究 [J]. 中国实验方剂学杂志，2012，18（8）：159-162.

[2] 赵雪莹，王浩然，旺建伟，等. 二至丸对衰老模型大鼠 Na^+-K^+-ATP 酶、$Ca^{2+}-Mg^{2+}-ATP$ 酶影响的研究 [J]. 中医药信息，2012，29（6）：31-32.

[3] 许柳，张树峰. 六味地黄丸的药理作用及临床应用研究 [J]. 河北医学，2013，19（4）：616-619.

【本文发表于：河北中医，2013，35（12）：1765-1767】

杨牧祥教授内外合治疑难杂症举隅

魏慧利[1]，于文涛[2]，王杜强[3]

（1 河北省儿童医院，石家庄　050031；2 河北医科大学中医学院，

石家庄　050091；3 涉县中医院，邯郸　056400）

杨牧祥为河北医科大学教授、博士生导师、主任医师，全国第二、三、四批老中医药专家学术经验继承工作指导老师，享受国务院特殊津贴专家，全国优秀科技工作者，河北省首届十二大名中医。他从医至今五十载，理论功底深厚，临证经验丰富，辨证用药独特，诊治疑难杂症每获良效。笔者有幸从师于侧，颇有心得，受益匪浅，现举验例如下。

1　口腔溃疡

张某，女，27 岁，公司职员，2009 年 3 月 23 日初诊。患反复发作性口腔溃疡一年余，口唇和舌面有卵圆形溃疡各一处，灼热疼痛影响进食，伴见口干、口苦、心烦、大便秘结，舌尖红、苔薄黄少津，脉弦略数。

口腔溃疡为临床常见的口腔黏膜疾病，具有自限性，一般 1～2 周可自愈。口腔溃疡反复发作，现代医学称为"复发性口腔溃疡"，可出现于口腔黏膜的任何部位，唇颊舌较多见，表现为孤立的、圆形或者椭圆形溃疡，多发于青壮年，尤以女性居多。现代医学认为本病与病毒感染、免疫力低下、情绪应激等因素有关。本病中医称"口疮""口糜"。导师认为，本例患者为素体心火偏盛，加之过食辛辣之品，心胃火热俱盛，伤津耗液，火热炎上，则使口腔溃疡复发难愈。因此治当清热泻火，增液通便。自拟五仁连栀饮加味治疗本病。方药：桃仁 10g，炒杏仁 10g，瓜蒌仁 15g，郁李仁 15g，火麻仁 15g，川连 10g，栀子 10g，生地 15g，麦冬 10g，玄参 10g。7 剂，每日 1 剂，水煎服，早晚饭后两小时温服。外治法：用淡盐水将口腔洗漱干净，再用消毒棉签蘸少许云南白药涂于溃疡面上，涂擦后暂时禁食、禁水，保持 20min 左右，每日 3 次。药后口干口苦，心烦诸症递减，口腔溃疡明显消退，大便通畅。原方继服 7 剂，诸症皆失，随访半年未见复发。

按语：五仁连栀饮为导师治疗热秘的效方，由桃仁、炒杏仁、瓜蒌仁、郁李仁、火麻仁、川连、栀子等药组成，子仁类中药富含油脂，功擅润肠通便，故五仁入药，可润涤胃肠积滞，腑气通则胃火降，邪热从下而泄，起到釜底抽薪的作用；麦冬、生地、玄参滋阴增液润燥，清热泻火，并能增强五仁润肠通便之力；川连、栀子味苦性寒，入心、胃二经，清解上中二焦郁火，全方共达清热泻火、增液通便之功效。

云南白药，主要由三七、麝香、冰片等中药配制而成，具有活血止血、化瘀止痛、解毒消肿的功效，主要治疗跌打损伤及各种出血、疮疡病证。导师认为口腔溃疡与外疡成因相似，多为火热毒邪腐熟血肉而成，云南白药具有止痛、解毒、生肌的作用，可有效减轻疼痛、促进溃疡面愈合，因此采用治疗外疡的云南白药治疗本病，可获佳效。

2　斑秃证

李某，男，43 岁，自由职业者，2009 年 5 月 19 日初诊。患者近日后额顶部出现 4cm×4cm 大小片状脱发，形如钱币，露出头皮，伴见面色淡白无华，神疲乏力，失眠多梦，腰膝酸软，舌淡少苔，脉细。

斑秃俗称"鬼剃头"，是一种骤然发生的局限性斑片状的脱发性疾病。其病变处毛发脱落，头皮正常，无炎症及其他自觉症状，病程缓慢，可自行缓解和复发。发病可能与免疫力降低、情志失调相关。根据中医学"肾藏精，其华在发""肝藏血，发为血之余"等相关理论，导师认为，本病多由于七情不遂，思虑过度、暗耗心血所致，或与肝肾亏虚，精血不足，瘀血阻滞相关。肝藏血，

肾藏精，精血不足，发无所养；发为血之余，瘀血阻滞，新血不生，生发无源，故毛发脱落。治疗以补益肝肾、养血活血为主要治法。采用古方神应养真丹加减。方药：当归15g，川芎15g，白芍15g，熟地15g，天麻10g，菟丝子10g，女贞子10g，旱莲草15g，茯神15g，远志10g，炒枣仁15g。14剂，每日1剂，水煎服，分2次早晚温服。同时嘱其情绪稳定，勿食辛辣。外治法：取新鲜生姜，切成薄片，在斑秃患处搓擦，每日1～2次，每次5～10min，用力均匀，使头皮自觉发热，连续使用至新发长出为止。服药14剂后，腰酸乏力减轻，患处头发渐生，睡眠渐安，舌淡红苔薄白，脉细。上方加合欢花15g，合欢皮15g，夜交藤30g，以增强养心安神之力，继服14剂，同时配合生姜搓擦患处皮肤，新发渐生，睡眠明显好转。相继上方加减调治月余，发黑稠密润泽，一年后随访未复发。

按语：神应养真丹，由当归、川芎、白芍、熟地、天麻、羌活、菟丝子、木瓜组成，原载于《三因极一病证方论》，具有补益肝肾、养血活血的功效，为治疗脱发的经典方剂。导师在本方基础上随证化裁。"发为血之余"，方中当归、川芎、白芍、熟地补血活血，具有促进发长之效；"肾藏精，其华在发"，故以女贞子、旱莲草、菟丝子补肾益精，肾精充足，则发得其所养；天麻祛风通络，引药上行，直达病所，以助生发；茯神、远志、炒枣仁养心安神。全方滋肾、柔肝、养心均备，补血、填精、疏风俱齐，恰合病机，故能获效。

生姜，味辛，性温，气味俱厚，浮而升阳。导师利用其升阳调达气血的作用，促使毛发再生。现代研究认为[1]，生姜含有姜辣素、姜烯油等成分，可以增强头部皮肤血液循环，促进头皮新陈代谢，活化毛囊组织，刺激新发生长，并具有抑制头皮瘙痒、强化发根的作用。

3　口臭

白某，女，46岁，农民，2009年11月5日初诊。患口臭7年余，伴见口苦，性情急躁，嗳气，泛酸，恶心，腹胀，大便不爽，舌淡红、苔黄腻，脉滑数。检查胃镜：慢性浅表性胃炎伴糜烂，食管反流。

导师认为，口臭的形成原因多由饮食不节，情志不舒，肝郁气滞，食积不化，郁而化热，湿热秽浊上泛于口所致。本例患者口苦，性情急躁，为肝郁化火之象；腹胀、大便不爽为肝郁气滞之征；恶心，嗳气，泛酸，为胃失和降，湿热秽浊上泛所致。其病机为肝郁气滞，肝火上炎，胃失和降，湿浊上泛。治疗以疏肝理气、和胃降逆、祛湿化浊之法。自拟柴附饮加减。方药：柴胡10g，香附10g，川楝子10g，枳壳10g，川朴10g，陈皮10g，清半夏10g，藿香10g，佩兰10g，荷叶10g，川连10g，炙杷叶15g，姜竹茹10g，莱菔子10g，焦三仙各10g。7剂，每日1剂，水煎服，早晚饭后约2小时温服。嘱其戒烟限酒，饮食清淡，忌食辛辣等刺激性食物。外治法：淡盐水漱口，口含丁香2～3粒，约30min弃之更换，一日2～3次。如上内外合治兼旬，口臭悉退，患者欣慰。

按语：清代沈金鳌在《杂病源流犀烛》中说："虚火郁热，蕴于胸胃之间则口臭。"从临床来看，口臭患者多伴有慢性胃病。柴附饮为导师治疗慢性胃病之效方，本方由柴胡、香附、川楝子、炒白术、茯苓、炙甘草、清半夏、陈皮、枳壳、川朴、川连、炙杷叶、姜竹茹、莱菔子等药组成。该病证以柴胡饮加减，方中柴胡疏肝理气，以祛发病之源，为君药；香附、川楝子理气止痛，兼助柴胡疏肝解郁之力；川连清热燥湿泻火，为臣药；川朴、陈皮、枳壳理气和胃，藿香、佩兰、荷叶芳香化浊，共为佐药；炙杷叶、姜竹茹、姜半夏、莱菔子、焦三仙和胃降逆，消食化积，共为使药。诸药相伍，肝气得舒，脾气得健，胃气得降，湿浊得化，故口臭自消。

导师认为，丁香入脾、胃二经，具有行气散湿，升清降浊之功效；其气味芳香，可辟秽浊除口臭，尤适用于湿浊中阻、秽浊之气上泛所致口臭。现代药理研究表明[2]，丁香主要含丁香酚、乙酰丁香酚、水杨酸甲酸、苯甲醛以及三萜化合物，如齐墩果酸、黄酮等。丁香浸出液、丁香油、丁香酚等成分有杀菌、消炎等作用。临床应用也发现[3,4]，丁香油可消除牙部炎症并能止牙痛，对于牙髓炎具有良好效果，此证口含丁香取其杀菌、消炎以除秽。

参考文献

［1］ 王啸. 生姜活性部位与成分研究进展［J］. 中医研究，2009，22（12）：256 - 257.

［2］ 高学敏. 中药学（第1版）［M］. 北京：中国医药科技出版社，1990：174.

［3］ 魏志民. 丁香樟脑酊治疗牙痛256例［J］. 中医外治杂志，2006，15（4）：198 - 199.

［4］ 王亚楠，霍丽莉. 丁香漱口液的临床应用［J］. 黑龙江中医药，1991，（2）：53.

【本文发表于：河北中医，2011，33（1）：8 - 9】

杨牧祥教授从气血论治慢性支气管炎的临床经验

李进龙，于文涛，田元祥

（河北医科大学中医学院 050091）

导师杨牧祥现为河北医科大学教授、主任医师、博士生导师，并系全国名老中医药专家学术经验继承工作指导老师，临床经验丰富，辨证用药独特，尤其对慢性支气管炎（简称"慢支"）的治疗，颇有心得，笔者有幸侍诊左右，现将其治疗慢性支气管炎的临床经验简介如下。

慢性支气管炎是气管、支气管黏膜及其周围组织的慢性非特异性炎症，临床以咳嗽、咯痰或伴喘息及反复发作的慢性过程为特征，一般病程连续两年以上，每年持续发病至少三个月[1]。严重时可继发阻塞性肺气肿及肺源性心脏病，是一种严重危害患者健康的呼吸系统常见病、多发病。据我国 1973 年全国部分普查资料统计，慢性支气管炎患病率约为 3.82%，并且随年龄增长而增加，50 岁以上患者可高达 15% 左右。

1 病因病机特点——气虚血瘀

根据慢性支气管炎临床表现多将其归属于"咳嗽""喘证""痰饮""肺胀"等病证范畴。导师通过多年临床观察，认为慢性支气管炎多为咳嗽、咯痰久延不愈，损伤肺气，脏腑机能减退，表现为邪减肺虚之象；或素有肺虚，而后外邪侵袭，形成本虚标实之证，病情缠绵日久，脏腑机能一时难以复原，病邪亦退之不尽，最终形成慢性病理损害。因此形成慢性支气管炎的病机特点是气虚血瘀。"虚"，即脏腑机能减退，多表现在肺、脾、肾三脏功能衰退，尤以气虚显著；瘀，即血瘀，在以往的研究中表明，慢性支气管炎动物模型在免疫功能低下的同时，存在着显著的"血瘀"病理改变[2,3]；慢性支气管炎患者存在典型的"血瘀"微观改变[4]，所以无论肺气虚弱或肺气壅滞皆可致"血瘀"，"血瘀"是必然的病理结果。

2 施治法则——气血同治，标本兼顾

鉴于慢性支气管炎上述的病机特点和病理结果，临床上多呈现气血同病、虚实夹杂、本虚标实之证。气虚为本，多为肺、脾、肾三脏功能的虚衰，免疫功能低下；寒、湿、痰、热、血之瘀积为标，尤以血瘀突出。导师根据"气为血帅，血为气母，气行则血行，气滞则血瘀"气血相关理论，主张临床上应从微观病理变化着眼，不必拘泥于有无血瘀之征，皆应遵循气血同治原则，将补气活血化瘀贯穿于慢性支气管炎治疗的始终。针对慢性支气管炎反复发作的病理过程和临床上老年人患病居多，导师认为气虚、脏腑功能减退为病本，寒、热、痰、湿、血之瘀积乃标急之因，标本之间常互为因果而加重病情的特点，故须标本兼顾，方可获效。

3 遣方用药——权衡标本缓急是关键

运用气血相关理论，针对慢性支气管炎的主要病机，导师经多年临床筛选具有补气活血祛瘀、化痰止咳平喘功效的药物，研制成咳喘宁方。该方由炙麻黄 6g、炒杏仁 10g、紫菀 10g、款冬花 10g、五味子 10g、炙百部 10g、地龙 10g、炙黄芪 15g、太子参 15g、桃仁 10g、丹参 15g、淫羊藿 15g 等药组成。方中炙黄芪、太子参补益肺气，养阴生津，以复肺脏宣肃之功；淫羊藿补肾纳气，以利肺气之肃降，共治其本。桃仁、红花、丹参、地龙活血祛瘀，通经活络；炙麻黄开宣肺气，杏仁降气平喘。两药相合，一升一降，共为宣降肺气、止咳平喘要药。紫菀重在祛痰，款冬花功擅止咳；五味子、炙百部可敛肺止咳，滋阴润肺，共治其标。诸药合用，共奏补气活血祛瘀、化痰止咳平喘之效。实验研究结果表明[3-7]，该方药可显著改善慢性支气管炎大鼠支气管、肺组织病理损伤程度和肺局部"血瘀"的病理状态，并具有抗氧化和炎性细胞因子损伤、改善肺组织血流、提高机体免疫力的作用。

　　临床上慢性支气管炎迁延期和缓解期多呈本虚为主，夹实而缓，急性发作期多呈标实而急，导师临证之时根据个体差异，证候不同，辨寒热痰湿之别，标本缓急孰之轻重，遵循"急则治其标，缓则治其本"的原则，在本方基础上，兼施清热、散寒、祛痰、理气之品，标本兼顾，各有侧重。一般来说，若汗出恶风，易患感冒，肺气虚甚者，应重用太子参30g、炙黄芪30g，酌加炒白术15g，健脾补气，少佐防风6g走表，共助黄芪固表之功；若纳呆食少，大便溏稀或泻，脾气虚甚者，酌加炒白术15g、茯苓15g、怀山药15g、炒扁豆10g、炒苡仁10g，以加强健脾渗湿止泻之力；若喘息日久，动则喘甚，气不得续，肾气虚甚者，酌加蛤蚧6g、胡桃肉15g、紫石英10g、沉香3g，增强补肾纳气平喘之效；若痰液清稀多泡沫，畏寒，寒痰较重者，酌加干姜10g、细辛3g、白芥子6g，温肺化痰；若痰多黄稠，咳吐不爽，痰热较重者，减炙黄芪、太子参，酌加黄芩10g、浙贝母15g、知母15g，重用鱼腥草30g，清热化痰；便干者，加葶苈子10g、大黄10g，辛开苦泄通便，有助于肃肺平喘；若胸满闷窒，痰多色白，苔白厚腻，痰湿偏盛者，酌加苍术10g、清半夏10g、白蔻仁10g，燥湿化痰，加炒苏子10g、白芥子6g、冬瓜仁10g，化痰降气平喘；若痰少而黏难咯，舌红少苔，阴虚火旺者，加沙参15g、麦冬15g、百合10g、玉竹10g、黄芩10g，滋阴清热；若舌质淡暗，或舌有瘀斑，血瘀之征明显者，酌加赤芍15g，重用虎杖30g，以增强活血化瘀、止咳平喘之力。

4　验案举例

　　冯某，男，56岁，已婚。1998年11月2日初诊。咳剧伴气喘7年余，近10天来加重。患者素有"慢支"病史，每历冬寒即发。近10天来又因寒而作，咳嗽较剧，气喘，动则尤甚，气不得续，胸满短气，喘而夜卧不宁，痰白易咯，晨起量多，伴腰膝酸软，体倦乏力。二便正常。舌淡暗、苔白腻，脉沉缓。X线检查：两肺纹理增多。血象分析：WBC 11.2×10^9/L，N 73%，L 27%。血清免疫球蛋白IgA 1.62g/L，IgG 11.21g/L，IgM 1.03g/L。血流变检查：全血高切黏度5.93mpa·s，全血低切黏度12.49mpa·s，血浆黏度2.43mpa·s，红细胞压积53.11%。全血还原高切黏度10.06mpa·s，全血还原低切黏度27.41mpa·s，红细胞聚集指数2.71。

　　患者咳喘日久，肺肾两虚，肺失宣肃，肾不纳气，气机失调，逆而向上，故见咳喘，动则更甚；肺不布津，聚为痰浊，故见咳痰色白量多；腰膝酸软、体倦乏力，为肾虚体衰之象；舌淡暗、苔白腻，脉沉缓，系痰瘀内阻之征。西医诊断为"喘息型慢性支气管炎"。中医诊断：虚喘，肺肾气虚兼夹痰瘀。治以补益肺肾，化痰祛瘀，止咳平喘。处方：咳喘宁胶囊（咳喘宁方改进剂型而成，原方药采用水提醇沉工艺制成胶囊，每粒0.5g，每粒胶囊相当于生药11.3g）4粒，每日3次，温开水送服。并嘱患者慎避风寒，忌食生冷酸咸。

　　1998年11月16日二诊：药后咳减喘轻，夜卧已安，咳痰减少。舌暗淡、苔白微腻，脉沉缓。上方继服。

　　1998年12月28日复诊：咳嗽已止，喘息渐平。晨起咳吐少量白痰，腰膝已无明显不适感。饮食尚可，二便正常。舌略淡暗、苔白，脉缓。复查各项指标：血象分析：WBC 8.7×10^9/L，N 68%，L 32%。血清免疫球蛋白IgA 1.71g/L，IgG 13.72/L，IgM 1.87g/L。血流变检查：全血高切黏度4.24mpa·s，全血低切黏度9.83mpa·s，血浆黏度1.67mpa·s，红细胞压积47.38%。全血还原高切黏度8.67mpa·s，全血还原低切黏度22.78mpa·s，红细胞聚集指数2.54。

　　经服咳喘宁胶囊两月余，诸症悉平，该患欣慰，两年后随访未复发，达到临床控制标准。

参考文献

［1］陈灏珠. 实用内科学（第10版）［M］. 北京：人民卫生出版社，1999：1394.

［2］杨牧祥，李澎涛，韩淑芬，等. 实验性"肺气虚证"肺组织病理学研究［J］. 河北医科大学学报，1996，17（6）：344－345.

［3］杨牧祥，李澎涛，方朝义，等. 对"肺气虚证"大鼠肺组织及支气管NOS的检测［J］.

中医杂志, 1999, 40 (2): 107 - 108.

　　[3] 杨牧祥, 方朝义, 杨宝元, 等. 咳喘宁胶囊对慢性支气管炎患者血液流变学的影响 [J].
中国全科医学, 2002, 5 (1): 31 - 32.

　　[4] 杨牧祥, 方朝义, 谷振勇, 等. 咳喘宁胶囊对慢性支气管炎大鼠血清、肺组织及支气管肺
泡灌洗液 SOD、CAT 活性及 MDA 含量的影响 [J]. 中国中医基础医学杂志, 2002, 8 (1): 14 -
18.

　　[5] 杨牧祥, 方朝义, 曹刚, 等. 咳喘宁胶囊对慢性支气管炎大鼠血清、肺组织及支气管肺泡
灌洗液中血栓素 B_2 及 6 - 酮 - 前列腺素 $F_{1\alpha}$ 含量的影响 [J]. 中国医药学报, 2002, 17 (1): 23 -
26.

　　[6] 方朝义, 杨牧祥, 曹刚, 等. 咳喘宁胶囊对慢性支气管炎大鼠血清、肺组织及支气管肺泡
灌洗液 TNF 和 IL - 1β 含量的影响 [J]. 新中医, 2002, 34 (2): 75 - 76.

【本文发表于: 河北中医, 2005, 27 (12): 887 - 888】

杨牧祥教授从痰瘀论治高脂血症经验

于文涛，李进龙，田元祥，王志波，魏萱

（河北医科大学中医学院 050091）

高脂血症是由于脂类代谢异常，血浆中脂质水平超过正常范围的病证[1]，又是引发心脑血管疾病的重要因素。近年来，随着我国人民生活水平的提高，饮食结构和生活方式的变化，高脂血症的发病率呈逐年上升趋势。杨牧祥教授是河北医科大学教授、主任医师、博士生导师，全国第二、三批名老中医药专家学术经验继承工作指导老师，从事医、教、研工作40余年，临床经验丰富，辨证用药独特，尤其对高脂血症的治疗，疗效显著。我们现将杨教授治疗高脂血症的经验介绍如下。

1 病因病机

中医学无高脂血症病名，根据其临床表现可属于气血津液病变范畴，与痰浊、瘀血病证相似。中医学认为，血脂由水谷精微所化，是血液的组成部分，正常情况下，其含量保持在一定的范围，可称为"清脂"，有荣养机体作用；若超过了正常范围，则变为"浊脂"，成为致病因素。高脂血症与长期嗜食肥甘厚味及体质因素有关，病机不外虚、郁、痰、湿、瘀五端。脾主运化和布精，脾的运化功能正常，不仅使水谷精微物质之"清脂"化生有源，而且通过布精作用输布周身，一旦脾气亏虚或脾气壅滞，不但"清脂"不得输布而瘀滞，津液亦将代谢失常而酿湿成痰；肾主藏精，为元气之所居，元气通行三焦，主持人体津液的运行和气化，肾气亏虚，则气化受阻，水湿停聚，酿生痰浊；肝主疏泄，条畅气机，关系着人体气血津液在体内的输布，肝失疏泄，气机不利，必将导致血行不畅，津液停聚，酿生痰瘀。杨教授认为，高脂血症的形成与肝脾肾的功能失调密切相关，肝脾肾功能失调为本，痰瘀阻滞为标。本虚标实相互作用形成恶性循环，日久脉络受损，引发心脑血管病。

2 选方遣药

杨教授研制的调脂康胶囊具有化痰降浊、活血化瘀、健脾益气功效。药物组成：橘络6g，炙黄芪15g，炒白术10g，清半夏10g，泽泻10g，丹参15g，姜黄10g，虎杖15g。加减法：腰膝酸软，筋骨无力，肝肾亏虚的老年人或体弱者，酌加桑寄生15g、杜仲10g以补肾壮腰；头痛经久不愈，痛如锥刺不移，入夜尤甚，血瘀脑络者，酌加川芎15g、水蛭3g、全蝎（研末装胶囊冲服）3g以加强祛瘀通络之力；胁肋胀痛，急躁易怒，肝郁气滞者加柴胡10g、郁金10g、香附10g、川楝子10g以疏肝理气；头晕且胀，面红目赤，胁肋灼痛，肝郁化火者，加栀子10g、龙胆草6g、黄芩10g以清肝泻火；眩晕耳鸣，头目胀痛，头重脚轻，肝阳偏亢者，加钩藤10g、刺蒺藜10g、生石决明15g（先煎）以平肝潜阳；胸闷刺痛阵作，胸阳不宣，心脉瘀阻者，加薤白10g、瓜蒌10g、赤芍药10g、川芎15g以宣通心阳，活血通脉；肢体麻木，痰瘀阻络者，加胆南星10g、地龙10g、鸡血藤30g以化痰祛瘀，活血通络；大便干结难下，热郁津亏者，加大黄10g、生地黄15g、玄参15g、麦门冬15g以泻热增液通便；月经后期或痛经，经色紫黯夹块者，加泽兰12g、益母草10g、桃仁10g、红花10g以化瘀调经。临床应注重从舌脉变化探知痰瘀之侧重，苔白厚腻，脉缓者，为痰浊偏盛；舌淡红瘀黯或有瘀斑、瘀点，脉涩者，为瘀血偏重；舌质淡黯，苔白腻，脉细涩者，为气虚血瘀痰阻之证。方中橘络化痰通络，行气活血为主药；半夏燥湿消痰，泽泻渗湿降浊，以杜生痰之源；丹参活血化瘀，姜黄活血行气，虎杖活血散瘀兼能清热利湿，三药共助橘络顺气活血之力；炙黄芪、炒白术益气健脾化湿，助化痰降浊行气祛瘀之力。诸药合用，标本兼治，共奏化痰降浊、活血化瘀、健脾益气之功。现代药理研究表明，半夏、泽泻、丹参、姜黄、虎杖等均有降低总胆固醇（TC）、甘油三酯（TG）、前β-脂蛋白的作用[2]。

3 典型病例

默某，男，45 岁，已婚。2003 年 9 月 5 日初诊。眩晕头痛、头重如蒙 2 年余，近日加剧，伴胸闷腹胀，便溏不爽，舌淡红而黯，苔白腻，脉弦涩。体温 37℃，脉搏 73 次/min，呼吸 18 次/min，血压 17.3/10.7kPa（130/80mmHg）。血脂检查：总胆固醇 5.73mmol/L，甘油三酯 2.79mmol/L，高密度脂蛋白胆固醇 0.87mmol/L，低密度脂蛋白胆固醇 3.77mmol/L。西医诊断：高脂血症。中医诊断：眩晕，痰瘀兼夹证。痰浊蒙蔽清阳，故眩晕头痛，头重如蒙；痰浊中阻，浊阴不降，气机不畅，则见胸闷；湿盛困脾，脾失健运，则腹胀，便溏不爽；舌淡红而黯，苔白腻，脉弦涩为痰瘀互，气机不畅之证，治宜健脾化湿，祛痰降浊，活血化瘀。处方：脂调康方加味。药物组成：橘络 6g，炙黄芪 15g，炒白术 10g，清半夏 10g，泽泻 10g，丹参 15g，姜黄 10g，虎杖 15g，茯苓 15g，天麻 10g，陈皮 10g，瓜蒌 10g。15 剂。日一剂，水煎服。嘱患者少食肥甘厚味及辛辣之物，忌酒。2003 年 9 月 20 日复诊：眩晕头痛已减，仍胸闷腹胀，便溏不爽，舌淡红而黯，白腻苔渐退，脉弦略涩。上方减天麻，加薤白 10g、薏苡仁 10g、砂仁 6g。2003 年 10 月 10 日三诊：眩晕头痛、头重如蒙、胸闷腹胀诸症明显减轻，舌淡红稍黯，苔白略腻，脉弦。复查各项指标：总胆固醇 5.35mmol/L，甘油三酯 1.87mmol/L，高密度脂蛋白胆固醇 1.72mmol/L，低密度脂蛋白胆固醇 3.26mmol/L。前方减瓜蒌、薤白、砂仁，继服 20 剂。2003 年 10 月 30 日四诊：眩晕头痛，头重如蒙，胸闷腹胀诸症皆无，舌淡红、苔薄白，脉略弦。复查各项指标：总胆固醇 4.96mmol/L，甘油三酯 0.69mmol/L，高密度脂蛋白胆固醇 1.75mmol/L，低密度脂蛋白胆固醇 3.11mmol/L。该患者经 2 个月治疗，诸症悉平，随访 2 年未复发，达到临床控制标准。

参考文献

［1］陈灏珠. 实用内科学（第 10 版）［M］. 北京：人民卫生出版社，1999：8812.

［2］高学敏. 中药学［M］. 北京：中国医药科技出版社，1990：152，241，242.

【本文发表于：河北中医，2006，28（3）：165 – 167】

杨牧祥教授从痰瘀论治高脂血症性脂肪肝

王少贤，于文涛，魏萱

（河北医科大学中医学院 050091）

导师杨牧祥现为河北医科大学教授、主任医师、博士生导师，并系全国第二、三批名老中医药专家学术经验继承工作导师，业医40余年，经验颇丰，辨证用药独特，每获效验。笔者有幸侍诊左右，现将其治疗高脂血症性脂肪肝的临床经验简介如下。

1 审病因，识病机，溯本源

现代医学认为，肝脏是脂肪代谢的重要场所，当肝脏对脂肪合成能力增加或转运能力下降时，脂类物质便可在肝内贮积，形成脂肪肝。常见病因繁多，如长期嗜酒、肥胖、糖尿病、营养不良等，其中各种原因所致的高脂血症均可伴有肝脂肪浸润。目前，随着高脂血症发病率的上升，高脂血症所致脂肪肝的比例也日益渐增。

中医学文献无脂肪肝病名，根据其病因病机及临床表现，一般归属积聚、胁痛、痰浊、瘀血等范畴。从中医学而论，血脂是水谷所化之精微物质，是血液的重要组成部分，在正常生理情况下，由血脉输布全身，起到营养机体组织器官的作用。血脂的生成和运行关键在于肝脾。脾主运化，为气血生化之源；肝主疏泄，主藏血，关系着血量的调节和气血的正常运行。一旦脾失健运，肝失疏泄，血脂失于正常输布而留滞，痰瘀互结于肝，而形成本病。因此，导师认为，本病多因饮食不节，嗜食肥甘，情志不舒所致。其病机以肝脾功能失调为病之本，痰瘀阻滞肝络为病之标。病成之后，本虚标实相互作用形成恶性循环，成为高脂血症性脂肪肝缠绵难愈的重要因素。

2 参西诊，立主方，酌加减

导师根据多年临床观察，高脂血症性脂肪肝患者临床症状大多不甚明显，或仅有倦怠乏力，或脘腹轻度不适，或胁肋胀痛、刺痛等。多是在常规体检中偶然发现有血脂增高，尤其是甘油三酯增高，肝肿大，或血清丙氨酸氨基转移酶、天门冬氨酸氨基转移酶的轻度和中度增高，或因其他疾病行B超或CT检查时，确诊为脂肪肝。因此，临床应重视参照西医诊断。

导师根据上述病因病机的认识，治以疏肝健脾、消痰化瘀立法拟方，本着《类证治裁》所谓："大抵肝为刚脏，职司疏泄，用药不宜刚而宜柔，不宜伐而宜和，正仿《内经》治肝之旨也"的原则，经多年临床筛选，以茵陈15g、郁金10g、柴胡10g、炙黄芪30g、炒白术15g、泽泻10g、丹参15g、生大黄10g、生山楂15g、枳实10g、制首乌15g等为基本方。方中茵陈、郁金、柴胡疏肝利胆，清利湿热，促使脂肪降解；炙黄芪、炒白术补气健脾祛湿，且体现"见肝之病，当先实脾"的治疗法则；泽泻除水湿、消痰浊，具有影响与胆固醇代谢有关的酶及抑制甘油三酯在肝内合成等作用，可阻止脂质生成[1]；丹参活血通络，祛肝经之瘀，增强肝脏血运，消除积聚脂肪；生大黄通腑导滞，降浊祛脂，与泽泻配用，分流疏导，使邪有去路；生山楂祛瘀消积，含有三萜类化合物齐墩果酸和黄酮类化合物金丝桃苷，可预防脂质代谢紊乱，具有降血脂作用[1]；枳实行气消痰，理脾导滞，且与升散之柴胡相配，一升一降，调畅气机，以利于气血运行；制首乌补肝肾，益精血，使之利湿而不伤阴，活血而不耗血。诸药合用，旨在清除痰浊瘀积，调节肝脾功能，疏通气血壅滞，从而达到断本清源、分流疏导、消通净脂的目的。现代药理研究也证实，山楂、首乌、丹参、泽泻等对降低血脂有确切疗效[2]。加减：若腰膝酸软，筋骨无力，肝肾亏虚的老年人或体弱者，酌加桑寄生30g、杜仲10g，以补肾壮腰；若胁肋胀痛，急躁易怒，肝郁气滞者，酌加香附10g、川楝子10g，以疏肝理气；若头晕且胀，面红目赤，胁肋灼痛，肝郁化火者，酌加栀子10g、龙胆草6g、黄芩10g，以清肝泻火；若大便干结难下，热郁津亏者，酌加生地黄、玄参、麦冬各15g，以泻热增液通便；若嗳气泛酸，肝胃失和者，加旋覆花 10g（布包）、代赭石 15g（先煎）、柿蒂 10g、炙杷叶 10g、姜竹茹 10g，以降逆止呕。

3　据舌脉，辨痰瘀，权轻重

导师认为本病在病变过程中，因其病因、体质各异，病情出现或痰湿偏盛，或血瘀偏重，或气虚显著，临诊当据舌、脉细辨，权衡痰瘀轻重，以获佳效。

①苔白厚腻，脉缓者，为痰湿偏盛之象。治以基本方加茯苓 10g、炒杏仁 10g、白豆蔻 10g（后下）、薏苡仁 15g，以助健脾理气祛湿之功效。

②舌淡红瘀暗或有瘀斑、瘀点，脉涩者，为瘀血偏重之征。重用丹参 30g，酌加赤芍 15g、虎杖 30g 等活血化瘀柔肝之品。若血瘀日久不愈，胁下积者，酌加水蛭 6g、三棱 10g、莪术 10g 等，以助逐瘀消之功效，但应中病即止，以防伤正。

③舌质淡暗，苔白偏腻，脉细涩者，则为气虚血瘀痰阻，虚实夹杂的表现。治以基本方酌加太子参 15g、刺五加 30g 等，以助益气扶正之功效。

4　病案举例

患者，男，干部，46 岁，已婚。2001 年 9 月 23 日初诊。主诉：胁肋胀而不适，时作刺痛，伴倦怠乏力半年余。舌质暗红、苔白腻，脉弦。是年 9 月份体检时血脂检查：甘油三酯 317mmol/L，总胆固醇 716mmol/L，低密度脂蛋白胆固醇 614mmol/L，高密度脂蛋白胆固醇 210mmol/L。肝功能：ALT 86U/L，AST 36U/L，总胆红素 19 μmol/L。B 超检查：肝脏轻度肿大，表面光滑，肝实质回声近场增强，远场衰减，肝内小血管显示欠清，脾脏不大。提示：脂肪肝（中度）。西医诊断：高脂血症，脂肪肝，肝功能不良。中医诊断：胁痛（肝郁脾虚，痰瘀阻络型）。治法：疏肝健脾，活血祛瘀，化痰通络。导师予基本方酌加赤芍 15g、虎杖 30g、红花 10g。每日 1 剂，水煎服。本方加减连服 2 月余，临床症状消失，复查血脂、肝功能恢复正常。近期随访未复发，达到临床控制标准。

参考文献

［1］滕宇，张秋菊，齐治家. 中医药抗脂肪肝的研究进展［J］. 北京中医药大学学报（中医临床版），2005，12（2）：37241.

［2］王筠默. 中药药理学［M］. 上海：上海科学技术出版社，1995：4.

【本文发表于：中医研究，2006，19（6）：49－50】

杨牧祥教授自拟眩晕方治疗脑动脉硬化症的经验

王占波，方朝义

（河北医科大学中医学院 050091）

杨牧祥教授从事医教研工作至今已历 38 年，擅长治疗内科疑难病证。随师学习，亲聆教诲，深感其辨证及遣方用药经验独到。现将其自拟眩晕方治疗脑动脉硬化症的经验介绍如下。

1 析病因，括病机

脑动脉硬化症是在全身动脉硬化的病理变化基础上，使脑动脉发生弥漫性的粥样硬化，管腔狭窄、小血管闭塞，从而使脑实质的供血量减少，神经细胞功能障碍而引起一系列神经与精神症状。是缺血性脑血管病的主要发病基础，其形成与脂质代谢障碍、血管壁本身代谢异常、血流动力学改变以及血小板的聚集等因素有关。由于年老精气渐衰，故本病多见于年老体衰患者。因肾藏精生髓，脑为髓海，若肾精亏虚，不能生髓充脑，脑失所养，髓海空虚，则见眩晕耳鸣、健忘失眠等症。又因肝肾同源，若肾阴渐亏，常累及肝之阴血亦虚，水不涵木，肝阳上亢，清阳被扰，甚则肝风内动，故见眩晕欲仆、项强肢颤、步履不正等症。因而吾师认为该病基本病机是肝肾阴虚，以致肝阳上亢，或肝阳化风，痰瘀阻滞，多系本虚标实之证。此外，脑动脉硬化症实验室检查多提示血清胆固醇增高，血液呈高黏高凝状态，眼底小动脉迂曲、变细，动脉反光增强，动、静脉交叉压迹存在，也表明此病患者多有瘀血阻滞之象。

2 抓主证，立主方

基于上述理论认识，吾师集多年治疗本病的经验，拟定了眩晕方作为本病治疗的主方。药物组成为：天麻 10 ~ 15g，钩藤（后下）15 ~ 30g，夏枯草、益母草各 15g，刺蒺藜 10g，白僵蚕、胆南星各 6g，女贞子 15g，旱莲草 10g，丹参、虎杖各 15g，地龙 6g，怀牛膝 15g，桑寄生 15 ~ 30g。方中女贞子、旱莲草、怀牛膝、桑寄生滋阴补肾以培其本；天麻、钩藤、夏枯草、刺蒺藜平肝潜阳；丹参、益母草、虎杖、地龙活血化瘀、通经活络；胆南星、白僵蚕熄风祛痰，以治其标。临床运用时，亦常根据患者之症状，灵活加减。如耳鸣者加石菖蒲、郁金以解郁开窍；失眠多梦者加远志、酸枣仁以养心安神；恶心呕吐者加旋覆花（包煎）、柿蒂以降逆止呕；血压增高者加决明子、生龙骨、生牡蛎（先煎）以平肝潜阳；心烦者加栀子、川连以清心除烦。

3 据舌象、辨兼夹

吾师认为本病在病变过程中，因其体质各异，亦常表现为肝风夹痰、夹瘀、夹虚等证，每当遇此，擅据舌辨证、随证化裁，疗效颇佳。

3.1 舌苔腻

证属痰湿中阻，肝风夹痰，治以眩晕方合半夏白术天麻汤加减，以健脾燥湿、豁痰开窍、平肝熄风。

3.2 舌偏红

证属阴虚火旺，阳亢太过，当合用知柏地黄汤化裁，以滋阴降火，平肝潜阳。

3.3 舌偏淡

证属气血不足，肝风夹虚，治以眩晕方合八珍汤加减，以益气养血、熄风定眩。

3.4 舌偏紫

证属肝风夹瘀，治以眩晕方重用丹参、虎杖等活血化瘀之品。若遇舌紫暗瘀象明显而属久病、重病、顽症，屡治不效者，采用水蛭、全蝎等虫类药，以活血逐瘀，搜剔络邪，但应中病即止，以防伤正。

4 典型病案

刘某，男，52岁，农民，1997年4月8日就诊。头晕5年，加重7天，伴头痛、耳鸣、失眠多梦、急躁易怒、腰膝酸软，每因劳累或情绪急躁而诱发。曾服眩晕停、六味地黄丸等药，未见明显效果。血压23.5/13.4kPa。眼底检查：动脉硬化Ⅱ级，动、静脉交叉压迹明显。血脂：胆固醇7.2mmol/L，甘油三酯2.7mmol/L。舌质红，少津，脉弦细略数。证属肝肾阴虚，水不涵木，肝阳上亢，脉络瘀滞。治拟平肝潜阳，滋水涵木，活血通络。眩晕方加减：天麻、刺蒺藜、旱莲草、石菖蒲、郁金各10g，钩藤（后下）、夏枯草、益母草、女贞子、丹参、怀牛膝各15g，决明子20g，虎杖、桑寄生各30g，地龙6g。水煎服，日一剂，分两次温服。服药7剂，头晕、头痛等症大减，血压18.9/11kPa，舌淡红，脉略弦细，唯少寐多梦明显。上方加远志10g，酸枣仁15g，生龙牡（先煎）各30g，以巩固疗效。连服28剂，诸症消失。6周后复查，血压18/11kPa，胆固醇5.9mmol/L，甘油三酯1.2mmol/L，眼底检查：动脉硬化Ⅰ级，动、静脉交叉压迹不明显。后以杞菊地黄丸、天麻丸善其后。随访1年，头晕、头痛无大发作。

5 结语

脑动脉硬化症属于祖国医学"眩晕"的范畴，对于本病的认识，历代医家论述颇多。如《素问·至真要大论》认为"诸风掉眩，皆属于肝"，《丹溪心法》提出"无痰不作眩"，《景岳全书》强调"无虚不作眩"等，各从不同角度论述了本病病机。吾师在继承前人理论基础上，依据本病病变特点及其多年临床经验，认为本病证型虽异而病机则一，即肝肾阴虚，以致肝阳上亢或化风，痰瘀阻滞而成。尤其是脉络瘀血阻滞，是个病机过程中的终端结果，不容忽视。在不同证型中，只是瘀血阻滞程度的轻重而已，故眩晕方中投入丹参、虎杖、地龙、益母草等活血化瘀之品，灵活化裁，效如桴鼓。

【本文发表于：河北中医药学报，1999，14（3）：31-32】

杨牧祥教授治疗支气管哮喘的临床经验

魏慧利[1]，于文涛[2]

（1 河北省第五人民医院 050031；2 河北医科大学中医学院 050091）

支气管哮喘是由嗜酸性粒细胞、肥大细胞和淋巴细胞等多种炎症细胞参与的慢性气道炎症[1]，临床以呼吸急促、喉中哮鸣有声、胸闷、咳嗽等症状为特征。本病反复发作，病情缠绵难愈，是一种严重危害患者健康的呼吸系统常见病、多发病。据统计[1]，全世界约有一亿哮喘患者，我国支气管哮喘的患病率约为1%，儿童可达3%。近年来，随着部分地区空气污染的加重，本病发病有日益增长的趋势，成为严重威胁人们健康的主要肺系疾病。

导师杨牧祥教授理论功底深厚，临床经验丰富，辨证用药独特。笔者有幸侍诊左右，颇有心得，现将其治疗支气管哮喘的临床经验简述如下。

1 病因病机——宿痰伏肺，气虚血瘀

支气管哮喘属于中医"哮病"的病证范畴，本病的发生主要由于宿痰伏肺，加之外感、饮食、情志、劳倦等诱因引触，以致痰阻气道，肺失宣肃，气道痉挛所致。痰是哮喘发作的主要病因。《丹溪心法》载有："哮喘专主于痰。"《症因脉治》亦曾记载："哮病之因，痰饮留伏，结成窠臼，潜伏于内，遇有七情之犯，饮食之伤，或外有时令之风寒束表，则哮喘之病作矣。"此外，哮喘多与患者特异性体质相关，每因吸入螨虫、油漆、花粉等异物或进食海腥发物等触发，宿痰是形成本病的病理基础。究其痰的形成，是脏腑功能失调的病理产物，与肺、脾、肾三脏功能失调关系密切。肺主气，司呼吸，通调水道，为水之上源，若空气不洁，风、寒、燥、湿、热等六淫之邪侵袭，导致肺失宣肃，水道不通，聚湿生痰；脾主散津，运化水湿，若饮食不节，损伤脾胃，津液代谢失常，则酿湿成痰；肾主水，司二便，若先天不足，肾气素虚，或后天失养，肾气渐耗，均可导致津液气化失常，痰湿停聚。以上三脏功能失常，既是宿痰产生的原因，也是宿痰耗伤的结果。

支气管哮喘为反复发作性疾病，病情常迁延难愈，故有"外不治癣，内不治喘"之说。导师认为，本病迁延日久，肺肾气虚，运血无力，或痰湿瘀阻，气机不畅，皆可导致气血瘀滞，形成本虚标实，正虚邪恋，痰湿气血错杂或互结，错综复杂的病理过程，则是支气管哮喘难治的重要因素。患者可见喘促日久，气怯声低，动则喘甚，气不得续，喉中哮鸣，自汗畏风等症；本病迁延日久，肺肾气虚，血运无力，或痰湿瘀阻，气机不畅，皆可导致气血瘀滞，则舌淡暗或见瘀斑，脉细涩等征象。

综上可见，支气管哮喘以肺肾气虚为病之本，痰瘀阻滞为病之标。病成之后，本虚标实相互作用形成恶性循环，病情缠绵，最终形成慢性病理损害。

2 施治法则——扶正祛邪，标本兼顾

针对支气管哮喘具有虚实夹杂，气血同病，本虚标实的病机特点，导师确立了"扶正祛邪，标本兼顾，活血化瘀贯穿始终"的治疗原则。由于气为血帅，血为气母，气行则血行，气虚或气滞则可导致血瘀。本病存在气血运行失常，互为因果的病理过程，因此导师主张必须气血同治，将补气活血法贯穿于支气管哮喘治疗的始终。对支气管哮喘反复发作形成的本虚标实的病理过程，导师指出肺肾气虚、脏腑功能减退为病本，寒、热、痰、瘀乃标实、标急之因，一般情况下，缓解期多呈本虚而缓，急性发作期多呈标实而急，标本之间常互为因果而加重病情，故临证须标本兼顾，遵循"急则治其标，缓则治其本"的原则，根据标本缓急孰之轻重，权衡施治的攻补之度。缓解期侧重补虚，施以化痰止咳平喘，兼补气活血化瘀之法，急性发作期重在祛邪，施以化痰止咳平喘，兼清热、散寒、理气活血之法，每可获效。

3　遣方用药——因证设方，随证加减

运用气血相关理论，针对支气管哮喘的主要病因病机，导师经多年临床筛选具有化痰止咳平喘、补气活血祛瘀功效的药物，研制成咳喘宁方。该方由炙麻黄6g、炒杏仁10g、紫菀10g、款冬花10g、五味子10g、炙百部10g、地龙10g、炙黄芪15g、太子参15g、桃仁10g、丹参15g、淫羊藿10g等药组成。方中炙麻黄开宣肺气，杏仁降气平喘，两药相合，一升一降，共为宣降肺气，止咳平喘要药。现代药理研究结果表明[2]，麻黄具有显著抑制支气管痉挛作用。杏仁含苦杏仁苷，止咳平喘效佳。紫菀与款冬花均可润肺降气，化痰止咳。紫菀长于化痰，款冬花功擅止咳，故两药常相须为用，而为化痰止咳的良药。五味子敛肺滋肾，适用于咳喘日久。百部润肺降逆止咳，对金黄色葡萄球菌具有抑制作用[2]。地龙咸寒入肺，通经活络，止咳平喘。炙黄芪、太子参补益脾肺之气，养阴生津，提高机体免疫力，以复肺脏宣肃之功。桃仁活血化瘀，可祛肺络瘀血，止咳平喘。丹参功擅活血祛瘀，可以增进肺泡毛细血管网的气体弥散，改善血液循环和肺的宣肃功能，使痰液更易排出[2]。淫羊藿补肾纳气，以利肺气之肃降。诸药合用，标本兼治，共奏化痰止咳平喘、补气活血祛瘀之功效。实验研究结果表明[3-5]，该方药可显著改善支气管哮喘大鼠气道病理形态学表现，并具有调节细胞因子，减少炎性介质分泌，促进嗜酸性粒细胞（EOS）凋亡，改善气道炎症，抑制气道重塑的作用。

导师临证之时，多在本方基础上随证化裁：若汗出恶风，易于感冒，肺气虚甚者，应重用太子参30g、炙黄芪30g，酌加炒白术15g，健脾补气，少佐防风6g走表，共助黄芪固表之功效；若纳呆食少，便溏，脾气虚甚者，酌加炒白术15g、茯苓15g、炒山药15g、炒扁豆10g、炒苡仁15g，以增强健脾渗湿止泻之力；若喘息日久，动则喘甚，气不得续，肾气虚甚者，酌加虫草菌粉10g（包煎）、胡桃肉15g、紫石英10g（打碎先煎）、沉香6g（后下），增强补肾纳气平喘之效；若痰稀多泡沫，畏寒，寒痰较重者，酌加干姜10g、细辛3g、白芥子10g，温肺化痰；若痰多黄稠，咳吐不爽，痰热较重者，减炙黄芪、太子参，酌加黄芩10g、浙贝母15g、知母15g，重用鱼腥草30g，清热化痰；便干者，加葶苈子10g、大黄6g（后下），辛开苦泄通便，有助于肃肺平喘；若胸满闷窒，痰多色白，苔白厚腻，痰湿偏盛者，酌加苍术10g、清半夏10g、白蔻仁10g（后下），燥湿化痰，或加紫苏子10g、白芥子6g、白前10g，化痰降气平喘；若痰少而黏难咯，舌红少苔，阴虚火旺者，加沙参15g、麦冬15g、百合10g、玉竹15g、地骨皮15g，滋阴降火，润肺止咳；若舌质淡暗，或舌有瘀斑，血瘀之征明显者，酌加赤芍15g，重用虎杖30g，以增强活血化瘀之力。

4　验案举例

孙某，男，58岁，已婚，2009年2月13日初诊。间断性哮喘十余年，加重2月余。每遇冬季或寒冷发作，2月前因受寒而诱发哮喘，呼吸急促，动则尤甚，喉中痰鸣，胸膈满闷，咳痰稀白，气短乏力，腰膝酸软，大便溏薄，每日两三次，舌淡暗、苔白滑腻，脉细滑。西医检查：呼吸音粗糙，在肺底可闻及哮鸣音，未闻及湿性啰音。血常规：白细胞：6.8×10^9/L，中性粒细胞：74%，淋巴细胞：20%，嗜酸性粒细胞：6%。过敏原检查：螨虫、粉尘、花粉、鱼肉均为阳性。支气管激发试验阳性；支气管扩张试验阳性。

辨证分析：患者病久，脾肾两虚，气不化津，痰浊壅聚，内伏于肺，不慎感寒，相互搏结，阻塞气道，肺失宣肃，诱发哮病，呼吸急促，喉中痰鸣，胸膈满闷，咳痰稀白；气短乏力，腰膝酸软，便溏，为脾肾两虚之征；舌淡暗、苔白腻，脉细滑为痰阻血瘀之象。中医诊断：冷哮（发作期），证属风寒束肺，痰阻血瘀，脾肾气虚。西医诊断：支气管哮喘。治法：温肺散寒，化痰祛瘀，止咳平喘，补肾纳气。方药：炙麻黄10g，炒杏仁10g，紫菀10g，炙款冬花10g，桃仁10g，地龙10g，炙黄芪30g，五味子10g，补骨脂10g，清半夏10g，细辛3g，射干10g，莱菔子10g，紫苏子10g，白芥子10g，白前10g。日一剂，水煎服，分2次温服，14剂。嘱患者忌食生冷油腻，慎起居，避风寒。

　　二诊：2009 年 2 月 27 日，药后喘息、喉中痰鸣、咳痰诸症递减，大便溏薄，每日一两次，舌淡红而暗，苔白稍腻，脉弦细。前方加炒山药 15g、炒扁豆 15g、炒薏苡仁 15g，继服 14 剂，煎服法同前。

　　三诊：2009 年 3 月 13 日，药后咳喘、痰鸣渐平，大便成形，每日 1 次，偶见两次，舌淡红、苔薄白，脉稍弦。西医检查：双肺呼吸音清晰，未闻及干湿性啰音。血常规：白细胞：5.3×10^9/L，中性粒细胞：78%，淋巴细胞：22%，嗜酸性粒细胞：0.5%。以桂龙咳喘宁胶囊善后，一年后随访未复发。

参考文献

［1］陈灏珠. 实用内科学（第 10 版）［M］. 北京：人民卫生出版社，1999：693 - 694.

［2］高学敏. 中药学 ［M］. 北京：中国医药科技出版社，1990：39，270，228.

［3］杨牧祥，于文涛，徐华洲，等. 咳喘宁对支气管哮喘大鼠肺组织嗜酸性粒细胞凋亡及调控基因表达的影响 ［J］. 中国中医急症，2008，17（9）：1256 - 1258.

［4］杨牧祥，于文涛，徐华洲，等. 咳喘宁对支气管哮喘大鼠肺组织 MMP - 9 mRNA 表达的影响 ［J］. 中药新药与临床药理，2008，19（5）：332 - 336.

［5］杨牧祥，于文涛，徐华洲. 咳喘宁对支气管哮喘大鼠气道炎症的影响 ［J］. 中医药通报，2008，7（4）：58 - 60.

【本文发表于：天津中医药，2011，28（2）：93 - 94】

杨牧祥教授辨治咳喘病的临床经验

陈分乔[1]，成立[1]，于文涛[2]

（1 河北省中医院急诊科　石家庄　050011；

2 河北中医学院诊断学教研室　石家庄　050091）

　　杨牧祥，主任医师、教授、博士后导师，全国第二、三、四、五批老中医药专家学术经验继承工作指导老师。其理论功底深厚，临床经验丰富，辨证用药独特，尤其对咳喘等肺系疾病的治疗颇有成效。咳喘为肺系疾病的常见症状，多见于现代医学的慢性支气管炎和支气管哮喘，两者均以咳嗽、咯痰、喘息及反复发作的慢性过程为特征，严重时可继发阻塞性肺气肿及肺源性心脏病。杨牧祥教授根据患者临床表现不同，将本病证辨证分为 3 型：痰热型、痰浊型、气虚血瘀型。兹将杨牧祥教授辨治咳喘病的临床经验简述如下。

1　痰热壅肺型

　　患者多症见咳嗽气逆，胸闷发胀，痰多黏稠或夹血，伴有胸部燥热，咽喉肿痛，有汗，渴喜冷饮，面红尿赤或大便秘结。舌红苔黄腻，脉滑数。治以清热肃肺，化痰止咳。采用桔甘饮。方由桔梗 10g、生甘草 10g、前胡 10g、炒杏仁 10g、黄芩 10g、鱼腥草 15g、浙贝母 15g、射干 10g、生桑白皮 15g、炙杷叶 15g 组成。方中炙桑白皮泻肺平喘；浙贝母清热化痰；炙枇杷叶清肺止咳。三者合用清肺化痰，止咳平喘，共为君药。射干、桔梗上行祛痰利咽；前胡、炒杏仁下行肃降肺气。四药合用调节气机升降，恢复肺气肃降之功，为臣药。黄芩、鱼腥草均入肺经，擅清肺热，为佐药。生甘草止咳化痰，调和诸药，为使药。上药配伍，使肺气清，逆气降，痰浊化而咳喘得平。

　　例 1：张某，女，7 岁。2013 年 6 月 15 日初诊。主诉：哮喘 3 年。患者 3 年前诊断支气管哮喘，夜间喘鸣加重，咳嗽、咳吐黄痰，痰黏稠，咽红，大便干，艰涩难下，每日 1 次，神情倦怠，舌尖红、苔白，脉细滑。辨证分析：患者素体虚弱，元气不足，外邪侵袭，扰动宿痰，发作哮喘。肺热炽盛，痰热蕴结，肺失宣肃，故见咳嗽、咳吐黄痰；咽喉为肺之门户，故见咽红；肺与大肠相表里，肺热下移大肠，故见大便秘结；舌淡红、苔白，脉细滑，为痰热蕴肺之象。西医诊断：支气管哮喘。中医诊断：喘证，痰热蕴肺。治宜清热化痰，宣肺平喘。药用桔甘饮加减。处方：桔梗 10g，生甘草 10g，前胡 10g，炒杏仁 10g，黄芩 10g，鱼腥草 15g，浙贝母 15g，射干 10g，炙桑白皮 15g，炙枇杷叶 15g，清半夏 10g，茯苓 10g，橘红 10g，郁李仁 10g，火麻仁 10g。日一剂，水煎取汁 300ml，分早、晚饭后 2 次温服，共 7 剂，嘱其饮食清淡，忌食辛辣油腻。2013 年 6 月 22 日二诊，哮喘减轻，咯痰减少，痰色转为白色，大便仍干，咽红，舌尖红、苔白，脉滑。上方加瓜蒌仁 10g，继服 14 剂。2013 年 7 月 6 日三诊，哮喘明显缓解，大便转为通畅，舌淡红、苔白，脉略滑。二诊方继服 14 剂。2013 年 7 月 20 日四诊，哮喘明显缓解，咯痰不显，舌淡红、苔白，脉略滑。停服中药。

2　痰浊阻肺型

　　临床多见气喘胸闷，咯痰质黏，色白量多，或呕恶食少，口中黏腻，舌苔白腻，脉象滑或濡。治宜燥湿化痰，肃肺止咳。药用自拟三子饮。药物组成：陈皮 10g，清半夏 10g，茯苓 15g，生甘草 10g，桔梗 10g，莱菔子 10g，紫苏子 10g，芥子 10g。方中清半夏、茯苓、陈皮重在燥湿化痰；芥子温肺利气，利膈消痰；紫苏子降气平喘，止咳化痰；莱菔子下气定喘，化痰消食；桔梗、生甘草祛痰止咳，宣肺利咽。方中"三子"均能肃降肺气，合而为用，可使痰消气顺，咳喘自平。诸药配伍，共奏燥湿化痰、肃肺止咳之功效。

　　例 2：赵某，男，69 岁。2013 年 1 月 8 日初诊。主诉：间断性咳嗽 5 年，加重 7 天。患者 5 年前受寒后出现咳嗽，经用药后症状好转，以后咳嗽时发。7天前感冒后诱发咳嗽，晨起咳甚，痰多色白，稠厚成块，伴见倦怠乏力，便溏，苔白腻，脉濡滑。查胸部X线片示：慢性支气管炎。辨证分析：患者平素肺脾气虚，痰湿壅盛，肺失肃降，故咳嗽痰多；脾气虚运化失职，故见腹胀，脘痞，便溏；苔白腻，脉濡滑，为痰湿蕴肺之象。西医诊断：慢性支气管炎。中医诊断：咳嗽，痰湿蕴肺。治宜健脾祛湿，化痰止咳。药用三子饮加减。处方：炒白术15g，清半夏10g，茯苓10g，陈皮10g，生甘草10g，桔梗15g，炒杏仁10g，白前10g，前胡15g，芥子10g，紫苏子10g，莱菔子10g。日一剂，水煎取汁300ml，分早、晚饭后2次温服，共14剂，嘱其避风寒，调情志，慎起居。2013年1月22日二诊，咳嗽好转，咯痰减少，仍乏力，便溏，苔白，脉滑。上方加炒薏苡仁15g、炒山药15g，继服14剂。2013年2月5日三诊，药后诸症均消失，纳可，寐安，二便调，舌淡红，苔白，脉略滑。口服橘红丸，以巩固疗效。

3 气虚血瘀型

临床多证见久咳久喘，喘促少气，咳声低弱，自汗畏风，反复感冒，动则喘甚，舌质淡黯，脉细涩。治宜益气活血，补肾纳气，止咳平喘。药用麻杏饮。药物组成：炙麻黄6g，炒杏仁10g，紫菀10g，款冬花10g，百部10g，地龙10g，丹参15g，桃仁10g，太子参15g，黄芪30g，五味子10g，淫羊藿10g。方中炙麻黄开宣肺气，杏仁降气平喘，两药合用，一升一降，共为宣降肺气、止咳平喘要药；紫菀与款冬花均可温润肺气，化痰止咳，紫菀长于祛痰，款冬花功擅止咳，故两药常相须为用，为化痰止咳的良药；五味子敛肺滋肾，适用于咳喘日久；百部润肺降逆止咳；地龙咸寒入肺，通经活络，止咳平喘；黄芪、太子参补益脾肺之气，养阴生津，以复肺脏宣降之功；桃仁活血化瘀，可祛肺络瘀血，止咳平喘；丹参功擅活血祛瘀；淫羊藿补肾纳气，以利肺气之肃降。诸药合用，标本兼治，共奏补气活血祛瘀、化痰止咳平喘之功效。

例3：冯某，女，68岁。2013年2月13日初诊。主诉：间断性咳喘17余年，加重1个月余。患者曾有17年咳喘史，每遇冬寒加重，1个月前不慎感寒出现喘息气短，吸气困难，气不得续，动则更甚，伴咳声低弱，咯痰白滑量多，畏寒自汗，面白无华，神疲乏力，舌淡瘀黯，苔白滑，脉沉细。体格检查：双侧胸廓对称，双肺叩清音，呼吸音粗糙，可闻及少量哮鸣音。胸部X线片示：肺纹理增粗，未见片状阴影，提示慢性支气管炎。辨证分析：患者素有咳喘，久病耗气，肺主呼吸，肾主纳气，肺肾气虚，故见喘息气短，动则喘甚，咳声低弱；肺气不足，卫外不固，则见畏风自汗；咯痰白滑量多，面白无华，神疲乏力，舌淡瘀黯、苔白滑，脉沉细，皆为气虚痰阻血瘀之征象。西医诊断：喘息型慢性支气管炎。中医诊断：喘证，肺肾气虚，痰阻血瘀。治宜补气活血化瘀，化痰止咳平喘。药用麻杏饮加减。处方：炙麻黄10g，炒杏仁10g，紫菀10g，款冬花10g，丹参15g，桃仁10g，地龙10g，黄芪30g，太子参15g，五味子15g，补骨脂10g。日一剂，水煎取汁300ml，分早、晚饭后2次温服，共14剂。2013年2月27日二诊，喘息咯痰、畏风自汗诸症递减，舌淡黯、苔白，脉沉细。上方加炒白术15g、防风6g、绞股蓝15g，继服14剂。2013年3月13日三诊，药后喘平咳止、畏风自汗皆失，无明显不适，舌淡红、苔薄白，脉细。体格检查：双侧胸廓对称，双肺呼吸音清，未闻及干湿性啰音。复查胸部X线片示：肺纹理清晰，未见片状阴影。随停前药。继以桂龙咳喘宁胶囊善后，6个月后随访，咳喘未复发。

4 小结

咳喘为咳嗽与喘证的合称，泛指肺气上逆，呼吸急促，气短不续为主证的一类疾病，其病因多为外邪侵袭，脏腑功能失调，痰浊壅盛及正气虚弱，为临床常见病证。杨教授认为尽管本病病因复杂，病理变化多样，但临床治疗只要注重辨病辨证，合理选方用药，均可每获良效。杨教授临床注重药物治疗的同时，还注意指导患者调理饮食，宜清淡而富含营养，多食蔬菜水果，忌食辛辣香燥之品，药食相合，可取事半功倍之效。

【本文发表于：河北中医，2014，36（9）：1285－1286】

杨牧祥教授治疗慢性支气管炎经验浅谈

成立，陈分乔

（河北省中医院　050011）

杨牧祥教授现为博士生导师，河北省首届十二大名中医，全国名老中医药专家学术经验继承工作二、三、四、五批指导老师，潜心临床工作五十余载，对内外妇儿各科疾病均有丰富临床经验，尤其在诊治呼吸系统疾病有独到见解，疗效显著。笔者作为学术继承人跟随杨老师临证学习，受益颇丰，现对其治疗慢性支气管炎经验做一浅析。

1　病因病机

杨教授认为，慢性支气管炎属中医"咳嗽""喘证""痰饮"等范畴，临床以咳嗽、咯痰或伴喘息及反复发作的慢性过程为特征，严重时可继发阻塞性肺气肿及肺源性心脏病。杨教授认为，肺主气，司呼吸，主肃降，通调水道，主宣发，外合皮毛，助心以行血，肺为"娇脏"，不耐寒热，易受外邪侵袭，慢性支气管炎的发病多因气候突变，冷热失常，劳累过度等情况下，肺的卫外功能减退或失调，外邪袭肺，肺失清肃，肺气上逆，故发为咳嗽，令气管产生炎性病变。正如《河间六书·咳嗽论》所述"寒、暑、燥、湿、风、火六气，皆令人咳嗽"，杨教授推崇张景岳"六气皆令人咳，风寒为主"之说，认为外邪以风邪挟寒者居多。若不能及时驱邪外出，邪气可化热化燥，炼液成痰，出现咳嗽、咳痰等表现。久治不愈，损伤气管与肺脏，以致形成邪减脏虚之候，或素体脏虚，免疫功能低下，而后外邪侵袭，形成肺气虚弱、肺气壅滞等脏虚邪实之象，致缠绵难愈。同时疾病日久，可进一步损伤脾肾两脏，脾主运化，水液得以代谢与输布，脾虚失运，聚湿为痰，日久痰阻于肺。肾藏精，为生命之本，元气之根，主纳气，以助肺之呼吸，肾虚气化不利，纳气功能失常，必致呼吸不利，咳喘日久难愈。

杨教授认为，在中医学中，气血是生命之本，气与血同等重要，同为生命活动的物质基础，气与血相互依存，"气为血之帅""血为气之母""气行则血行，气滞则血瘀"。故无论肺气虚弱还是脾肾气虚，日久皆可致血行不畅，瘀血内生，最终导致瘀血与痰浊互结，此是必然的病理结果。

2　辨证要点

杨教授认为，慢性支气管炎的形成是外邪袭肺，久治不愈，损伤气管与肺脏，形成肺气虚弱、肺气壅滞等病理机制，疾病日久，进一步损伤脾肾两脏，形成肺、脾、肾三脏气虚的病理变化。三脏气虚日久，可导致血行不畅，瘀血内生，痰瘀互结。因此，慢性支气管炎辨证要点是脏虚为本，关键为肺、脾、肾三脏气虚。邪气盛为标，关键为痰浊瘀血互结，病属本虚标实。

本病诊断主要依据以下几点：①发病原因为外感六淫，侵袭肺脏。②病程较长，一般达三个月或更长时间，常久治不愈。③临床以咳嗽、咯痰为主要症状，或伴气短、喘息。本病应与哮喘病相鉴别，哮喘病虽也可见咳嗽、咯痰症状，但该病主要以喘息、气急、呼吸困难为主要症状，甚喉中哮鸣有声，常伴鼻塞、喷嚏等症状，病因为宿痰内伏于肺，复感外邪，或饮食不当，或吸入粉尘、花粉所诱发，病机有所不同，治疗方法也有差异。

3　治疗法则

杨教授治疗慢性支气管炎强调不能单纯见咳止咳，应根据本病病因病机特点，从整体治疗入手，遵循扶正祛邪、气血同治原则，注重脏腑、气血功能的恢复，并因势利导，驱邪外出。首先针对脏虚之本，即肺、脾、肾三脏气虚的特点，主张补益肺、脾、肾三脏之气，以扶助正气。其次针对邪实之标，即瘀血阻滞、痰浊蕴肺、肺气壅滞之标，主张活血化瘀、祛痰止咳、降气平喘，以驱邪外出。因该病病程较长，虚实夹杂，倘单纯扶正或祛邪则有失偏颇，不能周全，无法取得最佳疗效，故须标本兼治，以止咳平喘祛痰为基础治疗，同时补气活血化瘀贯通于治疗之始终。

4　用药特色

根据对慢性支气管炎病因病机的认识，杨教授研制成咳喘宁方，该方主要由炙麻黄、杏仁、紫菀、款冬花、百部、桃仁、丹参、地龙、炙黄芪、太子参、五味子、补骨脂等药组成。方中麻黄主要功效为平喘，《神农本草经》记载麻黄"止咳逆上气"；《本草纲目》记载麻黄"乃肺经专药，故治肺病多用之"。杏仁、紫菀、款冬花、百部皆祛痰止咳要药，如《神农本草经》记载杏仁、紫菀、款冬花均"主咳逆上气"。桃仁、丹参、地龙主要功效活血化瘀，如《神农本草经》记载桃仁"主瘀血"；丹参"破癥除瘕"；而地龙兼有平喘之功效。炙黄芪、太子参均为补气要药，如《珍珠囊》记载："黄芪其用有五：补诸虚不足，一也；益元气，二也……"五味子、补骨脂可敛肺纳气，如《用药法象》记载五味子"收肺气……故治咳嗽以之为君"。以上诸药合用，共奏补气活血祛瘀、化痰止咳平喘之效，切中慢性支气管炎病机。杨教授率课题组开展了咳喘宁的实验研究及临床研究，发表相关学术论文十余篇，观察表明[1]，总有效率为100%，疗效显著。临证之时根据个体差异，辨别证候的轻重缓急，在本方的基础上加减施治。若汗出恶风，易于感冒，肺气虚甚者，应重用太子参、炙黄芪，酌加炒白术，健脾补气，少佐防风，共助黄芪固表之功效；若纳呆食少，便溏，脾气虚甚者，酌加炒白术、茯苓、炒山药、炒扁豆、炒苡仁，以增强健脾渗湿止泻之力；若喘息日久，动则喘甚，气不得续，肾气虚甚者，酌加蛤蚧、胡桃肉、紫石英、沉香，增强补肾纳气平喘之效；若痰稀多泡沫，畏寒，寒痰较重者，酌加干姜、细辛、白芥子，温肺化痰；若痰多黄稠，咳吐不爽，痰热较重者，减炙黄芪、太子参，酌加黄芩、浙贝母、知母，重用鱼腥草，清热化痰；便干者，加葶苈子、大黄，辛开苦泄通便，有助于肃肺平喘；若胸满闷窒，痰多色白，苔白厚腻，痰湿偏盛者，酌加苍术、清半夏、白蔻仁，燥湿化痰，加紫苏子、白芥子、白前，化痰降气平喘；若痰少而黏难咯，舌红少苔，阴虚火旺者，加沙参、麦冬、百合、玉竹、地骨皮，滋阴降火，润肺止咳；若舌质淡暗，或舌有瘀斑，血瘀之征明显者，酌加赤芍、绞股蓝，重用虎杖，以增强活血化瘀、止咳平喘之力。

杨教授临证时注重药物的配伍，强调药物的相辅相成与相互制约，避免矫枉过正，如咳喘宁方中炙麻黄开宣肺气，杏仁降气平喘，两药相合，一升一降，共为宣降肺气，止咳平喘要药；五味子、补骨脂可敛肺纳气，多用于久咳虚喘者，又可制约麻、杏外散之力，防宣散太过，损伤正气；紫菀、款冬花与百部花均可温润肺气，化痰止咳，紫菀重在祛痰，款冬花功擅止咳，百部偏重润肺，故三药合用可以相辅相成，加强祛痰止咳之力；黄芪、太子参两药均入脾肺二经，补肺气、益脾气，相须为用，扶助正气，提高机体免疫力；桃仁、丹参、地龙三药均有活血之功效，合用可增强消除瘀血之力，同时三药又各具特点，地龙咸寒入肺，通经活络，又能平喘；桃仁活血化瘀，可祛肺络瘀血，又能止咳；丹参功擅祛瘀活血，促进排痰。

5　病案举例

某患，女，45岁，农民，2012年9月就诊。主诉：咳嗽、咯痰、喘息10余年，每遇冬寒加重，一周前不慎感寒，出现咳嗽气短，呼吸困难，气不得续，动则更甚，伴咯痰白滑量多，畏寒自汗，面白无华，神疲乏力，舌淡暗、苔白滑，脉沉细。胸片提示慢性支气管炎。中医诊断：咳嗽（肺肾气虚，痰阻血瘀）。西医诊断：慢性支气管炎。杨教授辨证分析：本例患者素有喘咳，久病必耗气，肺气不足，卫外不固，故感寒邪而发病。肺主呼气，肾主纳气，肺肾气虚，故而咳嗽气短，动则喘甚，咳声低弱；肺气不足，卫外不固，则见畏风自汗；痰浊阻肺则见咯痰白滑量多；肺肾气虚则见面白无华，神疲乏力；舌质暗为瘀血内停之象；苔白滑，脉沉细为气虚痰阻之征。该患者辨证为肺肾气虚，痰瘀阻肺。治法：补气活血化瘀，化痰止咳平喘。方药选咳喘宁：炙麻黄10g（先煎），炒杏仁10g，炙紫菀10g，炙款冬花10g，炙百部10g，丹参15g，桃仁10g，地龙10g，炙黄芪30g，太子参15g，五味子15g，补骨脂10g。每日1剂，文火水煎30min2次，共取汁500ml，分早晚2次温服，共服14剂。二诊：药后喘息咯痰、畏风自汗诸症递减，舌淡暗、苔白，脉沉细。前方加炙桑白皮10g、炙枇杷叶10g、紫苏子10g、白芥子10g、莱菔子10g，继服14剂。三诊：药后喘平咳止，诸症皆明显减轻，唯活动后气短，晨咯少量白痰，畏风自汗，舌淡红、苔薄白，脉细。前方加炒白术15g、防风6g、绞股蓝15g、红景天15g，继服30剂，半年后随访，今冬喘咳未复发。本例患者证属肺肾气虚，痰阻血瘀，故治当标本兼顾，以补气活血化瘀，化痰止咳平喘为主要治法，故获良效。

参考文献

[1] 杨牧祥，方朝义，杨宝元，等. 咳喘宁胶囊治疗慢性支气管炎124例临床观察 [J]. 临床荟萃，2002，17（2）：95 – 96.

【本文发表于：中国中医急症，2014，23（10）：1872 – 1873】

杨牧祥教授治疗胃脘病证经验

田元祥，李进龙，于文涛

（河北医科大学中医学院 050091）

导师杨牧祥为河北医科大学中医学院博士生导师、教授、主任医师，全国第二、三批500名老中医药专家，至今从事医教研工作40余年，擅长治疗内科疑难病证。从跟师以来，深感其治疗胃脘病证经验丰富，临床疗效显著。现将导师治疗胃脘病证的临床经验简介如下。

导师治疗胃脘病证的经验方是柴胡10g，香附10g，川楝子10g，枳壳10g，陈皮10g，炙甘草10g，清半夏10g，木香6g，砂仁10g，苏梗10g，炒白术10g，茯苓10g。该方以香砂六君子汤为基本方，去人参，加柴胡、香附、川楝子、枳壳、苏梗而成。导师认为胃脘病证多与肝气有关，肝喜条达，胃宜和降，故基础方以疏肝理气，和胃降逆为主，肝郁气结，气有余便是火，故而肝郁易化火。导师因此用川楝子，一则疏肝理气，二可清郁滞之火热。肝胃不和证的形成，一方面是由于肝郁而横逆犯胃，即肝气较强，另一方面是由于脾胃之气较弱，因此，导师用炒白术以健脾益气。方中柴胡、香附、川楝子、枳壳疏肝理气，以去克伐之因，炒白术、茯苓、陈皮、清半夏、炙甘草健脾燥湿，木香、砂仁、苏梗、陈皮和胃理气。去人参，是鉴于临床所见患者病证以虚实夹杂为主，且实偏多，虚偏少。而人参有壅滞胃气，或留恋邪气之弊。导师临床常以此为基础方，随证加减，每获良效。胃脘痛，兼胁胀，善太息者，酌加佛手、香橼、郁金、姜黄；舌红、苔黄，郁热较重者，酌加川黄连、黄芩；便秘，酌加瓜蒌仁、火麻仁、郁李仁，甚者，加番泻叶或大黄；脘疼较重者，加延胡索、檀香；失眠梦多者，酌加合欢皮、合欢花、夜交藤；胸脘痞闷者，加瓜蒌、薤白；苔白厚腻者，酌加白蔻仁、生薏仁、杏仁；食欲不振，纳呆食少者，酌加焦三仙、鸡内金；泛酸者，加瓦楞子、乌贼骨；嗳气，或呃逆，酌加丁香、柿蒂、炙枇杷叶、旋覆花；口臭，加荷叶、佩兰、藿香；便溏者，酌加白扁豆、莲子肉、怀山药、薏苡仁；烧心，舌红苔少者，酌加石斛、玉竹、麦冬、川黄连；清气下陷，肛门下坠者，酌加葛根、升麻、炙黄芪；头晕、恶心欲呕，脉弦者，酌加天麻、刺蒺藜、夏枯草、竹茹；脘腹冷痛，黎明泄泻者，酌加补骨脂、吴茱萸、五味子、肉豆蔻、乌药。

1 泛酸

梁某，男，27岁。2004年2月19日初诊。泛酸6年，脘腹胀甚，口干，口苦，便秘。舌红、苔黄稍厚乏津，脉弦数。患者既往有慢性浅表性胃炎、十二指肠溃疡病史6年，用西药疗效欠佳。处方：基础方加白蔻仁10g、荷梗10g、佩兰梗10g、藿香梗10g、龙胆草6g、番泻叶6g、瓦楞子10g、乌贼骨10g。7剂，文火煎煮两次，共取汁500ml，分早晚两次饭后2小时温服。尽剂，泛酸止，大便畅通，头晕除，脘腹胀消。

分析：导师认为，此泛酸一证，为肝郁日久化火，上蒸于口所致，故治以基本方加味，清肝泻火，理气和胃，降逆止酸。中焦气机郁滞，则脘腹胀甚；肝郁化火上炎，故口苦，口干；肝郁腑气不通，而致便秘；舌苔黄厚，乃湿热内郁之征。故治以基本方加白蔻仁、荷梗、佩兰梗、藿香梗芳香化湿，理气和胃；加瓦楞子、乌贼骨制酸，以治其标；加龙胆草、番泻叶泻肝经郁火以治其本，标本兼治，故收显效。

2 嗳气

孙某，女，65岁。2004年2月17日初诊。嗳气1年余，早餐后为甚。伴见泛酸，烦劳加重，头晕目眩，动则尤甚，腰背痛，咳嗽，痰白量多易咯，便秘。舌淡红、苔薄腻稍黄，脉弦滑。既往有高血压病史。处方：基础方加炙杷叶10g、柿蒂10g、瓦楞子10g、鸡内金10g、乌贼骨10g、莱菔子10g、焦神曲10g、炒麦芽10g、荷梗10g、火麻仁10g、郁李仁10g、白蔻仁10g。3剂，文火煎煮两次，共取汁500ml，分早晚两次饭后2小时温服。2月19日二诊：嗳气、泛酸、腰背痛减轻，头晕消失，便质转好。仍脘满，咳痰。舌淡红、苔中稍厚腻、苔色微黄，脉弦滑。处方：前方去瓦楞子、乌贼骨、荷梗、火麻仁、郁李仁，加浙贝母15g、桔梗10g。3剂，服法同前。2月24日三诊：嗳气、泛酸、腰背痛消失，大便日1次，咽红咳痰。余症不明显。舌淡红、苔薄白腻，脉弦滑。处方：基础方加山豆根10g、桔梗10g、牛蒡子10g、浙贝母15g、炙枇杷叶10g、莱菔子10g。7剂，服法同前，尽剂而愈。

分析：导师认为，患者嗳气、泛酸、便秘，其病机均为浊气不降，腑气不畅，故以基础方加炙枇杷叶、柿蒂和降胃气，瓦楞子、乌贼骨制酸，火麻仁、郁李仁、莱菔子畅通肠腑之气，鸡内金、焦神曲、炒麦芽健脾开胃，荷梗、白蔻仁、莱菔子理气化湿消痰。药证相符，故获良效。

3 胃脘痛

孙某，女，31岁。2004年7月6日初诊。脘腹畏寒怕冷3月余，甚则脐周冷痛，纳差，大便时溏。舌淡、苔薄白而润，脉弦。处方：基础方加乌药10g、干姜10g、吴茱萸6g、桂枝10g、延胡索10g、檀香6g、焦神曲10g、炒麦芽10g。7剂，文火煎煮两次，共取汁500ml，分早晚两次饭后2小时温服，尽剂脘腹冷痛则除。

分析：导师认为，该患者脘腹冷痛系由于脾胃虚寒，阳气不足所致，故治法应当温中散寒止痛，以基础方加味。方中以基础方疏肝健脾和胃，加乌药、干姜、吴茱萸、桂枝、延胡索、檀香温阳理气，散寒止痛。药切病机，故能取效。

【本文发表于：河北中医药学报，2004，19（4）：35－36】

杨牧祥教授对胃脘痛的认识及诊治经验

田元祥

（河北医科大学中医学院中医诊断教研室 050091）

杨牧祥，现任河北医科大学中医学院中医诊断学教研室主任、教授、博士研究生导师、主任医师，兼任国家级科技成果鉴定评审专家，中华中医药学会科学技术奖评审专家，中华中医药学会第四届理事会理事，第三届全国中医诊断学专业委员会委员，第一届全国中医诊断教学研究会副主任委员，河北省中医药学会第四届理事会副会长，《河北中医》杂志编委会副主任委员。从事临床、教学、科研工作至今40余年，擅长治疗咳喘病、脾胃病、脑血管病、慢性肝病等内科疑难病证，研制有"咳喘宁胶囊""脂肝泰胶囊""脂调康胶囊""醒脑启智胶囊""中风康"等高效经验方。笔者随师学习3年，亲聆教诲，深感其辨证及遣方用药经验独到。现将其对胃脘痛的理论认识及诊治经验简介如下。

1 对胃脘痛的病理认识

杨师根据古典医籍及西医学对脾胃病胃脘痛的认识，结合多年临床诊治经验，不断探索，提出了"脾胃虚弱，气机升降失调为基础；气机郁滞（尤其是肝气郁滞），中焦胃腑经络不通为结果"的观点，丰富了中医学对脾胃病胃脘痛的病理认识。

1.1 脾胃虚弱，气机升降失调为基础

杨师认为，胃脘痛的发病机制不离本虚。如《素问·评热病论》曰："邪之所凑，其气必虚。"《灵枢·百病始生》又曰："风雨寒热，不得虚，邪不能独伤人……必因虚邪之风，与其身形，两虚相得，乃客其形。"人体正气充沛，脏腑、经络等生理活动正常，气血调和，阴阳平衡，邪气难于入侵。若正气不足，脏腑、经络等生理功能低下，气血失和，邪气侵入人体引发疾病。正气为本，正气的强弱决定着疾病的发生与否；邪气为标，邪气是发病的重要条件。古代医家也注意到了这一点。如金元李东垣创立"脾胃内伤，百病由生"的发病理论，认为胃脘痛"皆因劳役过甚，饮食失节，中气不足，寒邪乘虚而入客"（《东垣试效方》）导致，进一步肯定了胃脘痛乃正虚为本，邪客为标。朱震亨也认为"劳役太甚，饮食失节，中气不足"（《脉因症治·心腹痛》）是发生胃脘痛的根本原因。

为什么脾胃多虚呢？王肯堂在《证治准绳·诸痛门·心痛胃脘痛》中分析："盖胃之真湿土也，位居中焦，禀冲和之气，多气多血，是水谷之海，为三阳之总司，五脏六腑、十二经脉皆受气于此。是以足之六经，自下而上，凡壮则气行而已，胃脘弱则着而成病。其冲和之气，变为偏寒偏热，因之水谷不消，停留水饮食积，真气相搏为痛。"指出了胃脘痛脾胃虚弱的本质所在。

1.2 气机郁滞（尤其是肝气郁滞），中焦胃腑经络不通为结果

脾胃位居中焦，为后天之本、气血生化之源、气机升降之枢纽，主要功能为受纳水谷，化生精微，充养一身的气血，脾以升为健，胃以降为和，脾升胃降既是脾胃的基本生理特性，也是脾胃之气的功能表现。因此，脾升胃降是中焦气机运动的基本形式，脾胃健旺是维持中焦气机条畅的根本保证。正如《冯氏锦囊秘录》所云："夫中者，上下四旁之枢机。若中脘之气健旺有余，则驱下脘之气于大小肠，从前后二阴而出。惟其不足，则无力运之下行，反受下脘之浊气，以致胃中清浊混乱，为痛为胀之所由也。"脾胃一虚，升降即因此失调，清气不升，浊气不降，气机为之郁滞不畅。复因六淫、饮食、情志、劳逸过度重伤脾胃，升降更为不利，气滞、痰湿、食积、瘀血阻滞中焦，导致胃脘痛的发生；虚损日久，胃腑失于荣养，不荣亦痛。

2 辨证特点

杨师认为，由于胃脘痛的病因病机比较复杂，故在辨证时需从病位、病因、虚实、寒热、气血

及痰饮食积等多方面分析，以指导立法处方治疗。

2.1 辨病位

杨师认为辨病位是辨证用药的必需环节。杨师认为胃脘痛的发病部位在胃，并与脾、肝、胆等有关。由于胃与肝、胆、脾在生理和病理上的联系密切，需要辨明胃脘痛与相关脏腑的关系。如胃脘痛随着情志变化而减轻或加重，多为肝气犯胃或肝郁胃热；如兼有大便稀溏，腹胀食少，劳累或受凉后发作或加重，多为脾胃虚寒。

2.2 辨病因

杨师认为辨证求因是病性辨证的基本内容，通过辨病因既可以帮助确定病性、分析病机变化，又可以指导临床用药。杨师认为，大体上可分为内伤、外感两类。外感寒邪，多胃脘痛急暴发作，得温减轻，遇寒加重，脉弦或紧；内伤饮食，嗳腐吞酸，或呕吐酸腐，不思饮食，苔白厚腻，脉滑；肝郁犯胃，胃脘痛多随情志变化而减轻或加重，脉弦或弦数；瘀血停滞胃腑，则痛有定处，按压加重，舌质紫黯或舌有瘀斑瘀点。

2.3 辨虚实

邪气盛则实，精气夺则虚。辨别虚实对于指导临证确定治法具有重要意义。杨师认为胃脘痛而胀者多属实证，胃脘痛而不胀者多属虚证；拒按者多属实证，可按者多为虚证；疼痛而喜寒者多属实证，疼痛而喜热者多属虚证；饮食则甚者多属实证，饥饿则甚者多属虚证；脉实气粗者多属实证，脉虚气少者多属虚证；新病年壮者多属实证，久痛年衰者多属虚证；补而不效者多属实证，攻而愈剧者多属虚证；久痛者多虚，暴痛者多实；得食痛稍减者为虚，胀满畏食者为实；痛徐而缓，莫得其处者为虚，痛剧而坚，固定不移者为实。并且告诫我们这是一般规律，也有例外。如患者喜按与拒按还不是区分实证、虚证的唯一标准，还须结合病因、病位综合分析，正如《医学入门》中曰："旧以虚痛喜按，实痛怕按，但寒热邪有浅深，不可太泥。寒谓寒气入经，客于卫分，则血涩急痛，按之热则止。寒气客于荣分，则气郁满痛甚怕按。寒气客于肠胃募原血络，急引皮痛，按之则气血散而痛止。"总之，必以望、闻、问、切合参详辨，则虚实彰然。

2.4 辨寒热

杨师认为辨清胃脘痛的寒热属性，也是正确处方用药的必要前提。辨清寒热，才能避免用药时出现以寒治寒、以热治热的错误。寒性凝滞收引，故寒邪客犯，多胃脘痛突然发作，疼痛剧烈而拒按，喜暖恶凉；脾胃阳虚的虚寒胃脘痛，多慢性起病，隐隐作痛而喜按，得温减轻，遇冷加剧；热证胃脘痛，多为胃脘灼痛，痛势较急，多伴有渴喜冷饮，便秘溲赤等表现。杨师告诫我们，由于本病病机复杂多变，新病久病均有寒热之分，寒证可郁而化热，热证也可因过用寒凉等转为寒证。

2.5 辨气血

胃脘痛辨气血始于金元，朱震亨明确提出平素喜食热物可致胃脘痛瘀血证，首辨胃脘痛在气在血。杨师认为，初病疼痛，多在气分，久病疼痛，多在血分。无形者痛在气分，必或胀或痛无定处，部位游走不定，气聚则痛而见形，气散则平而无迹；有形者痛在血分，必痛有定所而胀无休息，不往不来，不离其处，部位固定不移。正如《临证指南医案·胃脘痛》所说"厥气乃散漫无形，瘀伤则定而有象"。

2.6 辨痰饮食积

杨师认为，痰饮和食积在疾病发生发展的过程中既可以作为病因存在，也可作为病理产物存在，胃脘痛辨痰饮食积的主要目的是根据其不同特性指导选方用药。认为水饮停积胃脘疼痛，多干呕吐涎，或咳或噎，甚则振摇作水声，苔白滑，脉弦滑；食痛者，伤于饮食积滞胃脘疼痛，多心胸胀闷，手不可按，或吞酸嗳腐，苔腻或腐，脉滑。正如《临证指南医案·胃脘痛》所说"停饮必吞酸，食滞当嗳腐，痰湿壅塞……必善吐而脉滑"。

3 治法与用药特点

杨师认为，胃脘痛总的来讲，属于"不通则痛"的范畴，所以治则是"通则不痛"，总以理气和胃止痛为主，针对不同的病因病机，可以分别采用散寒、益气、理气、活血、化湿、攻下等方法，这也基本体现了《内经》"寒者温之""虚者补之""结者散之""客者除之""留者攻之"的治疗原则。因此，"通法"的内容非常丰富，不可狭义理解。正如《医学三字经·心腹痛胸痹》中引高士宗的话说："调气以和血，调血以和气，通也；下逆者使之上行，中结者使之旁达，亦通也；虚者助之使通，寒者温之使通，无非通之之法也。"

3.1　散寒止痛

杨师治疗寒邪客胃型胃脘痛的经验方是高良姜、干姜、紫苏梗、桂枝、乌药、香附、延胡索、陈皮。该方以良附丸为基本方，加干姜、紫苏梗、桂枝、乌药、延胡索、陈皮而成。杨师认为，外感寒邪，脘腹受凉，寒邪内客于胃腑；或过服寒凉伤中，气机凝滞，胃气不和，不通故收引作痛。正如《素问·举痛论》所云："寒气客于肠胃之间，膜原之下，血不得散，小络急引，故痛。"气滞宜行，寒凝宜温，故治宜温胃散寒、理气止痛。方中高良姜味辛大热，温中暖胃，散寒止痛，用酒炙可以增强散寒之力。香附疏肝开郁，行气止痛，用醋炙可加强入肝行气止痛之功。两药相伍，一散寒凝，一行气滞，共奏温胃散寒、理气止痛之效。方中加干姜、乌药、桂枝，助高良姜温中暖胃，散寒止痛；加紫苏梗、陈皮、延胡索，助香附疏肝开郁，行气止痛；且桂枝、紫苏梗既温且通，两者作用兼具。延胡索为导师所喜用之品，可以行气；寒凝之下，必有血脉不畅，延胡索又可活血；延胡索又具有极佳的止痛效果，可用于气血瘀滞诸痛证。正如李时珍在《本草纲目》所说："延胡索，能行血中气滞，气中血滞，故专治一身上下诸痛。"研究发现，延胡索含有右旋紫堇碱（延胡索甲素）、原阿片碱（延胡索丙素）、消旋四氢掌叶防己碱（延胡索乙素）、右旋海罂粟碱、黄连碱、去氢紫堇碱、延胡索丑素等多种生物碱，具有明显的镇痛作用，去氢紫堇碱能保护大鼠实验性溃疡病，减少胃液分泌、胃酸及胃蛋白酶的量[1]。脘痛较重者，加檀香；食欲不振，纳呆食少者，酌加焦三仙、鸡内金。

例1：王某，男，37岁。2005年7月12日初诊。脘腹畏寒怕冷疼痛6个月余，甚则脐周冷痛，纳差，大便时溏。舌淡、苔薄白而润，脉弦。处方：高良姜6g，干姜10g，紫苏梗10g，桂枝10g，乌药10g，香附10g，延胡索10g，陈皮10g，檀香6g，焦神曲10g，炒麦芽10g。7剂，文火煎2次，共取汁500ml，分早晚2次饭后2小时温服。2005年7月19日二诊：患者药后，脘痛怕冷明显减轻，舌淡、苔薄白而润，脉弦。处方：前方加炒白术10g、鸡内金10g。7剂，煎服法同前，尽剂诸症消失。

3.2　疏肝和胃

杨师治疗肝胃不和型胃脘痛的经验方是柴胡、香附、川楝子、枳壳、陈皮、炙甘草、清半夏、木香、砂仁、紫苏梗、炒白术、茯苓。该方以香砂六君子汤为基本方，去人参，加柴胡、香附、川楝子、枳壳、紫苏梗而成。杨师认为胃脘病证多与肝气有关，肝喜条达，胃宜和降，故基础方以疏肝理气，和胃降逆为主，肝郁气结，气有余便是火，故而肝郁易化火。因此导师用川楝子，一则疏肝理气，二可清郁滞之火热。肝胃不和证的形成，一方面是由于肝郁而横逆犯胃，即肝气较强；另一方面是由于脾胃之气较弱，因此，杨师用炒白术以健脾益气。方中柴胡、香附、川楝子、枳壳疏肝理气，以去克伐之因，炒白术、茯苓、陈皮、清半夏、炙甘草健脾燥湿，木香、砂仁、紫苏梗、陈皮和胃理气。去人参，是鉴于临床所见患者病证以虚实夹杂为主，而人参有壅滞胃气，或留恋邪气之弊。杨师临床常以此为基础方，随症加减，每获良效。胃脘痛，兼胁胀，善太息者，酌加佛手、香橼、郁金、姜黄；脘痛较重者，加延胡索、檀香；失眠梦多者，酌加合欢皮、合欢花、夜交藤；胸脘痞闷者，加瓜蒌、薤白；苔白厚腻者，酌加白豆蔻仁、生薏苡仁、杏仁；食欲不振，纳呆食少者，酌加焦三仙、鸡内金；泛酸者，加瓦楞子、海螵蛸；嗳气，或呃逆，酌加丁香、柿蒂、炙枇杷叶、旋覆花；口臭，加荷叶、佩兰、藿香；便溏者，酌加白扁豆、莲子肉、怀山药、薏苡仁；胃脘灼热，舌红苔少者，酌加石斛、玉竹、麦门冬、川黄连；清气下陷，肛门下坠者，酌加葛根、升麻、炙黄芪；头晕、恶心欲呕，脉弦者，酌加天麻、刺蒺藜、夏枯草、竹茹。

例2：李某，男，39岁。2005年6月16日初诊。胃脘痛3年，脘腹胀甚，泛酸，口干，口苦，便秘。舌红、苔黄稍厚乏津，脉弦数。患者既往有慢性浅表性胃炎、十二指肠溃疡病史，历经中西药治疗，疗效欠佳。患者肝郁日久化火，中焦气机郁滞，则脘腹疼痛且胀甚；肝郁化火上炎，故泛酸，口苦，口干；肝郁腑气不通，而致便秘；舌苔黄厚，乃湿热内郁之征。治宜疏肝和胃，理气止痛，清肝泻火，降逆止酸。处方：基础方加白豆蔻仁10g、荷梗10g、佩兰梗10g、藿香梗10g、龙胆草6g、番泻叶6g、瓦楞子10g、海螵蛸10g。7剂，文火煎煮2次，共取汁500ml，分早晚2次饭后2小时温服。尽剂，疼痛止，泛酸消，大便畅通，脘腹胀消。

3.3　温养脾胃

杨师常用的治疗经验方是党参、炒白术、茯苓、炙甘草、陈皮、清半夏、木香、砂仁、丁香、吴茱萸。该方以香砂六君子汤为基本方，以党参易人参，加丁香、吴茱萸而成。杨师认为，素体不足，或劳倦过度，或饮食所伤，或久病损耗，或过用寒凉，或命火不足，失于温煦，均可导致脾胃虚弱，中焦虚寒，胃失温养而见胃脘痛。脾胃为人体后天之本，主消化吸收输布水谷精微，以荣养五脏六腑、四肢肌肉，为气血生化之源。脾胃虚寒，则受纳健运机能障碍，饮食减少；清阳不升，浊阴不降，停滞于胃脘则痛，下趋则大便稀溏，上泛则泛吐清水；脾主肌肉，四肢禀气于胃，脾胃虚寒，四肢肌肉失于荣养，故四肢无力，手足不温。气血不足，故脉来虚软无力。因此，治疗温中健脾、和胃止痛。方中重用党参补益脾胃之气；脾喜燥恶湿，脾虚不运，每易生湿，故辅以甘苦温的白术燥湿实脾；茯苓甘淡渗湿，和胃益肺；炙甘草甘温益气，补脾调胃。陈皮、半夏、砂仁、木香以助白术、茯苓燥湿健脾，和胃理气；丁香、吴茱萸辛热温胃散寒。诸药相合，共奏温中健脾、和胃止痛之功。脘腹冷痛，黎明泄泻者，酌加补骨脂、五味子、肉豆蔻、乌药；食欲不振，纳呆食少者，酌加焦三仙、鸡内金；便溏者，酌加炒白扁豆、莲子肉、炒山药、薏苡仁。

例3：王某，女，50岁。2005年6月20日初诊。主诉胃脘疼痛4年，加重月余。患者于4年前出现胃脘疼痛，经治疗后反复发作，1个月前加重。既往有慢性浅表性胃炎病史。现证：胃脘隐隐疼痛，畏冷喜暖，食冷后即泄泻。近1月来饮食稍不慎，即胃脘疼痛，或即泄泻，食欲不振，手足不温。舌淡、苔薄白，脉虚弱。脾胃虚寒，正气不足，故脘痛隐隐而不剧；寒得温则散，所以畏冷喜暖；脾胃虚寒，则受纳运化失常，故食欲不振；脾主肌肉而健运四旁，中阳不足，则健运失权，肌肉筋脉失却温养，所以手足不温；脾主运化水湿，脾胃虚寒，故食冷则脾虚生湿下渗肠间而大便溏薄。治宜健脾温中止痛。处方：党参30g，炒白术10g，茯苓10g，炙甘草15g，陈皮10g，清半夏10g，木香6g，砂仁10g，丁香6g，吴茱萸6g，焦三仙各10g，莲子肉10g。7剂，文火煎煮2次，共取汁500ml，分早晚2次饭后2h温服。2005年6月27日二诊：胃脘痛明显减轻，食欲好转，舌淡、苔薄白，脉力渐复。效不更方，前方继服。7剂，煎服法同前。

3.4　滋阴益胃

杨师常用的治疗经验方是沙参、麦门冬、生地黄、玉竹、石斛、竹茹、枇杷叶、乌梅、木瓜、山楂、白芍药、炙甘草。该方以益胃汤为基本方，加石斛、乌梅、木瓜、白芍药、竹茹、枇杷叶、山楂、炙甘草而成。杨师认为，多因热病伤阴，或胃热火郁，灼伤胃阴，或久服香燥理气之品，伤耗胃阴，或脾胃虚弱，阴生不足，胃失濡养而发作胃脘痛，并见饥不欲食，口燥咽干等症。治宜养阴益胃，和中止痛。方中生地黄、麦门冬味甘性寒，养阴清热，生津润燥，为甘凉益胃上品；伍以沙参、玉竹养阴生津；复配合石斛、乌梅、木瓜、白芍药、山楂、炙甘草酸甘化阴；竹茹、枇杷叶和胃降逆，共奏滋阴益胃之功效。舌红、苔黄，郁热较重者，酌加川黄连、黄芩；便秘，酌加瓜蒌仁、火麻仁、郁李仁，甚者，加番泻叶或大黄；失眠梦多者，酌加合欢皮、合欢花、夜交藤。

例4：李某，男，45岁。2005年9月15日初诊。主诉胃脘烧灼疼痛2个月。患者既往有慢性浅表性胃炎病史，经常胃脘疼痛，一直是乡医以香燥理气类药物治疗，能够缓解，但经常复发。2个月前患者出现胃脘烧灼疼痛，泛酸，饥不欲食，口干，手足心热，乏力消瘦，大便秘结，两三日一次，再经乡医治疗无效，因之就诊。刻诊如前，舌红，少苔欠润，脉细数。胃阴不足，胃失濡养，故胃脘烧灼疼痛；阴虚津少，无以上承，故口干；阴虚液耗，无以濡润肠道，则大便秘结；手足心热，舌红，少苔少津，脉细数乃是阴虚内热的表现。治宜养阴益胃，滋阴清热。处方：沙参15g，麦门冬15g，生地黄15g，玉竹10g，石斛10g，竹茹15g，枇杷叶10g，乌梅10g，木瓜10g，山楂15g，白芍药15g，炙甘草15g，知母10g，川黄连10g，火麻仁10。7剂，文火煎煮2次，共取汁500ml，分早晚2次饭后2小时温服。2005年9月22日二诊：药后胃脘灼痛、饥饿感明显减轻，手足心热减轻，大便秘结好转，舌仍红，津液已复，脉细稍数。效不更方，处方：前方加地骨皮15g、郁李仁10g。7剂，煎服法同前，尽剂而愈。

4　结语

杨师衷中参西，结合多年临床诊治经验，不断探索，提出了"脾胃虚弱，气机升降失调为基础；气机郁滞（尤其是肝气郁滞），中焦胃腑经络不通为结果"的观点，丰富了中医学对胃脘痛的病理认识。杨师认为脾胃位居中焦，为后天之本、气血生化之源、气机升降之枢纽，脾升胃降是中焦气机运动的基本形式，脾胃健旺是维持中焦气机条畅的根本保证。胃脘痛的发病机制不离本虚，脾胃一虚，升降失调，清气不升，浊气不降，气机为之郁滞不畅。复因六淫、饮食、情志、劳逸过度重伤脾胃，升降更为不利，气滞、痰湿、食积、瘀血阻滞中焦，导致胃脘痛的发生；虚损日久，胃腑失于荣养，不荣亦痛。因此，临床辨证则需从病位、病因、虚实、寒热、气血及痰饮食积等多方面分析。针对胃脘痛总属"不通则痛"的基本病机，依据"通则不痛"的总则，以理气和胃止痛为主，针对不同的病因病机，分别采用散寒止痛、疏肝和胃、温养脾胃、滋阴益胃等方法，基本体现了《内经》"寒者温之""虚者补之""结者散之""客者除之"等的治疗原则，提高了临床疗效。此外，临床善于使用组药和对药，丰富发展了中医药学理论。

参考文献

［1］雷载权，陈松育，高学敏，等．中药学［M］．上海：上海科学技术出版社，1995：200.

［2］田元祥，李进龙，于文涛．杨牧祥教授治疗胃脘病证经验［J］．河北中医药学报，2004，19（4）：35－36.

［3］田元祥，李进龙．杨牧祥教授运用对药经验举隅［J］．河北中医，2004，26（12）：887－888.

【本文发表于：河北中医，2007，29（4）：293－296】

杨牧祥辨治眩晕的诊疗方案及临床应用

于文涛，方朝义，聂金涛

（河北中医学院 050091）

杨牧祥为河北医科大学教授、主任医师、博士生导师，并系全国第二、三、四、五批老中医药专家学术经验继承工作指导老师，河北省首届十二大名中医。笔者在随师学习、整理病历的基础上，结合导师的理论指导，对其治疗眩晕的临床诊疗方案整理如下。

1 眩晕的诊断标准及现代医学范畴

眩晕是以头晕、眼花为主症的一类病证，其轻者闭目可止，重者如坐车船，旋转不定，不能站立[1]。根据"中药新药治疗眩晕的临床研究指导原则"[2]，该病证主要诊断依据为：（1）有典型的眩晕症状：自身有旋转或晃动感，或目眩，或视物旋转，或自觉头晕，昏沉或晕胀不适。（2）可有反复发作史。

眩晕为临床常见病证，中老年人多发，可见于现代医学的高血压病、低血压病、贫血、颈椎病、高脂血症、脑动脉硬化、椎 – 基底动脉供血不足、短暂性脑缺血发作、梅尼埃病等多种疾病中。从临床来看，以脑血管病为主，也可见于全身疾病。

2 辨证分型与治法方药

导师认为本病多由气血不足，肝肾亏虚，头目失荣，或肝阳上亢，痰火上逆，扰动清窍所致，病位在脑窍，与肝、脾、肾三脏密切相关。根据眩晕特点与伴随症状及舌脉的不同，导师将眩晕归纳为肝阳上亢、痰浊中阻、瘀血阻络、气血亏虚、肝肾亏损等 5 种证型，依据其病机辨证施治。

2.1 肝阳上亢型

主症：眩晕头胀，性情急躁易怒，或恼怒病情加剧，腰膝酸软，脉弦。

次症：患者有高血压病或短暂性脑缺血发作病史。头痛耳鸣，面色潮红，失眠多梦，舌红、苔薄黄。

治法：滋养肝肾，平肝潜阳。

方药：自拟四草饮，由天麻 10g、钩藤 15g（后下）、刺蒺藜 15g、女贞子 15g、旱莲草 15g、夏枯草 15g、益母草 15g、龙胆草 6g、决明子 15g 组成。

加减：若腰膝酸软，筋骨无力，肝肾亏虚的老年人或体弱者，酌加桑寄生、杜仲以补肾壮腰；若胁肋胀痛，急躁易怒，肝郁气滞者，酌加柴胡、香附、川楝子以疏肝理气；若头晕且胀，面红目赤，胁肋灼痛，肝郁化火者，酌加栀子、黄芩以清肝泻火；若大便干结难下，热郁津亏者，酌加火麻仁、生地、玄参、麦冬，以增液清热通便。

医嘱：尽量避免精神刺激，保持情绪乐观，饮食以清淡为主，忌食辛辣油腻之品，将有助于治疗。

2.2 痰浊中阻型

主症：眩晕，头重如裹，恶心欲呕，苔白腻。

次症：形体偏胖，血脂偏高，胸脘痞闷，食少多寐，脉滑。

治法：燥湿化痰，健脾和胃。

方药：自拟苓术饮，由茯苓 15g、炒白术 15g、广陈皮 10g、清半夏 10g、天麻 12g、钩藤 15g（后下）、白蒺藜 15g 组成。

加减：眩晕较甚，呕吐频作者，加生杷叶、姜竹茹、代赭石、旋覆花，以和胃降逆止呕；脘腹满闷，舌苔厚腻，湿浊较重者，加苏梗、荷梗、佩兰梗、藿香梗、蔻仁、砂仁芳香化浊，理气消胀；耳鸣时作者，加郁金、石菖蒲，以通阳开窍。

医嘱：适当节制饮食，忌油腻辛辣之品，以防助湿生痰。

2.3　气血亏虚型

主症：头晕目眩，动则尤甚，劳累即发，面色淡白，唇甲色淡不华，神疲乏力，脉细或弱。

次症：多素体虚弱，可伴见贫血、低血压等检测异常。心悸少寐、纳差食少，舌淡、苔白。

治法：益气养血，养心安神。

方药：自拟参术饮加减，由太子参15g、炒白术15g、炙黄芪30g、当归15g、熟地15g、茯神15g、远志10g、炒枣仁15g、木香6g组成。

加减：面色萎黄，爪甲无华，血虚甚者，酌加白芍、阿胶，以增强补气养血之药力；畏寒肢冷，腹中隐痛者，加干姜、香附，乌药、延胡索以温中助阳，理气止痛；如脘腹下坠，气虚下陷者，重用参芪，酌加升麻、柴胡，以益气升阳举陷；脘腹胀满，食欲不振者，酌加厚朴、枳壳、鸡内金，以健脾理气消胀；伴见大便溏泻者，酌加炒山药、炒扁豆、炒薏苡仁，以健脾止泻。

医嘱：劳逸适度，避免因劳诱发；饮食宜既清淡又富于营养，有助于气血得复。

2.4　肝肾亏损型

主症：眩晕久发，两目干涩、视物模糊、腰膝酸软。

次症：多年高体弱，可伴高血压、脑动脉硬化等病。口燥咽干，耳鸣如蝉，神疲健忘，舌红嫩，少苔，脉弦细。

治法：滋养肝肾，养阴填精。

方药：自拟八味饮，由熟地15g、山萸肉15g、怀山药15g、茯苓15g、丹皮10g、泽泻10g、女贞子15g、旱莲草15g组成。

加减：五心烦热，潮热盗汗，阴虚内热甚者，可加知母、地骨皮、五味子、浮小麦，以滋阴清热敛汗；头晕胀痛，面红目赤，性情急躁，肝阳上亢者，可加天麻、钩藤，以平肝潜阳；眩晕较甚，时时欲仆，肢体麻木，阴虚阳浮者，酌加生龙骨、生牡蛎、怀牛膝，以潜浮阳。

医嘱：劳逸适度，避免情绪波动及恣情纵欲，损伤肝肾。

2.5　瘀血阻络型

主症：眩晕，头痛如刺，舌质紫暗，或有瘀斑瘀点，脉弦细涩。

次症：精神萎靡，神疲乏力，失眠健忘，面唇紫暗。

治法：行气活血，祛瘀通络。

方药：自拟芪归饮，方由生黄芪30g、当归15g、赤芍15g、川芎15g、丹参15g、青皮10g、枳壳10g组成。

加减：若头痛经久不愈，痛如锥刺不移，入夜尤甚，血瘀脑络者，酌加水蛭、全蝎以加强祛瘀通络之力；若胸闷刺痛阵作，胸阳不宣，心脉瘀阻者，酌加薤白、瓜蒌以宣通心阳，活血通脉；若月经后期或痛经，经色紫暗夹块者，酌加泽兰、益母草以化瘀调经。

医嘱：疼痛剧烈者注意卧床休息，属颅脑外伤、脑出血等原因所致，病情急骤，须结合现代医学手段进行急救后再行中药治疗。

3　临床应用

3.1　病例情况

笔者收集2010年随师门诊治疗眩晕患者病例168例，入选病例均符合上述眩晕诊断标准，治疗以初诊病例为主，剔除复诊病例。168例眩晕患者中，男97例，女71例；30岁以下32例，30~40岁11例，40~50岁21例，50~60岁37例，60~70岁以上者45例，70岁以上22例，其中40岁以下者占25.6%，40~50岁占12.5%，50岁以上者占61.9%；既往有高血压史者66例，高脂血症史者58例，颈动脉硬化者47例，糖尿病者21例，合并上述二种以上疾病者37例。

3.2　治疗方药组成

168 例眩晕患者中，采用四草饮加减治疗者 86 例，占总例数 51.2%；采用八味饮加减治疗者 41 例，占总例数 24.4%；采取参术饮加减治疗者 14 例，占总例数 8.3%；采取芪归饮加减治疗者 8 例，占总例数 4.8%；采取苓术饮加减治疗者 10 例，占总例数 5.9%；其他方剂（包括上述方剂合方）治疗者 9 例，占总例数 5.4%。

3.3　疗效判定标准

依据《中药新药临床研究指导原则》制订疗效判定标准如下[2]。痊愈：眩晕等症状消失。显效：眩晕等症状明显减轻，头微有昏沉，或头晕目眩轻微，但不伴有旋转晃动感，可正常生活及工作。有效：头昏或眩晕减轻，仅伴有轻微的自身或景物旋转，晃动感，生活及工作但受到影响。无效：头昏沉及眩晕无改善或加重。

3.4　疗程与疗效

治疗结果显示：168 例眩晕患者中，治疗 1 个月痊愈和显效 62 例，2 个月痊愈和显效 97 例，3 个月痊愈和显效 134 例，三个月总愈显率 79.8%。

表1　168 例眩晕患者疗程与疗效

疗程	痊愈	显效	有效	无效	愈显率
1 月	28	34	42	64	36.9%
2 月	52	45	37	34	57.7%
3 月	71	63	19	15	79.8%

4　讨论

眩晕一证，病机涉及"风、火、痰、虚、瘀"等多个方面，古有"无痰不作眩""无虚不作眩"之说[3]。近年来中医学者依据个人经验，有从脾虚失运论治者[4]，有从风火上扰论治者[5]，有从相火异常论治者[6]。多数学者将本病证分为风阳上扰、痰浊中阻、气血亏虚、肝肾阴虚 4 种证型[7]，亦有分为肝阳上亢、痰浊中阻、气血亏虚、肾阴不足、肾阳不足证 5 种证型[2]。导师杨牧祥教授根据临床观察，认为将眩晕辨证分为肝阳上亢、痰浊中阻、瘀血阻络、气血亏虚、肝肾亏损 5 种证型较为适宜，临床尤其以肝阳上亢、肝肾亏损最为多见。

本组眩晕患者中老年人占 74.4%，这与眩晕的大样本流行病学调查结果一致[8]。从临床实际看，眩晕一证多见于老年人，此类患者多为肝肾阴虚的体质，精血不足，髓海亏虚而发生头目昏沉，两目干涩，耳鸣如蝉，神疲健忘，腰膝酸软等症。《素问·至真要大论》有"诸风掉眩，皆属于肝"之说，导师认为，肝为刚脏，肝气易升、易动，达巅而致眩晕。如肝肾阴虚不及时治疗，病情进一步发展，阴虚不能制阳，水不涵木，容易肝阳上亢，转化为阴虚阳亢证，甚至阳亢化风。正如叶天士所云："水亏不能涵木，厥阳化火鼓动，烦劳阳升，病期发矣。"

导师治疗眩晕症，采用四草饮和八味饮治疗者居多，两方占 75.6%。究其区别，八味饮重在滋补肝肾，治疗眩晕发作较轻，头目昏沉，目涩耳鸣，神疲腰酸的肝肾阴虚证。四草饮重在滋养肝肾，平肝潜阳，用于眩晕较重，或见头痛且胀，甚则站立不稳，时时欲仆的肝阳上亢证。

需要指出的是，眩晕虽可归纳为以上 5 型，但从临床来看，各种病理因素在发病过程中相互影响，相互转化，多呈虚实夹杂之势，因此治疗时不可胶柱鼓瑟，当权衡病证轻重，随证治之，方能取效。

参考文献

[1] 王永炎主编. 中医内科学［M］. 上海：上海科学技术出版社，1999：117.

[2] 中华人民共和国卫生部. 中药新药临床研究指导原则（第 1 辑）［S］. 1993.

［3］唐建新. 中医药治疗眩晕的临床体会［J］. 临床合理用药杂志，2012，5（5）：88.

［4］林佳. 浅议从脾胃论治眩晕［J］. 内蒙古中医药，2013，（3）：72－73.

［5］戚勇，黎凯. 黎凯教授从风论治眩晕［J］. 实用中医内科杂志，2013，27（1）：12－13.

［6］杨克勤. 从相火论治眩晕理论探讨［J］. 中医临床研究，2013，5（5）：63－64.

［7］李代琼. 辨证治疗中老年眩晕 106 例疗效观察［J］. 云南中医中药杂志，2010（4）.

［8］刘博，刘鋋，陈秀伍，等. 3432 例眩晕患者的基本情况调查与分析［J］. 中国医学科学院学报，30（6）：647－648.

【本论文被中华中医药学会评为"第八次著名中医药学家学术传承研讨会暨优秀论文评选"二等奖】

杨牧祥教授趣案选析

方朝义，王占波

（河北医科大学中医学院 050091）

笔者跟随杨牧祥教授临证侍诊，感悟吾师诊病察疾，审舌辨脉，多有精妙之处，此举医案数则，以飨同道。

1 望舌色，审"面黑"案

王某，男，43 岁，工人，1998 年 3 月 18 日初诊。因近 20 天来家人及同事察觉其面色渐变黯黑，擦用"美容增白之剂"无明显改善而慕名求治。望其面色黯黑，如罩黑色，均匀无斑。舌色瘀暗少津，脉象沉缓，余无他症。询问病史，患者自述两年前曾患"糖尿病 2 型"，经服用"优降糖"等药物治疗后，"三消"症状逐渐消失，3 个月前查空腹血糖为 6.2mmol/L，尿糖阴性，即已停药。停药后病情未再复作。吾师认为，患者素有"糖尿病"史，该病属中医消渴病之范畴。从病态来看，目前虽无"燥热"标病之虞，但有"阴虚"本病之忧。黑为水色，肾亦属水，而黑又主瘀，故该患面色黯黑当为"精亏血瘀"所致。遂拟滋肾补精、活血行瘀之法，方用左归丸化裁调治。处方：山萸肉 20g，熟地黄、怀山药、龟板胶（烊化）各 15g，鹿角胶（烊化）9g，怀牛膝、女贞子、枸杞子、菟丝子各 15g，旱莲草、全当归、桃仁各 10g，红花 6g，虎杖 15g。日一剂，水煎，分 2 次温服。用药 1 周，复诊其黑色渐淡，续以前方加减，迭进 28 剂，精气来复，血色荣面，面呈红润，病情告愈。随访 1 年，未再复发。

按语：本例患者因面色黯黑而就诊，经仔细询问病史，知其曾患消渴病，虽病证已无，但据消渴病之发展演变规律（阴虚为本，燥热为标），知其当属"阴虚"之体；舌质瘀暗少津，当为血瘀精亏；又据中医"五色应五脏"的理论，故该患之"面黑"实与肾病有关。经曰"精不足者，补之以味"，故药用"左归"，以其功擅滋阴补肾，填精益髓。值得推崇的是方中所用龟板胶、鹿角胶二味，龟板胶重在补阴，鹿角胶偏于补阳，在补阴药中伍用助阳药，取"阳中求阴"之义。以怀牛膝易川牛膝，并加用"二至"，更增滋补肝肾之力，怀牛膝兼有活血通经之妙。配用当归、桃仁、红花、虎杖，旨在活血行瘀。辨证准确，遣方精当，故收桴鼓之效。

2 闻嚏声，析"阳郁"案

秦某，女，25 岁，技术员，1998 年 3 月 25 日初诊。发作性鼻痒、鼻塞、喷嚏不已 6 月余，近半月来加重。6 个月前因沐浴遇冷而感风寒，遂现喷嚏、鼻塞、流清涕、恶寒发热等症，经服"感冒药"后，症状缓解，但近 4 个月来常感鼻道痒痛、鼻塞，痒则作嚏，西医诊为"过敏性鼻炎"，经治未效。就诊时闻其喷嚏连声不已，舌色略淡、苔薄白而润，脉象沉滑。吾师据其病史病征，考虑其嚏系邪袭肺窍，阳郁不宣，肺气不利所致，虽为久病，仍属实证。宗宣肺解郁、利窍止嚏之法。处方：麻黄 6g，炒杏仁 10g，细辛 3g，羌活 10g，辛夷（包煎）9g，石菖蒲 15g，郁金 10g，生姜 3 片。水煎，分 2 次温服，以此方加减调治 14 剂，诸症悉除。

按语：《灵枢·口问》曰："阳气和利，满于心，出于鼻，故为嚏。"此言常态，但若经常性喷嚏不已，则属病态。一般而言，新病闻嚏，多为外感之象；久病得嚏，多为阳气回复之征。此例患者虽属久病，但嚏声不已，且伴有鼻塞、脉滑等表现，知非虚损；又据舌淡苔润，知病性为寒，该例实乃邪郁肺窍，肺阳被遏，气失宣畅所致。故治用麻黄、杏仁、细辛、羌活、生姜等辛散宣肺，辅以辛夷、石菖蒲、郁金等通窍之品，而收药到病除之妙效。

3 问便感，晓"湿阻"案

牛某，男，39 岁，已婚，干部，1997 年 8 月 27 日初诊。患"阳痿"半年，经治无效来诊。自述半年来性欲减退，阴茎举而不坚，近两月来房事全无。阴囊潮湿浸衣，健忘，咽干，大便稍干，排出不爽，舌质略红，苔微黄腻，脉缓乏力，西医诊为"性神经衰弱"。以其咽干、便干、舌红、苔黄等症，知其热象显然，又据其囊湿浸衣、排便不爽乃知湿蕴其间。该例当属湿热郁蒸，随经注于宗筋，筋纵不聚，阴器难举。治以淡渗湿热，宣气起阳。方用三仁汤加减：薏苡仁 30g，白蔻仁、炒杏仁、川厚朴、清半夏各 10g，滑石（包煎）20g，木瓜 10g，猪苓 15g。水煎温服。调治 7 剂后，阳事渐兴，性欲渐增，但恐失败，未敢合房，囊湿亦减，苔薄白微腻，脉缓少力。因虑及阳气久困、阴精或亏，上方加淫羊藿、鹿解霜各 10g，继服 7 剂，病情大见好转，精神亦佳，记忆力增强，因感药效颇佳，再服原方 7 剂，房事欣悦。诊察舌苔薄白，脉缓有神，知其湿热已退；继服六味地黄丸滋补肝肾以善其后，并属其节制房事。

按语：吾师临证问诊，常以"便感"作为湿阻气机之旁证。叶天士曾以"粪燥为无湿"而立论，专以"大便溏"作为湿温病"邪未尽"之征，但非绝对。盖因湿热合病之时，常有湿重于热、热重于湿以及湿热并重之不同，而大便质地可偏软或偏硬，故察湿问便，当重便感，即以大便排出不畅为准。治疗时，妙用"三仁"宣上、畅中、渗下；厚朴、半夏既助行气化湿之功，又以其辛苦性温，监制他药寒凉之性；木瓜、猪苓亦助渗湿之效，诸药合用，气机得畅，湿热自除。

4 切脉象，断"假虚"案

张某，女，44 岁，工人，1999 年 4 月 7 日初诊。该患曾于去年秋季，因患"胃、十二指肠球部溃疡"而求治于吾师，经辨证诊为"脾胃虚寒型"，用药调治两月余而诸症消失。春节期间（农历正月初三）因进食"涮羊肉"，复致脘腹痞闷不适，身体倦怠乏力。自服"山楂丸"后感觉好转，但症状未全消失，之后又增大便溏泻不爽、矢气等证，遂到厂职工医院诊治。医生诊曰：脉力太"弱"，中气不足。给予"补中益气汤"加味治疗，两剂后，但感大便秘结不下，肠鸣，矢气臭秽，羞于串门，自动停药。刻诊：精神委顿，倦怠乏力，舌色淡红，苔薄微腻，脉弱乏力。自述仍觉胃脘痞塞，矢气频频，便溏不爽。吾师认为，此乃"真实假虚"之证。盖"脉弱"非为气虚血少，脉动乏力，而因脾胃升降相逆，气机不得展布，脉气有所约束使然。故治之以健脾和胃、消食导滞之品。处方：陈皮、清半夏、枳壳、川厚朴各 10g，云茯苓 12g，苏梗、莱菔子各 15g，鸡内金 6g，神曲 10g，生大黄（后下）6g，炙甘草 10g。服药 7 剂，症状明显改善，感觉精神爽然，工作亦觉愉悦，继服 7 剂调治，以善其后。诸症渐失，脉力亦增，和缓有神。

按语：明代著名医家张景岳曾言："虚实之要，莫逃乎脉。"临床常谓虚实真假之鉴，当察脉之有神无神、有根无根，然亦须四诊合参。本案虽然曾患脾胃虚寒之"溃疡病"，但病已告愈；虽有精神委顿、倦怠乏力，而现症主要表现为脘痞不适，矢气臭秽；脉象虽弱，但因胃气滞塞，升降逆乱，壅遏脉气，气机难以展布，故脉位深在而脉势亦衰。此类脉象，辨证审慎，始可勿犯"虚虚实实"之戒。施治时，方用二陈汤、枳壳、厚朴、苏梗理气和中；莱菔子、鸡内金、神曲消积下气；生大黄又可攻导积滞，现代药理研究认为，大黄能刺激大肠，增加其推进性蠕动而促进排便。

【本文发表于：河北中医药学报，1999，14（4）：36 – 37】

杨牧祥教授验案三则

李进龙¹，田元祥¹，于文涛¹，张素英²

（1 河北医科大学中医学院　050091；2 河北省新乐市中医院　050700）

导师杨牧祥现为河北医科大学中医学院教授、主任医师、博士生导师，全国第二、三批五百名老中医药专家学术经验继承指导老师，从事医、教、研工作至今 40 余年，临床经验丰富，辨证用药独特。笔者有幸作为第三批高徒或研究生随师学习，亲聆教诲，现撷其医案三则，简介如下。

1　喘证（慢性支气管炎）

靳某，女，37 岁，工商局干部，新乐市人。患者于 5 年前因受寒出现咳嗽，咯痰，病情逐渐加重，由咳致喘，咳喘兼作，甚则喘息不能平卧，入冬尤甚。2002 年 11 月 24 日于新乐市中医院住院治疗，西医诊为慢性支气管炎、肺气肿，经抗菌消炎、解痉平喘等西药治疗症状稍减。同年 12 月 5 日前来就诊，喘息气短，咳声低弱，痰少质黏，咳吐不爽，语声低微，自汗恶风，口咽干燥，舌淡暗少苔，脉沉细，此乃肺气阴两虚兼夹血瘀之证。治以益气养阴，活血化瘀，止咳平喘。处方：炙黄芪 15g，太子参 15g，淫羊藿 10g，五味子 10g，麦冬 15g，绞股蓝 15g，虎杖 15g，桃仁 10g，地龙 10g，丹参 15g，紫菀 10g，款冬花 10g，浙贝母 15g，炙桑白皮 10g，杏仁 10g，苏子 10g，葶苈子 6g，莱菔子 10g。

服上方 7 剂后喘息、咳痰减轻，继服 14 剂后诸症逐渐缓解。嘱其避风寒，慎起居，饮食调养。

按：本病的发生多为支气管痉挛，呼吸道阻塞不畅所致，中医多责之于痰阻气道，肺失宣降，故用宣肃肺气、理气化痰之法，即治喘以治痰为先。导师认为慢性支气管炎的病机特点是：非虚即滞。肺气虚或肺气壅滞皆致"血瘀"，气虚脏腑功能减退为病本，寒热痰湿血之瘀积乃标急之因，所以活血化瘀应与止咳化痰平喘贯穿于慢性支气管炎治疗的始终。故方中以紫菀、款冬花、浙贝母、炙桑白皮止咳化痰，杏仁、苏子、葶苈子、莱菔子降逆平喘；炙黄芪、太子参、五味子、淫羊藿补益肺肾，纳气平喘；麦冬、绞股蓝滋阴润肺；桃仁、地龙、虎杖、丹参活血化瘀。现代研究表明，杏仁具有中枢性镇咳作用，可肃降上逆之肺气；炙黄芪、太子参可增强机体免疫力；炙桑白皮具有明显的抗菌消炎作用，祛除发病之因；丹参可增进肺泡毛细血管网的气体弥散，改善血液循环和肺的宣肃功能，使痰液更易排出，全方共奏益气养阴、活血化瘀、止咳平喘之效，标本兼治，故能取效。

2　消渴（糖尿病）

王某，男，57 岁，工人，新乐市人。2004 年 7 月 20 日初诊。既往有"糖尿病"病史 5 年，平素症见口渴、多饮、多尿。自诉 1 月前因劳累病情加重，体重渐减。症见烦渴多饮，口咽干燥，头晕目眩，视物不清，体倦乏力，动则汗出，腰膝酸软，手足麻木，小便频数，舌稍红瘀暗少苔，脉弦细数。实验室检查：空腹血糖 10.6mmol/L，尿糖（＋＋）。观其舌脉，证属气阴两虚，瘀血阻络，肝肾亏虚。治宜益气养阴，活血化瘀，滋补肝肾。处方：川连 10g，生地 15g，元参 15g，天花粉 15g，麦冬 15g，炙黄芪 15g，太子参 15g，绞股蓝 15g，丹参 15g，虎杖 30g，怀牛膝 10g，山萸肉 15g，山药 15g，桑寄生 15g。

服上方 7 剂后，诸症递减，继服 21 剂，诸症消失。检查血糖 6.8m mol/L，尿糖（－）。嘱其劳逸适度，饮食调养。

按：导师认为"阴虚为本，燥热为标"为消渴病的主要病机，燥热甚则阴愈虚，阴愈虚则燥热愈甚，久病则耗气，以致气阴两虚。阴虚内热，耗津灼液，而成血瘀。故滋阴润燥、活血化瘀为本病主要治法。方中川连、生地、元参、天花粉、麦冬清热滋阴，现代研究表明，此类中药具有显著降糖作用；炙黄芪、太子参、绞股蓝益气生津；山萸肉、山药、怀牛膝、桑寄生补益肝肾，强健筋骨，祛除体倦乏力，腰膝酸软不适之症；丹参、虎杖可祛除血中之瘀滞，改善微循环，现代研究表明，此类中药可有效防治糖尿病引起的心、脑、肾以及眼底等血管并发症。诸药合伍，共奏益气养阴、活血化瘀、补益肝肾，故获良效。

3　胸痹（冠心病）

王某，女，70 岁，退休教师，新乐市人。2004 年 7 月 10 日初诊。患者素有冠心病史 5 年，来诊时症见胸部闷痛，痛引肩背，气短乏力，痰白量多，形体肥胖，面色淡白少华，舌质淡暗、苔白腻，脉缓无力。此乃气虚血瘀，痰湿阻滞，心脉痹阻。治当益气活血、化痰开结。处方：太子参15g，炙黄芪 15g，桂枝 10g，炙甘草 15g，丹参 15g，当归 10g，郁金 10g，姜黄 10g，川芎 15g，瓜蒌 10g，薤白 10g，橘红 10g，清半夏 10g，生水蛭 3g，研末装胶囊冲服。

服上方 7 剂后胸部闷痛已减，继服 14 剂诸症显著减轻。

按：导师认为，痰浊、血瘀、寒凝为形成胸痹的三个主要病理因素，验之于临床，痰浊与血瘀往往同时并见，痰湿阻滞，易致血行不畅，而瘀血停留，影响津液输布，两者难以截然分开，故临床活血祛瘀与化痰散结常同时并用；气虚既为痰瘀形成之因，亦为久病痰瘀耗伤正气之果，故补气可助行血化痰。方中用太子参、炙黄芪、桂枝、炙甘草益气强心以行血，现代研究表明，该类药具有强心扩冠作用，可增强心肌收缩力；丹参、当归、郁金、姜黄、川芎活血化瘀，辅以生水蛭逐瘀通络，此类药多有抗血小板凝聚，降低血黏度，促进血液运行作用，可改善心肌供血；瓜蒌、薤白、橘红、清半夏通阳化痰开结，研究表明此类中药具有降低血脂、改善动脉硬化的作用，全方共奏益气活血、化痰开结之效，故收良效。

【本文发表于：河北中医药学报，2004，19（4）：33 - 34】

第四部分 教学研究篇

本人长期担任《中医诊断学》教学工作，在教学实践中，主要开展了教学方法和教学内容的改革。在教学方法上主要体现在教学考核模式及教学方式的创新，在教学内容上主要涉及《中医诊断学》中舌诊、脉诊、辨证等教学内容改革。该部分所做课题 3 项，共发表论文 11 篇，分为教学方法和教学内容 2 个专题编辑在册。

专题一 教学方法研究

一、概 述

该部分包括 3 个课题 7 篇论文，其中"智能化《中医诊断学》题库微机管理系统研究与应用" 5 篇、"《中医诊断学》考试系统网络版" 1 篇、"多媒体技术在中医望诊教学中的应用研究" 1 篇。这些论文体现了教学考核模式及教学方式的创新。

在考试模式研究方面，考试成绩是衡量教学质量的一个重要指标，如何通过考试更加科学全面地检测学生掌握知识和综合运用能力，客观地反映教学质量，是高等中医教育改革中一个重要课题。现行考试模式尚存命题受主观因素影响较大，难度不易掌握、评分标准不够统一等弊端，因而难以客观反映学生学业水平及教学质量。课题"智能化《中医诊断学》题库微机管理系统研究与应用"将计算机智能技术与现代教育测量理论、中医诊断学考试有机结合，以《中医诊断学》教学大纲为依据，以国家普通高等教育中医药类规划教材《中医诊断学》为蓝本进行命题，以现代教育测量理论设定先进评价指标，充分利用计算机智能化，快速自动生成能满足各种要求地试卷，标准答案及评分标准，并对试卷进行定量、定性分析。本系统适用于高等中医院校《中医诊断学》期中、期末考试，亦可推广于省内外中医专业自学考试、中医药人员资格考试等，应用范围广阔。该项研究 2000 年获河北省科技进步二等奖。课题"《中医诊断学》考试系统网络版"是在本课题组研制的"智能化《中医诊断学》题库微机管理系统普通版"基础上，进一步创新、发展而成。旨在运用计算机网络高科技手段，与现代教育测量理论、中医诊断学考试有机结合，实现网上无纸化考试、组卷、阅卷微机一体化，以提高教育教学质量，深化教学改革。运用表明，可完全实现教考分离、客观反映教学质量、提高考试管理水平、杜绝考试作弊、降低教师劳动强度，在教学思想、教学方法、教学模式、教学手段上有较大的创新与突破。该项研究 2000 年获河北省优秀教学成果三等奖。

在教学方式的研究方面，针对《中医诊断学》"望诊"教学内容形态直观性强，语言不易表述，学生不易理解，枯燥乏味的现状。制作并采用中医望诊 CAI 课件进行教学。将中医望诊常见的生理、病理体征用文、图、声、像等形式展现，增强了直观教学效果。对于一些需要理解的基本理论，配制了形象的动态图形解说，从而使教学内容的表现形式根据其特点而多样化，在贯彻教学的直观性原则上发挥了独特的优势，使学生更容易理解。对近几届学生进行了教学效果、临床实践分析判断能力等方面的调查和分析。结果表明，学生学习态度明显好转，学习兴趣浓厚，对理论知识的理解程度加深，分析判断能力增强，中医临床诊断技能提高。该研究成果荣获河北医科大学 2002 年度教学成果一等奖。

上述研究共发表论文 7 篇，获得校级教学成果一等奖 1 项、省科技进步二等奖、省教学成果三等奖各 1 项，研究成果已经在我校推广使用，获得了较好的社会效益和经济效益。

二、入选论文

［1］杨牧祥，方朝义，田元祥，等．智能化《中医诊断学》题库微机管理系统应用分析［J］．中医教育，1998，17（5）：36－38．

［2］杨牧祥，方朝义，王占波，等．我院本科95级《中医诊断学》试卷分析［J］．河北中医学院学报，1996，11（4）：44－45．

［3］杨牧祥，聂五军，王占波，等．智能化《中医诊断学》题库微机管理系统研究［J］．河北中医药学报，1998，13（3）：38－39．

［4］杨牧祥，王占波，方朝义，等．智能化《中医诊断学》题库试题区分度检测分析［J］．天津中医学院学报，1998，17（4）：31．

［5］杨牧祥，王占波，段和平，等．智能化《中医诊断学》题库试题难度检测分析［J］．中医教育，1999，18（2）：24－25．

［6］杨牧祥，王占波，赵向林，等．《中医诊断学》考试系统网络版研究与应用［J］．河北中医药学报，1999，14（4）：42－44．

［7］杨牧祥，王占波，周俊琴．中医望诊CAI课件应用体会［J］．河北中医药学报，2003，18（1）：48．

智能化《中医诊断学》题库微机管理系统应用分析

杨牧祥，方朝义，王占波，田义龙，田元祥，韩树芬

（河北医科大学中医学院　050091）

为了使《中医诊断学》考试标准化、客观化，适应教学改革的实际需要，我们根据普通高等教育中医药类规划教材《中医诊断学》，于 1996 年研制了"智能化《中医诊断学》题库微机管理系统"（以下简称《系统》），并应用其对本院中医、针灸两个专业本科 1996 级进行了《中医诊断学》标准化考试。现将应用情况总结如下。

1　《系统》研制的原则及特点

《系统》研制以本科培养目标为基本依据，以《中医诊断学》课程基本要求和教学大纲为基准，以适应标准化考试为目标，具有以下几个特点：①题库容量较大，题型较多。该《系统》题库容量为 360。道试题，设有选择题（A 型、B 型和 X 型）、判断是非题、改错题、填空题、名词术语解释、简答题、论述题和病案分析 8 个题型，体现了本学科既注重基本理论，又密切联系临床实践的学科特点。②试题内容分布合理。试题覆盖面广，囊括了教材的全部内容，总体分布合理，基本上反映了本课程的知识体系，准确地反映了教学大纲所要求的掌握、熟悉、了解三级内容。③试题设有质控指标，质量较高。试题均采用了教学要求度、难度、相关码、等效标志、区分度等现代教育考试管理的质量控制指标，质量可靠。④智能化。该《系统》把现代教育理论和计算机智能技术相结合，能随机化自动生成满足各类要求的试卷。

2　《系统》的应用分析

《系统》建立后，正式启用于本院中医系、针灸系本科 1996 级学生期末考试，并据现代教育侧重学原理，对 138 份试卷进行了分析。

2.1　考试成绩分析

2.1.1　考试的基本情况（表1）

表1　138 份试卷的基本情况

项目	最高分	最低分	全距	平均分	标准差	及格率%
分数	90	55	35	74.10	7.71	97.10

2.1.2　考试成绩次数分布（表2）

表2　138 份试卷次数分布表

组限	次数	百分比%
55 ~	4	2.9
60 ~	10	7.25
65 ~	18	13.04
70 ~	27	19.56
75 ~	45	32.61
80 ~	21	15.22
85 ~	11	7.97
90 ~	2	1.45
合计	138	100

2.1.3　次数分布多边图（图1）

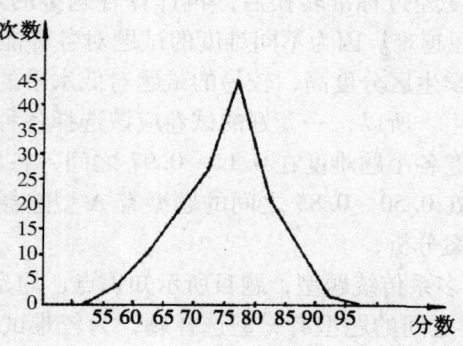

图1　138 份试卷成绩次数多边图

由图 1 可见，学生成绩的次数分布曲线呈负偏。

2.1.4　**正态性检验**　采用 D′Agostino 氏法进行正态性检验。D = 0.2761，查表得 $0.05 < P < 0.10$，表明本次考试成绩的次数分布，按 $\alpha = 0.05$ 水准，为正态分布，按 $\alpha = 0.10$ 水准，则为偏态分布。因此，可以说分布近似正态。

一般认为，较为理想的考试，平均成绩在 72.5 ～ 82.5 分之间，这样能将学生水平最大限度地区分开。本次考试平均成绩为 74.10 分，恰在其间，分数次数分布经过正态性检验近似正态，故比较理想。

2.2　考试质量分析

根据现代教育测量学研究，可以用难度与区分度来刻画试题的质量，用信度来评价试卷的质量。因此，选用难度、区分度、信度来进行分析。

2.2.1　**试题难度（P）分析（表3）**

表3　各题型指标测定结果

题型	满分值	小题数	平均分($\bar{x}$)	标准差(S)	难度(P)	区分度(D)
选择题	40					
A 型	20	20	14.91	2.45	0.85	0.30
B 型	10	10	8.63	1.13	0.94	0.12
X 型	10	10	4.0	1.59	0.39	0.78
判断是非题	5	5	4.57	0.65	0.95	0.10
改错题	5	5	3.58	1.19	0.75	0.50
填空题	8	8	5.54	0.96	0.72	0.56
名词术语解释	10	5	7.61	1.20	0.81	0.38
简答题	14	3	11.70	2.02	0.83	0.34
论述题	12	2	9.16	1.95	0.77	0.46
病案分析	6	1	4.40	1.69	0.73	0.54
全卷	100	69	74.10	7.71	0.80	0.40

客观题的难度按公式 $P = R/N$ 计算，公式中 P 表示难度值，R 表示某题答对人数，N 表示参加考试的总人数。主观题的难度按公式 $P = \bar{x}/W$ 计算，公式中 $\bar{x}$ 表示学生在某题得分的平均数，W 表示某题的满分值。各小题的难度经过标准转换后，再计算各题型的难度和试卷的难度。P 值越大，试题越容易；P 值越小，则试题越难。因为不同难度的试题对各种能力水平的学生具有不同的区分作用，较难的试题对高水平的学生区分度高，较易的试题对低水平的学生区分度高，中等难度的试题主要用于区分中等水平的学生。所以，一套好的试卷应该选择各种难度的试题，以便对学生整体都有一定的区分能力。本套试卷各小题难度在 0.11 ~ 0.97 之间，各题型平均难度在 0.39 ~ 0.95 之间，分布比较合理。平均难度在 0.50 ~ 0.85 之间的题型有 A 型选择题、改错题、填空题、名词术语解释、简答题、论述题、病案分析，

占试题总分的 75%，此类多系传统题型，题目所示知识点，均是本课程多年来较为稳定的考试内容。平均难度在 0.20 ~ 0.50 之间的题型有 x 型选择题，为较难试题，占试题总分的 10%。平均难度在 0.85 以上的题型有 B 型选择题和判断是非题，为较易试题，占试题总分的 15。本试卷各小题难度分布均匀，能将高、中、低水平学生区分开，整套试卷的平均难度为 0.80，故此类考试亦较为理想。

2.2.2 试题区分度（D）分析（表 3） 区分度是筛选试题的重要指标，通常 D 值在 0.40 以上为非常好的试题，0.30 ~ 0.39 之间为较好的试题，0.20 ~ 0.29 之间为尚可试题，0.19 以下为必须修改试题。本组试题中，平均区分度在 0.40 以上的题型有 X 型选择题、改错题、填空题、论述题、病案分析，占全卷总分的 41%，0.30 ~ 0.39 之间的题型有 A 型选择题、名词术语解释、简答题，占全卷总分的 44 写，2 项合计占全卷的 85%。0.30 以下的题型有 B 型选择题和判断是非题，占全卷的 15%，需要在下次组卷时注意调整。本套试卷的平均区分度达 0.40，较为理想，表明考试能较好地将学生学习成绩区分开来，达到了考试的预期目的。

2.2.3 考试信度（r_n）的分析 考试信度是评价考试质量的重要指标，它决定考试结果的价值及作用。但其影响因素较多，受题目的数量、试卷的平均难度、考试时间的限制、计分的客观性等影响。用分半法卢伦公式计算，结果 $r_n = 0.88$，本次考试的题量较多，为 69 道；试卷的平均难度为 0.80，次数分布虽呈负偏态，但经正态性 D 检验近似正态，说明试卷的平均难度比较适当；从考试时间上来说，138 名学生均在 100 ~ 120min 交卷，说明在限定时间内能做完试题；评分时，主、客观性试题答案已均由《系统》在编制试卷同时给出。客观性试题标准明确，打分客观，主观性试题采用的是分解评分法，将正确答案分解为若干要点，按要点给分，比较客观、准确和一致。因此，多方面消除了不良影响因素，使得本次考试信度达 0.88，表明考试信度较高，考试成绩能较好地反映学生掌握知识的程度与能力水平。

3 结语

本次考试平均成绩在理想范围，成绩次数分布近似正态，各试题难度在较大范围分布均匀，较为合理，全卷的平均难度与区分度比较理想，考试信度较高，表明《系统》题库质量较高，比较可靠，亦证实本室建立的"智能化《中医诊断学》题库微机管理系统"具有科学性、先进性、规范性和系统性。该《系统》适用于高等中医药院校《中医诊断学》课程的各专业层次考试，亦可推广于中医专业自学考试及中医药人员的资格考试等，可满足各种考试需求。本《系统》设计合理，指标先进，功能齐全，界面良好，人机对话，操作简便，实用性强，基本达到了预期建设目标。

【本文发表于：中医教育，1998，17（5）：36 – 38】

我院本科 1995 级《中医诊断学》试卷分析

杨牧祥，方朝义，王占波，韩树芬，田元祥

（河北医科大学中医学院 050091）

考试质量的分析评价，是教学质量调节与控制的前提，也是检测教学效果的必要手段。我们运用"智能化《中医诊断学》题库微机管理系统"对本科 1995 级中医、针灸两个专业的学生进行了《中医诊断学》标准化考试，现将试卷分析结果报告如下。

1 试题评价

该套试卷共有 10 个题型。计有 A 型选择题、B 型选择题、X 型选择题、填空题、名词解释、判断题、改错题、简答题、论述题和病案分析题。我们认为，综合评定这套试题，基本符合教学计划所规定的"培养从事临床医疗工作的中医师"这一目标，注重考查学生的基本理论、基本知识、基本技能。具体有以下特点：①试题总体分布较为合理，基本上体现了本学科的知识体系，概括了教材中需要了解、熟悉、掌握的三级内容，主次明确，重点突出。②题型选择较好，试卷中主观性试题和客观性试题并存，能适当地通过不同题型的要求，体现本学科既注重基本理论，又密切联系临床实践的学科特点。③题量多少较为适宜。从考场反馈信息来看，基本上能让学生在限定的时间内（2 学时）充分自如地答卷。

2 试卷分析

2.1 主要评价指标及结果

根据现代教育测量学原理，我们对参加考试的 150 份试卷进行了质量分析。

2.1.1 试卷基本量数测定（表1）

表1 试卷基本量数测定结果

平均分	标准差	最高分	最低分	全距	及格率%	难度（P）	区分度（R）
82.36	2.47	94	65	29	100	0.34	0.36

注：①表中难度指数（P）的求算用数学式：$P = 1 - \bar{x}/W$，R 为每题得分平均值，W 为每题满分值。
②区分度（R）根据 Flanagan 表查得。下同

2.1.2 成绩分布频数与比率测定（表2）

表2 成绩分布频数与比率测定结果

分数	频数	比率（%）
60 ~	22	14.7
70 ~	63	42.0
80 ~	47	31.3
90 ~	18	12.0

注：从成绩分布频数来看，基本呈现"两头小，中间大"的特点，为正态分布

2.1.3 试卷信度（r）

用 Cronbach 内部一致性信度公式计算，主要采用表 3（见下文）中的有关数据，结果 r = 0.86。表明考试成绩基本能反映学生掌握知识的程度与能力水平。

2.1.4 各题型指标测定（结果见表3）

表3　各题型指标测定结果

题号	题型	满分值	得分均数		标准差(SD)	难度(P)	区分度(R)
			高分组	低分组			
1	A 型题	28	24.14	16.25	2.08	0.29	0.35
2	B 型题	12	10.31	8.67	0.85	0.18	0.23
3	X 型题	5	3.92	2.47	0.48	0.31	0.24
4	填空题	8	7.26	5.01	0.93	0.58	0.26
5	词解	6	5.75	3.48	0.84	0.63	0.28
6	判断题	5	4.89	2.27	0.23	0.18	0.17
7	改错题	6	4.69	2.31	0.28	0.21	0.47
8	简答题	12	7.96	4.35	1.57	0.64	0.31
9	论述题	12	8.03	5.37	1.46	0.54	0.35
10	病案	6	5.70	3.56	1.55	0.50	0.36

注：高分组是考核成绩按优劣排序前27%的考生；低分组是考核成绩按优劣排序后27%的考生

2.2 指标分析

2.2.1 试题难度　按难度指数 P 值在 0.50~0.70 之间为理想试题，本组题目中有：填空题、名词解释、简答题、论述题、病案，占总分的44%，此为传统题型，题目内容多年来较为稳定，这是本题库系统建立的基础。P 值在 0.20~0.50 之间为较难试题，本套试卷中包括 A 型题、X 型题和改错题，占分值的39%，达到了所设计的本科考试控制难度范围。以上总分计 83 分。P 值 <0.20 为无意义试题，本套试卷中有 B 型题和判断题两道，占总分的17%，这与题量过小有关，与学生掌握知识较多亦有关。

2.2.2 难度顺序　由表3所示数据不难看出，本套试题难度顺序依次为 B 型题、判断题、改错题、A 型题、X 型题、病案题、填空题、词解、简答题。同类试题（主观性试题和客观性试题）之间无明显倒置现象，符合教育测量基本要求。

2.2.3 试题区分度　一般认为，区别指数 R≥0.35 为极好试题，A 型题、改错题、论述题和病案题即属此类，占总分值的52%，R 值在 0.25~0.35 之间为良好试题，填空题、名词解释、简答题属此类，占总分值的26%，以上共计 78 分。R 值在 15~0.24 之间为可以采用的试题，但须修改，本套试题中包括 B 型题、X 型题和判断题，计占总分的22%。

通过上述分析，可以看出，本套试题难度合理，总体难度达 0.34，作为较难试题考核本科生是适宜的，同时较为理想的区分度基本上能将学生学习成绩的优劣区分开来，达到了考试测量目的。唯一不足的是 B 型题和判断题在难度和区分度方面均不十分理想，今后应在增加题量和备选答案方面认真进行调整。

3 结语

通过对该套试题的评价，证实建立两年多的"智能化《中医诊断学》题库微机管理系统"已日渐展示出其科学性、先进性、规范性和系统性，该系统摒除人工组卷所带有的主观影响，试题距离、知识密度能充分满足教学大纲的要求，今后将进一步加强推广应用，使中医考试管理更加现代化、规范化、系统化。

【本文发表于：河北中医学院学报，1996，11（4）：44-45】

智能化《中医诊断学》题库微机管理系统研究

杨牧祥，聂五军，王占波，方朝义，韩树芬，田元祥，田义龙

（河北医科大学中医学院 050091）

长期以来，考试成绩是作为衡量教学质量的一个重要指标。如何通过考试更加科学全面地检测学生掌握知识和综合运用知识的能力，客观地反映教师的教学质量，是目前值得深入研究的课题。从考试的现行情况看，尚存在某些不足，如命题受主观因素影响较大，难度不易掌握、评分标准不够统一等，因而影响客观反映学生学业水平及教学质量。随着计算机技术的不断推广和运用，研制开发题量大、质量高、科学性强、计算机智能化《中医诊断学》题库微机管理系统，将能有效地克服上述不足，对于促进考试改革，实行科学化、标准化的考试，衡量教学质量和考试管理水平，都具有重要作用。

1 研究内容

该系统侧重于对《中医诊断学》课程考试管理的研究，包括命题、生成试卷、标准答案及评分标准等，以提高《中医诊断学》考试管理的科学化、标准化、规范化水平。

1.1 命题原则

命题以培养目标为基本依据，充分体现本科中医学专业"培养从事中医临床医疗工作的中医师"这一总体目标。以课程基本要求和规划教材的教学大纲为基准，根据其中所规定的不同层次教学要求及本学科的特点，合理确定题型、题量及难易度。命题范围以规划教材《中医诊断学》为蓝本，试题既要覆盖教材的内容，又应合理设计不同教学内容的覆盖密度。贯彻考查知识与能力相结合的原则，着重检查学生对基本概念和原理的理解程度，以及在此基础上解决实际问题的能力。

1.2 命题数量

共命试题 3000 道。

1.3 题型题库选用的题型分为两大类，即选择题与非选择题

选择题包括 A 型、B 型、X 型题；非选择题包括名词解释、填空、判断、改错、简答、论述及病案分析等。

1.4 评价指标

采用现代教育考试管理先进评价指标，如教学要求度（了解、熟悉、掌握）、难度（易、中、难），认识能力（回忆、解释、问题解决）、题号、分数、空行、相关码、等效标志等。

2 研究思路与方法

利用现代教育理论和计算机智能技术相结合，由人工给定参数限制组题，生成能满足各类要求的试卷。

2.1 设计要求

为满足不同的用户需要及组卷要求，程序设计可任意修改试卷满分值。满足并可任意修改各章节的考分，以适应课程进度的要求，进行期中、期末或阶段性测试，必要时可只对某一章进行考试。满足并可任意修改各题型的分数要求，控制试卷的难易度、教学要求度及能力测试。组卷要求项如章节分、题型分、难度分、教学要求度分和能力分输入灵活方便。其中题型分按小题额定分值加减，每次输入要求与试卷满分相一致，避免不合理的数据输入。系统中编制二级索引文件，加快了成卷速度，组卷要求项输入完毕后，一般只需几秒钟便可成卷。

因库中每道试题均称有多个参数，可保证试卷中不会出现重复、等效及相关试题。通过计算机屏幕浏览试卷，可对试卷上不满意的试题进行替换，只需按下"Y"键，系统便会重新选出一道同

类型、同章节的试题供选择替换。同一试卷可以用两种不同的格式打印，以 AB 卷的形式间隔发给学生，以提高考试信度。每次组卷后，可作试卷保留，保留试卷可作为下次考试的闭题输入，试卷不会出现上次的考题，也可供下一届或另外的学生做对比使用。

2.2　两组卷功能模块实现

首先确定组卷的各种基本参数要求。例如试卷满分值、各题型、章节的分数分布等。系统一般给出一个专家推荐数值，用户根据自己的情况可以做适当修改。在修改过程中，系统会保证各种参数的统一性和完整性，以避免可能产生组卷失败的无效参数。

整个组卷过程是先确定每道试题的题型号，再确定该题的章节号、难度号、层次号和能力号。当试题的各种参数确定后，就从试题库中的一个随机位置开始，搜索遇到的第一个与要求参数完全相同的试题，若搜索完题库中所有试题没有相同参数的试题，则选出参数最接近的一道试题。

试题题型号的确定以大题优先，按题分数的大小排序。若有多个相同的分数，则使用随机数确定，当试题题型号确定后，根据试卷分数在各章节的分布，找到有该题型试题的所有章节，从中随机抽取一个作为该题的章节号。试题的难度号、层次号和能力号的确定方法是同样的。它们尽量避免上一道题刚刚选择的那个号码，而在试卷分数要求的范围内以等概率的随机数选取。

3　适用范围

本系统适用于高等中医药院校《中医诊断学》期中、期末及阶段考试，亦可推广于省内外中医专业自学考试、中医药人员的资格考试等，适用范围广阔。

4　实施效果

本系统已运用于本院中医、针灸 1995～1997 级《中医诊断学》期中、期末考试，效果显著。

4.1　提高考试效率，缩短组卷时间

以往人工命题组卷，约需 1 周才能完成，而利用题库组卷，从组卷要求输入到成卷输出只需 3～5min 即可完成。

4.2　教考分离，成绩可靠

利用题库组卷考试，完全实行教考分离，避免了以往人工命题，受主观因素的影响，考试成绩真实可靠。

4.3　客观反映教学质量

以往人工组卷，难度不易掌握，偏难或偏易的现象时有出现，不能客观地反映教师教学质量。利用题库组卷，计算机在给定的难度、教学要求度、认识能力等指标下组卷，客观反映教师教学质量，使考试更为科学化。

4.4　阅卷客观化

以往考试评分标准不够统一，阅卷时偏宽或偏严的现象也屡见不鲜，考试结果往往随阅卷教师不同而出现较大差异。利用题库考试，由于每道试题有严格的评分标准，且组卷时同时出具标准答案及评分标准，确保阅卷标准化、客观化的实现。

【本文发表于：河北中医药学报，1998，13（3）：38－39】

智能化《中医诊断学》题库试题区分度检测分析

杨牧祥，王占波，方朝义，田元祥，韩树芬

（河北医科大学中医学院 050091）

考试成绩是作为衡量教学质量的一个重要指标为了使考试更加科学全面地检测学生掌握知识和综合运用知识的能力，客观地反映教师的教学质量，促进考试改革，实行科学化、规范化、标准化考试，我们利用微机技术研制开发了智能化《中医诊断学》题库微机管理系统，并从 1995 年至1998 年运用于我院中医、针灸、中西医结合、护理专业《中医诊断学》期中、期末考试，收到良好的效果

考试的质量与题库每一道试题的质量是密切相关的，而试题区分度（R），则是分析、判断试题质量的重要指标之一，表示某试题用于区分考生水平高低的能力。本来这是一个非常重要的指标，但是由于它是一个实测性特别强的指标，一般不易得到，故多数题库一般不设此项指标本题库为了保证试题质量，提高考试水平，运用教育测量理论对使用过的试题进行区分度定量、定性分析，以便修改，筛选试题现将检测分析情况报告如下。

1 一般资料

本题库制作完成后，已对我院中医、针灸、中西医结合、护理专业 1994～1997 级进行了期中、期末标准化考试，得到了大量考试成绩数据。参加考试的学生共计 3024 人次，共用试题 1560 道由于系统中设置了闭题文件，从而保证了每次考试试题的不重复性，这些数据在很大程度上反映了试题的质量。

2 检测方法

我们运用本系统成绩分析功能，将每位学生每道试题的得分情况输入系统中，对已考试过的试题逐个进行了试题区分度检测。其计算方法为：1）客观性试题用鉴别指数（D）作为分度指标，$D = P_H - P_L$，式中 P_H 为高分组（总分最高的 27%）在该试题上的通过率，P_L 为低分组（总分最低的27%）在该试题上的通过率 D 值越大，即试题的区分度（R）越高，主观性试题用变异系数（CV）作为区分度指标，$CV = S/\bar{x}$，式中 S 为所有考生在该试题上得分的标准差，$\bar{x}$ 为所有考生在该试题上得分的平均分，CV 值越大，则该试题的区分度（R）就越大。一般认为，区分度 $R > 0.35$ 为极好试题，$0.25 < R \leq 0.35$ 为良好试题，$0.15 < R \leq 0.25$ 为可用试题，仍需修改，$R \leq 0.15$ 为不宜采用试题、必须淘汰。

3 检测结果检测结果见附表

附表 题库 1560 道试题区分度检测情况

题型	题量	$R > 0.35$	$0.25 < R \leq 0.35$	$0.15 < R \leq 0.25$	$R \leq 0.15$
A 型	62	96（15.5%）	498（80.3%）	23（3.7%）	3（0.5%）
B 型	128	26（20.3%）	94（73.4%）	8（6.3%）	0（0.0%）
X 型题	128	54（42.2%）	66（51.6%）	7（5.4%）	1（0.8%）
填空题	124	32（25.9%）	85（68.5%）	5（4.0%）	2（1.6%）
词解题	111	45（40.5%）	62（55.9%）	4（3.6%）	0（0.0%）
判断是非	125	49（39.2%）	71（56.8%）	4（3.2%）	1（0.8%）
改错题	123	38（30.9%）	79（64.2%）	6（4.9%）	0（0.0%）
简答题	88	33（37.5%）	51（58.0%）	3（3.4%）	1（1.1%）
论述题	78	49（62.8%）	27（34.6%）	2（2.6%）	0（0.0%）
病案分析	35	21（60.0%）	10（28.6%）	3（8.6%）	1（2.8%）
合计	1560	443（28.4%）	1043（66.8%）	65（4.2%）	9（0.6%）

　　由上表可见，题库中使用过的 1560 道试题，极好试题（R > 0.35）为 443 道，占 28.4%，良好试题（025 < R≤0.35）为 1043 道，占 66.8%，可用试题（0.15 < R≤0.25）为 65 道，占 4.2%，宜采用的试题（R≤0.15）为 9 道，占 0.6%。

4　结语

　　根据以上区分度检测分析情况来看，题库中使用过的 1560 道试题，有 95.2% 的试题（R > 0.25）能较好地区别学习成绩好与差的学生，说明题库命题质量较高。另外，对题库试题进行区分度检测分析，有利于修改、筛选试题，以保证入库试题质量，对经检测属于极好试题 443 道及良好试题 1043 道，可以放心入库；对 65 道可用试题需要进行修改，提高其区分度后方可入库；对 9 道不宜采用的试题则淘汰

　　出题库检测、分析试题区分度，是建立试题库的一项非常重要的工作。随着本题库的进一步使用，我们将对题库中所有的试题进行区分度检测、分析，以保证试题质量，提高考试水平。

【本文发表于：天津中医学院学报，1998，17（4）：31】

智能化《中医诊断学》题库试题难度检测分析

杨牧祥[1]，王占波[1]，段和平[2]，田元祥[1]，方朝义[1]，韩贵清[2]

（1 河北医科大学 050091 2 张家口医学院 075000）

为了使考试更加科学全面地检测学生掌握知识和综合运用知识的能力，客观地反映教师的教学质量，促进考试改革，实行科学化、规范化、标准化考试，我们利用微机技术研制开发了智能化《中医诊断学》题库微机管理系统，并从 1995 年至 1998 年运用于我院中医、针灸、中西医结合、护理专业《中医诊断学》期中、期末考试，收到良好的效果。

考试质量与题库每道试题的质量密切相关。而试题难度是分析、判断试题质量的重要指标之一，一般用考生完成本试题的失分率来描述，亦可用得分率间接描述。按教育测量理论的要求，试题难度值应由标准测试取得，但对于组建题库来讲，很难一步到位实现逐题测试。为提高考试水平，保证题库试题质量，我们运用教育测量理论设计了题库自检功能，对试题难度进行了检测、修正，现将检测情况报告如下。

1 难度预计

本题库试题均为我院中医诊断学教研室长期从事教学工作的教师命制，命题以培养目标为基本依据，以国家规划教材《中医诊断学》为蓝本，以课程基本要求和教学大纲为基准，根据丰富的考试经验为每一试题人工估出了主观难度，以便计算机适当控制试卷的难易度。试题难度分析为易、中、难三级。试题难度情况（表1）。

表1 题库试题主观难度情况

章	题量	易（%）	中（%）	难（%）
绪论	93	27（29.0）	47（50.5）	19（20.5）
望诊	393	112（28.5）	190（48.3）	91（23.2）
舌诊	321	112（34.9）	145（45.2）	64（19.9）
闻诊	127	40（31.5）	66（52.0）	21（16.5）
问诊	217	65（30.0）	106（48.8）	46（21.2）
脉诊	309	92（29.8）	154（49.8）	63（20.4）
按诊	98	30（30.6）	49（50.0）	19（19.4）
八纲	202	60（29.7）	100（49.5）	42（20.8）
因性	279	82（29.4）	144（51.6）	53（19.0）
脏腑	514	150（29.2）	258（50.2）	106（20.6）
其他	307	98（31.9）	150（48.9）	59（19.2）
诊辨	137	41（29.9）	65（47.5）	31（22.6）
诊病	87	24（27.6）	48（55.2）	15（17.2）
病案	82	25（30.5）	41（50.0）	16（19.5）
合计	3166	958（30.2）	1563（49.4）	645（20.4）

2 难度检测

2.1 一般资料

本题库制作完成后，已对我院中医、针灸、中西医结合、护理专业 1994～1997 级进行了期中、期末标准化考试，得到了大量考试成绩数据。参加考试的学生共计 3024 人次，共用试题 1560 道，由于系统设置有闭题文件，从而保证了每次考题不重复。这些数据在很大程度上反映了试题的质量。

章	题量	主观难度			客观难度			P 值	难度相符				难度不符			
		易	中	难	易	中	难		总数	易	中	难	总数	易	中	难
绪论	40	10	19	11	9	18	13	>0.05	35	8	17	10	5	2	2	1
望诊	196	67	97	32	65	102	29	>0.05	191	65	97	29	5	2	0	3
舌诊	195	62	102	31	17	101	27	>0.05	190	62	101	27	5	0	1	4
闻诊	61	15	36	10	67	35	9	>0.05	58	14	35	9	3	1	1	1
问诊	116	38	42	36	40	45	31	>0.05	111	38	42	31	5	0	0	5
脉诊	168	49	82	37	53	83	32	>0.05	162	48	82	32	6	1	0	5
按诊	36	10	20	6	11	19	6	>0.05	32	9	18	5	4	1	2	1
八纲	113	33	57	23	32	55	26	>0.05	110	32	55	23	3	1	2	0
因性	135	40	66	29	39	68	28	>0.05	131	38	65	28	4	2	1	1
脏腑	308	92	154	62	95	153	60	>0.05	302	90	152	60	6	2	2	2
其他	63	19	32	12	16	34	13	>0.05	59	16	31	12	4	3	1	0
诊辨	56	17	26	13	18	25	13	>0.05	53	17	24	12	3	0	2	1
诊病	42	11	23	8	11	22	9	>0.05	39	9	22	8	3	2	1	0
病案	31	10	15	6	8	15	8	>0.05	28	8	15	5	3	2	0	1
合计	1560	473	771	316	481	775	304	>0.05	1501	454	756	291	59	19	15	25

2.2 检测方法

我们运用本系统成绩分析功能，将每位学生每道试题的得分情况输入系统，对已考试过的试题逐个进行试题难度检测。其计算方法为：客观性试题，用通过率代表难度，$P = R/N$，式中 P 为某试题的通过率，R 为答对或通过该题目的人数，N 为考生总人数。若考生较多时，则 $P = (R_H + R_L)/2$，式中 R_H、R_L 分别为高分组（总分最高的 27%）、低分组（总分最低的 27%）的通过率。主观性试题 $P = \bar{x}/X_{max}$，式中 $\bar{x}$ 为考生在某一试题上的平均分，X_{max} 为该试题的满分。一般认为，难度指数 $P > 0.8$ 为较易试题，$P < 0.5$ 为较难试题，$0.5 < P < 0.8$ 为中等难度试题。

2.3 检测结果

检测结果进行 Ridit 分析，结果见表 2。由表 2 可见，主观难度与客观难度比较，各章及合计的 μ 值均小于 1.96，P 值均大于 0.05，差异无统计学意义。

3 结语

根据以上难度检测结果，题库中 1560 道试题各章及合计的主观难度与客观难度均无统计学差异（$P > 0.05$），说明题库的主观难度与客观难度一致，难度预设比较科学、合理，命题质量较高。对于主观难度与客观难度不相符的试题，系统会根据检测结果自动修正试题的难度级别。检测、修正试题难度是建立试题库的一项非常重要的工作，随着进一步使用，我们将对库中所有试题进行难度检测、修正，以保证试题质量，提高考试水平。

【本发表于：中医教育，1999，18（2）：24－25】

《中医诊断学》考试系统网络版研究与应用

杨牧祥，王占波，赵向林，方朝义，彭平，王文智，韩树芬，田元祥

（河北医科大学中医学院 050091）

随着计算机网络高科技手段的不断推广与运用，研制开发题量大、质量高、科学性强的《中医诊断学》题库微机系统网络版，实现无纸化考试，将能更加科学全面地检测学生掌握知识和综合运用知识的能力，客观反映教育教学质量，对于促进考试改革，实行科学化、标准化考试，真正实现教考分离，有效杜绝试卷流通及考试中违纪作弊倾向，完全解脱教师枯燥的阅卷工作，彻底摒除试卷印刷组装的繁重劳动，提高考试管理水平，都具有重要意义。

1 研究思路

该系统是在本课题组研制的"智能化《中医诊断学》题库微机管理系统普通版"[1]基础上，进一步创新、发展而成。旨在运用计算机网络高科技手段，与现代教育测量理论、中医诊断学考试有机结合，开发《中医诊断学》考试网络系统，实现网上无纸化考试，组卷、考试、阅卷微机一体化，以提高教育教学质量，深化教学改革。

2 入库试题

命题以专业培养目标为基本依据、以课程基本要求及教学大纲为基准、以国家规划教材《中医诊断学》为蓝本，贯彻考查知识与能力相结合的原则，试题全部由中医诊断学教研室具有丰富教学、考试经验的教师命制。题库选用先进教育测量指标，由于试题设置了难度、区分度、教学要求度等，使组卷具有可控性；设置了相关码、等效标志等，解决了以往题库等效，相关试题出现在同一试卷上的难题。入库试题多数取自"智能化《中医诊断学》题库微机管理系统普通版"中的客观试题，试题已历经多年考试实践、检验，根据反馈信息自动修正了每一试题的难度、区分度，淘汰、修改了部分试题。所以入库试题质量高、可信度强[2,3]；另外又补充了部分试题。入库试题总题量2786道，其中A型选择题1010道，B型选择题782道，X型选择题545道，判断题449道。

3 系统模块功能与实现

系统采用微软公司最新推出的VB6.0简体中文企业版进行程序设计，使代码的执行速度、可靠性及机器兼容性都得以很大的提高。同时与同为微软产品的操作系统紧密衔接，使运行时的错误降至最低。数据库部分采用微软成熟的Access数据库开发软件进行设计，安全可靠，性能优异，结构清晰。本系统共设四个基本模块，分别为试题管理系统、考场管理系统、考试答题系统及题库维护系统。

3.1 试题管理系统

本模块主要功能如下。

3.1.1 生成试卷 根据教师提供的组卷参数进行试题组织，可生成满足各类要求的试卷。①输入难度要求，即易、中、难三个级别试题所占比例。②选择教学要求度，即输入了解、熟悉、掌握三级内容所占比例。③输入各类型试题所占分数。④输入本门课程每章内容所占分数。有自动与手动两种方式可供选择。自动方式由微机随机选择，手动方式由人工控制每章内容在试卷中所占分数。上述各项指标确定后，可用鼠标点取"生成试卷"进行本次考试所用试卷试题的组织生成。

3.1.2 人工调整试卷 试卷生成后，可对试题进行浏览，如发现某试题不合理，可进行人工修改或选择其他试题，使试卷更加科学合理。

3.1.3 试卷维护 对每次考试所用试卷本系统自动予以保留以供参考或选用，可进行打印、

删除等操作。但为保证公正性，原则上不能修改。

3.1.4　自动阅卷　考试完毕，计算机可自动阅卷。此功能可有效地提高阅卷的准确性和速度，减轻教师的工作量。

3.2　考场管理系统

本系统最大优点是可进行网络无纸化考试，彻底摆脱对纸张、笔墨的需要。在考试前需对考场进行设置以适应考试。

3.2.1　选定试卷　由下拉式菜单选择，选定本次考试所用试卷。为保持考试的严肃性，原则上不能选用已使用过的试卷。但如考生数量多而不得不采用分场考试时，可重复使用同一试卷。每一学生试题显示次序及备选答案编排顺序均不相同，使学生作弊无可乘之机。

3.2.2　输入学生数量　根据学生及微机数量而定。如学生数量大于本网络考场拥有的微机数量，则输入本考场一次可容纳的最大学生数，进行分场考试。

3.2.3　确定考试开始时间　采用24小时制设置开考时间。待考试时刻一到，由网络服务器向各学生机发出开始指令，学生机方可进行答题操作，学生用微机与服务器保持时间一致，使发卷及收卷统一进行。

3.2.4　确定考试所用时间　即从发卷到交卷所经历的时间量度，以分钟计算。一般为120min。

3.3　考试答题系统

本部分安装于学生考试所用微机中，为学生提供一个一目了然的考试界面。主要功能如下。

3.3.1　输入学生信息　包括学生姓名、班级、学号。

3.3.2　答题　学生机界面简单直观，最大限度地减少由于考试方式的变更给学生带来的不适应而影响考试结果。答题时完全采用鼠标操作，操作简便。即使学生考前不熟悉微机操作，亦可照常参加考试。在答题过程中，学生所选择答案以醒目的标志与其他备选答案相区别。

3.3.3　未答试题显示　向学生指明已答试题和未答试题的情况，使学生可以清楚了解答题进度。

3.3.4　快速选定试题　可以快速定位到指定的某一道试题进行解答，极大地节约学生选择试题的时间。

3.3.5　浏览修改答案　试题解答完毕，学生可对试卷解答情况进行浏览检查，并可修改答案。

3.3.6　交卷　交卷时间一到，网络服务器自动对学生试卷进行封卷处理，使每一学生答题时间相同，保证了考试的公正性。另外交卷时间未到亦可提前交卷，此时网络服务器自动单独对该考生试卷进行处理。

3.3.7　倒计时钟表　设倒计时钟表，收到网络服务器发出的考试开始指令后即开始倒计时，使学生随时了解考试时间，把握考试进程。

3.4　题库维护系统

此模块共分添加试题、删除试题、修改试题、试题分析等四部分。

3.4.1　添加试题　可随时在题库中添加新的试题，同时输入试题的各项指标及参数，以供组卷时参考。

3.4.2　删除试题　对通过检验发现的不合理试题进行删除，以保证题库试题的质量。

3.4.3　修改试题　修改题库中试题内容及各项参数。

3.4.4　试题分析　系统可依据学生成绩，自动描绘成绩分布曲线，以分析试卷质量，反馈教学信息；根据历次考试学生的答题结果，对所考过的试题进行定量分析，并自动对试题参数进行反馈修改，保证题库的科学性与合理性。

4　适用范围及推广价值

本系统适用于高等中医院校《中医诊断学》考试，亦可扩展到其他学科。随着计算机网络技术的不断推广，可进一步推广于中医专业自学考试、中医药人员的资格考试等，具有推广价值。另外，随着信息高速公路的完善与发展，设想通过 Internet 网可进行远程考试，因而推广开发前景广阔，有望获得较大的社会效益与经济效益。

5 实践效果

利用我院教学局域网络，"《中医诊断学》考试系统网络版"已应用于我院中医、针灸专业1997～1998 级《中医诊断学》考试，效果显著。实践证明，本成果在教学思想、教学方法、教学模式、教学手段上有较大的创新与突破，主要表现在以下几方面。

5.1 完全实现教考分离

整个网络考试从组卷、考试到阅卷、成绩登统等一系列工作全部由学院教学管理干部根据教学大纲的要求负责完成，任课教师不予参与，实现了真正意义的教考分离。这对于教师、学生双方均起到了督促作用，使之挖掘潜力，发挥主观能动性，造就了教师认真教好每一堂课、学生认真学好每一节内容的良好局面，对建设良好学风、提高教学质量起到了较大的推动作用，这将是教育改革的一场革命。

5.2 客观反映教学质量

以往传统考试过程中，虽然教学管理部门制定一系列措施，强调不准给学生指重点、划范围，命题由教研室主任负责，阅卷采取流水作业方式进行，但由于诸多因素影响，很难达到教学质量客观反映。实行网上考试，微机阅卷，彻底摆脱了负面影响，能够较为客观地反映教学质量。

5.3 提高考试管理水平

以往每逢期末考试，教学管理部门最为紧张，唯恐试卷在印刷流通过程中、考试过程中出现泄漏现象，采用网上考试，于考前组卷，完全避免了此类现象的发生。

5.4 杜绝考试作弊

由于实现了网上无纸化考试，并且每一学生试题显示顺序、备选答案编排次序不一致，使学生作弊无可乘之机，使之被杜绝。

5.5 降低教师劳动强度

实行网络无纸化考试，微机自动阅卷，使教师从繁重的阅卷工作中解脱出来，降低了教师劳动强度。

参考文献

[1] 杨牧祥，聂五军，王占波，等. 智能化《中医诊断学》题库微机管理系统研究 [J]. 河北中医药学报，1998，13 (3)：38-39.

[2] 杨牧祥. 智能化《中医诊断学》题库试题难度检测分析 [J]. 中医教育，1999，18 (2)：24-25.

[3] 杨牧祥. 智能化《中医诊断学》题库试题区分度检测分析 [J]. 天津中医学院学报，1998，17 (4)：31.

【本文发表于：河北中医药学报，1999，14 (4)：42-44】

中医望诊 CAI 课件应用体会

杨牧祥，王占波，周俊琴

（河北医科大学中医学院　050091）

为进一步深化高等中医教育课程体系、教学内容、教学方法和手段的改革，培养具有综合素质、知识面广、能力强的创造性人才，笔者在近些年教学过程中，开展了中医望诊多媒体教学的研究与实践，开发了中医望诊 CAI 课件，显著地提高了教学效果。

1　改进教学内容表现形式

《中医诊断学》是中医基础理论向临床各科过渡的桥梁课，没有扎实、丰富的诊断基础和知识，对临床课程的学习乃至临床实践工作均会造成严重影响。然而本门课程中的"望诊"一章，临床表现的形态直观性极强，并非教师用语言、动作能够形象、生动地把各种病证变化展现在学生面前，所以教学中若以陈旧的"填鸭式"方法实行"满堂灌"，学生感觉似懂非懂、枯燥乏味。即使是用望诊幻灯、录像等教学媒体，因多是在章节后用集中观看的形式，学生消化吸收迟滞，衔接不紧凑，效果欠佳。由于中医望诊 CAI 课件把常见的生理、病理体征用文、图、声、像等形式展现，增强了直观教学效果。对于一些需要理解的基本理论，配制了形象的动态图形解说，消化吸收快捷。从而使教学内容的表现形式根据其特点而多样化，克服了其他媒体表现单一及难以协同表现的弊端，因而增强了教学内容的表现形式，在贯彻教学的直观性原则上发挥了其独特的优势，使学生更容易理解。

2　优化课堂教学结构

中医望诊 CAI 课件的应用仅为现代媒体之一，如何应用才能取得最佳效果，是教学研究的重要方面，我们在教学实践中，首先根据教学大纲的要求，对多种媒体的内容进行整合，搞出一体化设计的教学方案，教学按方案实施。一体化设计的原则是，教师重点讲授基本理论、基本知识，以教材、板书为主；形态概念、认知能力和综合分析应用能力的培养以 CAI 课件为主。如讲授"假神"，首先由教师讲授假神的概念、机理及临床表现，然后播放假神的图片及录像，特别是临床表现中"循衣摸床""撮空理线"等难以理解的症状，通过录像展现在学生面前，犹如亲临病房，提高了课堂吸收率；再如"五色主病"中的"苍白""苍黄""黧黑"等，用语言难以表达清楚，学生感觉内容抽象、困惑，运用课件教学，在讲授过程中插播各种病色的图片，使学生感到一目了然。这样，诸多媒体的合理、巧妙地运用，形成一个有机的整体，确保教学系统性、逻辑性、趣味性，优化了课堂教学结构，提高了教学质量。

3　加大信息容量，提高教学效率

在传统的课堂教学中，信息的输入主要是通过语言、板书，其信息量是有限的。运用课件教学，可加大信息容量，提高教学效率。如"局部望诊"一节，内容庞杂，因学时所限，以往传统课堂教学只是重点讲授。由于课件中设计了教学所需的局部病理体征的图片及录像，从而减少了教师语言的表达，加大了课堂信息容量，使教学效率得以提高。近年来，在不断开展 CAI 辅助教学的同时，我们对近几届学生进行了教学效果、临床实践分析判断能力等方面的调查和分析。结果表明，学生学习态度明显好转，学习兴趣浓厚；对理论知识的理解程度加深，分析判断能力增强；中医临床诊断技能提高。可见运用中医望诊课件进行教学，对提高教学质量和人才素质均有重要的促进作用。

【本文发表于：河北中医药学报，2003，18（1）：48】

专题二　教学内容研究

一、概　述

该部分发表论文 4 篇，涉及《中医诊断学》中舌诊、脉诊、辨证等教学内容。

在舌诊研究方面，通过对 254 例缺血性中风患者舌色、舌形、舌态、苔色、苔质等方面变化规律的研究，揭示中风病不同发展阶段邪正盛衰、寒热转化的病机变化过程。

在脉诊研究方面，根据分析脉诊的文献记载，强调对脉象特征描述的准确性，避免复合脉的误用。通过对《中医诊断学》脉诊部分内容的修改与完善，可以确保学生对知识理解的准确性，提高《中医诊断学》的教学质量。

在辨证教学研究方面，开展了以"辨证要素"为体系的教学内容改革，使教学活动由单纯的知识传授向注重辨证能力培养的方向转变，通过教学实践，证实可收到较好的教学效果。

根据中医诊断学培养目标和专业方向，不断优化教学计划，突出中医特色与拓宽知识面。自1985 年开始，进行了教学计划改革，增加了历时 10 周的教学实习，使学生树立重视实践教学的思想，以达适应"三个面向"，有利于培养复合型和应用型人才的目标。根据用人单位的反馈信息，上述改革对毕业生质量产生了良好影响。上述教学内容改革和创新，也体现在教材建设上，2001 年"《中医诊断学》教学系列内容建设（教材）"获得湖南省教学成果一等奖。

二、入选论文

[1] 杨牧祥，于文涛，王少贤，等. 缺血性中风患者舌象变化规律的研究 [J]. 中国中医基础杂志，2008，14（1）：46 -48.

[2] 杨牧祥，王占波，于文涛，等.《中医诊断学》教材脉诊内容评析 [J]. 中华中医药学刊，2008，26（5）：909 -911.

[3] 王占波，杨牧祥，田义龙，等. 围绕辨证要素开展教学，提高学生辨证分析能力 [J]. 河北中医药学报，2010，25（1）：47 -48.

[4] 杨牧祥，王占波，田元祥，等. 不断优化教学计划培养跨世纪人才 [J]. 河北中医药学报，1997，12（1）：47 -48，封三.

缺血性中风患者舌象变化规律的研究

杨牧祥，于文涛，王少贤，王占波，王香婷，田义龙

（河北医科大学中医学院　050091）

舌诊是望诊的重要内容和中医特色诊法，对于判断疾病预后和指导辨证论治具有重要临床价值。课题组回顾分析了 259 例缺血性中风患者疾病分期与舌象变化的关系，以探讨中风病不同病理阶段舌象变化的规律，现报道如下。

1　临床资料

1.1　一般资料

259 例缺血性中风患者均符合病例选择标准，其中男 137 例，女 122 例；平均年龄（62.32 ± 10.10）岁；根据《中药新药临床研究原则》[1]病程分期标准，急性期 192 例，恢复期 49 例，后遗症期 18 例。

1.2　诊断标准

中医诊断标准参照 1986 年中华全国中医学会内科学会修订的《中风病中医诊断疗效评定标准》[2]。西医诊断标准参照中华医学会全国第四次脑血管病学术会议修订的《各类脑血管疾病诊断要点》[3]。

1.3　纳入病例标准

①符合上述中医及西医诊断标准。

②签署知情同意书。

1.4　排除病例标准

①短暂性脑缺血发作或出血性中风及混合性中风患者。

②经检查证实由脑肿瘤，脑外伤，脑寄生虫病，代谢障碍等原因引起脑栓塞者。

③妊娠或哺乳期妇女。

④合并有肝、肾、造血系统和内分泌系统等严重原发性疾病，精神病患者。

2　研究方法

2.1　填写病例观察表

病例观察表中包括患者既往史、现病史、发病时间、证候表现等内容。

2.2　舌象的判断

①舌象判断标准：由于目前尚无公认的舌象定量分析标准和分类标准，本项研究参考朱文锋教授主编的普通高等教育“十一五”国家级规划教材《中医诊断学》中舌象特征描述[4]，以及上海中医药大学研制的舌象图像分析系统中舌象专家库舌象表现，结合舌象的临床意义和实际观察到的舌象出现的频度而确定。

②舌象的分类：根据上述标准，将舌色分为淡白舌、淡红舌、红舌、绛舌、青紫舌（指全舌青紫）、斑点舌（瘀斑、瘀点）六类；舌形分为胖大或齿痕舌、瘦薄舌、裂纹舌、点刺舌四类；舌态分为痿软舌、强硬舌、歪斜舌、颤动舌、短缩舌五类；苔质分为少苔或无苔、薄苔、厚苔、滑苔、燥苔、腻苔、剥落苔七类；苔色分为白苔、黄苔、灰黑苔三类。

③舌象的观察方法：患者入院后禁食染舌食品，早饭后漱口。课题组于每天 9：00～10：00 观察舌象并用佳能数码相机拍摄采样，输入舌象图像分析系统，对照舌象专家库，由课题组具有副主任医师以上职称人员共同判断舌象。

3　结果

3.1　缺血性中风患者不同分期与舌色的关系（表1）

急性期前2周以红舌为主要舌色，绛舌、斑点舌、淡红舌次之；至发病2～4周，红舌、绛舌与斑点舌比例基本相似；在恢复期，舌色中淡红舌、红舌和斑点舌比例基本相似，绛舌次之；后遗症期，斑点舌和淡红舌为主，红舌次之。

表1　缺血性中风患者不同分期与舌色的关系（例,%）

缺血性中风分期		n	淡白舌	淡红舌	红舌	绛舌	青紫舌（指全舌青紫）	斑点舌（瘀斑、瘀点）
急性期（n=192）	发病2周内	121	4(3.3)	28(23.1)	47(38.8)	38(31.4)	4(3.3)	24(19.8)
	发病2～4周	71	6(8.5)	17(23.9)	27(38.0)	21(29.6)	2(2.8)	22(31.0)
恢复期（n=49）	发病1～3个月	27	2(7.4)	9(33.3)	10(37.0)	5(18.5)	1(3.7)	9(33.3)
	发病4～6个月	22	1(4.5)	12(54.5)	13(59.1)	4(18.2)	0(0)	11(50.0)
后遗症期（n=18）	发病6个月以上	18	0(0)	13(72.2)	5(27.8)	0(0)	0(0)	9(50.0)
	总计	259	13(5.0)	79(30.5)	102(39.4)	68(26.3)	7(2.7)	75(29.0)

3.2　缺血性中风患者不同分期与舌形的关系（表2）

表2　缺血性中风患者不同分期与舌形的关系（例,%）

缺血性中风分期		n	胖大或齿痕舌	瘦薄舌	裂纹舌	点刺舌
急性期（n=192）	发病2周内	121	26(21.5)	41(34.0)	59(48.8)	13(10.7)
	发病2～4周	71	14(19.7)	23(32.4)	25(35.2)	4(5.6)
恢复期（n=49）	发病1～3个月	27	8(29.6)	9(33.3)	11(40.7)	1(3.7)
	发病4～6个月	22	11(50.0)	8(36.4)	6(27.3)	0(0)
后遗症期（n=18）	发病6个月以上	18	7(38.9)	4(22.2)	5(27.8)	0(0)
	总计	259	66(25.5)	85(32.8)	106(40.9)	18(6.9)

急性期前2周以裂纹舌为主，瘦薄舌次之；至发病2～4周，裂纹舌和瘦薄舌为主，胖大舌或齿痕舌次之；在恢复期前三个月，裂纹舌、瘦薄舌、胖大舌或齿痕舌所占比例相似；在恢复期的后三个月和后遗症期，胖大或齿痕舌为其主要舌形，裂纹舌和瘦薄舌次之。

3.3　缺血性中风患者不同分期与舌态的关系（表3）

急性期以颤动舌、歪斜舌为主，强硬舌、痿软舌次之，并可见短缩舌；在恢复期，歪斜舌、强硬舌为主，痿软舌、颤动舌其次；后遗症期，歪斜舌、强硬舌为其主要舌态表现。

表3　缺血性中风患者不同分期与舌态的关系（例,%）

缺血性中风分期		n	痿软舌	强硬舌	歪斜舌	颤动舌	短缩舌
急性期（n=192）	发病2周内	121	37(30.6)	44(36.4)	61(50.4)	66(54.5)	13(10.7)
	发病2～4周	71	20(28.2)	22(31.0)	35(49.3)	37(52.1)	7(9.9)
恢复期（n=49）	发病1～3个月	27	8(29.6)	10(37.0)	15(55.6)	13(48.1)	0(0)
	发病4～6个月	22	7(31.8)	17(77.3)	16(72.7)	9(40.9)	0(0)
后遗症期（n=18）	发病6个月以上	18	3(16.7)	8(44.4)	10(55.6)	2(11.1)	0(0)
	总计	259	75(29.0)	101(39.0)	137(52.9)	127(49.0)	20(7.7)

3.4　缺血性中风患者不同分期与苔质的关系（表4）

急性期以厚燥苔为主，其次为剥落苔、薄苔和腻苔；在恢复期前三个月，以厚腻苔为主，燥苔、剥落苔、薄苔、少苔或无苔次之；恢复期后三个月以及后遗症期，少苔或无苔、剥落苔为主，腻苔次之。

表4　缺血性中风患者不同分期与苔质的关系（例,%）

缺血性中风分期		n	少苔或无苔	薄苔	厚苔	滑苔	燥苔	腻苔	剥落苔
急性期 (n=192)	发病2周内	121	23(19.0)	32(26.4)	51(42.1)	19(15.7)	56(46.3)	44(36.4)	33(27.3)
	发病2~4周	71	20(28.2)	24(33.8)	31(25.6)	12(9.9)	34(28.1)	27(22.3)	25(20.7)
恢复期 (n=49)	发病1~3个月	27	8(29.6)	7(25.9)	13(48.1)	6(22.2)	11(40.7)	16(59.3)	7(25.9)
	发病4~6个月	22	11(50.0)	5(22.7)	7(31.8)	3(13.6)	5(22.7)	8(36.4)	12(54.5)
后遗症期 (n=18)	发病6个月以上	18	8(44.4)	5(27.8)	5(27.8)	2(11.1)	4(22.2)	6(33.3)	9(50.0)
	总计	259	70(27.0)	73(28.2)	107(41.3)	42(16.2)	110(42.5)	101(39.0)	86(33.2)

3.5　缺血性中风患者不同分期与苔色的关系（表5）

急性期、恢复期以及后遗症期，苔色均以白苔为主，黄苔次之，但是黄苔所占比例随着中风时间延长逐渐减少。

表5　缺血性中风患者不同分期与苔色的关系（例,%）

缺血性中风分期		n	白苔	黄苔	灰黑苔
急性期 (n=192)	发病2周内	121	71(58.7)	41(33.9)	9(7.4)
	发病2~4周	71	44(62.0)	22(31.0)	5(7.0)
恢复期 (n=49)	发病1~3个月	27	16(59.3)	9(33.3)	1(3.7)
	发病4~6个月	22	18(81.8)	4(18.2)	0(0)
后遗症期 (n=18)	发病6个月以上	18	16(88.9)	2(11.1)	0(0)
	总计	259	165(63.7)	78(30.1)	15(5.8)

4　讨论

中医学认为，中风病的主要病机是以气虚、阴虚为本，风、火、痰、瘀为标[5]。在中风病发展的不同阶段，各种病理因素呈现相互联系、互为因果的病机演变过程。手少阴心经之别系舌本，舌乃心之苗；足太阴脾经连舌本，散舌下，舌为脾之外候；足少阴肾经挟舌本；足厥阴肝经络舌本。因此，通过观察中风患者舌象的变化，可判断测知脏腑之虚实，病位之深浅，舌象的改变直接反映了中风病机的变化。

本研究显示，中风急性期舌色以红舌为主，黄苔所占比例较大，苔质多厚燥，说明中风急性期肝阳暴亢引动心火，风火相煽，故见热象明显，且急性期前两周较后两周热象较重，舌形可见裂纹舌和瘦薄舌为主，此乃肾阴不足，舌体失养之征，正如刘河间所谓："肾水不足，心火暴甚。"舌态以颤动舌、歪斜舌为主，为肝风内动，兼夹痰瘀，阻滞经络所致。以上舌象表明在中风急性期以邪实为主，心火暴甚、肝风夹痰是引起中风急性发作的主要病机。有学者认为[6]，肝阳暴亢化风是中风病急性发作的始动因子，"风""火""痰"为其主要致病因素，与本研究结果相似。许幸仪报道[7]，通过观察 96 例中风患者急性期舌象特点，结果表明舌瘦小、舌有裂纹者各占 26.0%、32.3%，舌红绛者占 54.1%，认为急性中风患者以痰热为主要表现，与本研究结果不尽相同。中风病发展到恢复期，气血瘀滞之象逐渐显著，在舌色方面，淡红舌、红舌和斑点舌比例基本相似，绛舌次之，在舌态方面，以歪斜舌、强硬舌为主，痿软舌、颤动舌次之。舌有瘀斑瘀点为血瘀阻滞之象，舌体歪斜、强硬为风痰阻络之征，说明中风病在恢复期热势渐消，风痰阻络，瘀血停滞为该阶段的主要病机。在恢复期前三个月，舌形中裂纹舌、瘦薄舌、胖大舌或齿痕舌三者所占比例相似，苔质以厚腻苔为主，燥苔、剥落苔以及少苔或无苔次之；在恢复期的后三个月，舌形以胖大或齿痕舌为主，裂纹舌和瘦薄舌次之，苔质以少苔或无苔、剥落苔为主，腻苔次之。胖大舌或齿痕舌为脾气亏虚，痰湿壅滞所致，少苔无苔为肾阴亏涸之象。以上舌象显示中风病恢复期由实转虚的病机变化过程。到中风后遗症期，舌色以斑点舌和淡红舌为主，红舌次之。舌形、舌态、苔质的变化与恢复期的后三个月相似，表明气虚血瘀为该阶段主要证候表现。杜玉玲报道[8]，通过观察 132 例中风后遗症期患者舌象变化，发现舌质暗或舌有瘀斑占 33.3%，舌胖大或有齿痕占 30.3%，少或无苔占 46.97%，与本研究结果相似。

本项研究表明，随着中风病的发展，患者舌象呈现舌色由红绛舌向淡红舌、斑点舌转化，苔色由黄苔向白苔转化，舌形由裂纹舌、瘦薄舌向胖大或齿痕舌转化的趋势，显示中风病不同发展阶段邪正盛衰、寒热转化的病机变化过程，因此掌握舌象变化特点，可有效的指导中风病的临床治疗。

参考文献

［1］中华人民共和国卫生部制定发布. 中药新药临床研究原则（第 1 辑）［S］.1993：32 - 36.

［2］中华医学会全国第四次脑血管病学术会议. 脑卒中患者神经功能缺损程度评分标准［S］. 中华神经科杂志，1996，29（6）：381 - 383.

［3］中华医学会全国第四次脑血管病学术会议. 各类脑血管疾病诊断要点［J］. 中华神经科杂志，1996，29：379 - 380.

［4］朱文锋. 普通高等教育"十一五"国家级规划教材《中医诊断学》［M］. 北京：中国中医药出版社，2007：72 - 81.

［5］国家中医药管理局脑病急症协作组. 中风病辨证诊断标准（试行）［S］. 北京中医药大学学报，1994，17（3）：64 - 66.

［6］樊永平，周纤，熊飏，等.258 例急性中风中医证型变化的观察及小复方辨证治疗在卒中单元中的疗效评价［J］. 中华中医药杂志，2006，21（1）：23 - 27.

［7］许幸仪.96 例急性中风患者的舌象观察［J］. 吉林中医药，2004，24（7）：8.

［8］杜玉玲，李文涛.132 例中风后遗症病人舌象分析［J］. 中西医结合心脑血管病杂志，2006，4（8）：745 - 746.

【本文发表于：中国中医基础杂志，2008，14（1）：46 - 48】

《中医诊断学》教材脉诊内容评析

杨牧祥，王占波，于文涛，王香婷，王少贤

（河北医科大学中医学院 050091）

脉诊是医生用手指对患者身体某些特定部位的动脉进行切按，体验脉动应指的形象，以了解病情、辨别病证的一种常规诊察方法，在中医诊断学教学中占有重要地位。普通高等教育"十五"国家级规划教材《中医诊断学》在保持中医理论的系统性、完整性和实用性等方面较以往教材有了明显的提高，但笔者在脉诊的教学中体会，尚有以下几处内容值得商榷，以确保学生对脉诊理解的准确性。

1　补充寸口分部的由来

寸口是中医常用的诊脉部位，教材中论述了寸口的分部、独取寸口的原理以及寸口分候脏腑的理论。但寸关尺三部定位是如何发展而来的？教材中未论述，学生对于寸口诊法的发展由来不清，则难免产生疑问。因而笔者在讲授此节内容时，补充了相关知识，以使学生对寸口分部的深入理解，增强脉诊知识的系统性。

寸口脉寸关尺三部定位，始于《素问·脉要精微论》："尺内两旁，则季胁也，尺外以候肾，尺里以候腹。中附上，左外以候肝，内以候膈，右外以候胃，内以候脾。上附上，右外以候肺，内以候胸中，左外以候心，内以候膻中。"马莳、张景岳等人认为这段经文论述的是寸口脉的寸关尺诊脉法。如张景岳说："按本篇首言尺内，次言中附上而为关，又次言上附上而为寸。"后来《难经》在此基础上，提出了寸关尺这个名称，如：《难经·二难》："从关至尺是尺内，阴之所治也，从关至鱼际是寸口内，阳之所治也。故分寸为尺，分尺为寸，故阴得尺内一寸，阳得寸内九分，尺寸终始一寸九分，故曰尺寸也。"虽已指出关前一寸内的九分为寸部，关后一尺内的一寸为尺部，但书中并没有具体指出"关"的部位，这里"关"只是一个分界线而已。直至晋代王叔和把腕后高骨（桡骨茎突）定为关部，才明确指出"关"的部位[1]。如：《脉经·分别三关境界脉候所主第三》说："从鱼际至高骨，却行一寸，其中名曰寸口，从寸至尺，名曰尺泽，故曰尺寸，寸后尺前名曰关。"综上可见，寸关尺三部定位源于《内经》，发展于《难经》，完善于《脉经》。

2　确切描述脉象特征

脉学理论性较强，脉象表现细微复杂，所谓"胸中了了，指下难明"，是学生学习的难点。教材中脉象描述较为笼统抽象，甚至有欠妥之处，使学生学习如处云雾，不易掌握。现以散脉、洪脉、涩脉为例，简述如下。

2.1　散脉

散脉在近代的脉学著作中，为"浮散无根"之脉。《脉经》中说："散脉，大而散，散者，气实血虚，有表无里"。所谓"大而散"，是因为脉体大而在客观上表现出来的散脉之象。所谓"气实血虚"，是对散脉成因上的认识，即散脉为气实血虚所致；"有表无里"是指散脉"散"的程度，表，是指脉体周围的组织，里，是指脉体而言。这是脉体过度散漫，形体过度宽泛，脉体与周围组织界限不清的表现[2]。由此可见，《脉经》是以脉体的散漫为散脉的主要脉象特征之一。后世医家在此基础上，增补了"浮"和"无力"的特点。如：《外科精义》："散脉之诊，似浮而散，按之则散而欲去，举之则大而无力。"《诊家正眼》："散脉浮乱，有表无里，中候见空，按则绝矣。"散脉为正气耗散，脏腑精气将绝的征象，阴不能敛阳，虚阳浮散，故脉来浮散无力，符合散脉的病理形成机制。为了更好地说明散脉的特征，有的医家采用"漫无根蒂""散似杨花散漫飞"等辅助性解说进一步说明，如：《诊家枢要》："散，不聚也。有阳无阴，按之满指，散而不聚，来去不明，漫无根蒂。"《濒湖脉学》:"散似杨花散漫飞,去来无定至难齐。"但这些辅助性解说并不是构成散脉的主要特征。

教材中论述散脉的脉象特征是"浮取散漫,中候似无,沉候不应,并常伴有脉动不规则,时快时慢而不匀(但无明显歇止)",是综合了上述医家对散脉的描述而成的。但"脉动不规则"常令人费解,而且与无明显歇止矛盾。实际散脉的脉象特点重在"浮散无根",具有"浮大虚"的特点,即举之浮大,稍加按压则无。散脉因其无歇止,不应强调节律的不匀,《濒湖脉学》中提到的"去来无定至难齐"实际为散脉来去不明,致使医者指下产生至数不清之感。在常见脉象中,存在节律不匀的脉象只有结、代、促三种脉象。所以讲透"浮散无根",才可使学生明了。

2.2 洪脉

《脉经》描述说:"洪脉,极大在指下。"所谓"极大",是相对于正常脉体而言,在脉形上洪脉搏动宽度和幅度较大。故朱丹溪和李中梓等人认为洪脉就是大脉,但后世多将两者分开,认为大脉不像洪脉那样既大且势盛。《千金翼方》:"按之浮大在指下而满。"《诊家枢要》:"大而实也,举按有余。"补充说明了洪脉在脉势上充盛有力,在脉位上较为表浅的特征。历代脉学著作为了说明洪脉的上述特点,习惯用一些形容和比喻来表达洪脉的脉形、脉势特点,比如:《脉语》:"洪犹洪水之洪,脉来大而鼓也。若不鼓,则脉形虽阔大,不足以言洪,如江河之大,若无波涛汹涌不得谓之洪。"《三指禅》:"水面上波翻浪涌。"上述形容也难使学生理解。

教材中论述洪脉的脉象特征是"脉体宽大,充实有力,来盛去衰,状若波涛汹涌"。显然是对古典医籍记载的随文释义,也未能讲清洪脉的主要特征,使学生仍难以理解。总结历代医家对洪脉的描述,洪脉的特点应由以下四个要素构成:一是脉位表浅,用手轻按则感脉跳明显;二是脉体粗大,《濒湖脉学》形容洪脉"满指滔滔";三是脉势充实有力,即所谓"大而实也,举按有余";四是脉搏波动的幅度大,即"来盛去衰,状若波涛汹涌"。"来盛去衰",教材中解释是"脉来充实有力,脉去较来时势缓力弱",理解有误,《诊家枢要》上解释:"来至大而去且长,腾上满指。"如果"去衰"是"势缓力弱",如何能"去且长"?故应理解为"不仅来势力量极其充盛,去势力量亦是渐次减弱",并不是来势有力,去势力弱之意。掌握构成洪脉的上述四个要素,才能使学生理解。

2.3 涩脉

涩脉以脉来艰涩为基本特征,作为滑脉的对举脉,涩脉是流利程度较低的脉象。历代脉学著作在论述涩脉的脉形时,往往用许多辅助性的解说,结果令人难以理解。

涩脉脉象描述最早见于《脉经》:"涩脉细而迟,往来难且散,或一止复来。"迟,非迟速之谓,乃迟钝不前之意,因为往来艰涩不畅,有时或似停顿,实非停顿,即所谓"一止复来"。正如《诊家正眼》所说:"王叔和谓其一止复来,亦有疵病,该涩脉往来迟难,有类乎止而实非止"。后世脉书《诊家枢要》:"涩,不滑也,虚细而往来难,三五不调,如雨沾沙,如轻刀刮竹。"其中"往来难",最能反映涩脉的实质,是构成涩脉的主要条件。至于"虚细""三五不调"是对脉形的辅助性解说,并非涩脉的必备条件。

教材中论述涩脉的脉象特征是"形细而行迟,往来艰涩不畅,脉势不匀"。其中"行迟"和"脉势不匀"均来自《脉经》和《诊家枢要》两书对涩脉脉象的记载,显然未能抓住涩脉的主要特征,并有因词害义之弊。正如前述,涩脉是从脉的"通畅程度"角度来区分的,重在"艰涩不畅",既非脉势不匀,也非行迟。近代临床与实验研究表明,涩脉是一种血液黏滞性较大、血流速度缓慢、脉搏起伏徐缓时的脉象形态[3]。《张氏医通》所言"指下涩滞不前"和《医碥》所言"往来黏滞",描述涩脉较为妥当。因此涩脉的脉象应描述为"脉形细,往来涩滞不畅,有如轻刀刮竹",言简意赅,学生易于理解。

3 复合脉误用

凡是两种或两种以上的单因素脉相兼出现,复合构成的脉象称为复合脉或者相兼脉。在常见病理脉象中有许多种脉象本身就是复合脉，如濡脉、牢脉、弱脉、微脉等，记录这类脉象时只需直接记录，无须重复记录，如细弱脉，弱脉形象为沉细无力，加上个"细"字没有必要，其他类似记录还有微细、沉弱、细涩、濡细等，均属重复纪录。教材中病性辨证之"血瘀证"、脏腑辨证之"瘀阻脑络证"和"肠燥津亏证"脉象描述为"脉细涩"，涩脉为形细而艰涩，加上个"细"字属重复记录[4]；此外，脉位、脉形、脉率、脉势等脉象要素相反者不能相兼，如：濡弱、弦涩、弦缓等，病性辨证中"血寒证"记录脉象为"弦涩"，弦脉形象为端直以长，如按琴弦，涩脉则艰涩不畅，兼有细短之象，一长一短，不可能相兼出现[4]。脏腑辨证中"胆郁痰扰证"记录脉象为"弦缓"，弦脉端直以长，如按琴弦，为紧张度高的脉象，缓脉脉势怠缓，紧张度较低，两者脉势相反，不能相兼。有些脉象虽然在脉象要素方面相似，但有程度差别，也不宜相兼，如八纲辨证中"阴证"脉象描述为"微弱"，弱脉为沉细无力，微脉为极细极软，按之欲绝，两者脉位相同，但脉势程度不同，不宜相兼；病性辨证中亡阴证，脉象描述为"脉细数疾"，数为脉来急促，一息五至，但不满七至；疾脉为脉来急疾，一息七八至，两者至数不同，不宜相兼。以上情况散见教材各个章节，笔者认为应注意内容表述的准确性和章节知识的前后相应性。

4 尚需完善的内容

脉诊部分除了上述问题，还存在术语不规范、中西医名词混用、内容阐释不当、论述有误、前后不一致等问题，在教学中应注意修正。

4.1 术语运用不当

在论述脉诊的原理时，教材中提到"心、脉是形成脉象的主要脏器"，脉属于组织，不是脏器，应改为"脉象的形成与心、脉密切相关"。在论述三部九候诊法内容时，提出"上部天是指两侧颞动脉"，应改为"上部天是指两侧颞浅动脉"，颞浅动脉与现代解剖学认识一致。

4.2 中西医名词混用

在论述"脉管的舒缩"是形成脉象的因素之一时，提到："脉是气血运行的通道……当血液由心脏排入脉管，则脉管必然扩张，然后血管依靠自身的弹性收缩，压迫血液向前运行，脉管的这种一舒一缩功能，既是气血周流、循行不息的重要条件，也是产生脉搏的重要因素"。且不说这种解释是否符合中医学理论，就文中出现的"脉、血管、脉管"明显为中西医名词混用，应该统一称为"脉"或"脉道"为宜。

4.3 内容阐释不当

在论述正常脉象的内容里有："正常脉搏的形象特征是：寸关尺三部均皆有脉，不浮不沉，不快不慢，一息四至五至"。其中"一息四至五至"欠妥，《素问·平人气象论》："人一呼脉再动，一吸脉亦再动，呼吸定息，脉五动，闰以太息，名曰平人。"呼吸定息，指一息既尽，而换息未起的时间，吴昆注："呼出气也，吸入气也，定息，定气而息，将复呼吸也。"闰以太息，指常息之外，偶尔有一息甚长，以尽脉跳余数，吴昆注："闰，余也。闰以太息，言脉来五动，则可余以太息也。"因此，正常脉搏应该是"每次呼吸脉动4次，间或5次"，而不是"一息四至五至"。在论述"寸口部位"中，谈到"通常以腕后高骨（桡骨茎突）为标记，其内侧的部位关前（腕侧）为寸，关后（肘侧）为尺"，没有说明关部的位置，就谈"关前"和"关后"，容易使学生迷惑不解，应改为"通常以腕后高骨（桡骨茎突）内侧为关部，关前为寸部，关后为尺部"。在真脏脉的内容里谈到鱼翔、虾游、屋漏等十怪脉的九种，而唯独没有谈到麻促，为了使学生能全面掌握十怪脉，在教学中补充麻促脉更为妥当[5]。

4.4 论述有误

在论述迟脉与缓脉、结脉的差异时，教材中提到"缓脉虽然一息四至，但脉来怠缓无力"不妥，缓脉并非皆无力。教材中在论述脉诊的意义时，提到"右寸部见洪脉多为心火上炎或上焦实热等"，右寸主肺，左寸主心，故应删除"心火上炎"；"如脉见虚、细、弱、微、短、革、代等无力脉象，多为气血不足、精亏、阳气衰微所致之虚证"，其中短脉属无力脉欠妥，因脉短有力为气郁，短而无力为气虚，故应该删除"短（脉）"。

4.5　前后不一致

在病理脉象一节常见病脉中，提到"近代临床所提及的脉象，有浮、沉、迟、数等28种"和相兼脉中提到"在二十八脉中，有的脉象属于单因素脉"，而实际病理脉象教材中共列29种，不是28种，应该前后统一[6]。

教材内容建设是提高教学质量的重要途径，《中医诊断学》作为中医专业的主干课程和联系基础理论与临床各科之间的桥梁课程，在中医专业教学中占有重要的地位。通过对《中医诊断学》脉诊部分内容的修改与完善，以确保学生对知识理解的准确性，确保《中医诊断学》的教学质量。

参考文献

[1] 杨牧祥. 浅谈寸口诊法 [J]. 河北中医，1983（3）：2-4.

[2] 许进京，胡彦欣. 脉法精粹 [M]. 北京：中医古籍出版社，2001：290-291.

[3] 黄世林，孙明异. 中医脉象研究 [M]. 北京：人民卫生出版社，1989：129.

[4] 向群，黄小平，郑雨. 《中医诊断学》教材不足之处分析 [J]. 中医研究，2004，17（5）：2-3.

[5] 赵新广，刘丹卓. 六版教材《中医诊断学》疑点、误点评析（续2）[J]. 山西中医，2003，19（5）：56-57.

[6] 赵新广，刘丹卓，王晓黎. 对中医诊断教学中若干问题的探讨 [J]. 中国中医基础医学杂志，2002，8（10）：10-11.

【本文发表于：中华中医药学刊，2008，26（5）：909-911】

围绕辨证要素开展教学 提高学生辨证分析能力

王占波，杨牧祥，田义龙，于文涛，王香婷

（河北医科大学中医学院 050091）

"脏腑辨证"传统以"概念、临床表现、证候分析、辨证要点"等形式讲授，注重知识的传授。学生缺乏对证的整体结构认识，辨证分析能力较差。为转变这一局面，提高学生辨证分析能力，我们在教学过程中，开展了对"辨证要素"体系教学内容的分析，由知识传授转向注重辨证能力的培养，收到较好的教学效果。

1 辨证要素体系的含义

辨证要素是构成证名的基本要素。它既不是指证候，也不是指症状、体征等临床表现，而是对病变当前的位置——心、肝、脾、肺、肾等，与性质——气虚、血瘀、火热等本质所做的判断[1]。临床上常见的证都是由病位、病性等辨证要素组合而成。通过对证候的辨识，而确定病位和病性等基本辨证要素，再由辨证要素组合为证名，是辨证要素体系的基本思想。准确判断辨证要素，便抓住了疾病当前的病理本质，并可执简驭繁地把握复杂、动态的证。

2 辨证要素体系的教学意义

采用辨证要素分析的方法，可以揭示辨证的普遍规律、实质与特点，为把握复杂的辨证方法找到了执简驭繁的要领，这一新体系可涵盖以往诸种辨证方法的实质内容，更符合临床辨证的思维原理，学习时容易掌握，临床时便于操作，能准确地辨别处理各种临床证候，克服了以往诸法混用、概念欠确切、内容不完整，甚至相互矛盾错杂的弊端[2,3]。

辨证要素体系教学过程中，应突出 3 个环节，即证候的获取，然后是辨证要素的识别，最后证名的判断。在这一教学过程中应向学生清楚阐释重点的病位和病性辨证要素，并提示学生理解辨证要素的组合越多，越能反映病情的复杂多样性和辨证的准确性。

3 辨证要素体系的教学实践

3.1 病位判断

3.1.1 巩固脏腑病理变化及常见症状 根据脏腑不同的生理功能及病理变化来分辨病证，是脏腑辨证的理论基础，熟悉各脏腑的生理功能及其病变特点，是脏腑病位判断的关键。学生在《中医基础理论》课程中已经学习了藏象理论，已基本掌握了脏腑的生理功能、病理变化，为了便于病位的判断，在中医诊断学教学中需要学生复习脏腑的生理功能，理解脏腑发生病变出现的一系列病理变化，教学中需要教师重点讲清脏腑的病理变化而表现出的临床症状。如在讲授"脾病辨证"时，首先和同学一起回顾脾的主要生理功能，"脾主运化、主升清、主统血"，而后介绍脾病产生的病理变化及相应的临床表现，"脾运失职则纳呆、腹胀、便溏，甚则消瘦或浮胖，脾失升清则久泄不止、内脏下垂，脾不统血则见慢性出血"。

3.1.2 根据症状判断病位 在教学中时刻注意培养学生根据临床表现判断病位的意识，以加强基本功的训练。我们根据临床常见病、多发病的主要症状特点，并结合教材证候学内容，筛选了病位辨证要素 10 项：心、肺、脾、肝、肾、胃、肠、胆、膀胱、胞宫。如症见"心悸怔忡，失眠多梦，心痛"，说明病位在心；症见"咳嗽气喘，胸痛咯痰"，说明病位在肺。另外，由于脏腑之间在生理上相互联系、相互促进，因而发生病变时，常相互影响，以脏腑兼病的形式存在，此时，对于病位的判断要注意已涉及两个以上脏腑。如患者心悸、失眠、多梦、健忘，纳呆、腹胀、便溏，"心悸、失眠、多梦、健忘"说明病位在心，"纳呆、腹胀、便溏"说明病位在脾，系心脾兼病。

3.2 病性判断

3.2.1　夯实病性辨证要素基础　病性判断是脏腑辨证的基础。由于病性是疾病当前的病理本质，是对疾病一定阶段整体反应状态的概括，是对邪正相互关系的综合认识，具有整体、动态的特点，因此，在进行病性辨证时，一般须对全身症状、体征等进行综合分析，方可使辨证结果准确。根据证的基本特征结合临床观察，我们筛选出病性要素20项：风、寒、暑、湿、火、痰饮、水停、食积、血虚、血瘀、气滞、气虚、气陷、气不固、气脱、阴虚、阳虚、亡阴、亡阳、津伤。在教学过程中，重点介绍这些病性要素证候，突出各证候特征性表现及舌象、脉象。如：阴虚证"潮热盗汗、五心烦热、两颧潮红，舌红少苔，脉细数"；气虚证"少气懒言、神疲乏力、气短自汗、动则尤甚，舌淡，脉虚"；食积证"脘腹痞满疼痛拒按、嗳腐吞酸，矢气臭如败卵，大便酸腐臭秽，舌苔厚腻，脉滑或沉实"。这样可使学生对病性辨证内容掌握得更为扎实，据此增强辨证能力。

3.2.2　整合病性辨证基础证候　为使学生全面掌握病性辨证内容，提高辨证分析能力，对照教材内容，我们在教学过程中，对教材"病性辨证"一章的内容进行调整、重组，并补充了一些病性辨证的基本证候。主要介绍以下证候：风寒表证、风热表证、风邪袭表证、风湿表证、风痰证、风邪中络证、内风证、中寒证、寒湿证、寒痰证、寒饮证、湿热证、痰热证、暑伤津气证、暑闭气机证、暑闭心神证、外燥证、里实热证、食积证、虫积证、阳虚证、阴虚证、亡阳证、亡阴证、气虚证、气陷证、气不固证、气脱证、血虚证、血脱证、气滞证、气逆证、气闭证、血瘀证、血热证、血寒证、气血两虚证、气滞血瘀证、气虚血瘀证、气不摄血证、气随血脱证、阳水证、阴水证、津液亏虚证等。

3.3　综合分析

3.3.1　脏腑证候病变结构判断　病位与病性判断，有着相互交织的关系，临床既可按脏腑病位为纲，区分不同的病性，也可在辨别病性的基础上，根据脏腑的病理特点，确定脏腑病位。这样把病位要素分析结果与病性要素判断结论结合起来，综合分析，组合为不同的证候名称，得出正确的诊断，为治疗立法提供确切的依据。为此，我们在"脏腑辨证"一章的教学中，将"临床表现"与"证候分析"归纳在一起，以病位要素、病性要素分析为主线，介绍每一个证候。如心气虚证，病位要素分析：心悸，怔忡，胸闷，系心气不足，鼓动无力，心动失常所致。病性要素分析：气短，自汗，活动后加重，面色淡白，舌淡，脉虚，乃气虚全身机能活动低下之象。再如痰热壅肺证，病位要素分析：咳嗽、咯痰，气喘息粗，胸闷胸痛，喉中痰鸣，为肺失宣降，肺气上逆所致。病性要素分析：发热口渴，痰黄稠量多，小便短黄，大便秘结，舌红苔黄腻，脉滑数，是痰热内盛之象。

3.3.2　反复练习，提高辨证分析能力　病案分析是"脏腑辨证"教学的重要内容，可检验教学效果、培养学生辨证分析能力。一般分别在每节内容及全部内容讲完之后进行，常采取讨论、作业等形式。教师在临床病案中筛选一些既贴近教材又联系临床的病案，本着先易后难的原则，提供给学生。在病案分析过程中，主要训练学生病位判断、病性判断及综合归纳能力，以提高辨证分析能力。如：李某，男，60岁，工人。咳嗽气喘反复发作10年，加重半年。患者咳嗽10余年，每因感寒或劳累之后易发，冬重夏轻，发作时呼多吸少，痰随咳出，伴腰膝酸软，自汗神疲，舌淡，脉弱。患者咳喘气短，腰膝酸软，知其病位在肺肾两脏；气短神疲，自汗，皆为气虚之征，故证属肺肾气虚，即肾不纳气证。患者久病喘咳，肺病及肾，致肾气亏虚，摄纳无权，故见呼多吸少，气不接续，腰膝酸软，肺气虚则卫外不固，故自汗神疲。舌淡，脉弱为气虚之征。

我们曾对最近几年学生结课考试"病案分析题"做过比较分析，发现围绕辨证要素进行教学的班级，学生答案正确率高于传统授课班级。

参考文献

[1] 朱文锋，张华敏. 证素的基本特征［J］. 中国中医基础医学杂志，2005，11（1）：17 -18.

[2] 朱文锋. 构建证素辨证新体系的意义［J］. 浙江中医药大学学报，2006，30（2）：135 -

137.

　　［3］朱文锋. 创立以证素为核心的辨证新体系［J］. 湖南中医学院学报，2004，24（6）：38 －39.

【本文发表于：河北中医药学报，2010，25（1）：47 －48】

不断优化教学计划培养跨世纪中医药人才

杨牧祥，王占波，田元祥，田义龙

（河北医科大学中医学院 050091）

中医专业教学计划是根据本专业培养目标和专业方向制订的教学指导性文件，体现了对所培养人才的质量要求，反映了专业教学的客观规律，是组织专业教学过程的主要依据，也是培养中医药人才的设计蓝图。因此，优化中医专业教学计划是教育改革中的关键。面向 21 世纪，教学计划的优化应以适应"三个面向"，而又有利于中医药事业发展需要的复合型和应用型人才为起点。克服课程设置的单一、老化等弊端，向新科技多领域扩展，在教学进度和课程安排上克服重理论、轻实践，重知识传授、轻能力培养的弊端，既要保持中医理论的完整性和系统性，又要极大限度地调动师生的积极性，向灵活、实效近进。

21 世纪即将来临，高等中医药院校如何面向 21 世纪，培养出大批跨世纪的合格人才，将成为高等医学教育改革的重大课题。培养跨世纪的人才是一个系统的工程，涉及的内容方方面面，仅就如何优化教学计划，实现"三个面向"的培养要求，谈几点体会。

1 正确处理突出中医特色与拓宽知识面的关系

中医专业教学计划要体现中医特色，应该针对本专业的方向和服务范围，具体确定培养目标的知识结构和能力结构，并以分配相应的课程保证培养目标的实现。

培养跨世纪的中医药人才，使之能适应"面向现代化，面向世界，面向未来"的需要，只有中医专业知识是不够的，还必须具备相关学科的知识。21 世纪的中医药人才，应是精通中医理论和技能，熟悉西医理论，掌握现代科技手段，致力于中医现代化复合型人才的培养。因此，中医专业除开设中西医的基础课和临床课外，还要开设新兴学科等课程、边缘学科课程，不断地优化教学计划，正确处理好突出中医特色与拓宽知识面的关系。首先，应注意处理好中西医课程比例，多年实践证明，中西课程比例应以 6：4 为宜。我院通过适当调整中医课程学时，增加西医课程学时。则达到了该比例。如根据国家教委《全国普通高等学校中医学专业（五年制）主要课程基本要求》下调了《内经》《伤寒论》《中医各家学说》等中医课程学时数，增加了《生理学》《生物化学》《西医内科学》等西医课程学时数。这样既不失中医理的系统性、完整性，又可保证西医基本理论知识的学习应用。中西医课程比例的调整，必然要进一步推动教材和教学法的改革，使之相适应。减少学科间教学内容的重复、老化，基本理论脱离临床实践等问题，提高学生在校学习的有效时数，保证教学质盈的进一步提高。其次，适当增设相关学科，拓宽知识领域，掌握现代科技方法，如《生物与免疫学》《医学心理学》《医学辩证法》《文献检索学》《微机应用基础》《中医科研方法学》等，调整好突出中医特色与宽知识面的关系。这是人才规格的需要，是中医专业教学计划优化的关键。

2 正确处理教学计划的统一性与灵活性的关系

中医专业培养目标，应该根据各院校的实际情况，培养模式多样、知识结构各具特色的现代中医药人才，以适应"三个面向"，及发展中医药事业的需要。

中医专业教学计划，既要有统一性，又要有灵活性。统一是灵活的基础和出发点，灵活是统一的进一步发扬。只有正确处理好两者之间的关系，才能办出特色。用统一的模子去铸造人才，势必影响一部分院校的办学特色及一部分学生的才能发展。几十年来，高等中医教育的培养模式一般沿袭前期普通基础课及医学基础课，后期医学临床课、教学模式，主要是以课堂、教师、教材为中心的灌输式教学，缺乏新颖的培养模式和教学模式。基础课仅开设医古文、外语、政治、体育等少数课，其余都是医学课程，使得学生基础知识视野不够广，专业知识视野不够宽，学生的知识结构仅仅局限在医学范围，接受相近学科知识较困难，从而难于形成多学科复合型智能结构。由于主要是以课堂、教师、教材为中心的灌输式教学为模式，故而出现"两多两少气""一高一重"的弊端，即必修课多，选修课少；上课学时多，自学课时少；周学时数偏高，学生课业负担较重。所以，学校要根据国家教委《全国普通高等学校中医学专业（五年制）主要课程基本要求》去制订教学计划，改变传统教学模式的单一性，建立生物－心理－社会医学模式，向医学课程中渗透自然科学、行为科学、心身医学等现代科学知识，具体可以通过与非医学院校共建、协作、互培、联合办学等形式，开设选修课，培养多学科复合型智能结构人才。主要课程亦可结合院校实际情况，尽己所能，扬己所长设置，办出特色。如有的院校根据人才需求调查，于第四学年搞专科培养，将中医专业分化为中医外科、中医伤科、中医妇科、中医儿科、中医耳鼻喉科等专业，培养出的学生具备专科工作能力，深受用人单位好评；有的院校本着教学改革就是以打破中医药教育传统、封闭的办学模式为中心，以"面向现代化，面向世界，面向未来"为指导方针，把强化能力培养放在教学工作首位，让学生从一年级开始接触临床，课堂授课时间由原来的每学期18周缩短至15周或16周，授课过程中突出重点、难点，培养学生自学能力，利用后两周或三周的时间，让学生早临床、多临床，加深对课堂教学的温习、理解、巩固与强化，学生将学到的知识反馈到临床实践，学以致用，通过临床实践又促进理论学习，为后续课程创造更多的启迪机会。这样的良性循环，使学生的临床技能扎实、实用。有的院校强化实验教学，创造条件增加投入建设重点课程中心实验室，开设重点课程实验课，开设实验室，充分调动学生的学习积极性和主动性，为学生提供良好的学习环境，加强了学生科研能力的培养。如此，各院校才能办出特色，才有可能培养出各具特色的中医专业人才。

3 正确处理教学计划的稳定性与改革的关系

中医人才的培养周期较长，而影响人才培养的因素也比较复杂。作为中医专业教学计划，过多地变动，显然不利于积累经验，不利于螺旋式向优化发展。一般地说，在一个周期（五年）的循环中，应保持相对的稳定，若在执行中频繁地增加或减少某些课程学时数，变更开课学期，致使某些学科教学任务出现松紧不一的矛盾，尤其学生留级、休学等复学后因课程衔接不上而造成跟班困难。

当然，随着科学技术与社会科学发展的加速，尤其是教育改革的深入发展，搞"三十年一贯制"，留恋固定模式也不现实。随着高校社会服务职能的不断拓宽，根据社会需要和自身办学优势对课程结构优化组合，进行多层次、多模式教学，或者扩展和调整原有专业结构或专业方向，培养一些与中医药领域相关的边缘专业人才是必然趋势。应该在稳定骨干长线专业，保证中医药事业发展连续的基础上，根据社会需求相对稳定的急需人才结构和本省、本地区短缺的医药人才结构，及时设置专业或调整专业方向，满足社会需求，减轻就业难度。本院根据市场调查，从1992年开办了中西医结合专业、中药专业，1995年又新上了中医护理学专业，中西医结合专业和中药专业的毕业生深受社会的欢迎。有的院校为适应社会需求，把中药学本科专业调整为中药（新产品开发）学专业，培养具有研究和开发中药新产品综合能力的人才；把中药学专科专业调整为中药（贸易）学专业等；以培养应用型人才为主，毕业后动手能力强，适应面宽，择业面广，就业容易。除此之外，随着国际中医药事业的发展，中医院校应抓住时机，积极创造条件，设置中药外贸与营销、国际针灸专业、专业外语等涉外专业，培养涉外专业人才，或者开设留学生班。

在深化教育改革中，修改教学计划，调整专业结构要适度，不应片面强调市场需求，过分偏重发展短线专业，而忽略基础长线专业及其主要课程的教学质量，乃至影响中医人才的目标培养。

4 正确处理教学内容多与教学时数少的关系

高等中医教育内容，一般来说，至少需有三个方面：普通基础课程、中医学课程和西医学课程。其中西医学课程设置与医学院校大致相同，加之新兴学科与边缘学科知识的充填，五天工作制的实施，教学内容就显得格外膨胀，与教学时数的矛盾十分突出。为了切实做到既提高教学质量，又适当减轻学生负担，使五年制教学计划的教学时数控制在国家教委《制订高等医药本科教育专业教学计划的原则和基本要求》规定的总学时数为 3500～3700 之间．平均周学时数在 24～26 之间，则须对课程排队、分析、比较、选择，精心设计合理的课程结构，制 4 订有弹性的教学计划，精选教学内容，压缩教学时数，保证中医专业各主要课程有足够的学时数，以把学科的基本理论、基本知识和基本技能，通过主要课程系统地传授给学生。本院经过多年教学实践，摸索建立了较合理的中医课程结构，同时对所有课程应明确必修课、限定选修课和自由选修课等，必修课学生通过逐项修读，逐步积累就构成一个完整的中医专业知识体系。

5　正确处理理论教学与实践教学的学时比例关系

中医学是属于应用科学门类的一种应用技术，学科本身特点就是实践性和应用性比较强。中医学的理论体系，是在长期的临床实践中形成，经过不断补充而逐步丰富和完善起来的。中医学实践性强，决定了高等中医教育必须重视临床实践能力的培养。然而，目前仍然存在轻视临床实践教学的倾向，削弱了对学生动手能力的培养，使学生毕业后走向社会需要一个较长的适应过程。因此，必须处理好理论教学与实践教学时数，在适当安排好理论教学的同时，增加实践教学时教。通过多年的教学管理研究，我们认为理论与实践教学以 1.2∶1 为宜。实践教学包括诸多方面内容，涉及是实现培养目标的主要课程，旨在拓宽学生知识面。中医课程结构如下。

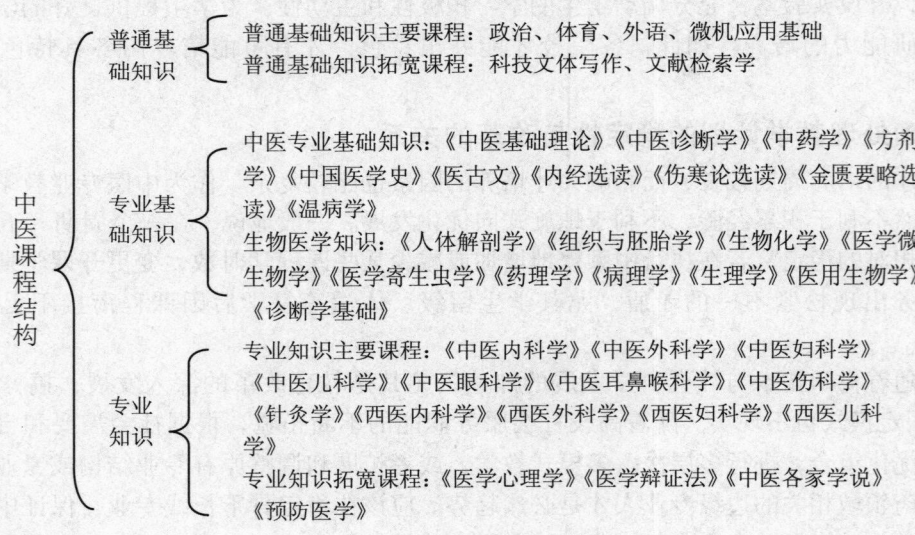

我院从 1985 年开始，在教学计划中增加了历时 10 周的教学实习（第三学年第二学期），改革过去以理论考核为主的毕业考试为实践考核，即门诊、病房病历书写和毕业论文，使学生树立重视实践教学的思想。以上这些实践环节对毕业生质量影响较大，根据用人单位的反馈信息，95% 以上的毕业生动手能力较强，在一年之内即能胜任中医门诊、住院临床工作，而深受用人单位好评。

诚然，优化中医专业教学计划，是高等中医教育研究的重要课题，也是一项复杂的系统工程，所涉及的问题还很多，以上只是我们教学实践中摸索的一点肤浅见解，有些深层的教学改革。还有待进一步探讨。

【本文发表于：河北中医药学报，1997，12（1）：47－48】